全国中医药行业高等教育"十四五"创新教材

高等中医药院校特色教材

苗药制剂分析

徐文芬　张永萍　主编

U0302408

全国百佳图书出版单位

中国中医药出版社

·北 京·

图书在版编目（CIP）数据

苗药制剂分析 / 徐文芬，张永萍主编 . -- 北京：
中国中医药出版社，2024.7
全国中医药行业高等教育"十四五"创新教材
ISBN 978-7-5132-8807-1

Ⅰ . ①苗… Ⅱ . ①徐… ②张… Ⅲ . ①苗族 – 中药
制剂学 – 药物分析 – 高等学校 – 教材 Ⅳ . ① R291.6

中国国家版本馆 CIP 数据核字（2024）第 110806 号

中国中医药出版社出版

北京经济技术开发区科创十三街 31 号院二区 8 号楼
邮政编码　100176
传真　010-64405721
保定市中画美凯印刷有限公司印刷
各地新华书店经销

开本 787×1092　1/16　印张 20　字数 512 千字
2024 年 7 月第 1 版　2024 年 7 月第 1 次印刷
书号　ISBN 978 – 7 – 5132 – 8807 – 1

定价　79.00 元
网址　www.cptcm.com

服 务 热 线　010-64405510
购 书 热 线　010-89535836
维 权 打 假　010-64405753

微信服务号　zgzyycbs
微商城网址　https://kdt.im/LIdUGr
官 方 微 博　http://e.weibo.com/cptcm
天猫旗舰店网址　https://zgzyycbs.tmall.com

编写说明

　　本教材为贵州中医药大学组织编写的特色教材,主要适用于中药类(苗药特色)专业的本科教学,也可作为从事中药(苗药)研究与开发及生产与应用的专业人员的参考书。

　　习近平总书记强调:"要做好中医药守正创新、传承发展工作,建立符合中医药特点的服务体系、服务模式、管理模式、人才培养模式,使传统中医药发扬光大。"苗族医药历史悠久,特色鲜明,是我国各民族传统医药的重要组成部分,现需要借鉴现代科学技术和手段,提高药品的质量标准体系,以保证制剂的安全、有效、稳定、可控。

　　本教材是在中药分析学理论体系下,结合苗药的发展、现状及特色,系统介绍苗药制剂分析的基本概念、基础理论、研究方法及其应用。注重概念的理解与应用,强调传统理论和技术的传承,结合中药(苗药)行业及学科发展新成果,兼顾科学性、实用性、时效性与创新性。

　　全书共分十章。第一章绪论,主要介绍苗药制剂分析的目的和意义、任务和内容、特点、沿革和发展趋势,以及以《中华人民共和国药典》为核心的国家药品标准和苗药标准收载情况;第二章主要介绍药品检验的一般程序,使学生了解苗药制剂的取样及样品处理、检验、记录和书写检验报告等分析检验的基本程序;第三章至第五章按照苗药质量检验程序,依次讲述苗药的鉴别、指纹图谱、检查和含量测定,内容以我国现行版《中华人民共和国药典》为主线,突出苗药安全性、有效性、均一性和整体性的质量评价与质量控制模式;第六章讲述苗药各类化学成分分析,重点从各类成分特点及分析方法选择进行叙述;第七章为各类苗药制剂的分析,介绍不同剂型质量分析的特点及应用;第八章为生物样品内的苗药成分分析,主要从苗药成分生物样品制备、方法选择与评价等方面予以简要叙述;第九章为苗药制剂质量标准的制定,着重介绍苗药制剂质量标准的内容、质量标准起草说明,简介中药配方颗粒质量标准等;第十章是中药(苗药)分析方法研究进展,主要从苗药质量控制与评价的新理念和新方法入手,对中药生物活性测定、中药质量标志物、代谢组学和蛋白质组学分析方法进行简介,进一步拓宽视野,以期培养学生的创新思维与创新能力。

　　本教材编写工作主要体现在以下两方面。

　　1. 及时反映行业与学科进展,各章内容均以现行版《中华人民共和国药典》规定为依据,同时根据苗药制剂的具体品种,体现其特色和发展前景。

　　2. 充分体现苗药制剂分析的特点、现状和发展趋势,使学生通过本课程的学习,树立学生科学的中药(苗药)质量观,掌握苗药质量检验的程序和方法、质量标准设计与制定的原理与思路;熟悉苗药质量评价与控制的技术与方法;了解苗药分析发展趋势及研究方法。同时发挥好专业课程的育人作用,以社会主义核心价值观为指导,培养学生依法治国理念及严谨求实的工作作风，提升民族医药自信、文化自信，坚定传承民族医药、传承中国优秀传统文化的信念，体现教材"立德树人"的根本任务。

本教材编者均为多年从事中药（苗药）教学与科研工作、具有丰富教学经验的教授和中青年教师。其中第一章绪论由麻秀萍、张永萍编写，第二章苗药制剂分析工作的基本程序和第四章苗药制剂的检查由郭江涛、孙宜春编写，第三章苗药制剂的鉴别由朱丹、杨青波编写，第五章苗药制剂的含量测定由麻秀萍、李星编写，第六章苗药制剂中各类化学成分分析由熊荻菲菲编写，第七章各类苗药制剂的分析由徐剑、刘耀编写，第八章生物样品内的苗药成分分析由陈亮、张永萍编写，第九章苗药制剂质量标准的制定由徐文芬、刘耀、缪艳燕编写，第十章中药（苗药）分析方法研究进展由杨勇、徐文芬编写。

本教材编写得到了贵州省民族宗教事务委员会高度重视和立项支持，得到了国药集团同济堂（贵州）制药有限公司、贵州百灵企业集团制药有限公司、贵州益佰制药股份有限公司的资金资助，中国中医药出版社相关领导、编辑对本教材的编写、出版给予了大力协助，在此表示衷心感谢。

为编写好本教材，编委会密切合作、发挥所长、合理分工、不辞辛劳。但限于编者水平所限，教材中难免有不妥和错误，希望广大读者提出宝贵意见，以便再版时修订提高。

《苗药制剂分析》编委会

2024 年 2 月于贵阳

前　言

为全面贯彻落实《中共中央 国务院关于促进中医药传承创新发展的意见》《关于加快中医药特色发展的若干政策措施》《十四五"中医药发展规划》《国务院办公厅关于加快医学教育创新发展的指导意见》《教育部 国家卫生健康委 国家中医药管理局关于深化医教协同进一步推动中医药教育改革与高质量发展的实施意见》以及《贵州省人民政府办公厅关于支持苗药做大做强若干政策措施的通知》等文件精神，推进新时代高等教育高质量发展；为夯实苗医药理论基础，深化产教融合，发展苗医药特色教育，贵州中医药大学从 2023 年开始在现有国家级一流专业中药学专业基础上，开设苗医药特色人才培养试点班。苗族医药是中国中医药的一部分，在上千年的实践中对常见病、多发病、疑难杂症的诊疗探索中积累了丰富的经验，极具特色，对很多疾病治疗有独特疗效。培养具有传承创新精神，掌握现代科学技术，运用现代医学手段和方法，挖掘民族医药精华，对推动区域经济发展和保障人民健康有着重要意义。贵州中医药大学坚持走特色发展之路，为贵州中医药事业和民族医药产业发展提供有力的人才支撑和智力支持，形成"继承发扬中医药传统，面向地方培养应用型人才；挖掘创新民族医药理论，助推贵州民族医药事业发展"的办学优势和特色。鉴于目前我国还没有与苗医药专业知识所涵盖内容相吻合且体系完善的系列教材，学校组织相关院校及企业共同编写苗医药系列教材，该系列教材包括《苗医基础》《苗药学》《民族药用植物学》《苗药资源学》《苗药鉴定学》《苗族文化》《苗医药发展与产业现代化》《苗药成方方药学》《民族医学概论》《苗药制剂学》《苗药制剂分析》《苗药化学》《苗药药理学》《苗药栽培与管理》《苗药加工学》《苗族养身保健与预防》《苗医临床学》《苗医诊断学》《苗医外治法》。为体现其系统性、传承性和权威性，该系列教材加入了中国中医药出版社全国中医药行业高等教育"十四五"创新教材、高等中医药院校特色教材体系。

为吸收和借鉴相关专业教师的教材编写经验，以及苗医药产业发展从业人员的实践经验，保证教材的编写质量，专门成立编写委员会，遴选行业权威专家，吸纳一线优秀教师，组建教学经验丰富、业务水平精湛、治学严谨的高水平编写团队，并由权威专家组成编审专家组，提出指导意见，审查编写质量。

本套教材具有如下特点：

1. 立德与树人结合，融入课程思政内容：以社会主义核心价值观为指导，培养学生依法治国理念及严谨求实的工作作风，提升民族文化自信、医药自信，坚定传承民族医药、传承中国优秀传统文化的信念，体现教材"立德树人"的根本任务。

2. 传承与创新结合，挖掘民族文化精髓：中医药教育中，既要传承中医药文化的精髓，也要鼓励守正创新。本教材内容既注重概念的理解与应用，又强调苗医药传统理论和技术的传承，同时结合中药类（苗药）行业及学科发展新成果，兼顾科学性、时效性与创新性。

3. 特色与实用结合，彰显专业培养理念：教材是中医药教育的重要组成部分，教材内容紧贴中药类（苗药）专业的核心知识和技能，注重针对性和实用性，彰显专业特色，为地方经济社会发展培养用得上的应用型高级专门人才，助推贵州民族医药事业高质量发展。

贵州中医药大学《高等中医药院校特色教材》编委会

2024 年 1 月

目　录

第一章　绪论 —————————————————————————— 1

　　第一节　概述 ————————————————————————— 1

　　　一、苗药制剂分析的目的和意义 ——————————————— 2

　　　二、苗药制剂分析的任务和内容 ——————————————— 2

　　　三、苗药制剂分析的特点 ————————————————— 4

　　　四、苗药制剂分析的沿革和发展趋势 ————————————— 5

　　第二节　苗药制剂标准收载情况简介 ————————————— 8

　　　一、中华人民共和国药典 ————————————————— 9

　　　二、局（部）颁标准 —————————————————— 12

　　　三、地方标准 ————————————————————— 12

　　　四、企业标准 ————————————————————— 12

　　第三节　苗药制剂分析课程目标和内容 ———————————— 12

第二章　苗药制剂分析工作的基本程序 —————————————— 14

　　第一节　样品的取样 ——————————————————— 14

　　　一、取样方法 ————————————————————— 14

　　　二、抽取样品数量 ——————————————————— 15

　　　三、留样时间 ————————————————————— 15

　　第二节　供试品的制备 —————————————————— 16

　　　一、样品的粉碎 ———————————————————— 16

　　　二、样品的提取 ———————————————————— 16

　　　三、样品的净化与富集 ————————————————— 18

　　　四、样品的消解 ———————————————————— 21

　　　五、样品的衍生化 ——————————————————— 23

第三节　样品的分析 ——————————————————— 23

一、鉴别 ——————————————————————————— 23

二、检查 ——————————————————————————— 24

三、含量测定 ————————————————————————— 24

第四节　原始记录和检验报告 ————————————— 25

一、原始记录 ————————————————————————— 25

二、检验报告 ————————————————————————— 25

第三章　苗药制剂的鉴别 ——————————————— 26

第一节　性状鉴别 ——————————————————— 26

一、性状鉴别的主要内容 ——————————————————— 26

二、常用剂型的性状描述 ——————————————————— 27

三、物理常数的测定 ————————————————————— 28

第二节　显微鉴别 ——————————————————— 28

一、苗药制剂显微鉴别的特点 ————————————————— 29

二、制片方法 ————————————————————————— 29

三、应用实例 ————————————————————————— 29

第三节　理化鉴别 ——————————————————— 30

一、化学反应鉴别法 ————————————————————— 30

二、显微化学鉴别法 ————————————————————— 32

三、光谱鉴别法 ——————————————————————— 33

四、色谱鉴别法 ——————————————————————— 35

第四节　指纹图谱鉴别法 ——————————————— 41

一、指纹图谱的分类 ————————————————————— 41

二、指纹图谱建立的原则 ——————————————————— 42

三、指纹图谱的建立 ————————————————————— 42

四、指纹图谱方法认证 ———————————————————— 45

五、指纹图谱方法学验证 ——————————————————— 45

六、指纹图谱的评价 ————————————————————— 47

七、原药材、中间体和制剂指纹图谱的相关性 ————————— 48

八、应用实例 ————————————————————————— 48

第五节　特征图谱鉴别法 ——————————————— 50

一、特征图谱的分类 ————————————————————— 50

二、特征图谱的建立 ………………………………………………… 51

三、应用实例 ………………………………………………………… 52

第四章　苗药制剂的检查 ——————————————————— 54

第一节　苗药制剂杂质检查 ……………………………………… 54

一、杂质的来源 …………………………………………………… 54

二、杂质的限量检查 ……………………………………………… 55

三、杂质限量计算方法 …………………………………………… 55

第二节　一般杂质检查方法 ……………………………………… 56

一、重金属检查法 ………………………………………………… 56

二、砷盐检查法 …………………………………………………… 59

三、铁盐检查法 …………………………………………………… 62

四、干燥失重测定法 ……………………………………………… 63

五、水分测定法 …………………………………………………… 63

六、炽灼残渣检查法 ……………………………………………… 65

七、灰分测定法 …………………………………………………… 66

第三节　有害物质检查法 ………………………………………… 67

一、外源性有害物质检查 ………………………………………… 67

二、内源性有害物质检查 ………………………………………… 87

第四节　生物检查法 ……………………………………………… 90

一、无菌检查法 …………………………………………………… 90

二、非无菌药品微生物计数法 …………………………………… 90

三、非无菌药品控制菌检查法 …………………………………… 91

四、非无菌药品微生物限度标准 ………………………………… 92

第五章　苗药制剂的含量测定 ——————————————————— 94

第一节　常用含量测定方法 ……………………………………… 94

一、化学分析法 …………………………………………………… 94

二、紫外-可见分光光度法 ……………………………………… 96

三、原子吸收分光光度法 ………………………………………… 99

四、气相色谱法 …………………………………………………… 102

五、高效液相色谱法 ……………………………………………… 108

六、离子色谱法 …………………………………………………… 115

七、气相色谱-质谱联用技术 —————————— 117

八、液相色谱-质谱联用技术 —————————— 120

第二节 含量测定方法选定原则及验证 —————— 122

一、含量测定方法选定原则 ———————— 122

二、含量测定方法验证 ———————————— 125

第六章 苗药制剂中各类化学成分分析 —————— 136

第一节 生物碱类成分分析 ————————— 136

一、概述 ————————————————— 136

二、定性鉴别 ———————————————— 137

三、含量测定 ———————————————— 138

第二节 黄酮类成分分析 ————————— 144

一、概述 ————————————————— 144

二、定性鉴别 ———————————————— 144

三、含量测定 ———————————————— 146

第三节 三萜皂苷类成分分析 ——————— 147

一、概述 ————————————————— 147

二、定性鉴别 ———————————————— 148

三、含量测定 ———————————————— 149

第四节 醌类成分分析 —————————— 150

一、概述 ————————————————— 150

二、定性鉴别 ———————————————— 151

三、含量测定 ———————————————— 152

第五节 挥发性成分分析 ————————— 153

一、概述 ————————————————— 153

二、定性鉴别 ———————————————— 154

三、含量测定 ———————————————— 156

第六节 其他类型成分分析 ——————— 157

一、有机酸类成分分析 ———————————— 157

二、香豆素类成分分析 ———————————— 159

三、多糖类成分分析 ————————————— 161

四、甾体类成分分析 ————————————— 163

五、木脂素类成分分析 ———————————— 165

第七章　各类苗药制剂的分析 —— 167

第一节　制剂通则 —— 167
一、单位剂量均匀性 —— 168
二、稳定性 —— 168
三、安全性与有效性 —— 168
四、剂型与给药途径 —— 168
五、包装与储存 —— 169

第二节　液体制剂的分析 —— 169
一、液体制剂的质量要求 —— 169
二、液体制剂质量分析的特点 —— 171
三、应用实例 —— 172

第三节　半固体制剂的分析 —— 176
一、煎膏剂的质量分析 —— 176
二、流浸膏剂与浸膏剂的质量分析 —— 178
三、凝胶剂的质量分析 —— 181

第四节　固体制剂的分析 —— 183
一、丸剂的质量分析 —— 183
二、片剂的质量分析 —— 191
三、颗粒剂的质量分析 —— 197
四、胶囊剂的质量分析 —— 201

第五节　气体制剂的分析 —— 207
一、气体制剂的质量要求 —— 207
二、气体制剂质量分析的特点 —— 209
三、应用实例 —— 209

第六节　外用膏剂的分析 —— 211
一、软膏剂与乳膏剂的质量分析 —— 211
二、贴膏剂的质量分析 —— 215
三、膏药的质量分析 —— 218

第七节　注射剂的分析 —— 220
一、注射剂的质量要求 —— 220
二、注射剂的检查 —— 220
三、注射剂质量分析的特点 —— 225
四、注射剂的质量分析 —— 225
五、应用实例 —— 227

第八章　生物样品内的苗药成分分析 ———— 230

第一节　概述 ———— 230
一、生物样品内苗药成分分析的性质和任务 ———— 230
二、生物样品内苗药成分分析的对象和特点 ———— 232

第二节　生物样品的采集与制备 ———— 232
一、常用生物样品 ———— 232
二、生物样品内苗药成分分析预处理 ———— 234

第三节　生物样品内苗药成分分析方法的建立与验证 ———— 237
一、生物样品内苗药成分分析方法的建立 ———— 237
二、生物样品内苗药成分分析方法的验证 ———— 238
三、试验样品分析 ———— 242
四、配体结合分析 ———— 244
五、试验报告 ———— 247

第四节　应用实例 ———— 248
一、溶液的制备 ———— 248
二、血浆处理方法 ———— 248
三、色谱与质谱条件 ———— 248
四、方法学考察 ———— 248

第九章　苗药制剂质量标准的制定 ———— 251

第一节　概述 ———— 251
一、制定质量标准的目的、意义和原则 ———— 251
二、质量标准研究程序 ———— 252

第二节　苗药制剂质量标准的主要内容 ———— 252
一、名称 ———— 253
二、处方 ———— 253
三、制法 ———— 254
四、性状 ———— 254
五、鉴别 ———— 254
六、指纹图谱或特征图谱 ———— 255
七、检查 ———— 255
八、浸出物测定 ———— 256
九、含量测定 ———— 256
十、功能与主治 ———— 256

十一、用法与用量 ——————————————— 257
十二、注意 ————————————————————— 257
十三、规格 ————————————————————— 257
十四、贮藏 ————————————————————— 257

第三节 苗药制剂质量标准起草说明 ——————— 257
一、名称 —————————————————————— 257
二、处方 —————————————————————— 258
三、制法 —————————————————————— 258
四、性状 —————————————————————— 258
五、鉴别 —————————————————————— 258
六、指纹图谱或特征图谱 ——————————— 259
七、检查 —————————————————————— 259
八、浸出物测定 ——————————————————— 259
九、含量测定 ——————————————————— 259
十、功能与主治 ——————————————————— 259
十一、用法与用量 ——————————————— 259
十二、注意 ————————————————————— 259
十三、规格 ————————————————————— 259
十四、贮藏 ————————————————————— 260

第四节 配方颗粒质量标准简介 —————————— 260
一、配方颗粒质量标准的意义和任务 —————— 260
二、配方颗粒质量标准的基本要求及内容 ——— 260

第五节 苗药制剂的稳定性研究 —————————— 262
一、稳定性研究实验设计 ——————————— 262
二、苗药制剂稳定性考察内容 ————————— 263
三、稳定性研究实验方法 ——————————— 263
四、稳定性研究结果评价 ——————————— 265

第六节 中药（苗药）制剂质量标准制定及起草说明示例 —— 265
一、药品的质量标准 ———————————————— 266
二、柴芍肠宁颗粒质量标准起草说明 —————— 268

第十章 中药（苗药）分析方法研究进展 ———————— 279

第一节 中药生物活性测定 ———————————— 279
一、基本原则 ——————————————————— 279
二、基本内容 ——————————————————— 280

三、应用实例 ———————————————————— 283

第二节 中药（苗药）质量标志物 ———————————— 284

一、中药质量标志物的简介 ————————————————— 284

二、质量标志物的研究方法 ————————————————— 285

三、应用实例 ———————————————————— 286

第三节 代谢组学分析方法 ———————————————— 290

一、代谢组学的简介 —————————————————— 290

二、代谢组学的研究流程与方法 ——————————————— 291

三、代谢组学在中药（苗药）质量控制中的应用研究 ——————— 292

四、应用实例 ———————————————————— 293

第四节 蛋白质组学分析方法 ———————————————— 300

一、概述 —————————————————————— 300

二、蛋白质组学的分类与技术 ———————————————— 300

三、蛋白质组学技术在中药（苗药）质量研究中的应用实例 ———— 301

主要参考文献 ———————————————————— 304

第一章

绪　　论

　　苗药制剂分析（analysis of Miao medicine preparations）是以苗医药理论为指导，运用现代科学理论和技术（包括化学、物理学、生物学和微生物学等），研究和发展苗药制剂质量评价与控制的一门应用技术科学。苗药制剂分析依赖于中药制剂分析学科的理论体系和技术方法，离不开中药（苗药）的化学成分、生物活性及质量控制，是民族医药的重要组成部分。

　　苗药制剂（traditional Miao medicine preparations）简称"制剂"，是指在苗医药理论指导下，以苗药饮片为原料，按规定的处方和方法加工成一定的剂型，用于防病、治病的药品。目前，临床使用的由药品监督管理部门批准的苗药制剂从使用范围上可分为成方制剂和医院制剂。

第一节　概　　述

　　苗族医药经过数千年的文化积淀，无数代人的实践积累和潜心研究，已经成为一个理论体系较为完备的独立学科。"苗医生成学""五基成物学说""三界学说""三肚论""九架组学说""气、血、水三要素论""交环学说""四大筋脉学说""魂魄学说""苗医毒气说""毒乱致病论"等基本理论构筑了苗族医学生理病理的理论基础，苗医用药有以热治冷、以冷治热、以色治色、以形定用、以毒攻毒、以克为治、以脏补脏等七大规律，为养生保健、疾病的预防、诊断、治疗和临床用药提供了理论依据，为中华民族的健康与繁衍做出了不可磨灭的贡献。随着人类文明的进步，人们对医药提出了越来越高的要求。结构清楚、作用明确、含量确切等都是现代医药产品质量控制的主要特征。苗医药在我国医疗用药中具有特殊的地位，其独特的理论体系和复杂的物质基础对质量控制技术提出了巨大的挑战。

　　近年来，苗药的独特疗效和对一些疑难病症治疗的突出表现，在世界范围内产生了广泛积极的影响。在充分发挥丰富的苗医药理论体系与临床实践经验的基础上，通过技术与方法的突破和创新，解决苗药质量控制与标准的关键问题，实现苗药从原药材到产品的质量控制方法与技术的发展创新，提高苗药质量控制水平，实现苗药现代化和国际化，已成为我国相关科研工作者的努力目标，也是苗药制剂分析研究的主要内容和任务。

虽然苗药在化学成分、作用机理、物质基础研究方面取得了一定成果和重要进展，但是，苗药制剂的基础研究比较薄弱，作用特点和物质基础还不十分清楚，缺乏符合苗药复方制剂特点的质量分析方法和体系。苗药制剂作为复杂化学物质体系，其安全性和有效性是其化学物质群在人体生理病理过程中生物效应的综合体现。因此，只有在对苗药化学、药理学、药剂学、药物分析学及临床和基础医学等方面进行深入研究，探明苗药制剂的作用机理、主要有效成分及相互关系后，提出评价其质量的客观指标，才能制定出比较完善的质量标准，用于苗药制剂的质量控制与评价。

一、苗药制剂分析的目的和意义

苗药制剂质量的优劣，不但直接影响预防和治疗疾病的效果，而且关系到人民的健康与生命安全。苗药制剂分析的意义是为了保证用药的安全、合理和有效，在苗药制剂的研究、生产、保管、供应及临床使用过程中，都应进行严格的分析检验，全面控制苗药制剂的质量。

苗药的质量与人民的身体健康及生命安全息息相关。因此，作为苗药分析工作者，应充分认识此项工作的重要性，严把药品质量关，积极开展苗药研发、生产及使用等过程的全面质量控制和管理工作，以保证苗药临床使用的安全、合理与有效。

为了在生产、销售等各个环节保证药品的质量，国家采取了一系列积极的措施，包括颁布实施了《中华人民共和国药品管理法》，成立了国家药品监督管理局，制定实施了《药品生产质量管理规范》（GMP）、《药品经营质量管理规范》（GSP）、《中药材生产质量管理规范》（GAP）、《药品临床研究试验管理规范》（GCP）、《药品非临床研究试验管理规范》（GLP）、《医疗机构制剂配制质量管理规范》（GUP）和《药品注册管理办法》等一系列药品管理法律法规，定期修订、颁布国家药品标准，设立各级药品检验机构，开展药品检验工作。

尽管如此，在苗医药理论指导下的苗药及其复方制剂化学组成的复杂性、杂质来源的多途径、治病的多靶点等特点，给苗药的质量检验带来巨大挑战。因此，在不断加强苗药质量管理、完善苗药质量评价体系、提高苗药质量检验水平的基础上，应在苗医药理论指导下开展苗药复方药效物质基础研究，定性定量分析标准物质的研究，生产工艺及在线生产检测的研究，体内药物分析研究等，加强多学科的协作，全面提高苗药产品的质量标准和质量控制水平。

二、苗药制剂分析的任务和内容

苗药制剂分析的任务是运用现代分析技术，研究适合苗药制剂质量评价和质量控制的方法，测定有效物质，分析有毒有害成分，制定质量标准，分析药物体内过程，评价质量优劣，保证苗药制剂的有效性、安全性和质量可控。

苗药制剂分析的内容涉及其质量评价研究、质量控制体系研究、体内苗药成分分析研究、分析新技术和新方法研究、标准物质研究等内容。

（一）苗药制剂质量标准体系研究

应用现代分析技术，进行苗药制剂质量标准体系研究，制定符合苗医药特色的质量标准是苗药制剂分析的首要任务。苗药制剂质量标准应建立科学合理的评价指标和方法，充分体现苗医药模糊与量化相结合，整体表征与局部指征相结合，保证建立的质量标准可以控制苗药制剂的有效性、安全性和稳定性。苗药制剂质量控制体系主要包括苗药制剂的定性鉴别研究、杂质及毒害成分限量检查研究、有效成分选择及定量研究等。围绕药品"安全、有效、可控"的基本属性，根据苗药多成分、多靶点、整体协同作用的特性，应用现代技术和方法，开展苗药复杂体系质量控制的科学内涵研究。如在质量标准体系中引入能体现整体学说的药效指纹图谱技术、多指标有效成分定量研究，以及能控制苗药制剂有效性的生物活性检测方法等，研究并建立适合苗药制剂的质量标准体系，丰富和完善苗药制剂质量控制的理论和方法。

（二）苗药质量评价方法研究

古人一般直接利用感官，如看、摸、闻、尝等，对苗药的外观性状（形、色、气、味）进行质量评价，有很大局限性。随着现代科学的发展，苗药质量分析也逐步进入对内在指标进行分析的阶段，如显微分析技术于 20 世纪 50 年代引入苗药质量评价，气相色谱法、高效液相色谱法等现代分析方法则是从《中华人民共和国药典》（1990 年版）一部开始收载于法定中药标准，而中药指纹图谱技术、色谱 – 质谱联用技术等分析方法的引入促使苗药分析研究水平达到了一个新高度，因此，借鉴化学、物理学、生物学等学科的新理论、新技术进行苗药质量评价方法研究，将为控制苗药内在质量提供新的策略，也是建立符合苗医药特色的质量标准体系的基石。

（三）苗药制剂生产全过程质量分析

近年来，药品质量的理念在不断变化，从"药品质量是通过检验来控制的"到"药品质量是通过生产过程控制来实现的"，又到"药品质量是通过良好的设计而生产出来的"（质量源于设计，QbD）理念，药品从研发开始就要考虑最终产品的质量，在配方设计、工艺路线确定、工艺参数选择、物料控制等方面都要进行深入研究，积累翔实的数据，并依此确定最佳产品配方和生产工艺。对于苗药来说，该过程还包括苗药材的种植、采收、加工和炮制等过程，苗药提取物和苗药制剂生产过程中粉碎、提取、制剂成型等工艺条件的不同，以及生产过程中的辅料、包装等都可能影响制剂的质量。苗药活性成分受到温度、湿度等环境因素的影响较大，在流通和经营过程中，必须注意严格按照苗药规定的条件进行贮运和保存。因此，苗药分析的任务不是静态和消极地对苗药材、苗药饮片、苗药提取物和苗药制剂进行分析检验，而是深入苗药的种植、炮制、制剂、销售的实际过程，进行全程质量分析控制和管理，从而及时发现和解决苗药研发、生产和使用中的质量问题。

（四）苗药制剂体内成分分析研究

目前，苗药制剂体内分析研究比较薄弱，可借鉴体内中药分析研究经验，以苗医药理论为指导，采用现代分离分析方法，研究苗药制剂进入体内后成分的变化规律及内源性成分受药物干预后的变化，建立生物样品的分离富集方法及符合定量要求的检测技术，研究生物体内外源性成分和内源性成分的变化规律，为药品质量评价、合理用药、物质基础研究等提供依据。基于生物样品基质复杂、待测药物浓度低，应采用现代分离富集技术，如固相微萃取、分子印迹、微透析和电透析等技术，提高样品测定的灵敏度。建立生物样品分析方法，测定生物样品中的苗药成分，阐明体内苗药化学成分的变化规律，为阐释苗药制剂物质基础、丰富苗药制剂质量评价指标、指导临床合理用药、评价其药理药效等提供依据。

（五）标准物质研究

苗药制剂分析和质量检测大多是检测样品中已知有效成分或特征成分，所以建立符合苗药制剂质量评价要求的标准物质是摆在苗药制剂分析工作者面前的迫切任务。运用现代科技手段，研究符合苗药制剂分析要求的定性、定量用对照品，为苗药制剂质量评价提供支撑。

（六）苗药制剂的检验与分析

药品是一种特殊商品，苗药是我国药品体系的重要组成部分，包括苗药材、苗药饮片、苗药制剂等。苗药制剂质量控制和安全保障是其治病救人、保护健康的前提，为保证药品的质量，国家颁布并实施《中华人民共和国药品管理法》，成立了国家药品监督管理局，制定并实施了《药品生产质量管理规范》（GMP）等一系列药品管理法律法规，定期修订、颁布国家药品标准，设立各级药品检验机构，开展药品检验工作。苗药制剂分析是国家对苗药制剂实施监督和管理，维护苗药制剂生产和使用正常秩序，打击假冒伪劣的重要技术支撑和工具手段。掌握常用的分析方法，依据拟定的苗药制剂质量标准，对苗药制剂进行检验与分析，评价苗药制剂的真伪、优劣是苗药制剂分析的重要任务之一。此外，利用物理、化学、生物学、信息学及其他相关理论和方法，与苗医药理论相结合，通过多学科渗透和结合，开展苗药制剂的有效物质基础研究、苗药制剂生物样品分析方法研究、苗药分析化学计量研究等也属于苗药制剂分析的学科内容，拓展苗药制剂分析研究范畴，完善苗药制剂分析研究内容，促进苗药制剂分析学科的发展，形成完善的苗药制剂质量评价及控制体系。

三、苗药制剂分析的特点

苗药制剂是临床用药的形式之一，与中药制剂有相似之处，故借鉴了中药制剂分析的许多经验。由于不同剂型质量控制标准差异比较大，相同剂型间有许多共同特征，因此，《中华人民共和国药典》均将常见剂型的常规检查内容作为制剂通则检查放在通则里，苗药制剂也是按照《中华人民共和国药典》有关要求进行分析，现将苗药制剂的质量控制特点归纳如下。

（一）以苗医药理论为指导原则，评价苗药制剂的质量

苗医药及其文化源远流长，积累了丰富的预防和治疗疾病的经验，并逐渐形成了一套具有地域性和鲜明民族文化特色的疗效独到的医药理论，如生成学理论、经纲症疾理论、三界学说、交环理论、四大筋脉学说等。在苗医的组方原则上各地苗医有一定的差异，主要有两分法和三分法之别。两分法把苗药处方中的药物分为主药和辅药；三分法则为主药、辅药和引药。主药即方中最重要的药物，在方中起关键性作用，针对疾病的主要原因和主要病症的药物，一般只有一味；辅药即辅助药，是方中处于次要地位的药物，在方中起次

要作用，辅助主药或针对疾病的次要原因和次要症状的药物，辅药可有多味；引药的主要作用是引导主、辅药进入人体后直达病变部位以充分发挥疗效或缓和药物毒性或加强营养以助药力的药物。苗医所用的引药以动物脏器、动物肉、动物血、酒、糖、盐、蜂蜜为常见，也有用植物药为引药的。引药一般只有一味，而且并非所有方剂都需要引药。

由于苗药制剂化学成分的复杂性和复方药效物质基础研究的薄弱，目前在制定制剂质量标准中尚不能对苗药制剂的所有药味和有效成分进行分析测定，而是选择制剂中起主要作用的主药或辅药，或贵重药品，或有毒苗药等作为主要检测对象；在指标成分的选择上力求与苗药制剂功能主治密切相关，充分体现质量标准的可控性和有效性。如近年来利用山楂的活血止痛作用治疗心血管病备受关注，这是由于其所含的黄酮类成分具有降压、增加冠脉流量、强心、抗心律不齐等作用。这类制剂若仍沿用过去测定其有机酸含量的方法是不恰当的，而测定黄酮类成分的含量则更为合理。

（二）苗药制剂中化学成分的复杂性及有效成分的非单一性

单味药本身就是一个小复方，由多味苗药组成的苗药制剂所含成分则更为复杂，加之复方配伍及制剂的制备过程中有些化学成分会发生相互影响，使化学成分的含量发生较大变化，或产生新成分，给质量分析增加了难度。因此，苗药制剂质量标准的建立，应在现代分离分析技术发展的基础上，加强苗药复方药效物质基础的研究，建立符合苗药复方多成分、多层次、多靶点作用特点的客观、科学、有效的苗药制剂的质量评价新模式。如苗药制剂银丹心脑通软胶囊收载于《中华人民共和国药典》（2020年版）中，由银杏叶、丹参、灯盏细辛等药组成，采用高效液相色谱（HPLC）测定丹参素钠和总黄酮醇苷含量，以多指标有效成分的含量控制质量，建立了苗药复方制剂多指标质量评价模式。

（三）苗药制剂质量的差异性和不稳定性

苗药制剂的剂型种类繁多，制备方法各异，工艺较为复杂，很多在单味苗药鲜品中存在的化学成分，经过炮制或制备工艺中加热处理后，结构发生变化，已不复存在或含量甚微，有些则在制备过程中因挥发、分解、沉淀等原因使质量分析更加困难，如大果木姜子中含有1,8-桉叶素，长时间煎煮以后就很难检测到了。

（四）制剂原辅料、包装、贮存、保管等都可能影响制剂的质量

苗药制剂的剂型繁多，制备工艺复杂，制剂原辅料的质量及制剂的生产工艺条件，都可能造成苗药制剂药效成分的挥发、氧化、降解、沉淀等，致使有些成分消失、含量下降或结构发生改变，在不同程度上影响制剂的质量。因此，在建立制剂质量标准过程中，要加强苗药原辅料的分析控制，加强生产过程的全面质量管理，严格制剂操作规程，并针对不同制剂特点，选择适合其自身特点的包装、贮存、保管方式和条件。

四、苗药制剂分析的沿革和发展趋势

（一）苗药制剂分析的沿革

苗药制剂分析最初检验是感官检查和理化鉴别，缺乏客观准确的指标。20世纪50年代开始将中药及其制剂的质量管理纳入法制化、规范化的轨道。1963年版《中华人民共和

国药典》分两部，其中第一部收载中药材和中药制剂。至 1995 年版已收载药材 522 种，中药制剂 398 种，增加 44%。剂型有注射液。检验方法用植物形态学方法和物理化学方法代替了传统的感官检查方法，如显微鉴定技术、化学鉴别方法、色谱法，尤其是薄层色谱分析法（TLC）对制剂中所含药材的鉴别，对不同制剂的制剂规格进行检查，检查有害杂质如杂物、砷盐、重金属等，并对部分药物中成分已明确的有效成分进行含量测定，水平有很大提高。曾经苗药制剂分析主要按照地方药品标准执行，2001 年根据修订的《药品管理法》有关取消自治区、直辖市药品标准的规定，2002 年由地方标准上升为国家标准。目前苗药制剂涉及两类标准，一是收载入国家药品监督管理局编写的《国家中成药标准汇编》；二是《中华人民共和国药典》，如贵州省的银丹心脑通软胶囊、热淋清颗粒等苗药制剂由原局颁标准进入国家标准。

苗药药材执行标准主要分为两类：一是国家标准，执行《中华人民共和国药典》；二是地方标准，执行《贵州省中药材民族药材质量标准》《湖南省中药材标准》等。

药物分析学从 20 世纪初的一种专门药物分析技术，逐步发展成为一门日臻成熟的学科，成为药学学科中的二级学科。近年来，中药分析学科也逐渐形成，并不断完善，20 世纪末，随着现代仪器分析方法的引入，中药分析的整体水平达到了一个全新的高度，苗药作为中华民族医药之一，充分借鉴了中药分析的经验和成果，逐步从经验分析、化学分析、仪器分析，形成如下发展趋势。

（二）苗药制剂分析的发展趋势

苗药制剂质量标准应该能够说明质量与疗效，即物质基础与疗效之间的关系。研究苗药制剂的有效物质并对其进行质量控制，才可保证苗药制剂的有效性和稳定性。所以，现行的质量控制模式和方法仍需不断改进和提高。近年来，苗药制剂分析技术呈现如下发展趋势。

1. 苗药制剂分析方法向着仪器化、自动化、快速和微量的方向发展

由于苗药的化学成分复杂，有效成分尚不十分清楚，而苗药传统的质量分析检测方法很难客观准确地反映苗药的质量。现代分析技术方法以其自动化程度高、快速和微量的特点，与传统的化学分析方法相比更适合苗药中多组分的化学成分分离分析，并可以提供丰富而准确的定性定量信息，以辨析苗药的真伪，评价药品质量的优劣。目前，气相色谱 - 质谱联用、液相色谱 - 质谱联用、高效毛细管电泳、超临界流体色谱等方法用于苗药分析的文献报道越来越多，毋庸置疑，现代仪器分析技术将在今后的苗药分析中发挥越来越重要的作用。

2. 苗药质量控制向专属性方向发展

专属性又称选择性，是指在其他组分可能存在的情况下，分析方法能准确地测出待测组分的特性。从现行标准来看，专属性差的化学鉴别、沉淀反应和光谱鉴别方法正在逐步被专属性较强的显微粉末鉴别、薄层色谱、质谱及 DNA 分子鉴定等现代分析技术所取代。例如，苗药材和饮片及含生药粉的苗药制剂均需增加专属性较强的显微鉴别法或薄层色谱鉴别法。这些分析技术的应用，使苗药制剂分析的专属性得到很大提高，解决了常规分析方法无法解决的问题。

3. 测定指标向多指标成分的定性定量分析方向发展

传统的质量控制方法借鉴天然药物及化学药分析的方法和思路，目前，多数苗药制剂仅测定 1 ～ 2 种有效成分（或指标成分）。由于缺乏相关的理论指导及研究基础，所测定的有效成分（或指标成分）的特征性、系统性和有效性无法保证，很难对药材或制剂的特性有一个全面的描述，从而难以很好地控制产品质量。基于现代分离分析技术并且符合苗医药理论的多靶点作用特性的多指标成分的定性定量分析方法成了苗药复杂体系分析未来的发展方向。如枣仁安神胶囊测定斯皮诺素、五味子醇甲、丹参酮 II_A 含量等。

4. 指纹图谱 / 特征图谱技术使苗药制剂质量控制向整体性方向发展

苗药指纹图谱是参照中药指纹图谱 / 特征图谱技术要求进行研究，指纹图谱借用 DNA 指纹图谱的概念发展而来，可以用来进行药材的种属鉴定、植物分类研究和品质研究，是苗药信息表达的一种模式。最先出现的是苗药化学成分色谱指纹图谱，特别是高效液相色谱技术的运用，使得指纹图谱成为目前应用最为广泛的信息表达模式之一，并应用到药品标准中，保证药品质量的稳定均一。苗药指纹图谱包括活性成分群的整体特征，既符合苗医药整体性特点，又能反映苗药成分类群特征，是实现多种成分整体相关质量评价的关键技术。与测定"单一成分"控制苗药质量的模式相比较，苗药指纹图谱能提供更丰富的信息，能更客观、更有效地控制苗药的内在质量，保证苗药产品质量的一致性和稳定性。目前，国际上普遍采用指纹图谱对植物药进行质量控制。随着苗药指纹图谱技术在苗药的质量评价和质量控制中有诸多的研究、运用和进展，其方法已经日趋成熟。随着研究的深入和分析技术的不断进展，指纹图谱技术得到飞速的发展，多维多息指纹图谱、多波长指纹图谱、指纹图谱融合技术、2D 指纹图谱、在线指纹图谱等技术方法在苗药的质量评价方面发挥更大作用。如枣仁安神胶囊以丹参对照药材、五味子对照药材为参照物，供试品色谱中应呈现 8 个与对照特征图谱相对应的色谱峰，其中 1、7 号峰保留时间应该与五味子醇甲、丹参酮 II_A 对照品色谱峰保留时间相对应。

5. 进行体内药物分析是苗药质量控制的未来发展趋势

在过去相当长的时间内，人们对于药物的认识往往仅注重其外在的质量，即通过鉴别、检查和含量测定等检验项目来控制药品质量。而对于药物进入体内后的情况，一直很少被关注。自 20 世纪 70 年代以来，随着临床药理学、生物药剂学等新学科的兴起，人们为了实现安全、有效、合理的用药，越来越迫切需要更多地了解药物在人体内的信息。为此，就需要对药物在体内的作用过程、作用机制及药物效应等进行深入研究。体内药物分析研究通过现代分析手段来了解药物在生物体内数量与质量的变化，以获得药物代谢动力学的各种参数、代谢方式、代谢途径及代谢产物等信息，从而促进药物的研制生产、药物临床试验、药物作用机制的探讨、药物质量的评价及药物的改进与发展。

6. 加强在线监控是生产过程质量控制的发展趋势

苗药产品质量易受生产原料、生产过程、包装、运输、贮藏等各个环节的影响，因此实施生产过程的规范化管理及实时在线监控对保证苗药产品的质量，实现苗药生产的自动化具有重要意义。目前，苗药质量控制主要集中在苗药材、苗药饮片和最终产品的质量控制上，忽略了其生产过程的质量控制，因此，需要加强过程质量控制技术的研究，建立从药材到产品整个过程的质量控制标准。随着苗药加工过程自动化程度的提高，过程的连续化和管道化将是苗药生产现代化的一个发展方向，在苗药生产过程中，对包括工艺参数、理化指标、指标成分在内的中间体及成品的稳定性、均一性进行实时的在线控制，保证生产过程中工艺的可控性、产品的稳定性，建立生产线上的中间体及成品的快速质量评价方法，是提高苗药质量标准科学性的关键，也是苗药生产亟待解决的问题。如将近红外光谱的在线检测技术应用于苗药制剂生产过程控制、检测苗药材质量的一致性、苗药粉末的含水量、颗粒大小、混合过程苗药物分布均匀度及检测苗药片剂、颗粒剂等剂型的均匀性、硬度、湿度等。

7. 加强苗药制剂的安全性检查是苗药现代化、国际化的客观要求

苗药安全性检查主要是指对被检产品进行有毒有害物质的高灵敏度检测。随着人类崇尚"自然、健康、无污染"意识的逐步加强，进行苗药有毒有害元素（铅、汞、砷、铜、镉等）及农药残留量等的监控势在必行。这既符合苗医药理论"天人合一"的思想，也是苗药现代化、国际化的要求。世界卫生组织（WHO）对药品的基本要求是"安全、有效和质量可控"，其中"安全"被放在首位。《中华人民共和国药典》（2000 年版一部）附录首次收载了有机氯农药残留量检查方法，《中华人民共和国药典》（2005 年版一部）附录又增加了有机磷类和拟除虫菊酯类农药的测定方法，新增了原子吸收或电感耦合等离子体质谱法测定重金属和有害元素的方法。《中华人民共和国药典》（2010 年版）加强了中药中有害元素、有毒成分、有害物质的检测，提高标准的安全性控制水平；加强高风险中药注射液安全性控制，针对中药注射剂增加了异常毒性、降压物质、过敏反应、溶血与凝聚检查法及渗透压摩尔浓度测定法等；明确药物中有毒成分、毒效成分的含量限度和范围，保证药物和制剂的临床使用安全；制剂通则中对部分外用制剂的质量也加强了控制，提升了中药制剂生产管理水平。《中华人民共和国药典》（2015 年版）制定了中药材及饮片中二氧化硫残留量限度标准，制定了人参、西洋参标准中有机氯等 16 种农药残留的检查，对柏子仁等 14 味易受黄曲霉毒素感染的药材及饮片增加了"黄曲霉毒素"检查项目和限度标准等。《中华人民共和国药典》（2020 年版）更进一步提升安全性控制水平，提出药材及饮片（植物类）"重金属及有害元素"限量指导值：铅不得过 5mg/kg，镉不得过 1mg/kg，砷不得过 2mg/kg，汞不得过 0.2mg/kg，铜不得过 20mg/kg，如白芷、当归、葛根、黄精、三七、栀子、桃仁、酸枣仁等标准项下新增了相关限量标准。增加药材及饮片（植物类）中禁用农药多残留测定法，建立药材及饮片（植物类）禁用农药的限量要求；修订重金属最大限量理论值相关内容、最大限量制定的一般步骤，建立药材及饮片（植物类）重金属及有害元素限量指导值。增加真菌毒素的限量要求，如蜂房、土鳖虫等 5 个增加了黄曲霉毒素的限量要求，薏苡仁增加玉米赤霉烯酮的限量要求。建立有效控制内源性有毒成分限量标准，如马兜铃酸 I 的限量检查方法（高效液相色谱 - 质谱法）等。

第二节　苗药制剂标准收载情况简介

国家药品标准（national drug standard）是国家对药品质量规格及检验方法所做的技术规定，是药品生产、供应、使用、检验和管理部门共同遵循的法定依据。《药品管理法》规定，药品必须符合国家药品标准，凡不符合药品标准规定的均不得出厂、不得销售、不得使用，这体现出药品标准具有法定性、强制性的特征。我国现行的国家药品标准，包括《中华人民共和国药典》、局（部）颁药品标准和药品注册标准。前两者由国家药典委员会

负责制定和修订，由国家食品药品监督管理部门颁布实施；后者是指国家药品监督管理部门批准给申请人的特定药品标准，包括新药注册标准、仿制药注册标准和进口药品注册标准。生产该药品的企业必须执行相应标准，并不得低于《中华人民共和国药典》和局（部）颁药品标准的规定。

一、中华人民共和国药典

《中华人民共和国药典》简称《中国药典》，其英文全称 Pharmacopoeia of The People's Republic of China，英文简称 Chinese Pharmacopoeia，缩写为 ChP。药典是国家为保证药品质量可控，确保人民用药安全有效而依法制订的药品法典，是药品研制、生产、经营、使用和管理必须严格遵守的法定依据，是国家药品标准体系的核心，也是开展国际交流合作的重要内容。

中华人民共和国成立以来，我国已修订出版了 11 版《中华人民共和国药典》，依次为 1953 年版、1963 年版、1977 年版、1985 年版、1990 年版、1995 年版、2000 年版、2005 年版、2010 年版，2015 年版和 2020 年版。从 1985 年版《中华人民共和国药典》开始每五年修订出版一次，最新版为 2020 年版《中华人民共和国药典》。

2020 年版《中华人民共和国药典》一部共收载 2711 个中药标准，其中新增 117 个，修订 452 个。一是收载品种适度增加，总数达到 5911 种，进一步稳步提高药典收载品种数量。二是基本完成国家药品标准清理工作，其中涉及化学药 6263 个品种、中成药 9585 个品种、饮片药材 1252 个品种、中药提取物 9 个品种、生物制品 373 个品种，为完善标准提高和淘汰机制奠定了基础。三是以实施"两法两条例"为契机，全面完善了药典标准体系，贯彻药品质量全程管理的理念，提高了横向覆盖中药、化学药、生物制品、原料药、药用辅料、药包材及标准物质的质量控制技术要求，完善了纵向涵盖药典凡例、制剂通则、检验方法及指导原则的制修订，加强了涉及药品研发、生产、质控、流通和使用等环节的通用技术要求体系的建设。四是强化了《中华人民共和国药典》的规范性，药典各部之间更加协调统一。建立、完善了统一规范的药品、药用辅料和药包材通用名称命名原则，加强了通用技术要求与品种标准内容的统一。五是加强药典通用技术要求，重点完善了药品安全性和有效性的控制要求，实现了"中药标准继续主导国际标准制定，化学药、药用辅料标准基本达到或接近国际标准水平，生物制品标准紧跟科技发展前沿，与国际先进水平基本保持一致"的总目标。六是加强了药典机构间的国际交流与合作，促进了与药典的协调统一，扩大了《中华人民共和国药典》的国际影响力。

一部主要有两大亮点：其一，全面制定了植物类中药材和饮片禁用农药的限量标准及部分易霉变中药材的真菌毒素限量标准，将引导中药材生产合理使用农药和科学加工、贮藏，有效控制当前备受社会诟病的中药材种植中大量使用禁用农药和滥用农药等行业共性问题；对于重金属及有害元素，制定了残留限量指导值，中药材及饮片的安全性进一步提升。其二，"正本清源，以源定标"，解决了长期存在的泽泻基原、淫羊藿、广陈皮、半夏等药材含量难以达标、部分中药炮制品质量标准与药性改变关联度低、非硫黄熏蒸半夏浸出物难以达标等行业普遍关注的问题。

《中华人民共和国药典》的内容主要包括凡例、正文、索引和通则四部分。

1. 凡例

凡例是正确使用《中华人民共和国药典》的基本原则和总说明，是对正文、通则及质量检定有关共性问题做出的统一规定，凡例并非只针对个别药典品种，它是对所有药品标准共性问题的规定。现将凡例部分有关药品检验中常见的问题简述如下。

（1）药材产地加工及炮制规定的干燥方法：烘干、晒干、阴干均可的，用"干燥"；不宜用较高温度烘干的，则用"晒干"或"低温干燥"（一般不超过60℃）；烘干、晒干均不适宜的，用"阴干"或"晾干"；少数药材需要短时间干燥，则用"暴晒"或"及时干燥"。制剂中的干燥方法一般用"干燥"或"低温干燥"，采用特殊干燥方法的，在具体品种项下注明。

（2）物理常数包括相对密度、馏程、熔点、凝点、比旋度、折光率、黏度、吸收系数、碘值、皂化值和酸值等。其测定结果不仅对药品具有鉴别意义，也可反映药品的纯度，是评价药品质量的主要指标之一。

（3）〔鉴别〕包括经验鉴别、显微鉴别和理化鉴别。显微鉴别中的横切面、表面观及粉末鉴别，均指经过一定方法制备后在显微镜下观察的特征。理化鉴别包括物理、化学、光谱、色谱等鉴别方法。

（4）〔检查〕系指药品或在加工、生产和贮藏过程中可能含有并需要控制的物质或其限度指标，包括安全性、有效性、均一性与纯度等方面的要求。

（5）〔贮藏〕系对药品贮藏与保管的基本要求，除矿物药应置干燥洁净处不作具体规定外，一般以下列名词术语表示。

遮光：系指用不透光的容器包装，例如棕色容器或黑色包装材料包裹的无色透明、半透明容器。

避光：系指避免日光直射。

密闭：系指将容器密闭，以防止尘土及异物进入。

密封：系指将容器密封，以防止风化、吸潮、挥发或异物进入。

熔封或严封：系指将容器熔封或用适宜的材料严封，以防止空气与水分的侵入并防止污染。

阴凉处：系指不超过20℃。

凉暗处：系指避光并不超过20℃。

冷处：系指2～10℃。

常温：系指10～30℃。

除另有规定外，〔贮藏〕项未规定贮存温度的一般系指常温。

（6）符号"%"表示百分比，系指重量的比例；但溶液的百分比，除另有规定外，系指溶液100mL中含有溶质若干克；乙醇的百分比系指20℃时容量的比例。此外，根据需要可采用下列符号。

%（g/g）　表示溶液100g中含有溶质若干克。

%（mL/mL）　表示溶液100mL中含有溶质若干毫升。

%（mL/g）　表示溶液100g中含有溶质若干毫升。

%（g/mL）　表示溶液100mL中含有溶质若干克。

（7）试验结果在运算过程中，可比规定的有效数字多保留一位数，而后根据有效数字的修约规定进舍至规定有效位。计算所得的最后数值或测定读数值均可按修约规则进舍至规定的有效位，取此数值与标准中规定的限度数值比较，以判断是否符合规定的限度。

（8）对照品、对照药材、对照提取物、标准品系指用于鉴别、检查、含量测定的标准物质。对照品应按其在使用说明书上规定的方法处理后按标示含量使用。对照品、对照药材、对照提取物、标准品均应附有使用说明书，标明批号、用途、使用期限、贮存条件和装量等。

（9）液体的滴，系指在 20℃时，以 1.0mL 水为 20 滴进行换算。

（10）溶液后标示的"（1 → 10）"等符号，系指固体溶质 1.0g 或液体溶质 1.0mL 加溶剂使成 10mL 的溶液；未指明用何种溶剂时，均系指水溶液；两种或两种以上液体的混合物，名称间用半字线"–"隔开，其后括号内所示的"∶"符号，系指各液体混合时的体积（重量）比例。

（11）乙醇未指明浓度时，均系指 95%（mL/mL）的乙醇。

（12）取样量的准确度和试验精密度：试验中供试品与试药等"称重"或"量取"的量，均以阿拉伯数字表示，其精确度可根据数值的有效数位来确定，如称取"0.1g"系指称取重量可为 0.06 ～ 0.14g；称取"2g"系指称取重量可为 1.5 ～ 2.5g；称取"2.0g"系指称取重量可为 1.95 ～ 2.05g；称取"2.00g"系指称取重量可为 1.995 ～ 2.005g。

"精密称定"系指称取重量应准确至所取重量的千分之一；"称定"系指称取重量应准确至所取重量的百分之一；"精密量取"系指量取体积的准确度应符合国家标准中对该体积移液管的精确度要求；"量取"系指可用量筒或按照量取体积的有效数位选用量具；取用量为"约"若干时，系指取用量不得超过规定量的 ±10%。

（13）恒重，除另有规定外，系指供试品连续两次干燥或炽灼后称重的差异在 0.3mg 以下的重量；干燥至恒重的第二次及以后各次称重均应在规定条件下继续干燥 1 小时后进行；炽灼至恒重的第二次称重应在继续炽灼 30 分钟后进行。

（14）试验中规定"按干燥品（或无水物，或无溶剂）计算"时，除另有规定外，应取未经干燥（或未去水，或未去溶剂）的供试品进行试验，并将计算中的取用量按〔检查〕项下测得的干燥失重（或水分，或溶剂）扣除。

（15）试验中的"空白试验"，系指在不加供试品或以等量溶剂替代供试液的情况下，按同法操作所得的结果；〔含量测定〕中的"并将滴定的结果用空白试验校正"，系指按供试品所耗滴定液的量（mL）与空白试验中所耗滴定液的量（mL）之差进行计算。

（16）试验用水，除另有规定外，均系指纯化水。酸碱度检查所用的水，均系指新沸并放冷至室温的水。

（17）酸碱性试验时，如未指明用何种指示剂，均系指石蕊试纸。

2. 正文

正文部分为药典的主体，包括所收载的全部中药材及饮片、植物油脂和提取物、成方制剂和单味制剂的质量标准。每一品种项下根据品种和剂型的不同，按顺序分别列有：中文名称（必要时用括号加注副名）、汉语拼音名或拉丁名，来源，处方，制法，性状，鉴别，检查，浸出物，特征图谱或指纹图谱，含量测定，炮制，性味与归经，功能与主治，用法与用量，注意，规格，贮藏，制剂，附注等。其中用法与用量、注意、贮藏、制剂等项内容为指导性条文，而名称、来源、处方、制法、性状、鉴别、检查、含量测定、规格等项内容是控制药品质量和全面评价药品质量的依据，具有严格的法定约束力。这几项法定条文的内涵即药品的真伪、优劣和纯度，保证了药品在临床应用中的安全性和有效性。

3. 索引

《中华人民共和国药典》除有中文索引外，还有汉语拼音索引、拉丁名索引和拉丁学名索引。

4. 通则

通则主要收载制剂通则、通用检测方法和指导原则。制剂通则系按照药物剂型分类，针对剂型特点所规定的基本技术要求；通用检测方法系各正文品种进行相同检查项目时所应采用的统一设备、程序、方法及限度等；指导原则系为执行《中华人民共和国药典》、考察药品质量、起草与复核药品标准等所制定的指导性规定。

二、局（部）颁标准

药品国家标准还有国家药品监督管理局颁布的药品标准（简称局颁标准），2020 年前由国家卫生健康委员会颁布，简称部颁标准。主要有中成药部颁标准（170 种，1989 年 2 月）、成方制剂（20 册，1990 年 12 月—1998 年 12 月）、中药材（1992 年）、《国家中成药标准汇编》（共 13 个分册，2002 年）、新药转正标准（1993 年 2 月—至今，已发行 88 册，陆续更新中）。局（部）颁标准不列凡例和通则，有关规定均按《中华人民共和国药典》的凡例和通则执行。目前贵州 154 个苗药成方制剂主要收载于国家药品监督管理局《国家中成药标准汇编·中成药地方标准上升国家标准部分》，2002 年 12 月 1 日开始执行试行标准，后陆续转为正式标准。

三、地方标准

收载苗药药材及饮片质量标准的地方标准主要有《贵州省中药材民族药材质量标准》《湖南省中药材标准》等。苗药历版地方药材标准（或饮片炮制规范）品种情况，贵州省于 1965 年开始制订中药（苗药）材地方标准，1965 年版《贵州省中药材标准规格》收载种数为 150 种，1988 年版《贵州省中药材质量标准》收载种数为 217 种，2003 年版《贵州省中药材、民族药材质量标准》收载种数为 420 种。2015—2020 年《贵州省中药材民族药材质量标准》修订品种 397 种，新增 80 种；饮片质量标准修订品种 537 种，新增 85 种。

四、企业标准

一些生产企业为控制产品质量往往制定相应的内控标准，即企业药品标准。企业药品标准一般高于法定标准要求，主要是通过增加检测项目或提高检测限度来优化产品质量。这对于产品创优、企业竞争、保护优质产品及严防假冒具有重要意义。

第三节　苗药制剂分析课程目标和内容

苗族人民在与各种疾病做斗争的漫长历史中创造了丰富的医药理论知识和临床经验，

总结出的苗医药理论体系成为我国六大民族医药的重要组成部分，是我国一项重要的文化遗产。苗药制剂作为关乎大众生命健康的特殊商品，公众对苗药制剂的质量期望甚高，而为苗药制剂的质量评价提供方法正是苗药制剂分析课程所要完成的任务之一。

苗药制剂分析是以苗医药理论为指导，综合运用化学、物理学、生物学和信息学等技术和方法，研究苗药制剂质量与控制方法的专业课程。通过本课程的学习，学生应能掌握苗药制剂分析的基本理论和实验技能，掌握、分析研究解决苗药制剂质量问题的一般规律，能够运用所学理论、方法和技术对苗药进行全面质量评价和质量控制研究，为将来继续学习和从事苗药的检验、生产、研发、经营管理等工作奠定基础。

苗药制剂分析课程教学要求学生在掌握苗医基础、分析化学、仪器分析、中药化学、中药鉴定学、中药药剂学等学科基本理论和实验技能的基础上，学习苗药制剂分析的特点、方法和实际应用，为学生后续进入毕业实习、研究生阶段学习和工作奠定基础。学生在学习苗药制剂分析时，应综合应用以往所学的知识，理论与实验相结合，掌握苗药制剂质量的内在规律及其质量评价控制方法和分析方法。

本版教材的主要内容包括：苗药制剂分析基本程序；苗药制剂的鉴别、检查、含量测定；苗药制剂中各类化学成分分析；生物样品内的苗药成分分析；质量标准的制定及中药（苗药）分析方法研究进展等。本课程以社会主义核心价值观为指导，培养学生树立质量意识、依法治国理念、道德规范和人文精神等。提升民族医药自信、文化自信，坚定传承民族医药、传承中国优秀传统文化的信念，为苗药产业高质量发展奠定基础。

第二章

苗药制剂分析工作的基本程序

苗药制剂分析的对象包括制剂生产中的半成品、成品及新药开发研究中的试验样品，其检验程序一般可分为取样、样品处理、检验（鉴别、检查、含量测定）、书写检验报告等。

第一节　样品的取样

一、取样方法

分析样品首先是取样，取样必须具有科学性、真实性和代表性。因此，取样的基本原则应是均匀合理，所取样品具有代表性。取得的样品要妥善保管，同时注明品名、批号、数量、取样日期及取样人等。取样方式和数量可根据分析目的和分析方法的不同而确定。在对药品进行分析检验时，可以采取抽样检验和全数检验。一般苗药质量分析与监管中常用抽样检验，全数检验是对整批样品逐个取样分析，如可用于苗药贵细药材质量检验。

（一）抽样步骤

从欲分析或待检整体中抽取一部分样品单位的过程称为抽样。抽样的目的是根据被抽取样品单位的分析研究结果，估计和推断全部样品的特性，它是科学实验、质量检验、社会调查普遍采用的一种经济有效的工作和研究方法。主要步骤包括以下几点。

1. 抽样前的准备工作主要是拟订抽样计划，包括抽样区域、单位、品种、批数及每批抽样量等；准备相关资料、取样器具和盛装器具等。

2. 抽样前检查，首先检查药品所处环境是否符合要求，确定抽样批，再检查该批药品的内外包装、标签、名称、批准文号、批号、生产日期、企业名称、核实库存量等。

3. 确定抽样单元数、抽样单元及抽样量。

4. 检查抽样单元外观情况，拆开包装，观察内容物情况，如遇异常情况，做针对性抽样处理。

5. 用适宜器具抽取单元样品，进而制作最终样品，分为 3 份，分别装入盛样器具并签封。

6. 将被拆包的抽样单元重新包封，贴已被抽样的标记。

（二）抽样方法

1. 随机抽样

随机抽样即保证总体中每个样品单位都有同等机会被抽中的原则下抽取样本的方法。药品抽样时，可采用简单随机、分层比例随机、系统随机或分段随机抽样等方法，其中简单随机抽样较为常用。

2. 偶遇性抽样

偶遇性抽样系指研究者根据实际情况，为方便开展工作，选择偶然遇到的样品作为调查对象，或者仅仅选择那些离得最近的、最容易找到的样品作为调查对象，要求抽样人员在不受被抽样单位意愿影响的情况下，从抽样批的不同部位确定所遇见的包装件作为抽样单元。

3. 针对性抽样

当发现某一批或者若干批药品质量可疑或者有其他违法情形时，应当从随机抽样的总体中划出，列为针对性抽样批。

二、抽取样品数量

抽取样品的数量可按药品标准检验、补充检验方法和（或）探索性研究的不同需求确定。一般抽样量为检验需求的 2 倍量。按 1∶0.5∶0.5 分成 3 份，以供检验、复核和留样。

三、留样时间

（一）抽验样品的留样

检验样品一般应留样，受理登记员负责按照样品贮存条件及品种分类选择相应的留样库。对于剧毒药品、放射性样品、大型医疗器械、菌毒种、细胞等特殊样品，或易腐败、霉变、挥发及开封后质量无保障等无法长期保存的样品，可不留样（但应在检品卡中注明）。留样样品应使用无色或白色透明材料袋封样，且正立码放，不得横放颠倒。四面包装皆可辨认样品标签，正面可辨留样封签。留样周期，一般检验不合格产品保存至效期；国内合格产品，医院制剂保存 3 个月，苗药材和药包材保存 6 个月，其他样品保存12 个月。

（二）生产单位留样

原辅料（含胶囊壳）的留样包装形式与其到货时的市场包装相同或模拟市售包装。固体辅料的留样可密封在聚乙烯袋中并外用铝箔袋包装。液体样品必须依据其特性保存在合适的容器中。一般保存到最后一批使用的成品效期后 1 年。易挥发和危险液体样品可不留样。所有存放样品的容器必须贴有规定的标签，标签上应注明产品名称、批号、取样日期、储存条件、储存期限等信息。成品的留样必须使用其商业包装。依据产品注册批准的贮藏条件储存在相应的区域，留样外箱上应有留样标签，并注明产品名称、批号、失效期及留样的保留时间等。一般留样数量为 3 倍全检量，保存期为效期后 1 年。印字包材和直接接触药品的初级包材可以附在相应实验记录后面，与实验记录一起保存，保存时间与实验记录一致。

第二节　供试品的制备

　　苗药成分组成复杂，成分含量相对较低，在分析之前，大多需要对样品进行提取净化后制成较纯净的供试品溶液，才可进行分析测定。供试品制备的原则是最大限度地保留被测定成分，除去干扰物质。由于样品中被测成分往往含量较低，因此需要对样品进行处理，使其符合所选分析方法的要求。样品处理的主要作用：①将被测成分有效地从样品中释放出来，并制成便于分析测定的稳定试样。②除去杂质，纯化样品，以提高分析方法的重现性和准确度。③富集浓缩或进行衍生化，以测定低含量被测成分。衍生化不仅可以提高检测器的灵敏度，还可以提高方法的选择性。④使试样的形式及所用溶剂符合分析测定的要求。由于苗药所测成分不一，对某一成分具体采用哪种方法进行提取分离，要根据被测成分的性质、特点及干扰成分的特性等条件决定。

一、样品的粉碎

　　对于苗药材、饮片和制剂等固体样品，应视情况进行粉碎，并通过规定筛目。粉碎有两个目的，一是保证所取样品均匀而有代表性，提高测定结果的精密度和准确度；二是使样品中的被测组分能更快地完全提取出来。但是样品粉碎得过细，在样品提取时，会造成过滤的困难，因此可视实际情况粉碎过筛。在粉碎样品时，要尽量避免由于设备的磨损或不干净等因素而污染样品，并防止粉尘飞散或挥发性成分的损失。过筛时，通不过筛孔的部分绝不能丢弃，要反复粉碎或研磨，让其全部通过筛孔，以保证样品具有代表性。粉碎设备目前主要有粉碎机、铜冲、研钵等，生物组织样品可用高速匀浆机或玻璃匀浆器。

二、样品的提取

　　苗药分析的提取方法众多，按提取原理可分为溶剂提取法、水蒸气蒸馏法、升华法等。

（一）溶剂提取法

1. 选择原则
　　选用适当的溶剂将苗药的被测成分溶出的方法称为溶剂提取法。溶剂的选择应遵循"相似相溶"原则，通过对被测成分的结构分析选择合适的溶剂，所选溶剂要求对被测成分溶解度大，而对杂质溶解度小；不能与被测成分发生化学反应；溶剂价廉，使用安全。如苷的测定可选用极性较强的溶剂，而苷元的测定则选用极性较小的溶剂；游离生物碱大多为亲脂性化合物，多用极性小的溶剂，而游离生物碱与酸结合成盐后能离子化，具有较强的亲水性，应选用极性较强的溶剂。
　　常用的提取溶剂有水、甲醇、乙醇、丙酮、三氯甲烷、乙酸乙酯、石油醚、乙醚等。

2. 常用提取方法
　　溶剂提取法有浸渍法、回流提取法、连续回流提取法、超声辅助提取法、加速溶剂萃取法、微波辅助萃取法。
　　（1）浸渍法：浸渍法是将样品置于溶媒中浸泡一段时间分离出浸渍液。分为冷浸法（室温）和温浸法（40～60℃），常用溶剂有甲醇、适当浓度的乙醇、二氯甲烷等。适用于固体样品的提取，方法简便。

①冷浸法：是将溶剂加入样品粉末中，室温下（15～25℃）放置一定时间，组分因扩散而从样品粉末中浸出的提取方法。样品可以是药材提取物，也可以是含有原生药的粉末，整个浸提过程是溶媒溶解、分散其有效成分而变成浸出液的过程，影响浸提效果的因素有溶媒种类与性质、样品的性质与颗粒直径、溶媒用量、浸提时间等。

②温浸法：与冷浸法基本相同，但浸渍温度较高，一般在40～60℃溶媒中浸渍，浸渍时间短，却能浸出较多有效成分。由于温度较高，浸出液冷却后放置贮存时常析出沉淀，为保证质量，需滤去沉淀后再浓缩。

浸渍法的优点是操作方便，简单易行，适用于有效成分遇热易被破坏、挥发性或含淀粉、果胶、黏液质较多的苗药的提取。其缺点是提取时间长，提出效率不高，用水作溶剂提取时，水提液易发霉变质，必要时需加防腐剂。

（2）回流提取法：回流提取法是将样品粉末置烧瓶中，加入一定量的有机溶剂，在水浴上加热进行回流提取，其余操作方法同冷浸法。在加热的条件下组分溶解度增大，溶出速率加快，有利于提取。回流提取法主要用于固体样品的提取。提取溶剂沸点不宜太高，每次提取时间为0.5～2小时，直至提取完全。提取效率高于冷浸法，且可缩短提取时间，但提取杂质较多。该法提取速度快，但操作繁琐，且对热不稳定或具有挥发性的成分不宜使用。

（3）连续回流提取法：连续回流提取法通常是采用索氏提取器连续进行提取的方法。将样品置索氏提取器中，选用低沸点溶剂，如乙醚、甲醇等进行反复提取，一般提取数小时方可完全。提取完全后取下虹吸回流管，无须过滤，就可回收溶剂，再用适宜溶剂溶解，定容，进行测定。本法提取效率高，所需溶剂少，提取杂质少，操作简便。但是受热易分解的成分不宜使用。

（4）超声辅助提取法：超声辅助提取法是将样品置于适当的容器中，加入提取溶剂，放入超声振荡器中提取的方法。在超声波的助溶作用下，超声辅助提取法较冷浸法速度快，一般10～30分钟内即可完成，最多不超过1小时。由于提取过程中溶剂会有一定量的损失，所以用作含量测定时，应于超声振荡前先称定重量，提取完毕后，放冷再称重，并补足减失的重量，滤过后，取滤液备用。

但也应注意，超声波会使大分子化合物发生降解和解聚作用，或者形成更复杂的化合物，也会促进一些氧化和还原过程，所以在用超声辅助提取时，也应对超声波频率、提取时间、提取溶媒等条件进行考察，以提高提取效率。当超声辅助提取用于药材粉末的提取时，由于组分是由细胞内逐步扩散出来的，速度较慢，加溶剂后宜先放置一段时间，再超声振荡提取。

超声辅助提取法的特点是提取时间短，提取效率高，操作简便，无须加热。适用于固体样品的提取，是目前较常用的一种提取方法。

（5）加速溶剂萃取法：加速溶剂萃取法（accelerated solvent extraction，ASE）又称压力溶剂萃取法，是在较高的温度（50～200℃）和压力（10.3～20.6MPa）下，用溶剂萃取固体或半固体样品的前处理方法。ASE是将样品放在密封容器中，通过升高压力提高溶剂的沸点，使萃取程序能够在温度高于溶剂沸点而溶剂保持液体状态下进行，进而提高萃取效率。与传统方法相比，ASE的突出优点是有机溶剂用量少（1g样品仅需1.5mL溶剂）、快速（一般为15分钟）和回收率高。ASE广泛用于环境、药物、食品等样品的前处理。

（6）微波辅助萃取法：微波辅助萃取法（microwave assisted extraction，MAE）又称微波萃取，是微波和传统的溶剂提取法相结合后形成的一种提取方法。MAE是将样品置于微波可透过的容器中，用微波加热进行萃取的一种方法。微波是频率在 300 ～ 30000MHz、波长在 1mm ～ 1m 之间的电磁波。一般认为，微波萃取的机制是微波辐射过程中产生的电磁场加快目标成分向萃取溶剂中扩散的速率，采用极性溶剂时，在微波电磁场中，微波辐射使极性分子高速旋转至激发态，当返回基态时释放的能量将传递给物料和被萃取分子，加速其热运动，缩短分子扩散至萃取溶剂的时间，从而提高萃取效率。微波萃取和传统的索氏等萃取方法相比，具有以下特点：①萃取时间短，效率高；②溶剂用量少，污染小；③可根据吸收微波能力的大小选择不同的萃取溶剂，控制样品与溶剂间的热交换；④可实现多个样品的同时萃取。但微波萃取仅适用于热稳定物质的提取，对于热敏性物质，可使其变性或失活。

（二）水蒸气蒸馏法

水蒸气蒸馏法是指将含有挥发性成分的样品与水共蒸馏，使挥发性成分随水蒸气一并馏出，冷凝后分取挥发性成分的提取方法。该法适用于具有挥发性、能随水蒸气蒸馏而不被破坏、在水中稳定且难溶或不溶于水的药材成分的提取。此类成分的沸点多在 100℃ 以上，与水不相混溶或仅微溶，并在 100℃ 左右有一定的蒸气压。当与水在一起加热时，其蒸气压和水的蒸气压总和为一个大气压时，液体开始沸腾，水蒸气将挥发性物质一并带出。例如挥发油，一些小分子生物碱如麻黄碱、烟碱、槟榔碱，以及某些小分子酚类化合物，如丹皮酚等可以采用本法提取。有些挥发性成分在水中的溶解度稍大些，常将蒸馏液重新蒸馏，在最先蒸馏出的部分分出挥发油层，或在蒸馏液水层经盐析并用低沸点溶剂将成分提取出来。

（三）升华法

固体物质加热直接变成气体，遇冷又凝结为固体的现象为升华法。利用某些成分具有升华性质的特点，使其与其他成分分离，再进行测定，如游离羟基蒽醌类化合物、咖啡因、斑蝥素等成分可用升华法提取。但是，在加热过程中往往伴有热分解现象，产率较低。

此外，还有超临界流体萃取（supercritical fluid extraction，SFE）、加压液体萃取（pressurized liquid extraction，PLE）、亚临界水萃取（subcritical water extraction，SWE）、半仿生提取、酶法提取、高压逆流提取、亚临界水提取等提取方法也有应用。

三、样品的净化与富集

苗药样品提取液大多还需进一步净化分离，除去干扰组分后才可进行测定。净化原则是从提取液中除去对测定有干扰的杂质，又不损失被测定成分。净化分离方法的设计主要依据被测定成分和杂质在理化性质上的差异，同时结合要采用的测定方法综合考虑。常用的净化方法有以下几种。

（一）液－液萃取法

液－液萃取法是利用混合物中各组分在两种互不相溶的溶剂中分配系数的不同而达到分离净化目的的方法。可采用适当的溶剂利用萃取原理将被测成分或杂质提取出来，使被测成分与杂质分离，如用石油醚可除去亲脂性色素；若干扰成分较多，还可利用被测成分溶解度的不同，反复用两相互不相溶的溶剂进行处理，以除去水溶性杂质或脂溶性杂质；也可利用被测成分的化学特性，如酸性、碱性，用不同 pH 的溶剂进行萃取；也可利用生物碱与酸性染料能形成离子对而溶于有机溶剂的性质，将杂质分离。

多次萃取的效率高于一次用全量溶剂萃取的效率，萃取次数应经实验确定。

（二）色谱法

色谱法是苗药分析中常用的样品净化方法，包括柱色谱法、薄层色谱法和纸色谱法，其中以柱色谱法最为常用。色谱柱长一般为 5～15cm，内径 0.5～1.0cm。本法的优点是设备简单、操作简便、适用范围广，尤其适用于同一类总成分的分析测定。

柱色谱法中常用的净化填料有中性氧化铝、硅藻土、硅胶、化学键合相硅胶、聚酰胺、大孔吸附树脂、活性炭及离子交换树脂等。若一种填料净化效果不理想，也可用混合填料或串联柱等手段，以提高分离效果。含量测定时，净化后要符合定量分析要求，一般可通过测定回收率来考察。净化时将提取液加于柱顶，用适当溶剂洗脱，可以使组分保留于柱上，将杂质洗去，再用适当溶剂将组分洗下；也可将组分洗下而将杂质保留于柱上。如人参皂苷类成分可用大孔树脂净化，先用水洗去糖类等水溶性杂质，再用 70% 乙醇洗脱人参皂苷类成分。

（三）沉淀法

沉淀法是基于某些试剂与被测成分或杂质生成沉淀，保留溶液或分离沉淀以使样品净化的方法。如果将被测成分生成沉淀，这种沉淀必须是可逆的，或者可以直接测定沉淀物，再根据化学计量关系求出被测成分含量。若使杂质生成沉淀，则可以是不可逆的沉淀反应。但需注意的是①若溶液中的过量试剂对被测成分有干扰，需设法除去留存的过量试剂；②大量杂质以沉淀形式除去时，被测成分不应产生共沉淀而损失；③被测成分生成沉淀时，其沉淀经分离后可重新溶解或直接用重量法测定。如益母草中水苏碱的测定，可用雷氏盐沉淀剂，利用雷氏盐（硫氰酸铬铵）在酸性介质中可与生物碱生成难溶于水的复合物，将此沉淀滤过而与其他杂质分离。

（四）盐析法

盐析法是在样品的水提取液中加入无机盐至一定浓度或达到饱和状态，使某些成分在水中的溶解度降低而有利于分离。如用水蒸气蒸馏法提取挥发性成分，蒸馏液经盐析后用乙醚萃取出挥发性成分。常用作盐析的无机盐有 NaCl、Na_2SO_4 等。

例如用水蒸气蒸馏法测定丹皮酚的含量，在浸泡样品的水中加入一定量 NaCl，可使丹皮酚较完全地被蒸馏出来，蒸馏液中也可加入一定量 NaCl，再用乙醚将丹皮酚萃取出来。

（五）微萃取技术

微萃取技术（microextraction）可以分为固相微萃取技术（solid phase microextraction，SPME）和液相微萃取技术（liquid phase microextraction，LPME）两种。

1. 固相微萃取技术

SPME 是一种集萃取、浓缩、进样于一身的样品前处理技术，极大地提高了分析效率和速度，广泛应用于苗药分析之中。SPME 装置简单，操作方便，已实现自动化控制，可用于快速分析。它采用的是一个类似气相色谱微量进样器的萃取装置，由一根涂布多聚物固定相的熔融石英纤维从液态或气态基质中萃取待测物，并直接与气相色谱或液相色谱联用，在进样口（气相色谱即为气化室）将萃取的待测物解吸附后进行色谱分离检测。萃取模式可分为直接萃取（direct extraction SPME）、顶空萃取（headspace SPME）和膜保护萃取（membrane protected SPME）3 种。

SPME 的优点是样品用量小、选择性好、灵敏度高、重现性好、无需使用有机溶剂等，不足之处是萃取头使用寿命短，成本较高。

此外，随着科学技术的发展，出现了多种新型固相萃取新技术如分散固相萃取、分散微固相萃取、磁性固相萃取等。

（1）分散固相萃取（dispersive solid phase extraction，DSPE）：DSPE 是新发展起来的一种样品前处理技术，其核心是选择对不同种类的样品（如农药）都具有良好溶解性能的溶剂（如乙腈）作为提取剂，将净化吸附剂直接分散于待净化的提取液中，吸附基质中的干扰成分。相比传统的 SPME，DSPE 操作及装置更简便、快速，适用范围宽，试剂消耗量少，萃取效率更高，污染少。

（2）分散微固相萃取（dispersive micro solid-phase extraction，DMSPE）：DMSPE 是基于 DSPE 和 SPE（solid phase extraction）技术，将固体吸附剂分散于提取液中吸附目标分析物，再采用解吸附溶剂进行洗脱，从而达到有效净化的效果。与 SPE 和 DSPE 相比，DMSPE 的前处理时间短，操作简单且成本低、试剂用量少。该法在农药残留测定等方面广泛应用。

（3）磁性固相萃取（magnetic solid phase extraction，MSPE）：MSPE 技术是将磁性材料或磁改性材料分散在样品溶液中，待目标物质吸附达平衡后，利用外磁场实现磁性材料与样品溶液的分离，再用适当的溶剂洗涤回收磁性材料，并通过色谱、质谱等仪器分析目标分析物。MSPE 具有非常高的萃取能力和萃取效率，操作简单，萃取时间短，有机溶剂的用量少，重复利用率高，选择性高，成本低且绿色环保。MSPE 技术在环境科学、食品科学、基因组学、蛋白组学、食品农药和兽药残留检测中广泛应用。

2. 液相微萃取技术

LPME 是根据液 - 液萃取的原理，用微量（一般只需几微升或十几微升）的有机溶剂实现对目标化合物富集、纯化的目的。液相微萃取是一种基于分析物在样品及小体积的有机溶剂（或受体）之间平衡分配的过程。根据萃取形式不同，可分为单滴微萃取（single-drop microextraction，SDME）、多孔中空纤维液相微萃取（hollow fiber based liquid phase microextraction，HF-LPME）和分散液微萃取（dispersive liquid-liquid microextraction，DLLME）。

与 SPME 相比，LPME 具有分析时间短、成本低、富集倍数高等优点。

（1）单滴微萃取：SDME 是将一滴萃取溶剂悬于常规的 GC 微量注射器针头尖端，再浸于样品溶液或悬于样品顶部空间，使分析物从水相转移至有机相（萃取溶剂），经一定时间将有机微滴抽回注射器并转移至 GC 或其他分析系统进行分析。该法具有成本低、装置简单、易于操作、有机溶剂用量少及富集效率高等特点，缺点是液滴稳定性较差。

（2）多孔中空纤维液相微萃取：HF-LPME 是一种以多孔中空纤维膜为载体的液相微萃取技术。由于微萃取是在多孔的中空纤维腔中进行，并不与样品溶液直接接触，从而避免了悬滴萃取中溶剂的损失。使用的中空纤维是商品化的聚丙烯纤维，它对大多数有机溶剂具有较强的结合能力，在萃取过程中不会发生有机溶剂渗出。同时，纤维是一次性使用，避免了固相微萃取中可能存在的交叉感染。该法具有成本低、装置简单、易与 GC 和 HPLC 等联用的优点。已广泛应用于痕量、超痕量物质分析。

（3）分散液微萃取：DLLME 是基于由样本溶液、萃取剂（与水互不相溶）和分散剂（与水相和萃取剂混溶）组成的三重溶液系统开发的一种新型 LPME 技术。它是将有机溶剂及能与水互溶的分散剂混合后注入样品溶液中，分散剂和有机溶剂在溶液中快速分散并对目标分子进行萃取，萃取完成后，通过离心等手段使其分层，并将萃取相引入后续的仪器进行检测。其优势在于操作简单、成本低廉、富集倍数高、萃取时间短，但不能耐受基质复杂的样品。

此外还有浊点萃取（cloud point extraction，CPE）等新技术，可用于苗药分析的样品纯化。也可用蒸馏法净化，收集馏液进行分析，或某些成分经蒸馏分解生成挥发性成分，利用分解产物进行测定。

（六）样品的浓缩

一些苗药提取、纯化后，提取液较多，被测成分含量较低，如被测成分浓度低于分析方法的检测灵敏度，或者因其他原因导致被测成分无法直接测定时，则需要对样品溶液进行浓缩，提高样品中被测成分的浓度。常用的样品浓缩的方法有以下几种。

1. 水浴蒸发法

水浴蒸发法是将提取液置于蒸发皿中，水浴蒸干，残渣加适宜溶剂溶解。适用于热稳定性好的非挥发性成分。苗药分析的薄层色谱鉴别，在供试品溶液的制备中水浴蒸发法最为常用。

2. 自然挥发法

自然挥发法适用于小体积提取液，且溶剂的挥发性强，如乙醚提取液可以在室温下自然挥干。

3. 减压蒸发法

减压蒸发，又称负压蒸发或真空蒸发，是指在蒸发器内形成一定真空度，使料液的沸点降低而进行蒸发的方法。此法具有温度低、蒸发速度快、溶剂可回收等优点，适用于热敏药液或以有机溶剂提取的药液的浓缩，也是农药残留分析中常用的浓缩方法。

4. 气体吹蒸法

气体吹蒸法是利用空气流或者氮气流吹向样品的表面，不断降低液体表面蒸气压，加速溶剂的蒸发从而达到浓缩的目的。对于热稳定的样品，一般在加热条件下进行，以加快样品溶剂的蒸发速度。对于热不稳定的样品，常用氮气流吹蒸法，氮气可防止被测成分的氧化。该法适用于少量液体，以及结构不稳定、易氧化的成分。主要应用于农残分析、气相、液相和生物样品的浓缩。

5. 冷冻干燥法

冷冻干燥法是将被干燥液体冷冻成固体，再在真空减压条件下利用冰的升华性，使物料低温脱水而达到干燥的方法。有利于保留一些生物样品（如蛋白质）的活性，适用于菌种、疫苗、蛋白质及药物等对氧气和温度敏感的生物样品的干燥。同时，冻干后的样品便于保存和运输。此法的优点是安全、水分去除率高，缺点是浓缩速度慢、成本较高。

四、样品的消解

当测定苗药中的无机元素时，由于大量有机物的存在，会严重干扰测定，因此，必须采用合适的方法破坏这些有机物质。消解是将样品与酸、氧化剂、催化剂等共置于回流装置或密闭装置中，加热分解并破坏有机物的方法。常用的消解方法有湿法消化、干法消化、高压消解、微波消解等。

（一）湿法消化

湿法消化也称酸消化，是在样品中加入混酸或混酸与过氧化氢等氧化剂的混合液，在加热状态下将有机物分解氧化，同时将样品中的待测组分转化为可测定形态的方法。根据所用试剂不同，下面介绍三种常见的湿法消化方法。

1. 硝酸 – 高氯酸法

该法破坏能力强，反应较剧烈，故进行破坏时，必须严密注意，切勿将容器中的溶液蒸干，以免发生爆炸。本法适用于血、尿、生物组织等生物样品和动物药、植物药的破坏，经破坏所得无机金属离子均为高价态。本法对含氮杂环类有机物破坏不够完全。

2. 硝酸 – 硫酸法

该法适用于大多数有机物质的破坏，无机金属离子均氧化成高价态。与硫酸形成不溶性硫酸盐的金属离子的测定，不宜采用此法。

3. 硫酸 – 硫酸盐法

该法所用硫酸盐为硫酸钾或无水硫酸钠，加入硫酸盐的目的是提高硫酸的沸点，使样品破坏加速、完全。同时防止硫酸在加热过程中过早地分解为 SO_3 而损失。经本法破坏所得金属离子，多为低价态。本法常用于含砷或锑的有机样品的破坏，破坏后得到三价砷或三价锑。

湿法消化所用的仪器，一般为硅玻璃或硼玻璃制成的凯氏瓶（直火加热）或聚四氟乙烯消化罐（烘箱中加热）。所用试剂应为优级纯，水为去离子水或高纯水，同时必须按相同条件进行空白试验校正。直火加热时最好采用可调温度的电热板，操作时应在通风橱内进行。

【例 2-1】黄芪中重金属铅的测定（2020 年版《中华人民共和国药典》四部通则 0821）

取供试品粗粉 1g，精密称定，置凯氏烧瓶中，加硝酸 – 高氯酸（4∶1）混合溶液 5～10mL，混匀，瓶口加一小漏斗，浸泡过夜。置电热板上加热消解，保持微沸，若变棕黑色，再加硝酸 – 高氯酸（4∶1）混合溶液适量，持续加热至溶液澄明后升高温度，继续加热至冒浓烟，直至白烟散尽，消解液呈无色透明或略带黄色，放冷，转入 50mL 量瓶中，用 2% 硝酸溶液洗涤容器，洗液合并于量瓶中，并稀释至刻度，摇匀，即得。同法同时制备试剂空白溶液。用原子吸收分光光度法检测，要求铅不得过 5mg/kg。

（二）干法消化

干法消化是将有机物灼烧灰化以达到分解的目的。将适量样品置于瓷坩埚、镍坩埚或铂坩埚中，常加无水 Na_2CO_3 或轻质 MgO 等以助灰化，混匀后，先小火加热，使样品完全炭化，然后放入高温炉中灼烧，使其灰化完全即可。本法不适用于含易挥发性金属（如汞、砷等）有机样品的破坏。

应用本法时要注意以下几个问题：①加热灼烧时，控制温度在 420℃以下，以免某些被测金属化合物挥发。②灰化完全与否，直接影响测定结果的准确度。如欲检查灰化是否完全，可将灰分放冷后，加入稍过量的稀盐酸 – 水（1∶3）或硝酸 – 水（1∶3）溶液，振摇。若呈色或有不溶有机物，可于水浴上将溶液蒸干，并用小火炭化后，再行灼烧。③经本法破坏后，所得灰分往往不易溶解，但此时切勿弃去。

（三）高压消解

高压消解是一种在高温、高压下进行的湿法消解过程，即把样品和消解液（通常为混酸或混酸＋氧化剂）置于合适的容器中，再将容器装在保护套中，在密闭情况下进行分解。优点是无须消耗大量酸，降低了测定空白，将复杂基体完全溶解，避免挥发性待测元素的损失。

（四）微波消解

微波消解是利用微波的穿透性和激活反应能力加热密闭容器内的试剂和样品，使制样容器内压力增加，反应温度提高。从而大大提高反应速率，缩短样品制备的时间，并且可控制反应条件，使制样精度更高，减少对环境的污染。采用微波消解系统制样，消化时间只需数十分钟。消化中因消化罐完全密闭，不会产生尾气泄漏，且不需有毒催化剂及升温剂，避免了因尾气挥发而使样品损失的情况。

五、样品的衍生化

衍生化是一种利用化学变换把化合物转化成化学结构类似的物质，由此产生新的化学性质可用于量化或分离。样品衍生化的作用主要是把难于分析的物质转化为与其化学结构相似但易于分析的物质以便进一步的结构鉴定或分析。当检测物质不容易被检测时，如无紫外光吸收等，可以将其进行处理，如加上生色团等，生成可被检测的物质。样品衍生化在仪器分析中被广泛应用，如在气相色谱中应用化学衍生反应是为了增加样品的挥发度或提高检测灵敏度。而高效液相色谱的化学衍生法是指在一定条件下利用某种试剂（通称化学衍生试剂或标记试剂）与样品组分进行化学反应，反应的产物有利于色谱检测或分离。

一般衍生化主要有以下几个目的：提高样品检测的灵敏度、改善样品混合物的分离度等。进行化学衍生反应应该满足如下要求：对反应条件要求不苛刻，且能迅速、定量地进行；对样品中的某个组分只生成一种衍生物，反应副产物及过量的衍生试剂不干扰被测样品的分离和检测；化学衍生试剂方便易得，通用性好。

【例2-2】高效液相色谱法测定药材及饮片中的黄曲霉毒素（2020年版《中华人民共和国药典》四部通则2351）

（1）碘衍生法：衍生溶液为0.05%的碘溶液（取碘0.5g，加入甲醇100mL使溶解，用水稀释至1000mL制成），衍生化泵流速每分钟0.3mL，衍生化温度70℃。

（2）光化学衍生法：光化学衍生器（254nm）；以荧光检测器检测，激发波长 $\lambda_{ex}=$ 360nm（或365nm），发射波长 $\lambda_{em}=450nm$。两个相邻色谱峰的分离度应大于1.5。

第三节　样品的分析

一、鉴别

鉴别是指鉴别苗药真伪的方法，包括性状鉴别、显微鉴别、理化鉴别。由于药品真伪是保证药品安全、有效的前提条件，所以鉴别是苗药质量分析的首项工作。

（一）性状鉴别

性状鉴别主要用感官对苗药的形状、形态、颜色、气味、质地等外观性状进行鉴别，还包括对苗药的某些物理常数测定指标的鉴别。

（二）显微鉴别

显微鉴别是指用显微镜对苗药的切片、粉末、解离组织或表面制片的显微特征进行鉴别的一种方法。显微鉴别中的横切面、表面观及粉末鉴别，均指经过一定方法制备后在显微镜下观察的特征。

（三）理化鉴别

理化鉴别包括物理、化学、光谱、色谱等鉴别方法，根据苗药中所含化学成分而规定。苗药因成分复杂，干扰物质多，一般理化鉴别、光谱鉴别方法很难符合专属性的要求，因此，除矿物药材及个别品种外，目前应用不多。

目前，薄层色谱法在苗药鉴别中应用最为广泛，具有专属性强、操作简便等优点，并具有分离和鉴别的双重作用，只要一些特征斑点（甚至是未知成分）具重现性、专属性就可以作为确认依据。薄层色谱法可用对照品或对照药材做对照，根据供试品与对照品或对照药材色谱特征的相似性判断鉴别结果，以确认苗药的真伪。

指纹图谱、特征图谱也可作为鉴别的依据，通过测试供试品的色谱或光谱指纹图谱、特征图谱，与被检测样品的标准指纹图谱或参数进行对比，确定苗药的真伪或质量优劣，以达到鉴别的目的。

二、检查

检查是指对药品在加工、生产和贮藏过程中可能含有的需要控制的物质或其限度指标进行限量或含量检查，包括安全性、有效性、均一性和纯度等方面。安全性检查包括苗药中重金属检查、农药残留量检查、黄曲霉素检查、内源性有害物质检查等。有效性检查有总固体量测定、吸光度检查、片剂或胶囊的崩解时限检查等，这些项目与药物的疗效密切相关，但通过其他指标又不能有效控制。均一性检查，如成方制剂的装量差异检查等。纯度检查，如苗药的水分、灰分等检查。

三、含量测定

含量测定是指用化学、物理或生物的方法，对苗药含有的有效成分、指标成分或类别成分进行测定，以评价其内在质量的项目和方法。在苗药性状合格、鉴别无误、检查符合要求的基础上，定量测定某些化学成分以确定药物是否符合质量标准的规定，是保证苗药质量的最重要手段之一。

含量测定方法很多，常用的如经典分析方法（滴定法、重量法）、紫外 – 可见分光光度法、高效液相色谱法、薄层色谱扫描法、气相色谱法、其他理化检测方法及生物测定法等。在选择分析方法的过程中，应根据检验目的、待测样品与分析方法的特点和实验室条件，建立适当的方法进行测定。

在研究制定苗药质量标准时，对于所选定的含量测定方法要进行方法学考察，以保证测定结果准确可靠。其主要内容包括线性范围试验、稳定性试验、精密度试验、重复性试验、专属性试验、定量限度试验、加样回收率试验、耐用性试验等，在这些试验内容符合定量要求的前提下，最终确定分析条件。

第四节　原始记录和检验报告

一、原始记录

无论是科研还是药品检验都必须要有完整的原始记录，记录要真实、完整、清晰、具体。应用专用记录本，不得缺页或挖补，如有缺漏页，应详细说明原因；用钢笔或中性笔书写，一般不得涂改（若有写错时，应立即在原数据上划上单线或双线，然后在旁边改正重写）；实验记录应使用规范的专业术语，计量单位应采用国际标准计量单位，有效数字的取舍应符合实验要求；失败的实验也应详细记录，同时分析失败原因并记录在案。

记录内容一般包括供试药品名称、来源、批号、数量、规格、取样方法、外观性状、包装情况、检验目的、检验方法及依据、收到日期、报告日期、检验中观察到的现象、检验数据、检验结果、结论等。若进行质量标准研究，对于方法的选择、样品的处理、研究结果等都应用图谱、照片或复印件等形式记录下来。

原始记录、原始图谱、照片要妥善保存以备查。

二、检验报告

检验报告要求文字简洁，内容完整，结论明确。检验报告的主要内容一般包括检品名称、批号、规格、数量、来源、包装情况、检验目的、检验项目（定性鉴别、检查、含量测定等）、标准依据、取样日期、报告日期、检验结果（应列出具体数据或检验结果）、检验结论等。经检验所有项目符合规定者，应做出符合规定的结论，否则应提出不符合规定的项目及相应结论。

以上是常规苗药制剂检验的基本程序，苗药分析工作还包括质量标准的制定、苗药质量评价等内容。苗药制剂质量标准的制定详见第九章。苗药的质量评价可以参考以上程序，采用现代分析手段，利用化学、生物学等方法，测定多种化学成分或获取其他信息，进行综合质量评价，以客观反映苗药的实际质量。

第三章

苗药制剂的鉴别

苗药制剂的鉴别是指运用一定的分析方法和技术，来确定苗药制剂的真伪。苗药制剂的鉴别主要包括性状鉴别、显微鉴别、理化鉴别和生物鉴别等方法，各鉴别项之间相互补充、相互佐证。鉴别是苗药制剂质量检验工作中的首要任务，只有在确定了药品真实性的前提下，进行其他项目的分析才有实际意义。为保证鉴别结果的可靠性，鉴别试验应符合专属性、重现性和耐用性的要求。

第一节　性状鉴别

苗药制剂的性状是针对药品颜色和外观的感官描述。包括苗药制剂的外观形状、大小、颜色、气味、表面特征、质地等方面。性状鉴别主要通过眼看、手摸、鼻闻、口尝等方式进行；是去除包装后制剂的性状。片剂、丸剂如有包衣应描述去除包衣后的片心、丸心的性状；硬胶囊剂要描述胶囊内容物的性状。少数制剂还可以通过测量某些物理常数作为性状的一部分。一种制剂的性状往往与投料的原料质量及工艺有关，原料质量保证，制剂工艺稳定，则成品的性状应该基本一致。因此，制剂性状是其质量的一个外在体现。制剂性状鉴别在苗药制剂的鉴别中具有重要的地位。

一、性状鉴别的主要内容

1. 颜色

颜色是指苗药制剂显示出来的颜色。苗药制剂的颜色与苗药原料的质量、制剂中所含的化学成分及制备工艺等都有一定的关系。苗药制剂的颜色从单一色到组合色不等；如果是以两种颜色组合的，描述时以后者为主，如棕黄色是以黄色为主。苗药制剂的颜色可根据实际情况（如有多家企业生产的制剂品种），规定一定的色度范围，如黄棕色至棕褐色。

2. 形态

形态是指苗药制剂所具有的物理聚集态。如液体、固体、半固体；液体还可以分为澄明液体、澄清液体和黏稠液体等。

3. 大小

大小是指苗药制剂外观的大小之分。如丸剂有大蜜丸、小蜜丸。

4. 形状

形状是指苗药制剂所具有的形体状态。如栓剂，由于使用于不同的腔道，故压制的模具不同，可分为球形、鱼雷形、卵形、鸭嘴形等。

5. 气

气是指苗药制剂被嗅觉所感知的味道，与其含有的挥发性成分有关。气味的描述分为香、芳香、清香、腥、臭、特异等；对气味不明显的，可用气微描述；香气浓厚时用芳香浓郁描述。

6. 味

味是指苗药制剂被味蕾所感知的味道。味的描述可分为酸、甜、苦、涩、辛、凉、辣、咸、麻等，也可用混合味描述，如麻辣、苦涩、清凉等。可取少量直接口尝，或加水浸泡后尝其浸出液。外用药、剧毒药一般不描述"味"。

7. 表面特征

表面特征是指苗药制剂表面的光滑或粗糙，以及表面是否均一完整等。

8. 其他

手试、水试、火试等。通过对苗药制剂的手触摸感知，或在水中，或用火烧产生的现象进行鉴别。如无烟灸条点燃后有极少量的烟，且不熄灭；含有滑石的苗药制剂，手捻有滑腻感；有些由于工艺和药物组成的原因而具有光泽感等。

一些苗药提取物，挥发油和脂肪油或以其为主要成分生产的苗药制剂，某些相关的物理常数在药品标准中也常作为性状判别依据之一，放在【性状】项下。

二、常用剂型的性状描述

不同剂型的药物性状鉴别特征不同，一般按照各制剂对应剂型的要求及质量标准相关内容进行鉴别。

1. 片剂

外观应完整光洁，色泽均匀，有适宜的硬度和耐磨性。

【例 3-1】咳康含片

本品为浅黄色片；味甜、微苦。

【例 3-2】银龙清肝片

本品为糖衣片，除去糖衣显棕色；味微苦、咸。

2. 胶囊剂

应整洁，不得有黏结、变形、渗漏或囊壳破裂等现象，并应无异臭。

【例 3-3】消积通便胶囊

本品为胶囊剂，内容物为土黄色的粉末；气微，味微苦。

【例 3-4】玉兰降糖胶囊

本品为胶囊剂，内容物为黄褐色至棕褐色的粉末及颗粒；味苦。

3. 颗粒剂

应干燥、颗粒均匀、色泽一致，无吸潮、软化、结块、潮解等现象。

【例 3-5】金鳝消渴颗粒

本品为棕色的颗粒；气香，味微甜。

【例 3-6】肝复颗粒

本品为浅棕色至棕褐色的颗粒；味苦。

4. 软膏剂

色泽均匀，应无酸败、异臭、变色、变硬等变质现象。

【例 3-7】复方木芙蓉涂鼻膏

本品为黄褐色的软膏；气香。

【例 3-8】貂胰防裂软膏

本品为白色或粉红色的软膏；具香气。

5. 合剂

应澄清，在贮存期间不得有发霉、酸败、异物、变色、产生气体或其他变质现象，允许有少量摇匀易散的沉淀。

【例 3-9】肺力咳合剂

本品为浅棕色至棕色的液体；气香，味甜、微苦。

【例 3-10】云实感冒合剂

本品为棕红色液体；气微带姜香，味微甜而后苦、涩。

三、物理常数的测定

苗药及其制剂要求测定的物理常数主要包括相对密度、pH、溶解度、熔点、熔程、凝点、比旋度、折光率、黏度等。

【例 3-11】百仙妇炎清栓

本品照 pH 测定法测定，应为 4.0 ～ 6.0。

【例 3-12】疣迪搽剂

本品相对密度应不低于 1.02。

第二节　显微鉴别

显微鉴别是指用显微镜对药材（饮片）切片、粉末、解离组织或表面制片及含饮片粉末的制剂中饮片的组织、细胞或内含物等特征进行鉴别的一种方法。苗药制剂的显微鉴别适用于仍保留了原药味显微特征的成药，可利用成药中原药粉末的组织、细胞或内含物等特征来鉴别处方组成的真实性。显微鉴别方法操作简便、直观、耗费少，是鉴别含原药粉末苗药制剂的常用方法之一。鉴别时选择具有代表性的供试品，根据各品种鉴别项的规定制片。制剂根据不同剂型适当处理后制片。近年来，荧光显微技术、X射线相衬显微技术和计算机图像技术的引入，使显微鉴别向着更加科学、完善的方向发展。

一、苗药制剂显微鉴别的特点

苗药制剂的显微鉴别比单味药材的复杂，可能存在几种药味具有相似的显微特征，或者由于制备方法、辅料的影响，有些原本在药材中易于检出的显微特征会消失或变得难以检出。因此，在选取处方各药味显微特征时，要考虑到所选特征在方中的专一性，药材鉴别的主要特征有时不一定能作为制剂中药味的鉴别依据，而某些较为次要的特征有时却能起到重要的鉴别作用。

苗药制剂显微鉴别原则上应对处方中所有以粉末投料的药味逐一进行，选择容易观察（制片 5 张，可检出规定特征的应不少于 3 张，镜检出现概率达到 60%）、与处方中其他药味无交叉干扰的显微特征作为鉴别依据。对于苗药提取物制成的苗药制剂，由于显微特征缺失而不适宜采用显微鉴别方法。

二、制片方法

苗药制剂显微鉴别中的制片方法与原药材粉末的制片方法不尽相同，必须按不同剂型经过适当处理后装片观察。

1. 散剂、胶囊剂

取适量粉末（应研细），置于载玻片上，摊平，选用适当的试液（甘油醋酸或水合氯醛等）处理后直接进行显微观察。必要时在酒精灯上加热透化处理。

2. 片剂

取 2～3 片（有包衣者除去包衣），研碎后取少量装片。

3. 水丸、水蜜丸、颗粒剂

取适量分别置乳钵中研成粉末，取适量粉末，选适当试剂透化装片。

4. 蜜丸

将药丸切开，从切面由外至中央挑出适量装片，或将蜜丸切碎，加水搅拌洗涤后，离心分离，如此反复处理以除去蜂蜜，取少量沉淀物装片。对于较大群束集成不易进行观察的样品，需离解组织后方可装片观察。

若观察细胞内含物，应选用不同试剂装片。一般观察淀粉粒用水或甘油醋酸试液；糊粉粒用甘油；水溶性内含物用乙醇或水合氯醛试液。

总之，进行苗药制剂显微鉴别，首先应了解制剂处方及制法，明确相关原料的药用部位，然后才能根据原料药部位的组织、细胞及内含物显微特征来完成鉴别。

三、应用实例

【例 3-13】解毒止泻胶囊

处方：对坐叶 1000g。

制法：取对坐叶 100g，粉碎成细粉，剩余的药材加水煎煮三次，第一次 2 小时，第二、第三次各 1 小时，合并煎液，滤过，滤液浓缩至相对密度为 1.10～1.20（80℃）的清膏，加入上述细粉，混匀，制成颗粒，干燥，装入胶囊，即得。

显微鉴别：取本品，置显微镜下观察可见，茎表皮细胞长条形；导管多为环纹或螺纹，直径 15～30μm。草酸钙针晶多见，成束或散在，长 25～75μm。淀粉粒众多，单粒，类圆形，复粒由 2～3 分粒组成。

【例 3-14】消积通便胶囊

处方：川射干 350g。

制法：取川射干，粉碎成细粉，装入胶囊，即得。

显微鉴别：取本品，置显微镜下观察可见，柱晶众多，多已断碎，直径 17～50μm，长 50～80～380μm。

【例 3-15】消痞和胃胶囊

处方：隔山消 120g，刺梨叶 80g，杨柳枝 60g，三七 60g。

制法：以上四味，分别粉碎成细粉，过筛，混匀，装入胶囊，即得。

显微鉴别：取本品内容物，置显微镜下观察可见，纤维成束或散在，周围薄壁细胞含草酸钙方晶，形成晶纤维，导管较多。可见多数绿色细胞团块，有非腺毛，草酸钙簇晶散在。石细胞壁较厚，孔沟明显。木栓细胞黄棕色。

第三节　理化鉴别

苗药制剂的理化鉴别是利用苗药中所含的化学成分或成分群的某些理化性质，通过化学反应或光谱法、色谱法等现代分析方法和技术来检测制剂中的某些成分和物质，以此判断该制剂的真伪。苗药制剂多为复方，化学组成非常复杂，在对全部组方药味逐一进行鉴别存在困难时，应根据组方分析，首选主药、辅药、剧毒药及贵重药材；其他药味的选择应根据其基础研究水平而定。根据待测成分的结构、理化性质及共存物干扰的情况，采用专属性强、灵敏度高、简单快捷、结果可靠的鉴别方法。常用的方法有化学反应鉴别法、显微化学鉴别法、光谱鉴别法、色谱鉴别法及指纹图谱和特征图谱鉴别技术。

一、化学反应鉴别法

利用苗药制剂中单一药味中的化学成分或成分群与适宜试剂发生化学反应，根据所产生的颜色变化或生成沉淀等现象，来判断该制剂的真实性。显色反应通常利用组方药味中化学成分与适宜试剂生成有色物质的特征颜色反应作为该制剂的鉴别依据之一。常用的显色反应：黄酮类成分的盐酸 - 镁粉反应；蒽醌类成分遇碱性试剂的呈色反应；酚类成分的三氯化铁反应；香豆素和内酯类成分的异羟肟酸铁反应；皂苷类成分的 Liebermann-Burchard 反应；氨基酸的茚三酮反应；糖类物质的 Molish 反应等。沉淀反应则是利用药味中化学成分与适宜试剂生成沉淀物作为该制剂的鉴别依据之一，如生物碱与碘化铋钾的沉淀反应；鞣质加明胶的沉淀反应等。

理化鉴别时，供试品溶液的制备应根据苗药制剂剂型及其中化学成分的性质，采用合适的溶剂，将待鉴别的成分提取出来。如丸剂、散剂、片剂、胶囊剂等固体制剂，用酸性乙醇溶液回流提取，滤液一般可供检识酚类、有机酸、生物碱等成分；用水在室温下浸泡过夜，滤液可供检识氨基酸、蛋白质等成分；用 60℃热水浸泡，滤液可供检识单糖、多糖、鞣质及皂苷等成分；用乙醚等有机溶剂提取，滤液可供检识醌、内酯、苷元等成分；药渣挥去乙醚，再用甲醇回流提取，滤液可供检识各种苷类成分；如果待鉴别的成分具有挥发性，可用水蒸气蒸馏法提取制备供试品溶液。液体制剂如注射剂、糖浆剂、合剂、酒剂、酊剂等，可以直接取样分析，有的则需要通过萃取法、沉淀法、柱色谱法等纯化方法处理后制成供试品溶液进行鉴别。总之，要最大限度地把待鉴别成分提取出来，并尽可能地排除其他干扰成分以得到正确的判断。

当苗药制剂中存在具有升华性质的化学成分时，可采用微量升华法，先加热使升华物与制剂复杂的本底分离，然后与合适的试液发生显色等化学反应从而加以鉴别。若制剂中有两种以上的药味都含有可升华成分，且升华的温度不同时，则可以通过控制加热温度，分段收集升华物分别鉴别。由于升华物组成简单，纯度较高，使得微量升华试验具有很好的专属性。

【例 3-16】欣力康颗粒的鉴别

组成：由半枝莲、龙葵、蛇莓、轮环藤根等十味药制成。

鉴别：取本品 2 袋内容物，加 80% 乙醇 50mL 超声使溶解，滤过，滤液蒸干，残渣加 5% 盐酸 5mL 使溶解，滤过，滤液分置 3 支试管中，分别加入碘化铋钾试液、碘化汞钾试液及硅钨酸试液各 1～2 滴，均产生沉淀。

【例 3-17】复方仙灵风湿酒的鉴别

组成：由乌梢蛇、菜花蛇、淫羊藿、黑骨藤和铁筷子制成。

鉴别：取本品 5mL，蒸干，残渣加氯仿 1mL 使溶解，加醋酐 – 硫酸（3：2）混合溶液数滴，显黄色，然后变成浅紫红色。

【例 3-18】宜肝乐颗粒的鉴别

组成：由鸡屎藤、虎杖、马鞭草、六月雪等 9 味药制成。

鉴别：取本品 5g，加乙醇 20mL，置 60℃水浴中温浸 2 小时，滤过，取滤液 5mL，蒸干，残渣加水 5mL，充分搅拌，取上清液，加氯仿 10mL 振摇提取，分取氯仿液，蒸干，残渣加氢氧化钠试液 2 滴，显樱红色；加稀硫酸后颜色消失。另取氯仿提取后的水液 2mL，加三氯化铁试液 2 滴，显污绿色。

【例 3-19】花栀清肝颗粒的鉴别

组成：由小花清风藤、栀子制成。

鉴别：取本品 5g，加 0.5% 盐酸乙醇溶液 20mL，搅拌，滤过，滤液用 5% 氢氧化铵试液调节至中性，蒸干，残渣加 5% 硫酸溶液 4mL 使溶解，滤过，滤液置 2 支试管中。一支加硅钨酸试液 1～2 滴，即生成灰白色或浅黄色沉淀；另一支加入碘化铋钾试液 1～2 滴，即生成棕红色沉淀。

【例 3-20】日舒安洗液的鉴别

组成：由苦参、马鞭草、蒲公英、蛇床子等 8 味药制成。

鉴别：取本品 2mL，加氯化钡试液 3～4 滴，即产生白色沉淀，沉淀不溶于盐酸。

用于鉴别的化学反应一般多在试管中或滤纸上进行，利用化学反应伴随的现象鉴别苗药简单易行。但是由于化学反应只是某种或某类成分官能团的反应，相对于苗药制剂这种多成分的复杂体系来说，无法对各成分进行逐一鉴别；同时还有一些苗药含有同样的化学成分，因而无法准确说明化学反应鉴别的是哪一药味。为了提高化学反应鉴别苗药制剂的可靠性和专属性，应该注意以下几点。

（1）应慎重使用专属性不强的化学反应，如泡沫生成反应、三氯化铁显色反应等，因为在苗药制剂中蛋白质、酚类成分的存在较为普遍。

（2）在分析前对样品进行必要的前处理，以除去干扰鉴别反应的物质，提高鉴别反应的专属性。前处理中分离、净化方法要与被鉴别成分、干扰成分的性质及鉴别反应的条件要求相适应。

（3）在制定苗药制剂质量标准时，一定要采用阴性对照和阳性对照试验，对拟定的方法进行反复验证，防止出现假阳性和假阴性。

随着科学技术的发展，化学反应法逐渐成为了一种辅助鉴别手段，需要与其他鉴别方法相结合来加强对苗药制剂整体的鉴别能力。

二、显微化学鉴别法

1. 鉴别化学成分

显微化学鉴别法是将苗药粉末、切片或浸出液少量置于载玻片上，滴加适宜的化学试液，在显微镜下观察化学反应结果，以鉴别苗药的真伪。大致有三种实验方法：一是将粉末或切片置于载玻片上，滴加某些试液，使所含的成分结晶析出，或成为盐类析出，观察其晶形或产生的特殊颜色反应。二是利用微量升华试验，观察升华物结晶形状，或滴加试液后化学反应的现象。三是采用溶剂提取，将提取液滴于载玻片上，滴加试液并观察产生的现象。此法简单、迅速，需要用到的样品和试剂量少。当苗药供试品数量很少且某些化学反应较灵敏时，可选择使用显微化学鉴别法。

【例 3-21】大黄流浸膏的鉴别

取本品 1mL，置瓷坩埚中，在水浴上蒸干后，坩埚上覆以载玻片，置石棉网上直火徐徐加热，至载玻片上呈现升华物后，取下载玻片，放冷，置显微镜下观察，有菱形针状、羽状和不规则晶体，滴加氢氧化钠试液，结晶溶解，溶液显紫红色。

本方法是先利用游离蒽醌可升华的性质，使其与其他共存组分分离，然后利用升华物结晶形状及在碱性溶液中显红色来鉴别大黄。

2. 鉴别细胞壁和细胞内含物的性质

（1）细胞壁性质的鉴别

①木质化细胞壁：加间苯三酚试液 1～2 滴，稍放置，加盐酸 1 滴，因木化程度不同，显红色或紫红色。

②木栓化或角质化细胞壁：加苏丹Ⅲ试液，稍放置或微热，显橘红色至红色。

③纤维素细胞壁：加氯化锌碘试液，或先加碘试液润湿后，稍放置，再加硫酸溶液（33→50），显蓝色或紫色。

④硅质化细胞壁：加硫酸无变化。

（2）细胞内含物性质的鉴别

①淀粉粒：加碘试液，显蓝色或紫色。加甘油醋酸试液，置偏光显微镜下观察，未糊化的淀粉粒显偏光现象；已糊化的无偏光现象。

②糊粉粒：加碘试液，显棕色或黄棕色。加硝酸汞试液，显砖红色。

③脂肪油、挥发油或树脂：加苏丹Ⅲ试液，显橘红色、红色或紫红色。加 90% 乙醇，脂肪油不溶解（蓖麻油及巴豆油例外），挥发油则溶解。

④菊糖：加 10% α- 萘酚乙醇溶液，再加硫酸，显紫红色并很快溶解。

⑤黏液：加钌红试液，显红色。

⑥草酸钙结晶：加稀醋酸不溶解，加稀盐酸溶解而无气泡发生。加硫酸溶液（1 → 2），逐渐溶解，片刻后析出针状硫酸钙结晶。

⑦碳酸钙结晶：加稀盐酸溶解，同时有气泡发生。

⑧硅质：加硫酸不溶解。

三、光谱鉴别法

光谱法用于苗药制剂的鉴别，主要有荧光法（FS）、紫外 – 可见分光光度法（UV-Vis）、红外光谱法（IR）、X 射线衍射法（XRD）等。

（一）荧光法

苗药或苗药制剂中的某些化学成分（通常具有共轭双键体系及芳香环分子，如黄酮、蒽醌、香豆素等）在可见光或紫外光照射下能产生一定颜色的荧光，具有这一特性的苗药或苗药制剂可用荧光法鉴别。荧光法最主要的优点是灵敏度高。鉴别时，可将样品用适当溶剂提取后，点在滤纸或试纸上，或直接置于紫外光灯（365nm 或 254nm）下检识。有的成分本身不具有荧光性，但加酸、碱处理后，或经过其他化学方法处理后产生荧光的，也可供鉴别用。

【例 3-22】宜肝乐颗粒的鉴别

组成：由鸡屎藤、虎杖、马鞭草、六月雪等 9 味药制成。

鉴别：取本品 5g，加乙醇 20mL，置 60℃水浴中温浸 2 小时，滤过，取滤液 1 滴点于滤纸上，置紫外光灯（365nm）下观察，显亮蓝色荧光。

【例 3-23】花栀清肝颗粒的鉴别

组成：由小花清风藤、栀子制成。

鉴别：取本品 10g，加甲醇 40mL，加热回流 20 分钟，滤过，取滤液 2mL，蒸干，残渣加饱和的硼酸丙酮溶液及 10% 的枸橼酸丙酮溶液各 2mL，蒸干，置紫外光灯（365nm）下检视，显强烈的黄绿色荧光。

（二）紫外 – 可见分光光度法

苗药或苗药制剂若含有芳香族或不饱和共轭结构的化学成分，在紫外 – 可见光区有选择性吸收，显示出特征吸收光谱，在一定条件下吸收光谱的特征差异可作为紫外 – 可见分光光度法鉴别依据。该法具有简便、快速、易普及等特点。但由于苗药制剂所含的化学成分比较复杂，多种成分的混合物由于各自的吸收光谱相互叠加会产生干扰，若对样品进行适当前处理，除去干扰成分，则可有效地提高该方法的专属性。常见的鉴别方法有以下几种。

（1）规定吸收波长法：样品经适当处理后，测定其吸收光谱，在一定波长处有最大吸收。

（2）对照品对比法：取对照品或对照药材及供试品，经处理后，制成对照品溶液及供试品溶液，分别测定吸收光谱，比较两者吸收光谱的一致性。

（3）规定吸收波长和吸光度法：取样品经处理后，测定吸收光谱，在规定波长下吸收光谱应有若干个吸收峰，并有相应的吸光度值。

（4）规定吸收波长和吸光度比值法：样品在一定波长下应产生相应的吸收峰，并且吸光度与对照峰的吸光度比值应在一定的范围之内，此法的条件是要有对照品或参照物。

（5）多溶剂光谱法（又称为紫外光谱组法）：选用不同极性的溶剂按一定次序提取样品，将样品分为若干个溶剂组，然后测定各组的吸收光谱，根据所得到的特征吸收光谱或导数光谱进行鉴别。应用这种方法时原料药品质量应恒定，并有对照物或对照图谱，否则难以说明问题。

【例 3-24】木香槟榔丸的鉴别

组成：木香、槟榔、枳壳、陈皮、青皮（醋炒）、香附（醋制）、三棱（醋制）、莪术（醋制）。

鉴别：取本品粉末 4g，加水 10mL，水蒸气蒸馏，收集馏液约 100mL，照紫外 – 可见分光光度法测定，在 253nm 波长处有最大吸收。（检出挥发性成分）

（三）红外光谱法

苗药制剂是多组分的混合物，一般认为其红外光谱是组分中各基团吸收峰的叠加（分子间发生作用除外），混合物组成的变化将导致红外光谱的变化，因此也具有一定的特征性，可用于苗药的真伪鉴别。

【例 3-25】石膏的鉴别

取本品粉末适量，溴化钾压片法制备供试品，照红外分光光度法（2020 年版《中华人民共和国药典》四部通则 0402）试验，供试品的红外光吸收图谱应与二水硫酸钙对照品（$CaSO_4 \cdot 2H_2O$）具有相同的特征吸收峰。

红外光谱法具有取样量小、操作简便迅速等特点，但由于苗药制剂所含化学成分的复杂性，组分吸收峰相互干扰，往往表现出较高的相似度而难以区分，使得单纯的红外光谱法鉴别苗药制剂存在一定的局限性。

近红外光谱（NIR）是应用化学计量学方法将近红外光谱反映的样品结构或性质信息与标准方法测得的信息建立校正模型，从而快速预测样品组成或性质的一种分析方法。NIR 技术可从未经处理的苗药样本中直接获取分析信息，有效地避免因预处理所造成的微量组分的损失及组分形态的变化，最大限度地保留同种类药材不同产地间的微小差异，提高苗药生产过程的可控性和苗药制剂的均一性。

（四）X 射线衍射法

X 射线衍射法作为物质结构和成分分析的一种现代科学分析方法，已逐步在各学科研究和生产中广泛应用。当对某物质（晶体或非晶体）进行衍射分析时，该物质被 X 射线照射产生不同程度的衍射现象，物质组成、晶型、分子内成键方式、分子的构型、构象等决定该物质产生特有的衍射图谱。如果物质是混合物则所得衍射图是各组分衍射效应的叠加，只要混合物组成恒定，该衍射图谱就可作为该混合物的特征图谱。由于所含成分不同，其衍射图谱亦各不相同，以此达到对苗药及苗药制剂鉴别的目的。如利用 X 射线 Fourier 指纹图谱法对三黄片进行分析。

四、色谱鉴别法

（一）纸色谱法

纸色谱法是以滤纸为载体，以纸上所含水或其他物质为固定相，用展开剂进行展开的分配色谱。供试品经展开后，可用比移值（R_f）表示各组成成分的位置，由于影响比移值的因素较多，因而一般采用在相同实验条件下与对照品对比以确定其异同。进行制剂鉴别时，供试品在色谱中所显主斑点的位置、颜色（或荧光），应与对照品相同。此法由于展开时间长、分离效果差等原因，极少应用。

【例 3-26】化癥回生片中益母草的鉴别

组成：益母草、红花、花椒（炭）、水蛭（制）、当归等。

鉴别：取本品 20 片，研细，加 80% 乙醇 50mL，加热回流 1 小时，滤过，滤液蒸干，残渣加 1% 盐酸溶液 5mL 使溶解，滤过，滤液加碳酸钠试液调节 pH 至 8，滤过，滤液蒸干，残渣加 80% 乙醇 3mL 使溶解，作为供试品溶液。另取盐酸水苏碱对照品，加乙醇制成每 1mL 含 0.5mg 的溶液，作为对照品溶液。照纸色谱法（2020 年版《中华人民共和国药典》四部通则 0501）试验，吸取上述两种溶液各 10～20μL，分别点于同一层析滤纸上上行展开，使成条状，以正丁醇–醋酸–水（4：1：1）的上层溶液为展开剂，展开，取出，晾干，喷以稀碘化铋钾试液，放置 6 小时。供试品色谱中，在与对照品色谱相应的位置上，显相同颜色的斑点。

（二）薄层色谱法

薄层色谱法（TLC）鉴别苗药制剂，通常是在同一块薄层板上点加供试品和对照品，在相同条件下展开，显色检出色谱斑点后，将所得供试品与对照品的色谱图进行对比分析，从而对制剂进行鉴别。

薄层色谱法作为目前苗药制剂鉴别最常用的方法之一，具有简便、快速、易普及等特点。该法具有分离和分析双重功能。为了保证试验的重现性、准确性及分离度，薄层色谱需要进行规范化操作。

1. 操作方法

（1）供试液的制备：薄层色谱法虽然有分离作用，但分离能力有限，有的被检成分含量相对较少，有的成分展开后可能仍与其他成分斑点混合在一起难以检出。因此，有必要对样品进行适当的提取和净化，以除去干扰成分，提高被检成分浓度，获得清晰的色谱图。

样品预处理的方法很多，有浸渍法、加热回流提取、超声提取、水蒸气蒸馏法提取和升华法分离等。对于提取液的进一步净化，可采用液液萃取法、固液萃取法（即用自制或商品化小型色谱柱，如中性氧化铝柱、大孔吸附树脂柱、离子交换树脂柱和 C_{18} 柱等）。

（2）对照物的选择：薄层色谱鉴别用的对照物有对照品、对照药材、对照提取物三种。一般情况下，选用对照品即可满足薄层鉴别的需要，而有些情形下需结合对照药材或对照提取物才能确定制剂的真实性。

①对照品对照：用已知苗药制剂中某一药材的某一有效成分或特征性成分对照品制成对照液，与样品在同一条件下展开，显色，比较在相同位置上有无同一颜色（或荧光）的斑点，以此来检测制剂中是否含有某原料药材。当同时检测多种成分时，如果这些成分的

化学类型相近，可以将多个对照品和样品分别点样于同一薄层板上展开；如果待检测的各成分化学类型不同，可按各类成分色谱条件在不同薄层板上进行鉴别，也可采用适当的色谱条件，将不同的成分点在同一薄层板上进行鉴别。

②阴阳对照法：由于苗药制剂中化学成分复杂，在薄层板上分离度有限的前提下，要验证薄层鉴别的专属性，常采用本法。

阳性对照液制备：把制剂中要鉴别的某对照药材，按制剂的制法处理后，以制剂相同的比例、条件、方法提取，制成该味药的阳性对照液。

阴性对照液制备：从制剂处方中减去要鉴别的该味药材，剩下其他各味药，按制剂方法处理后，以制剂相同比例、条件、方法提取，所得的提取液，为该味药的阴性对照液。

将样品和阳性对照液、阴性对照液在同一条件下展开，观察样品在同一位置上与阳性对照液有无相同颜色的斑点，以决定样品中有无该味药的成分，并且观察阴性对照液中有无干扰，确定该鉴别的专属性。用阳性和阴性对照液对照，最好选择几种层析条件分别展开，将所得结果综合分析。因为一种对照液中可能有几种不同类型的化学成分，它们的色谱条件不尽相同，只用一种条件展开有时可能因为色谱条件选择不当而分离效果不佳或虽分离但显现不出斑点，而得不到正确的判断结果。

③采用对照药材和对照品同时对照：为了能够准确检验出制剂投料的真实性，有时只用对照品无法鉴别出来，若增加原药材的阳性对照液对照就可以克服这一不足之处。

（3）薄层板的选择和制备：薄层板有预制薄层板和自制薄层板，预制薄层板又可分为普通薄层板和高效薄层板。常用规格有 10cm × 10cm、10cm × 15cm、20cm × 10cm 或 20cm × 20cm 等。预制薄层板临用前一般应在 105 ~ 110℃活化约30分钟，置干燥器中备用。聚酰胺薄层板不需要活化。高效薄层板具有分离效能高的特点，主要适用于分析较难分离的供试品。

（4）点样：用专用毛细管手动点样或配合相应的专用半自动、全自动点样器点样，接触点样时注意勿损伤薄层表面。点样浓度一般为 0.1 ~ 10mg/mL；点样体积一般普通板为 1 ~ 10μL，高效板为 0.1 ~ 0.5μL。点样形状一般为圆点或窄细的条带状，圆点直径一般普通板≤ 3mm，高效板≤ 2mm；条带状普通板宽度一般为 5 ~ 10mm，高效板为 4 ~ 8mm。点间距可视斑点扩散情况以相邻点互不干扰、不影响检出为宜，一般普通板≥ 8mm，高效板≥ 5mm；点样线距底边普通板为 10 ~ 15mm，高效板为 8 ~ 10mm。

（5）饱和与展开：将点样后的薄层板置入加有展开剂的层析缸中，密闭，待展开剂蒸气饱和后，展开，当溶剂前沿达到规定的展距（普通板上行展开 8 ~ 15cm，高效板上行展开 5 ~ 8cm）时，取出薄层板，标记溶剂前沿，晾干或电吹风吹干。必要时可进行二次展开或双向展开。

（6）显色与检视：色谱斑点本身有颜色者，可直接在日光下检视；在紫外光激发下可发射荧光者，可直接置紫外光灯下观察荧光色斑；需加试剂后方能显色或发射荧光者，可将试剂用喷雾器均匀喷洒于薄层板面（或用浸渍法），再按规定直接观察或加热后观察，但需注意试剂对薄层材料的影响、加热的温度和时间；用蒸气熏蒸（如碘蒸气）显色者，可在密闭器皿中放适当时间至斑点显色清晰；对于可见光下无色但有紫外光吸收的成分鉴别，可用荧光板展开，在紫外光灯下观察荧光淬灭形成的暗斑。

（7）结果记录与保存：除测量各斑点的 R_f 值外，可用数码照相等方法尽快将显色或荧光检测后拍下的彩色照片保存，也可在扫描仪上扫描记录扫描图谱等方法保存色谱结果。

2. 影响薄层色谱分析的主要因素

薄层色谱，是一种"敞开系统"的色谱技术，影响薄层色谱的因素较多，例如供试液的净化程度、吸附剂的性能、薄层板的质量、点样、展开剂的组成和饱和情况、展开距离、相对湿度和温度等。主要影响因素有以下几方面。

（1）样品的预处理：由于苗药制剂所含的化学成分复杂，供试液中溶出的物质较多，其中有待测成分，也有其他"杂质"，常常由于相互干扰或背景污染而难以得到满意的分离效果，甚至难以辨认。所以在许多情况下为了得到一个较为清晰的色谱图，样品提取物需经预处理，使供试液得以净化，这一步骤往往是一个重要的有时甚至是关键的步骤。制备样品供试液所用的溶剂黏度不宜太高，沸点适中；但往往希望苗药制剂各成分尽量多地提取出来，最常选用的是甲醇或乙醇，待测成分和许多其他"杂质"均可能被提取出来，因此供试液的净化就显得更为必要。

（2）展开剂的优选：展开剂是被检成分能否具有良好分离度的关键因素。展开剂的选择和优化主要考虑溶剂的极性和溶剂的选择性。前者决定被检成分斑点 R_f 值处于 $0.2 \sim 0.8$ 范围内，后者决定成分的分离度。一般认为，分离亲脂性较强的成分，宜用极性较小的展开剂；分离亲水性较强的成分，宜用极性较大的展开剂，即展开剂的极性应与被分离成分的极性相适应。此外，分离碱性成分，展开剂中往往加入少量碱性试剂；分离酸性成分（有机酸、酚类等），往往加入少量酸性试剂。

（3）吸附剂的活性与相对湿度的影响：日常操作时，当活化后硅胶（或氧化铝）薄层板从干燥器中取出，自开始点样到展开前，薄层板一般是暴露在实验室的大气中，其活性取决于实验室环境的相对湿度。在其他条件相同的情况下，相对湿度对许多样品色谱质量的影响是明显的。通常认为薄层色谱重现性差，在不同的相对湿度下点样和展开是其原因之一。控制展开时的相对湿度可在双槽展开箱的一侧用一定浓度的硫酸溶液，密闭放置一定时间（如 $15 \sim 30$ 分钟），再加入展开剂于另一侧展开。也可将点样后的薄层板放入内有一定浓度的硫酸溶液或其他调节相对湿度的无机盐水溶液的容器中（或特制的湿度控制箱中），密闭放置一定时间后，取出，立即在箱中展开。试验结果必须有展开时的相对湿度的记录。

（4）温度的影响：温度也是影响层析行为的因素之一。较直观的影响是被分离物质的 R_f 值和物质的分离度及斑点的扩散等，在温差较大的不同地点或时间，其他条件相同，展开同样的样品，所得色谱可能会有差异。因此，记录展开时的温度也是保证重现性的一个措施。

3. 系统适用性试验

（1）比移值（R_f）：是指从基线至展开斑点中心的距离与从基线至展开剂前沿的距离的比值。

$$R_f = \frac{基线至展开斑点中心的距离}{基线至展开剂前沿的距离}$$

各斑点的比移值以 $0.2 \sim 0.8$ 为宜。

（2）检出限：是指限量检查或杂质检查时，供试品溶液中被测物质能被检出的最低浓度或量。一般采用已知浓度的供试品溶液或对照标准溶液，与稀释若干倍的自身对照标准溶液在规定色谱条件下，于同一薄层板上点样、展开、检视，后者显清晰可辨斑点的浓度或量作为检出限。

（3）分离度（R）：鉴别时，供试品与标准物质色谱中的斑点均应清晰分离。当薄层色谱扫描法用于限量检查和含量测定时，要求定量峰与相邻峰之间有较好的分离度，分离度的计算公式为：

$$R = \frac{2(d_2 - d_1)}{(W_1 + W_2)}$$

式中，d_2 为相邻两峰中后一峰与原点的距离；d_1 为相邻两峰中前一峰与原点的距离；W_1 及 W_2 为相邻两峰各自的峰宽。

（4）相对标准偏差：薄层扫描含量测定时，同一供试品溶液在同一薄层板上平行点样的待测成分的峰面积测量值的相对标准偏差应不大于5.0%；需显色后测定的或者异板的相对标准偏差应不大于10.0%。

【例3-27】金果榄凝胶的鉴别

组成：由金果榄、冰片制成。

鉴别：取本品10mL，加1%硫酸溶液20mL，置50～60℃水浴加热1小时，滤过，滤液用氨试液调节pH至9～11，用氯仿振摇提取3次，每次15mL，合并氯仿液，蒸干，残渣加乙醇0.5mL使溶解，作为供试品溶液。另取盐酸巴马汀对照品，加乙醇制成每1mL含4mg的溶液，作为对照品溶液。照薄层色谱法（2020年版《中华人民共和国药典》四部通则0502）试验，吸取上述两种溶液各5μL，分别点于同一以羧甲基纤维素钠为黏合剂的硅胶G薄层板上，以苯-醋酸乙酯-甲醇-异丙醇-浓氨试液（10:6:6:2:1）为展开剂，展开，取出，晾干，置紫外光灯（365nm）下检视。供试品色谱中，在与对照品色谱相应的位置上，显相同颜色的荧光斑点。

【例3-28】泌淋胶囊的鉴别

组成：由四季红、车前草、酢浆草和石椒草制成。

鉴别：①取本品内容物1g，加丙酮20mL，加热回流1小时，滤过，滤液蒸干，残渣加甲醇1mL使溶解，作为供试品溶液。另取四季红对照药材2g，加水30mL，煎煮30分钟，趁热用纱布滤过，滤液蒸干，残渣同法制成对照药材溶液。照薄层色谱法（2020年版《中华人民共和国药典》四部通则0502）试验，吸取上述两种溶液各10μL，分别点于同一硅胶G薄层板上，以石油醚-醋酸乙酯-甲酸（30:40:1）为展开剂，展开，取出，晾干，喷以1%三氯化铁乙醇溶液。供试品色谱中，在与对照药材色谱相应的位置上，显相同颜色的斑点。

②取本品内容物1g，加石油醚（30～60℃）20mL，超声处理20分钟，滤过，弃去滤液，药渣挥干，加甲醇20mL，超声处理20分钟，滤过，滤液蒸干，残渣加甲醇1mL使溶解，作为供试品溶液。另取石椒草对照药材1g，同法制成对照药材溶液。照（2020年版《中华人民共和国药典》四部通则0502）试验，吸取上述两种溶液各10μL，分别点于同一硅胶G薄层板上，以石油醚（30～60℃）-醋酸乙酯-甲酸（50:100:1）为展开剂，展开，取出，晾干，置紫外光灯（365nm）下检视。供试品色谱中，在与对照药材色谱相应的位置上，显相同颜色的荧光斑点。

【例3-29】双羊喉痹通颗粒的薄层色谱鉴别

组成：由野烟叶、羊耳菊、矮地茶、羊奶奶叶等7味药制成。

鉴别：①取本品 10g，研细，加乙醚 30mL，振摇 10 分钟，放置 30 分钟，滤过，滤液挥至 1mL，作为供试品溶液。另取薄荷对照药材 1g、荆芥对照药材 0.8g，分别置圆底烧瓶中，加水 150mL，连接挥发油测定器，自测定器上端加水使充满刻度，再加石油醚（60～90℃）1mL，连接回流冷凝管，加热回流 2 小时，放冷，分取石油醚液，作为对照药材溶液。再取薄荷脑对照品，加乙醚制成每 1mL 含 2mg 的溶液，作为对照品溶液。照薄层色谱法（2020 年版《中华人民共和国药典》四部通则 0502）试验，吸取上述四种溶液各 10μL，分别点于同一硅胶 G 薄层板上，以苯 - 醋酸乙酯（20∶1）为展开剂，展开，取出，晾干，喷以 2% 香草醛的 50% 硫酸乙醇液，热风吹至斑点显色清晰。供试品色谱中，分别在与对照药材及对照品色谱相应的位置上，显相同颜色的斑点。

②取本品 5g，研细，加甲醇 40mL，超声处理 20 分钟，滤过，滤液浓缩至 2mL，作为供试品溶液。另取羊耳菊对照药材 2g，同法制成对照药材溶液。照薄层色谱法（2020 年版《中华人民共和国药典》四部通则 0502）试验，吸取上述两种溶液各 5μL，分别点于同一硅胶 G 薄层板上，以醋酸乙酯 - 甲醇 - 浓氨试液（20∶1∶0.5）为展开剂，展开，取出，晾干，置紫外光灯（365nm）下检视。供试品色谱中，在与对照药材色谱相应的位置上，显相同颜色的斑点。

（三）气相色谱法

气相色谱法（GC）在制剂的鉴别中也较为常用。在同一色谱条件下，将供试品溶液和对照品溶液分别注入气相色谱仪，对两者的气相色谱图进行比对，供试品应呈现与对照品保留时间相同的色谱峰，从而对样品做出鉴别。这种方法可称为保留时间比较法。所采用的对照品可以为该味苗药的有效成分，也可以为原药材的制备液。

气相色谱法具有高分辨率、高灵敏度、快速、准确等特点，尤其适合分析制剂中的挥发性成分，如麝香酮、薄荷醇、冰片、水杨酸甲酯等。一般情况下该法不适合分析蒸气压较低的即挥发性较小的成分，因此该法在实际工作中具有一定的局限性。

【例 3-30】金喉健喷雾剂的鉴别

组成：由艾纳香油、大果木姜子油、薄荷脑和甘草酸单铵盐制成。

鉴别：取装量项下的本品，混匀，作为供试品溶液。另取龙脑及薄荷脑对照品适量，分别加乙醇制成每 1mL 含 2.0mg 及 2.5mg 的溶液，作为对照品溶液。照气相色谱法（2020年版《中华人民共和国药典》四部通则 0521）试验，以聚乙二醇（PEG-20M）为固定液；涂布浓度为 10%；柱温为 135℃。理论板数以龙脑峰计算应不低于 2000，分别吸取对照品溶液和供试品溶液各 2～5μL，注入气相色谱仪。供试品溶液色谱中应呈现与对照品溶液保留时间相同的色谱峰。

（四）高效液相色谱法

高效液相色谱法（HPLC）鉴别与气相色谱法有很多相似之处，一般当 TLC 无法鉴别时才考虑采用 HPLC 法鉴别。高效液相色谱法采用保留时间比较法，即在相同的色谱条件下，比较样品和对照品色谱峰的保留时间是否一致，从而对被检成分（药味）的存在情况做出判断。对于复杂未知成分，也可以加入对照品，观察被测峰是否增高，以便初步做定性结论。为慎重起见，至少应选用两种不同的固定相和分离条件与对照品比较保留时间。

对于复杂组分尚可采用联用技术，如本法与质谱联用，先分离后再做定性鉴别。

高效液相色谱法不受样品挥发性的限制，流动相、固定相可选择的种类多，检测手段多样，所以应用范围比气相色谱法广泛，不过，目前在苗药制剂的质量标准中，一般很少单独使用本法做鉴别，而是多与含量测定结合。但应用本法进行指纹图谱、特征图谱鉴别正在逐渐增多。

【例 3-31】薏苡仁的鉴别

供试品溶液同〔含量测定〕项下的供试品溶液〔取本品粉末（过三号筛）约 0.6g，精密称定，置具塞锥形瓶中，精密加入流动相 50mL，称定重量，浸泡 2 小时，超声处理（功率 300W，频率 50kHz）30 分钟，放冷，再称定重量，用流动相补足减失的重量，摇匀，滤过，取续滤液，即得〕。另取薏苡仁油对照提取物、甘油三油酸酯对照品，加〔含量测定〕项下的流动相分别制成每 1mL 含 1mg、0.14mg 的溶液，作为对照提取物、对照品溶液。照高效液相色谱法（2020 年版《中华人民共和国药典》四部通则 0512）试验，采用〔含量测定〕项下色谱条件（以十八烷基硅烷键合硅胶为填充剂；以乙腈 – 二氯甲烷（65：35）为流动相；蒸发光散射检测器检测。理论板数按甘油三油酸酯峰计算应不低于5000），分别吸取供试品溶液、对照提取物和对照品溶液各 10μL，注入液相色谱仪。供试品色谱图中，应呈现与对照品色谱峰保留时间一致的色谱峰；并呈现与对照提取物色谱峰保留时间一致的 7 个主要色谱峰。

【例 3-32】玉屏风口服液的鉴别

组成：由黄芪、防风、白术（炒）制成。

鉴别：取本品 1mL，加甲醇至 10mL，摇匀，离心，取上清液作为供试品溶液。另取5-O- 甲基维斯阿米醇苷对照品，加甲醇制成每 1mL 含 60μg 的溶液，作为对照品溶液。照高效液相色谱法（2020 年版《中华人民共和国药典》四部通则 0512）试验，以十八烷基硅烷键合硅胶为填充剂；以甲醇 – 水（35：65）为流动相；检测波长为 254nm。分别吸取对照品溶液和供试品溶液各 10μL，注入液相色谱仪。供试品色谱中，应呈现与对照品色谱峰保留时间相同的色谱峰。

（五）色谱 – 质谱联用法

液相色谱 – 质谱联用技术（LC–MS）可充分发挥液相色谱的高效分离特点和质谱高灵敏度、高选择性的定性分析特点，获取复杂混合物所含化学成分的轮廓和混合物中各单一成分的结构信息。大多数液 – 质联用仪配有二极管阵列检测器（DAD），DAD 检测器对应的色谱图只显示具有紫外 – 可见光吸收特征的苗药化学成分的轮廓，而质谱检测器对应的色谱图显示可离子化的苗药化学成分的轮廓。利用质谱检测器提供的色谱峰分子质量和结构的信息进行定性分析，可获得比仅利用保留时间或仅利用光谱相似度进行定性分析更多的、更可靠的信息，不仅可用于已知成分的定性分析，还可提供未知成分的结构信息。LC–MS 具有高效、快速和灵敏度高等特点，是定性、定量分析苗药复杂体系的有效方法，特别适于强极性、热不稳定、低挥发性和相对分子质量高的有机化合物。例如阿胶、龟甲胶、鹿角胶的鉴别均采用 LC–MS 法。

气相色谱 – 质谱联用技术（GC–MS）利用计算机自动检索谱库核对可获得的定性、定量信息，GC–MS 分析的信号参数主要有色谱保留值、总离子流色谱图（TIC）、质量色谱图、选择离子监测图（又称质量碎片图）和质谱图等。GC-MS 的最大优点是样品的分离、定性鉴定和定量分析一次完成，适合具有挥发性成分或可衍生化为挥发性成分苗药的鉴别，如应用 GC-MS 联用技术鉴别感冒清热颗粒中的紫苏叶、荆芥穗、薄荷等。

第四节　指纹图谱鉴别法

指纹图谱与特征图谱是目前能够被国内外广泛接受的中药或天然药物质量评价模式。国家药品监督管理局于 2000 年 8 月颁发了《中药注射剂指纹图谱研究的技术要求（暂行）》，并以此为突破口开始逐步实现中药材、中药提取物、中药成方制剂的指纹图谱或特征图谱质量控制。为了加强苗药药材、饮片及苗药制剂等的质量监控，确保其质量稳定、可控，可参照中药指纹图谱研究技术要求进行苗药指纹图谱或特征图谱质量控制模式研究，目前，该项技术在苗药的应用也逐渐发展起来了。

指纹图谱是指某些苗药或其成方制剂经适当处理后，采用一定的分析手段，得到的能够标示该苗药特性的共有峰的图谱。苗药指纹图谱是一种综合的、可量化的鉴定手段，它是建立在苗药化学成分系统研究的基础上，主要用于评价苗药药材、饮片、成方制剂及其半成品质量的真实性、稳定性和一致性，强调对图谱共有峰归属的辨识和图谱相似性的评价。因此，苗药指纹图谱的基本属性是"整体性"和"模糊性"。整体性强调多个成分（共有指纹峰）的相对稳定的比例、排列顺序及相互的牵制，反映的质量信息是综合的，利用指纹图谱的整体性，可以鉴别苗药材的真伪，评价原料药材与成方制剂之间的相关性，监控成品批间质量的稳定性。由于苗药来源的多样性（生长环境、采收加工等）、化学成分的复杂性与可变性（次生代谢产物化学成分不确定性）等特点，苗药指纹图谱还具有无法精密度量的模糊性。模糊性强调待测样品的指纹图谱与对照指纹图谱之间的相似性，而不是相同性。

一、指纹图谱的分类

指纹图谱可按应用对象、研究方法、测定手段的不同进行分类。按应用对象可分为原料药材指纹图谱、原料药（包括饮片、配伍颗粒）指纹图谱、中间体指纹图谱和苗药制剂指纹图谱；按研究方法可分为苗药化学指纹图谱和苗药生物学指纹图谱。苗药化学指纹图谱是指采用光谱、色谱和其他分析方法建立的用以表征苗药化学成分特征的指纹图谱，是苗药分析中应用较为广泛的技术手段。狭义的指纹图谱是指化学（成分）指纹图谱。生物学指纹图谱包括苗药 DNA 指纹图谱、苗药基因组学指纹图谱、苗药蛋白组学指纹图谱。

目前，苗药指纹图谱技术已涉及众多方法，大致分为色谱法、光谱法及其他方法。色谱法包括薄层扫描（TLCS）、高效液相色谱法（HPLC）、气相色谱法（GC）和高效毛细管电泳法（HPCE）等；光谱法包括紫外光谱法（UV）、红外光谱法（IR）、近红外光谱法（NIR）；另外还可采用质谱法（MS）、核磁共振法（NMR）和 X 射线衍射法等。其中色谱方法为主流方法，尤其是 HPLC、TLCS 和 GC 已成为公认的三种常规分析手段。由于HPLC 具有分离效能高、选择性高、检测灵敏度高、分析速度快、应用范围广等特点；苗药成分绝大多数可在高效液相色谱仪上进行分析检测，且积累了较丰富的应用经验。因此，高效液相色谱法已成为苗药指纹图谱技术的首选方法。随着 HPLC–MS、GC–MS 等联用技术的应用，苗药指纹图谱技术更趋完善。

二、指纹图谱建立的原则

指纹图谱可全面反映苗药所含化学成分的种类与数量，进而反映苗药质量，尤其在现阶段，苗药的有效成分大多没有明确，采用苗药指纹图谱的方式将有效地表征苗药质量。同时指纹图谱也为国际社会所认可，有利于苗药及其产品进入国内外市场。

苗药指纹图谱的建立应以系统的化学成分研究和药理学研究为依托，体现系统性、特征性和稳定性三个基本原则。确保指纹图谱的标准化、规范化、客观化，有利于推广和应用于苗药质量控制。

（一）系统性

系统性是指指纹图谱中反映的化学成分应包括该苗药有效部位所含大部分成分，或指标性成分的全部。

（二）特征性

特征性是指指纹图谱中反映的化学信息（如保留时间）应具有较强的选择性，这些信息的综合结果将特征性地区分苗药的真伪与优劣，成为苗药自身的"化学条码"。

（三）稳定性

稳定性是指所建立的指纹图谱在规定的方法、条件下的耐用程度，即不同操作者、不同实验室所重复做出的指纹图谱应在所允许的误差范围内，以体现其通用性和实用性。因而要求包括样品制备、分析方法、实验过程及数据采集、处理、分析等全过程都要规范化操作，同时，还应建立相应的评价方法，对其进行客观评价。

三、指纹图谱的建立

指纹图谱研究的基本程序包括样品收集、方法建立、数据分析、样品评价和方法检验等。样品采集要求一定的数量，以保证供试品的代表性和均一性；方法建立是指选择的方法在建立指纹图谱时要进行方法学考察；数据分析是对研究过程中获得的数据进行处理，找出共性和不同点，确定评价指标；样品评价是指按确定的指标对样品进行的品质评价；方法检验是指在方法确立后的一段时间内对更多未知样品进行检验，以进一步考察方法的可行性和实用性。

（一）方案设计与思路

1. 研究对象的确定

在调研有关文献、新药申报资料（质量部分和工艺部分）及其他研究结果的基础上，尽可能详尽地了解药材、中间体及成品中所含成分的种类及其理化性质，综合分析后找出成品中的药效成分或有效成分，作为成品和中间体指纹图谱的研究对象，即分析检测目标。

2. 分析方法的选择

分析方法应根据研究对象的物理化学性质来选择。大多数化合物可采用 HPLC。挥发性成分应采用 GC。某些有机酸经甲酯化后亦可用 GC 分析。一个苗药制剂的指纹图谱可以同时采用多种方法进行研究。选择方法时，还需考虑药品检验系统复核时的设备、技术等因素。

3. 建立指纹图谱的一般程序

建立指纹图谱的一般程序，主要包括供试品溶液的制备、参照物的选择、指纹图谱获取实验、指纹图谱的建立和辨识。国家药品监督管理局《中药注射剂指纹图谱研究的技术要求（暂行）》规定，主要研究对象为原药材、中间体、注射剂的指纹图谱，设计内容应包括样品名称、来源、供试品溶液的制备、参照物的选择、测定方法、指纹图谱及技术参数等。

（二）样品收集

样品收集是指纹图谱研究最初也是最关键的步骤之一。收集的样品必须有真实性和足够的代表性。研究指纹图谱用的原药材、饮片、提取物及各类制剂和相关产品的收集量均不应少于 10 个批次，每批次的样品收集量应足够用于提取出稳定的共有图谱信息，此外，除满足指纹图谱建立的研究、留样观察外，还应有不少于 3 倍检验量的样品供复核用。取 10 批样品的意义是为了确保样品有足够的代表性。样品保存应符合各品种项下的贮藏要求。实际操作中应尽量收集多批次的样品，包括不同产地、不同采收季节及不同气候条件下获得的样品，以掌握所用的原料药材的内在质量和规律。

样品收集时需注意：①不可将同一批次样品分散成数个批次，充当样品。②原药材尽可能固定产地（GAP 基地药材，道地药材）、采收期和炮制方法。对光线稳定、疗效稳定、无临床不良反应的药材批次应重点选择。③中间体、注射剂样品的收集应重点选择工艺稳定、疗效稳定、无不良反应的批次。④留样应不少于实验用量的 3 倍。

（三）供试品溶液的制备

根据苗药及其制剂中所含化学成分的理化性质和检测方法的要求，选择适宜的制备方法，确保该苗药及其制剂中的主要化学成分或有效成分在指纹图谱中得以体现。对于仅提取其中某类或数类成分的制剂和相关产品，可按化学成分的性质并参考生产工艺提取相应类别的成分。

各类制剂根据样品的具体情况，采用直接使用、稀释或溶剂提取的方法制备相应的供试品溶液。如液体注射剂一般可稀释或直接作为供试品溶液，必要时也可用适宜的溶剂提取、纯化后制备成一定量的溶液；固体制剂和相关产品（冻干粉）需注意成品的附加剂对分析方法有无干扰，若有干扰，须采取适宜的样品预处理方法消除干扰。此外，单方制剂或复方制剂中各药材成分类别如果差别较大，分析条件要求不同，进行样品预处理时，应分别进行试验，以获得 2 张或 2 张以上的图谱。

1. 原药材、饮片供试液的制备

选用适宜的溶剂（尽可能与生产工艺的提取溶剂一致或接近）和提取方法，定量操作进行，分离富集样品，尽量使较多成分在谱图中反映出来，并达到较好的分离。样品富集后，还需通过氧化铝预柱、C_{18}预柱、硅胶预柱、聚酰胺预柱等，除去色素等杂质，过微孔滤膜，供 HPLC 测试。

2. 中间体供试液制备

根据提取物或中间体所含化学成分的理化性质和检测方法的要求，参考制剂和相关产品的制备工艺，选择适宜方法进行制备，确保提取物或中间体中的主要化学成分在指纹图谱中得以体现。

3. 制剂及相关产品供试液制备

各类制剂根据具体情况，选择直接、稀释或溶剂提取制备供试品溶液，液体注射剂一般可直接或稀释后进样分析。固体制剂需注意附加剂对分析方法有无干扰。若制剂中不同苗药成分差别较大，进行样品预处理时，应分别进行试验，获得 2 张或 2 张以上的图谱。

（四）对照品（参照物）溶液的选择和制备

建立指纹图谱应设立参照物或参照峰。参照峰的选择一般根据供试品中所含成分的性质，选取样品中容易获得且含量较高的一个以上主要活性成分或指标成分的对照品作为参照物（S）。参照物主要用于指纹图谱技术参数的确定，如特征峰（共有峰）的相对保留时间、峰面积比值等，并有助于图谱的稳定性、重现性考察。在与临床药效未能取得确切关联的情形下，对照品起着辨认和评价指纹图谱特征的指引作用，不等同于含量测定的对照品。对照品（参照物）应说明名称、来源和纯度。若没有合适的对照品，也可选取指纹图谱中结构已知、稳定的色谱峰作为参照峰，说明其色谱行为和有关数据。如情况需要，也可考虑选择适宜的内标物。

精密称取对照品（参照物），根据对照品的性质和检测的要求，用适宜的溶剂配成标示浓度的参照物溶液（g/mL，mg/mL）。

（五）指纹图谱获取实验

指纹图谱获取首选色谱方法，主要有液相色谱、薄层色谱、气相色谱及其他色谱技术。指纹图谱试验条件应能满足指纹图谱的需要，不宜简单套用含量测定用的试验条件，并需根据指纹图谱的特点进行试验条件的优化选择。

色谱指纹图谱实验方法和条件的选择，是通过比较试验，从中选取相对简便易行的方法和条件，获取足以代表品种特征的指纹图谱，以满足指纹图谱的专属性、重现性和普遍适用性的要求，并须经过严格的方法学验证（如稳定性试验、精密度试验、重现性试验等）。

指纹图谱的建立和应用关键在于分析方法，包括仪器、试剂、测定条件等，以色谱法最为常用，一般首选 HPLC 法，对含生物碱、蒽醌、黄酮、有机酸、酚类、木脂素等成分的苗药均可采用。HPLC 色谱条件选择主要包括色谱柱、流动相、检测器的选择与优化，建立的最佳色谱条件要使供试品中所含成分尽可能地获得分离，即分得的色谱峰越多越好，使苗药的内在特性都显现出来，为苗药的指纹图谱评价及其品质鉴定提供足够的信息。

但需注意：供试液的制备和色谱分析均需定量操作，以保证图谱在整体特征上进行半定量（差异程度或相似程度）的比较，体现色谱指纹图谱所具备的量化的特点。但指纹图谱分析又不同于含量测定，提高其分离度应以不牺牲色谱的整体特征为前提，故不应孤立地苛求分离度而达到含量测定的要求。采用 HPLC 和 GC 制定指纹图谱，记录时间一般为 1小时。实验中应记录 2 小时的色谱图，以考察 1 小时以后的色谱峰情况。

（六）指纹图谱的建立和辨识

根据已确定的试验方法和条件，对所有供试样品（10 批次以上）进行测定，根据足够样品数测试结果所给出的峰数、峰值（积分值）和峰位（保留时间）等相关参数，据参照物的保留时间，计算指纹峰的相对保留时间，标定共有指纹峰（亦称特征峰）。用 "S"标示参照物峰，用阿拉伯数字标示共有指纹峰。共有指纹峰选取原则是与相邻峰的分离度达到 1.2 以上，其他共有指纹峰也应达到一定分离度，峰尖到峰谷的距离至少大于该峰高的 2/3 以上，如果未达到，则 2 个峰可以合并为 1 个峰计算。采用相关软件，对以上图谱进行拟合，制定对照指纹图谱（指纹图谱共有模式），以此作为药品指纹图谱检验的依据。

指纹图谱的技术参数主要包括总峰面积、各共有峰的相对保留时间（$RT=RT_i/RT_s$）、各共有峰的峰面积比值（$RA=A_i/A_s$）、非共有峰面积等，这些技术参数还用于方法学验证。

指纹图谱辨识时需注意：①一张对照指纹图谱，特别是分辨率较高的图谱，必须基于有足够代表性的样品指纹图谱；找出图谱中具有指纹意义的各个峰，给予编号；再与药材、中间体和成品的图谱进行比较分析，考察相互之间的相关性。②共有峰是指所有被检批次中均含有的相同指纹峰，来源于样品中的主要有效成分或指标成分；不能在每批次供试品中都出现的峰作为非共有峰。标定共有峰，色谱法采用相对保留时间，光谱法采用波长或波数。③供试品指纹图谱与对照品指纹图谱比对，各共有峰的峰面积比值要求在相对固定的范围，共有峰的单峰面积占总峰面积大于或等于 20% 时，偏差范围不得大于 ±20%；单峰面积占总峰面积大于或等于 10% 而小于 20% 的共有峰，偏差范围不得大于 ±25%；单峰面积占总峰面积小于 10% 的共有峰，峰面积比值不做具体要求，但必须标定相对保留时间。未达基线分离的共有峰，应计算该组峰的总峰面积作为峰面积，同时标定该组各峰的相对保留时间。④共有峰的化学归属，可采用对照品加入法或 HPLC-DAD-MS/MS、UPLC-MS^n、UPLC-Q-TOF-MS 等联用技术进行鉴别，后者尤其可在无对照品的情况下使用。⑤指纹图谱的非共有峰面积不得大于总峰面积的 10%。如果是注射剂及其有效部位或中间体供试品的非共有峰面积不得大于总峰面积的 5%。

四、指纹图谱方法认证

指纹图谱所表达的信息是否能代表样品的化学特征，是否能将样品中各药味都能反映在图谱上，要经过认证，确定指纹图谱的系统性和特征性。指纹图谱方法认证的目的：①需要证明获取的指纹图谱能够表征该苗药产品的化学组成。②各原药材的化学组成特征应该在苗药产品的图谱中得到体现。

五、指纹图谱方法学验证

指纹图谱试验方法验证的目的是为了考察和证明采用的指纹图谱测定方法具有可靠性

和可重复性，符合指纹图谱测定的要求。苗药指纹图谱测定是一个复杂的分析过程，影响因素多，条件繁杂，合理的实验方法有效性评价是对测定整体过程和分析系统的综合验证，需要在制定指纹图谱时充分考虑。

指纹图谱试验方法验证所包括的项目：专属性试验、精密度（重复性和重现性）试验及耐用性试验等。方法学验证的具体内容如下。

（一）专属性

专属性（specificity）是指指纹图谱的测定方法对苗药样品特征的分析鉴定能力。

苗药供试品中的物质一般分为有效成分或活性成分、指标性成分、辅助成分、杂质和基质等。在多数为未知成分的情况下，成分的标定、分离程度的评价和化学成分的全显示等都不能得到较好满足。因此，指纹图谱方法的专属性应从入药有效部位所包含的成分群入手，根据相应的样品理化性质，确定一定的分离分析方法和检测手段。如色谱指纹图谱中，一般认为，在分离峰越多越好且大多数成分均能有效应的情况下，可用典型色谱图来证明其专属性，并尽可能在图上恰当地标出可确定的成分。

具体方法可考虑采用峰纯度、总峰响应值、容量因子分布、最难分离物质对的分离情况、总分离效能指标等作为考察参数。同时需要评价有关样品（药材、中间体和成品）间的相关性，并尽可能地显示出样品的特征响应，保证其有较大响应值，从而减少因方法波动所带来的判别误差。另外，在指纹图谱测定中，如果采用一种方法对样品不具备完全鉴定能力，可采用两种或两种以上的方法以达到鉴定水平。

（二）精密度

精密度（precision）是指规定条件下对均质样品多次取样进行一系列检测后结果的接近程度（离散程度）。精密度考察应使用均质和可信的样品。在得不到均质和可信样品的情况下，可用在实验室配制的相应样品或样品溶液进行考察。指纹图谱试验方法的精密度通常以多次测量结果（相似度值）的变异性、标准偏差或变异系数来表达。具体精密度测量可用重复性（repeatability）和重现性（reproducibility）等进行考察。

重复性是指在同样的操作条件下，在较短时间间隔的精密度，也称间隙测量精密度。重复性的评价应在方法的规定浓度范围内至少测定9次（如3种浓度，每一浓度水平测定3次），或在100%的试验浓度下，至少测定6次，将所得结果进行相似性评价。

重现性是指在不同实验室之间的精密度（合作研究，通常用于方法学的标准化）。在方法需要标准化的时候，重现性是通过实验室之间的评价，在不同实验室采取复核、审核、标化、盲试等不同的方法进行精密度考察，同时需要考察真实值的变异范围，确定方法本身的误差来源。

重复性和重现性试验结果的具体评价范围应据实际情况确定。

具体方法，如选择高效液相色谱法和气相色谱法建立苗药指纹图谱，可考察仪器的精密度和方法重复性。

1. 精密度试验

主要考察仪器的精密度。取同一供试品溶液，连续进样6次以上，考察色谱峰的相对保留时间、峰面积比值的一致性。在指纹图谱中规定，各共有峰峰面积比值的相对标准偏差（RSD）不得大于 3%，其他方法不得大于 5%，各色谱峰的相对保留时间应在平均保留时间 ±1 分钟内。

2. 重复性试验

主要考察试验方法的重复性。取同一批号的样品 6 份以上（或 9 份，3 种浓度，每一浓度水平测定 3 次），分别按照选定的提取分离条件制备供试品，并在规定的色谱条件下检测，考察色谱峰的相对保留时间、峰面积比值的一致性。在指纹图谱中规定，各共有峰峰面积比值的相对标准偏差（RSD）不得大于 3%，其他方法不得大于 5%，各色谱峰的相对保留时间应在平均保留时间 ±1 分钟内。

（三）耐用性

耐用性（robustness）是指不同条件下分析同一样品所得测试结果的变化程度，是苗药指纹图谱测定方法耐受环境变化的显示。

例如色谱指纹图谱，在实际验证中首先需要考虑各个实验室不同温度和湿度等条件（不同实验环境）、不同分析人员、不同厂家仪器（包括同一厂家不同规格仪器）、不同厂家的试剂和不同色谱柱（不同批号和 / 或供应商）等；其次，需考虑方法本身因参数波动的影响，如流速、柱温、波长变异、展开剂比例、流动相组成等的影响；最后还包括分析溶液的稳定性、提取时间、流动相 pH 变化、流动相组分变化的影响等。对于薄层色谱还包括薄层板、展开系统；气相色谱包括不同类型的色谱柱、载气、柱温、进样口和检测器温度等。色谱系统耐用性试验后，应对结果予以说明，并确定不引起系统较大变化的范围，确保方法的有效。

（四）稳定性

色谱指纹图谱稳定性试验，主要考察供试品溶液的稳定性（stability）。取同一供试品溶液，分别在不同时间（0 小时、1 小时、2 小时、4 小时、8 小时、12 小时、24 小时、36 小时、48 小时）检测，考察色谱峰的相对保留时间、峰面积比值的一致性，确定检测时间。

六、指纹图谱的评价

指纹图谱的评价是指将样品指纹图谱与建立起来的该品种对照指纹图谱（共有模式）进行相似性比较，从而对药品质量进行评价和控制。苗药指纹图谱的评价不同于含量测定，它强调的是相似性（similarity），而不是相同性（identity），也即着重辨识完整图谱"面貌"，而不是追求细枝末节。分析比较的结果是对供试品指纹图谱与对照指纹图谱做出是否具有相似性的评价。

相似性的比较可以用"相似度"表达。相似度可借助国家药典委员会推荐的中药色谱指纹图谱相似度评价系统计算，一般情况下相似度在 0.9 ～ 1.0 即认为符合要求。相似度小于 0.9，但直观比较难以否定的供试品可进一步采用模式识别方法（如主成分分析）检查原因。采用相似度评价软件计算相似度时，若峰数多于 10 个，且最大峰面积超过总峰面积的 70%，或峰数多于 20 个，且最大峰面积超过总峰面积的 60%，计算相似度时应考虑去除该色谱峰。

对于用于鉴别的指纹图谱，若能够提供对照提取物，则优先考虑采用对照提取物做对照，也可以采用标准中给出的对照指纹图谱做对比分析，通过比较色谱峰的峰数、峰位、各共有峰峰面积比值范围、峰与峰之间的比例等简单易行的方法鉴别。

七、原药材、中间体和制剂指纹图谱的相关性

制剂的指纹图谱与中间体、原药材的指纹图谱应有一定的相关性和可追溯性。苗药药材指纹图谱中的色谱峰一般应比制剂多（或等同），允许原药材中的某些特征峰在提取物、制剂指纹图谱中因生产工艺而有规律地丢失；中间体与制剂指纹图谱则应非常接近；制剂指纹图谱中体现的各特征峰均可在药材及中间体的指纹图谱中得到追踪。必要时可采用加入某一药材、有效部位或中间体的供试品，或制备某一药材、有效部位或中间体阴性供试品的方法，标定各指纹图谱之间的相关性，提供相关性研究的指纹图谱。

八、应用实例

【例 3-33】民族药小花清风藤叶部位的 HPLC 指纹图谱研究

（1）仪器与材料：Thermo Ultimate-3000 型高效液相色谱仪，AG135 型电子分析天平。槲皮素 -3-O- 龙胆双糖苷对照品（Ⅰ），Camellianoside（Ⅱ），Tsubakioside A 对照品（Ⅲ），山奈酚 -3-O- 芸香糖苷对照品（Ⅳ），小花清风藤苷（Ⅴ）与异鼠李素 -3-O- 芸香糖苷对照品（Ⅵ）。甲醇、乙腈、四氢呋喃均为色谱纯；磷酸为分析纯；水为纯化水。38 批采自贵州、云南、广西等地的小花清风藤叶部位药材。

（2）色谱条件：色谱柱 Thermo Hypersil-C$_{18}$（4.6mm×150mm，2.6μm）；检测波长 360nm；柱温 30℃；进样量 10μL；流速 1.0mL/min；流动相 30% 四氢呋喃甲醇溶液（A）-乙腈（B）-0.1% 磷酸水溶液（C）梯度洗脱，洗脱程序为 0～5min，A（5%→12%）和 B（3%→6%）；5～15min，A（12%→10%）和 B（6%→8%）；15～20min，A（10%→20%）和 B（8%→10%）；20～35min，A（20%→53%）和 B（10%→28%）；35～45min，A（53%→53%）和 B（28%→28%）；45～50min，A（53%→70%）和 B（28%→30%）；50～60min，A（70%→65%）和 B（30%→35%）。

（3）供试品溶液的制备：取样品粉末约 1.0g，精密称定，置 50mL 具塞锥形瓶中，加 70% 乙醇溶液 15mL，称定重量，超声提取 60 分钟，放冷，用 70% 乙醇溶液补足减失的重量，摇匀，过滤。续滤液用 0.45μm 有机微孔滤膜过滤，即得。

（4）对照品溶液的制备：分别精密称取上述 6 种对照品，加 70% 乙醇溶液溶解，摇匀，制成槲皮素 -3-O- 龙胆双糖苷质量浓度为 0.06250mg/mL、Camellianoside 质量浓度为 0.2500mg/mL、Tsubakioside A 质量浓度为 0.06750mg/mL、山奈酚 -3-O- 芸香糖苷质量浓度为 0.06250mg/mL、小花清风藤苷质量浓度为 0.06250mg/mL、异鼠李素 -3-O- 芸香糖苷质量浓度为 0.05000mg/mL 的混合对照品溶液。

（5）系统适用性及专属性试验：精密吸取上述混合对照品溶液（B）、供试品溶液（C）及空白溶液（A），按上述色谱条件进行测定，结果显示，空白溶液在相应位置处未见色谱峰，说明空白溶液无干扰；供试品溶液色谱图中 1、2、3、4、5、6 号峰的保留时间与混合对照品溶液中所呈现的保留时间相一致，且峰纯度较高，其纯度因子依次为 998.99、999.77、999.98、998.89、999.96、998.95，分离度均大于 1.5。结果见图 3-1。

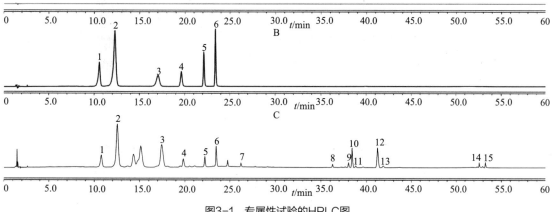

图3-1　专属性试验的HPLC图

（6）精密度试验：取贵州省镇宁县产药材粉末，按供试品溶液制备方法制备供试品溶液 1 份，并按上述色谱条件测定。以化合物Ⅵ的保留时间及峰面积为参照，计算出各共有峰的相对保留时间与相对峰面积的 RSD 值均小于 2.0%；以中药色谱指纹图谱相似度评价系统计算，6 次进样的图谱相似度均大于 0.999，表明仪器精密度良好，符合指纹图谱测定的要求。

（7）重复性试验：取贵州省镇宁县产药材粉末，按供试品溶液制备方法制备供试品溶液 6 份，并按上述色谱条件测定。以化合物Ⅵ的保留时间及峰面积为参照，计算出各共有峰的相对保留时间与相对峰面积的 RSD 值均小于 2.0%；以中药色谱指纹图谱相似度评价系统计算，6 份样品的图谱相似度均大于 0.996，表明该测定方法重复性良好，符合指纹图谱测定的要求。

（8）稳定性试验：取贵州省镇宁县产药材粉末，按供试品溶液制备方法制备供试品溶液 1 份，并按上述色谱条件测定，分别于 0、2、4、6、8、12、24 小时依法测定。以化合物Ⅵ的保留时间及峰面积为参照，计算出各共有峰的相对保留时间与相对峰面积的 RSD 值均小于 2.0%；以中药色谱指纹图谱相似度评价系统计算，不同时间测定的图谱相似度均大于 0.995，表明供试品溶液在 24 小时内保持稳定，符合指纹图谱测定的要求。

（9）样品的测定及共有峰的确定：按照上述条件共测定了 38 批样品的指纹图谱，分别导入中药色谱指纹图谱相似度评价系统处理图谱，采用多点校正，时间窗宽度为 0.5，对照图谱生成方法为中位数法，并进行相似度计算，38 批药材叠加指纹图谱见图 3-2。生成小花清风藤叶药材的共有模式指纹图谱，得到 15 个共有峰，通过保留时间及紫外光吸收光谱曲线可得，供试品溶液中 1、2、3、4、5、6 号峰与混合对照品比对分别归属为槲皮素 –3–O– 龙胆双糖苷、Camellianoside、Tsubakioside A、山奈酚 –3–O– 芸香糖苷、小花清风藤苷、异鼠李素 –3–O– 芸香糖苷，结果见图 3-3。

在各批次小花清风藤叶部位指纹图谱中，以 6 号共有峰异鼠李素 –3–O– 芸香糖苷的色谱峰分离良好，峰面积适中，故确定 6 号共有峰为参照峰，计算 38 批样品中各共有峰的相对保留时间和峰面积比值，结果显示，38 批小花清风藤叶的 15 个共有指纹峰相对保留时间的 RSD 值均小于 1.5%，相对峰面积的 RSD 值为 88.8% ～ 212.7%。

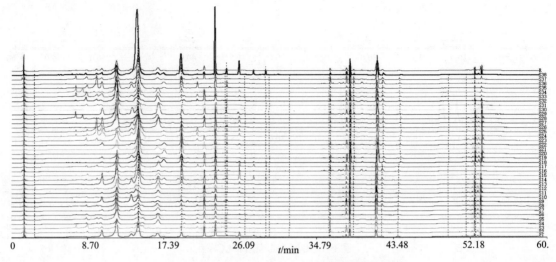

图3-2　38批小花清风藤的HPLC指纹图谱叠加图

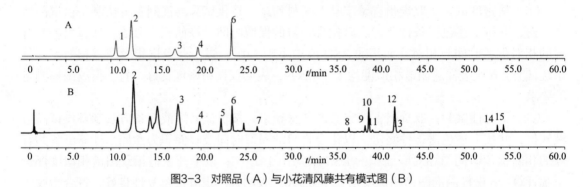

图3-3　对照品（A）与小花清风藤共有模式图（B）

（10）结果分析：通过相似度评价和聚类分析考察了38批小花清风藤药材样品的化学成分差异性，结果显示样品间的共有峰相对保留时间差异较小，但峰面积却存在一定差异，表明不同产地小花清风藤药材所含化学成分类型较为一致，但含量有所差异；并通过主成分分析筛选出对样品分类具有较大贡献率的几个特征峰，可考虑其作为化学标记物进行小花清风藤药材的化学质量评价。该研究结果可为小花清风藤药材质量评价建立一套较为完善的科学体系，同时也可作为小花清风藤药材基原鉴定和质量控制的科学依据。

第五节　特征图谱鉴别法

特征图谱鉴别法是指样品经过适当处理后，采用一定的分析手段，得到的能够标识其各种组分群体特征的共有峰的图谱。

一、特征图谱的分类

特征图谱可分为化学成分特征图谱和生物特征图谱。化学成分特征图谱是建立在苗药成分系统研究的基础上，借助色谱（HPLC、GC、TLCS、HPCE等）、光谱（IR、NMR等）、

MS 及联用技术等现代分析手段和软件，寻找同一药群体化学成分的相似性，以此反映苗药化学成分组成和种类上的特征。苗药化学成分特征图谱既能有效鉴别苗药的品种、真伪、产地等，又可以通过主要特征峰面积、比例、吸收峰的强度、相似度等量化指标检测药品质量。生物特征图谱则多采用分子标记技术测定，以研究和建立 DNA 特征图谱为主，反映药材生物遗传学上的特征。DNA 特征图谱在道地药材的鉴定及动物药、植物药种质资源的研究中具有良好的应用前景。

二、特征图谱的建立

特征图谱的建立思路与技术要求，与指纹图谱基本一致，首先进行方案设计，接着进行样品收集、供试品制备、参照物选择与溶液制备、特征图谱获取及辨识，最后获得对照特征图谱，并对特征成分进行说明，包括应检出的特征峰数、确认的色谱峰和未确认的色谱峰。由于苗药材、苗药提取物及苗药制剂之间的差异，进行特征图谱分析时，所需开展的具体研究项目亦有不同，具体内容如下。

（一）药材（饮片）的特征图谱

1. 试验用样品应鉴定准确、来源固定、质量符合该品种项下的有关规定。

2. 应用液相色谱建立特征图谱时，应进行色谱条件优化以保证信息量最大化。选定的色谱条件应确保特征峰与相邻峰达到分离要求。

3. 制备供试溶液的基本原则是代表性和完整性。样品的制备必须能够充分保留样本的基本特性，并尽量使药材中的特征成分较多地在特征图谱中反映出来。

4. 特征图谱的辨识应从整体角度综合考虑，经对 10 批以上样品图谱的研究和比较，确定具有特征意义的峰作为特征峰，确定合理的参比峰，给予编号。

5. 原则上应根据该药材所含主成分进行相关表征，并体现在特征图谱中，一般要求至少指认其中 3 个以上的有效成分、特征成分或主成分，并对其比例做出规定。对色谱峰个数及指认色谱峰的相对保留时间和相对峰面积做出规定。

（二）提取物的特征图谱

1. 提取物的特征图谱除包括苗药材特征图谱研究的内容外，还应在建立提取物特征图谱的同时建立药材的相应图谱，并对提取物与原药材之间的相关性进行分析。

2. 提取物特征图谱的建立应重点考察主要工艺过程中图谱的变化，在对药材产地、采收期、基原调查基础上建立药材图谱。药材与苗药提取物特征图谱应具相关性，提取物图谱中的特征峰在药材的色谱图上应能指认。

3. 提取物应采用对照品或对照提取物作为对照（挥发油和油脂的特征图谱可以选择参照物或上述对照物质，或其中的有效成分、特征成分或主成分）。原则上应根据所含主成分进行相关表征，并体现在特征图谱中，要求至少指认其中 3 个以上的有效成分、特征成分或主成分并对其比例做出规定。

（三）制剂的特征图谱

1. 制剂的特征图谱技术除要求包括苗药材、提取物相关的特征图谱研究的主要内容外，还应同时建立药材、中间体的图谱。并须对成方制剂与原药材及中间体之间的相关性进行分析。

2. 原药材、中间体、成方制剂特征图谱应具相关性。在不影响疗效的前提下，原药材的某些特征在提取物特征图谱中允许因生产工艺原因而有规律地丢失，但制剂与提取物的特征图谱则应有高度的相关性。

3. 应采用对照品或对照提取物作为对照物。对色谱峰多的样品，最好能设立 2～3 个对照品，以便于对照图谱定位。特征图谱中具有特殊意义的峰应予以编号，对色谱峰个数及指认色谱峰的相对保留时间做出规定。

4. 为确保特征图谱具有足够的信息量，必要时可使用 2 张以上特征图谱。

三、应用实例

【例 3-34】妇炎消胶囊的特征图谱研究

（1）色谱条件与系统适应性试验：色谱柱采用 GL Sciences Inertsil ODS-35μm（4.6mm×250mm），柱温为 35℃；流速 1mL/min，检测波长为 230nm，流动相乙腈（A）-0.2% 磷酸溶液（B）梯度洗脱，洗脱程序为 0～12min，A（3%→12%）和 B（97%→88%）；12～30min，A（12%→18%）和 B（88%→72%）；30～40min，A（18%→20%）和 B（72%→80%）；40～52min，A（20%→31%）和 B（80%→69%）；52～53min，A（31%→35%）和 B（69%→65%）；53～60min，A（35%→40%）和 B（65%→60%）；60～75min，A（40%→55%）和 B（60%→45%）；75～90min，A（55%→80%）和 B（45%→20%）；90～110min，A（80%）和 B（20%）。

（2）对照品溶液的制备：取没食子酸、原儿茶酸、表儿茶素、当药黄素、异杜荆苷、大黄素、大黄酚、大黄素甲醚、芦荟大黄素、大黄酸、大黄素葡萄糖苷、大黄酚葡萄糖苷、大黄素甲醚葡萄糖苷、芦荟大黄素葡萄糖苷适量，精密称定，加甲醇制成每 1mL 各含 0.1mg 的混合对照品溶液。

（3）供试品制备：取胶囊内容物 0.15g，精密称定，置具塞锥形瓶中，精密加入 50% 甲醇 20mL，称定重量，超声处理 10 分钟，放冷，再称定重量，用 50% 甲醇补足减失的重量，摇匀，离心（13000r，20min），取上清液，即得。

（4）测定法：分别精密吸取混合对照品溶液与供试品溶液各 10μL 注入液相色谱仪，测定即得。

（5）专属性试验：取供试品溶液、空白溶剂（甲醇），按上述色谱条件进样测定，记录色谱图，得到 HPLC 指纹图谱见图 3-4。结果表明，空白溶剂不干扰测定，表明所用方法专属性良好。

（6）精密度试验：取胶囊内容物供试品溶液，按上述色谱条件，连续进样 6 次。以 1号峰（没食子酸）为参照峰，计算各共有峰保留时间和相对峰面积的 RSD，各共有峰的保留时间 RSD 均小于 1.0%，相对峰面积 RSD 均小于 5.0%。表明仪器的精密度良好。

（7）稳定性试验：取胶囊内容物供试品溶液，按上述色谱条件，分别于制样后 0、3、6、9、12、24 小时进样。以 1 号峰（没食子酸）为参照峰，计算各共有峰保留时间和相对峰面积的 RSD，各共有峰的保留时间 RSD 均小于 1.0%，相对峰面积 RSD 均小于 5.0%，表明样品 24 小时内稳定性良好。

（8）重复性试验：取胶囊内容物平行制备 6 份供试品溶液，按上述色谱条件进样。以 1 号峰（没食子酸）为参照峰，计算各共有峰保留时间和相对峰面积的 RSD，各共有峰的保留时间 RSD 均小于 1.0%，相对峰面积 RSD 均小于 5.0%，表明方法的重复性良好。

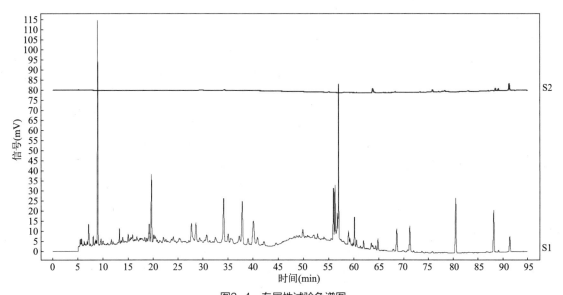

图3-4　专属性试验色谱图

S1为供试品溶液；S2为空白溶剂（甲醇）

（9）妇炎消特征图谱的建立：供试品特征图谱中应呈现21个特征峰，以没食子酸为参考峰，计算各特征峰与参考峰的相对保留时间，其相对保留时间应在规定值的 ±10%之内。规定值为1.00（峰S）、1.73（峰2）、2.23（峰3）、2.27（峰4）、3.11（峰5）、3.21（峰6）、3.45（峰7）、3.83（峰8）、4.25（峰9）、4.39（峰10）、4.50（峰11）、6.31（峰12）、6.39（峰13）、6.75（峰14）、6.96（峰15）、7.28（峰16）、7.70（峰17）、8.00（峰18）、9.05（峰19）、9.91（峰20）、10.27（峰21）。

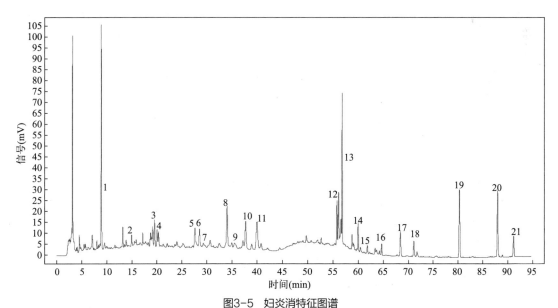

图3-5　妇炎消特征图谱

峰1没食子酸；峰2原儿茶酸；峰3表儿茶素；峰9异杜荆素；峰10当药黄素；峰13大黄酚葡萄糖苷；

峰16丹皮酚；峰17芦荟大黄素；峰18大黄酸；峰19大黄素；峰20大黄酚；峰21大黄素甲醚

第四章

苗药制剂的检查

苗药制剂的检查是指检查在制剂生产、储存过程中可能含有并需要控制的物质或物理参数，包括安全性、有效性、均一性与纯度四个方面。本章重点介绍影响苗药制剂质量的一般杂质和特殊杂质的检查方法。

第一节　苗药制剂杂质检查

苗药制剂的杂质（impurity）是指能危害人体健康或影响药物质量的物质。苗药制剂是否优良有效，主要从两方面评价：首先是苗药制剂本身的效力及其有无副作用；其次是所含杂质的程度及杂质对人体所产生的影响。因此，为了确保用药安全有效，就必须根据杂质对人体的危害性和使用要求，对苗药制剂所含的杂质及其限量，做必要的检查和规定。

一、杂质的来源

苗药制剂中的杂质检查项目是根据其中可能存在的杂质来确定的，因此，了解苗药制剂的杂质来源，可以有针对性地制订杂质检查的项目和方法。

苗药制剂中存在的杂质来源于三个方面：一是从苗药材原料中引入；二是在生产制备过程中引入；三是贮存过程中受外界条件的影响而使苗药制剂的理化性质改变而产生。

在苗药制剂制备过程中，由于原料不纯，故有可能带入杂质。苗药制剂原料来源广泛，不同产地的苗药材质量差别很大，其质量又受生长环境、采收季节、炮制、加工及贮藏条件等多种因素的影响。同一品种药材由于其药用部位不同，质量也不同，在收购和生产过程中有可能混入掺杂物。因此，药材中混存的杂质主要包括基原不正、药用部位有误、人为掺假等引入的杂质，以及一些泥土、砂石等无机杂质。如心胃止痛胶囊中，所用原料药冰片（天然冰片），有可能引入 D- 龙脑，把它作为原料药投料，在制备时尚未除去，故通过检查成品中的 D- 龙脑杂质，来确定是否混入 D- 龙脑。另外，一些苗药材因土壤环境污染及农药化肥的使用等而有可能将重金属、砷盐、有机磷、钾离子、钙离子、硫酸盐等杂质带入制剂中。

在制剂生产制备过程中，常需使用各种溶剂、试剂等，这些溶剂、试剂有可能会残留在制剂中成为杂质。在生产中如果用污染的水清洗原料药材，也会使产品污染，引入杂质。制剂生产过程中所接触到的仪器设备、用具、管道，也包括工作人员等，都有可能将一些杂质引入到药品中。另外，对于一些从苗药材提取分离的单一成分制剂，由于植物中常含有多种与产品化学结构、性质相似的物质，在提取、分离、精制过程中除不尽，引入产品中成为杂质。

苗药制剂在包装、贮存、运输过程中，由于处理不当，都可造成产品破损、分解、霉变、腐败及鼠咬、虫蛀等而引入大量杂质。一些苗药制剂，在外界条件（日光、空气、温度、湿度等）影响或微生物作用下，其内部成分发生聚合、分解、氧化、还原、水解、发霉等变化，而使制剂产生一些新物质。这些杂质不仅使药物外观性状发生改变，降低药物的稳定性和质量，甚至对人体产生毒害或使药物失去治疗效力。《中华人民共和国药典》根据药物的性质规定了药物的贮藏条件，以保持其相对的稳定性。对于一些易发生变化的制剂，则必须加入一定量的稳定剂。

苗药制剂的杂质可分为一般杂质（general impurities）和特殊杂质（special impurities）。一般杂质是指自然界中分布较广泛，在多种药材的采集、收购、加工及制剂的生产或贮存过程中容易引入的杂质，如酸、碱、水分、氯化物、硫酸盐、铁盐、重金属、砷盐等。它们的检查方法均在《中华人民共和国药典》通则中规定。特殊杂质是指在制剂的生产和贮存过程中，根据其来源、生产工艺及药品的性质有可能引入的杂质，这种杂质的检查方法在《中华人民共和国药典》中列入个别制剂的检查项下。

二、杂质的限量检查

药物中的杂质检查不仅是保证用药安全有效，也是考核生产工艺和企业管理是否正常，以满足提高药品质量的需要。杂质的量应愈少愈好，但是不可能完全除尽。对于药物中所存在的杂质，在不引起毒性、不影响药物的稳定性和疗效的原则下，综合考虑杂质的安全性、生产的可行性与药品的稳定性，允许药物中含有限定量的杂质。因此，《中华人民共和国药典》规定的杂质检查通常为限量检查（limit test），限量检查不要求测定其准确含量，只需检查杂质是否超过限量。药物中所含杂质的最大允许量，即为杂质限量（limit of impurity），通常用百分之几或百万分之几（pans per million，ppm）来表示。

三、杂质限量计算方法

杂质的限量检查多采用对照法，即取一定量与被检杂质相同的纯物质或其他对照品配制成标准溶液，与一定量供试药物的溶液，在相同处理条件下，比较反应结果，从而确定杂质限量是否超过规定。

$$杂质限量(L) = \frac{杂质最大允许量}{供试品量} \times 100\%$$

对照法中，供试品（S）中所含杂质的量是通过与一定量杂质标准溶液的比较来确定的，杂质的最大允许量用杂质标准溶液的浓度（C）和体积（V）的乘积表示，因此杂质限量（L）的计算公式为：

$$杂质限量(L) = \frac{标准溶液体积(V) \times 标准溶液浓度(C)}{供试品量(S)} \times 100\%$$

$$L = \frac{V \times C}{S} \times 100\%$$

采用该法须注意平行操作原则，即供试品溶液和对照溶液应在完全相同的条件下反应，如加入的试剂、反应的温度、放置的时间等均应相同，这样结果才有可比性。药物中杂质限量检查的示例如下。

【例 4-1】 莐草砷盐的检查

取本品 1.0g，加氢氧化钙 0.5g，混合，加水少量搅拌均匀，水浴干燥，先用小火烧灼使炭化，再于 500～600℃炽灼至完全灰化，放冷，加盐酸 5mL 与水 21mL 使溶解，依法检查其砷盐（2020 年版《中华人民共和国药典》四部通则 0822 第一法）。如果标准砷溶液（每 1mL 相当于 1μg 的 As）取用量为 2mL，药物中砷盐的杂质限量为：

$$L = \frac{V \times C}{S} \times 100\%$$

$$= \frac{2 \times 1.0 \times 10^{-6}}{1.0} \times 100\% = 0.0002\% = 2ppm$$

【例 4-2】痛经软膏中重金属检查

取本品 5 丸，切碎，过二号筛，取适量，称定重量，照炽灼残渣检查法（2020 年版《中华人民共和国药典》通则 0841）炽灼至完全灰化。取遗留的残渣，依法检查（2020 年版《中华人民共和国药典》通则 0821 第二法），含重金属不得过 25ppm。如果标准铅溶液（每 1mL 相当于 10μg 的 Pb）取用量为 2mL，供试品的取样量为：

$$S = \frac{V \times C}{L} \times 100\%$$

$$= \frac{2 \times 10 \times 10^{-6}}{0.0025\%} \times 100\% = 0.8g$$

杂质的检查方法，还有灵敏度法。此法是向供试品溶液中加入一定量的试剂，在一定反应条件下，观察有无正反应出现，即从该测定条件下的反应灵敏度来控制杂质限量。如肉桂油中重金属的检查方法：取本品 10mL，加水 10mL 与盐酸 1 滴，振摇后，通硫化氢气使饱和，水层与油层均不得变色。

此外，杂质检查法还常用测出相应杂质的量，与规定的数值比较来判断杂质是否超过限量，如水分、干燥失重、炽灼残渣等的检查。

《中华人民共和国药典》中未规定检查的杂质项目，可能是在正常生产和贮存过程中不可能引入，或者虽引入，但含量甚微，对人体无不良影响，也不影响药物质量，故不予检查。有一些则是由于从生产实践到检验方法对其认识尚不够，有待进一步积累资料，也可暂缓定入"检查"项目。

第二节　一般杂质检查方法

一、重金属检查法

重金属系指在规定实验条件下，能与硫代乙酰胺或硫化钠作用显色的金属杂质。在弱酸性（pH3～3.5）条件下能与硫代乙酰胺生成不溶性硫化物而显色的金属离子有 Pb^{2+}、

Hg^{2+}、Ag^+、Bi^{3+}、Cu^{2+}、Cd^{2+}、Co^{2+}、Ni^{2+}、Sb^{3+}、Sn^{2+}、Sn^{4+} 等金属离子；在碱性溶液中能与硫化钠作用生成不溶性硫化物而显色的有 Pb^{2+}、Hg^{2+}、Bi^{3+}、Cd^{2+}、Cu^{2+}、Co^{2+}、Fe^{3+}、Ni^{2+}、Zn^{2+} 等金属离子。由于在药品生产中遇到铅的情况会比较多，而且铅易积蓄中毒，故检查时以铅为代表。2020年版《中华人民共和国药典》通则收载三种方法，即硫代乙酰胺法、炽灼后的硫代乙酰胺法、硫化钠法。

（一）第一法

本法又名硫代乙酰胺法，是重金属检查最常用的方法之一，适用于供试品可不经有机破坏，溶于水、稀酸和乙醇的药物重金属检查。

1. 原理

在弱酸性（pH3～3.5）溶液中，硫代乙酰胺发生水解，产生硫化氢，可与重金属离子作用，生成有色硫化物的均匀沉淀（混悬液）。可与铅标准液在相同条件下产生的颜色进行比较，判定供试品中重金属是否符合限量规定。反应式如下：

$$CH_3CSNH_2+H_2O \xrightarrow{pH3.5} CH_3CONH_2+H_2S \uparrow$$

$$Pb^{2+}+H_2S \xrightarrow{pH3.5} PbS \downarrow (黑色)+2H^+$$

2. 检查方法

取 25mL 纳氏比色管三支，甲管中加标准铅溶液一定量与醋酸盐缓冲液（pH3.5）2mL 后，加水或各药品项下规定的溶剂稀释成 25mL，乙管中加入按药品项下规定的方法制成的供试液 25mL，丙管中加入与乙管相同量的供试品，加配制供试品溶液的溶剂适量使溶解，再加与甲管相同量的标准铅溶液与醋酸盐缓冲液（pH3.5）2mL 后，用溶剂稀释成 25mL；若供试品溶液带颜色，可在甲管中滴加少量的稀焦糖溶液或其他无干扰的有色溶液，使之与乙管、丙管一致；再在甲、乙、丙三管中分别加入硫代乙酰胺试液各 2mL，摇匀，放置 2 分钟，同置白纸上，自上向下透视，当丙管中显出的颜色不浅于甲管时，乙管中显出的颜色与甲管比较，不得更深。如丙管中显出的颜色浅于甲管，应取样按第二法重新检查。

如在甲管中滴加稀焦糖溶液或其他无干扰的有色溶液，仍不能使颜色一致时，应取样按第二法检查。

3. 标准铅溶液配制

称取硝酸铅 0.1599g，置 1000mL 量瓶中，加硝酸 5mL 与水 50mL 溶解后，用水稀释至刻度，摇匀，作为贮备液。

精密量取贮备液 10mL，置 100mL 量瓶中，加水稀释至刻度，摇匀，即得。

配制与贮存用的玻璃容器均不得含铅。

4. 注意事项

（1）本法以 25mL 溶液中含 10～20μg 的铅，即相当于标准铅溶液 1～2mL 时，加硫代乙酰胺试液后所显的黄褐色最适合于目视法观察，硫代乙酰胺试液与重金属反应的最佳 pH 是 3.5，最佳显色时间为 2 分钟。

（2）若供试液带有颜色，可在甲管与丙管中滴加少量的稀焦糖溶液或其他无干扰的有色溶液，使之均与乙管一致。仍不能使颜色一致时，应取样按第二法检查。

稀焦糖溶液的制备：取蔗糖或葡萄糖约 5g，置瓷蒸发皿或瓷坩埚中，在玻璃棒不断搅拌下，加热至呈棕色糊状，放冷，用水溶解成约25mL，滤过，贮于滴瓶中备用。

（3）供试品中如含微量高铁盐，在弱酸性溶液中会氧化硫化氢而析出硫，产生浑浊，影响比色，可在甲、乙、丙三管中分别加维生素C 0.5～1.0g，将高铁离子还原为亚铁离子，再照上述方法检查。

（二）第二法

本法即为样品炽灼后的硫代乙酰胺法，适用于含芳环、杂环及难溶于水、稀酸和乙醇的有机药物重金属检查。

1. 原理

重金属可能与芳环或杂环形成较牢固的价键，供试品需先炽灼破坏，再加盐酸转化为易溶于水的氯化物，再照第一法检查。

2. 检查方法

取各品种项下规定量的供试品，按炽灼残渣检查法（2020年版《中华人民共和国药典》通则0841）进行炽灼处理，然后取遗留的残渣，如供试品为溶液，则取各品种项下规定量的溶液，蒸发至干，再按上述方法处理后取遗留的残渣，加硝酸0.5mL，蒸干，至氧化氮蒸气除尽后（或取供试品一定量，缓缓炽灼至完全炭化，放冷，加硫酸0.5～1mL，使恰湿润，用低温加热至硫酸除尽后，加硝酸0.5mL，蒸干，至氧化氮蒸气除尽后，放冷，在500～600℃炽灼使完全灰化），放冷，加盐酸2mL，置水浴上蒸干后加水15mL，滴加氨试液至对酚酞指示液显微粉红色，再加醋酸盐缓冲液（pH3.5）2mL，微热溶解后，移置纳氏比色管中，加水稀释成25mL，作为乙管；另取配制供试品溶液的试剂，置瓷皿中蒸干后，加醋酸盐缓冲液（pH3.5）2mL与水15mL，微热溶解后，移置纳氏比色管中，加标准铅溶液一定量，再用水稀释成25mL，作为甲管；再在甲、乙两管中分别加入硫代乙酰胺试液各2mL，摇匀，放置2分钟，同置白纸上，自上向下透视，乙管中显出的颜色与甲管比较，不得更深。

3. 注意事项

（1）本法的炽灼温度须控制在500～600℃，超过700℃，多数重金属盐都有不同程度的损失。

（2）为使有机物分解破坏完全，炽灼残渣中需加硝酸加热处理，此时必须将硝酸蒸干，除尽亚硝酸，否则亚硝酸会氧化硫代乙酰胺水解生成的硫化氢，析出硫，影响观察。

（三）第三法

本法为硫化钠法，适用于供试品能溶于碱而不溶于稀酸或在稀酸中生成沉淀的药物重金属检查。

1. 原理

在碱性条件下，硫化钠与重金属离子作用生成不溶性硫化物，反应式如下：

$$Pb^{2+}+S^{2-} \longrightarrow PbS \downarrow$$

2. 检查方法

取供试品适量，加氢氧化钠试液5mL与水20mL溶解后，置纳氏比色管中，加硫化钠试液5滴，摇匀，与一定量的标准铅溶液同样处理后的颜色比较，不得更深。

3. 注意事项

硫化钠对玻璃有腐蚀作用，久置会产生絮状物，应临用时配制。

二、砷盐检查法

砷盐检查法系指药物中用于微量砷（以 As 计算）限量检查的方法。2020 年版《中华人民共和国药典》采用古蔡氏法及二乙基二硫代氨基甲酸银法检查砷盐。

（一）古蔡氏法

《中华人民共和国药典》砷盐限量检查项下第一法。

1. 原理

利用金属锌和酸作用，产生新生态的氢，与供试品中微量砷盐反应，生成挥发性砷化氢，砷化氢再与溴化汞试纸作用生成黄色至棕色砷斑。与标准砷溶液在同一条件下所形成的砷斑进行比较，判定供试品中砷盐是否符合限量规定。

$$AsO_3^{3-}+3Zn+9H^+ \longrightarrow AsH_3\uparrow+3Zn^{2+}+3H_2O$$

$$AsH_3+3HgBr_2 \longrightarrow 3HBr+As(HgBr)_3(黄色)$$

$$AsH_3+2As(HgBr)_3 \longrightarrow 3AsH(HgBr)_2(棕色)$$

$$AsH_3+As(HgBr)_3 \longrightarrow 3HBr+As_2Hg_3(棕黑色)$$

五价砷在酸性溶液中能被金属锌还原为砷化氢，但生成砷化氢的速度较三价砷慢，故在反应液中加入碘化钾及酸性氯化亚锡将五价砷还原为三价砷，碘化钾被氧化生成的碘又可被氯化亚锡还原为碘离子，维持反应过程中碘化钾还原剂的存在。

$$AsO_4^{3-}+2I^-+2H^+ \longrightarrow AsO_3^{3-}+I_2+H_2O$$

$$AsO_4^{3-}+Sn^{2+}+2H^+ \longrightarrow AsO_3^{3-}+Sn^{4+}+H_2O$$

$$I_2+Sn^{2+} \longrightarrow 2I^-+Sn^{4+}$$

溶液中的碘离子还能与反应中产生的锌离子形成配合物，使生成砷化氢的反应不断进行。

$$4I^-+Zn^{2+} \longrightarrow [ZnI_4]^{2-}$$

氯化亚锡与碘化钾存在，可抑制锑化氢的生成，因锑化氢也能与溴化汞试纸作用生成锑斑，在试验条件下 100μg 锑的存在不会干扰测定。氯化亚锡又可与锌作用，在锌粒表面形成锌锡齐（锌锡的合金），起去极化作用，使锌粒与盐酸作用缓和，从而使氢气均匀而连续地发生，有利于砷斑的形成，增加反应的灵敏度和准确度。

$$Sn^{2+}+Zn \longrightarrow Sn+Zn^{2+}$$

2. 方法

仪器装置如图 4-1。A 为 100mL 标准磨口锥形瓶；B 为中空的标准磨口塞，上连导气管 C（外径 8.0mm，内径 6.0mm），全长约 180mm；D 为具孔的有机玻璃旋塞，其上部为圆形平面，中央有一圆孔，孔径与导气管 C 的内径一致，其下部孔径与导气管 C 的外径相适应，将导气管 C 的顶端套入旋塞下部孔内，并使管壁与旋塞的圆孔相吻合，黏合固定；E 为中央具有圆孔（孔径为 6.0mm）的有机玻璃旋塞盖，与 D 紧密吻合。

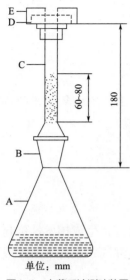

单位：mm
图4-1 古蔡氏法测砷装置

测试时，于导气管 C 中装入醋酸铅棉花 60mg（装管高度为 60～80mm）；再于旋塞 D 的顶端平面上放一片溴化汞试纸（试纸大小以能覆盖孔径而不露出平面外为宜），盖上旋塞盖 E 并旋紧，即得。

标准砷斑的制备：精密量取标准砷溶液 2mL，置 A 瓶中，加盐酸 5mL 与水 21mL，再加碘化钾试液 5mL 与酸性氯化亚锡试液 5 滴，在室温放置 10 分钟后，加锌粒 2g，立即将照上法装妥的导气管 C 密塞于 A 瓶上，并将 A 瓶置 25～40℃水浴中反应 45 分钟，取出溴化汞试纸比较。

若供试品需经有机破坏后再行检砷，则应取标准砷溶液代替供试品，照该品种项下规定的方法同法处理后，依法制备标准砷斑。

检查法：取按各品种项下规定方法制成的供试品溶液，置 A 瓶中，照标准砷斑的制备，自"再加碘化钾试液 5mL"起，依法操作。将生成的砷斑与标准砷斑比较，不得更深。

3. 注意事项

（1）用三氧化二砷制备标准砷贮备液，临用前取贮备液配制标准砷溶液（每 1mL 相当于 1μg 的 As）。标准砷贮备液存放时间一般不宜超过一年，标准砷溶液最好当天精密量取标准砷贮备液进行稀释。

（2）本法反应灵敏度为 1μg（以 As 计算），以 2～10μg As 所形成的砷斑易于观察。《中华人民共和国药典》规定用 2μg 的 As（即取标准砷溶液 2mL）。

（3）反应溶液的酸度相当于 2mol/L 的盐酸溶液。碘化钾的浓度为 2.5%，氯化亚锡的浓度为 0.3%。酸性氯化亚锡试液以新鲜配制较好，放置时间不宜过长，否则不能把反应中生成的碘还原，影响砷斑的色调，以加入 1～2 滴碘试液后，色退方可使用。一般，碘化钾试液贮存不得超过 10 日，酸性氯化亚锡不得超过 3 个月。

（4）供试品和锌粒中可能含有少量硫化物，在酸性溶液中产生的 H_2S 气体会干扰检查，用醋酸铅棉花可吸收除去 H_2S。醋酸铅棉花用量和装填高度应适当且保持干燥状态。

（5）根据药物的性质不同，选择供试品的预处理方法，可溶于水的或可溶于酸的药物中的砷盐检查，一般不经破坏，直接依法检查砷盐；多数环状结构的有机药物，可能与砷以共价键有机状态结合为金属有机化合物，如不经破坏则砷不易析出，通常应先行有机破坏。常用的有机破坏法有碱破坏法、酸破坏法及直接炭化法等，《中华人民共和国药典》采用碱破坏法。即在碱性情况下，经高温（500～600℃）灼烧转变成不挥发的无机物，再依法测定。

（二）二乙基二硫代氨基甲酸银法

本法为《中华人民共和国药典》砷盐限量检查项下第二法，简称 Ag-DDC 法，也可用于微量砷盐的含量测定。

1. 原理

金属锌与酸作用，产生新生态的氢，与供试品中的微量亚砷酸盐反应，生成具有挥发性的砷化氢，被二乙基二硫代氨基甲酸银溶液吸收，使 Ag-DDC 中的银还原成红色的胶态银。比较供试品与标准砷溶液在同一条件下生成红色胶态银颜色的深浅。

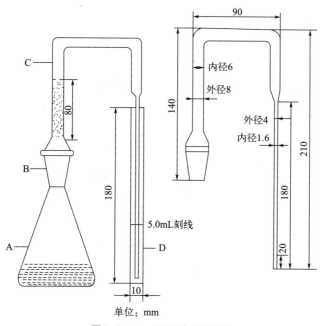

二乙基二硫代氨基甲酸银
（简称Ag-DDC）

二乙基二硫代氨基甲酸
（简称HDDC）

2. 方法

仪器装置如图 4-2。A 为 100mL 标准磨口锥形瓶；B 为中空的标准磨口塞，上连导气管 C（一端的外径为 8mm，内径为 6mm；另一端长为 180mm，外径为 4mm，内径为 1.6mm，尖端内径为 1mm）。D 为平底玻璃管（长为 180mm，内径为 10mm，于 5.0mL 处有一刻度）。测试时，于导气管 C 中装入醋酸铅棉花 60mg（装管高度约 80mm），并于 D 管中精密加入 Ag-DDC 试液 5mL。

图4-2　Ag-DDC法测砷装置

标准砷对照液的制备：精密量取标准砷溶液 2mL，置 A 瓶中，加盐酸 5mL 与水 21mL，再加碘化钾试液 5mL 与酸性氯化亚锡试液 5 滴，在室温放置 10 分钟后，加锌粒 2g，立即将导气管 C 与 A 瓶密塞，使生成的砷化氢气体导入 D 管中，并将 A 瓶置 25 ～ 40℃水浴中反应 45 分钟，取出 D 管，添加三氯甲烷至刻度，混匀，即得标准砷对照液。

若供试品需经有机破坏后再行检砷，则应取标准砷溶液代替供试品，照该品种项下规定的方法同法处理后，依法制备标准砷斑。

检查法：取各药品项下规定方法制成的供试品溶液，置 A 瓶中，照标准砷对照液的制备，自"再加碘化钾试液 5mL"起，依法操作。将所得溶液与标准砷对照液同置白色背景上，从 D 管上方向下观察、比较，所得溶液的颜色不得比标准砷对照液更深。必要时，可将所得溶液转移至 1cm 吸收池中，照紫外 – 可见分光光度法（2020 年版《中华人民共和国药典》四部通则 0401）在 510nm 波长处以 Ag–DDC 试液作为空白，测定吸光度，与标准砷对照液按同法测得的吸光度比较，即得。

3. 注意事项

（1）本法灵敏度为 0.5μg As/30mL。本法优点可避免目视误差，灵敏度较高，在 1 ～ 10μg As/40mL 范围内线性关系良好，显色在 2 小时内稳定，重现性好。

（2）锑化氢与 Ag–DDC 的反应灵敏度较低，故在反应液中加入 40% 氯化亚锡溶液 3mL、15% 碘化钾溶液 5mL 时，500μg 的锑不干扰测定。

（3）本法以在 25 ～ 40℃水浴中反应 45 分钟为宜。在此温度下，反应过程中有部分氯仿挥发损失，比色前应添加氯仿至 5mL，摇匀后再进行测定。

三、铁盐检查法

苗药制剂中微量铁盐的存在会促使药物的氧化和降解，需进行限度检查。2020 年版《中华人民共和国药典》铁盐的检查方法为硫氰酸盐法。

（一）原理

三价铁盐在盐酸酸性溶液中与硫氰酸盐作用生成红色可溶性的硫氰酸性铁配离子，与一定量标准铁溶液用同法处理后进行比色，判定供试品中铁盐是否符合限量规定。

$$Fe^{3+}+6SCN^- \longrightarrow [Fe(SCN)_6]^{3-}(红色)$$

（二）方法

取各品种项下规定量的供试品，加水溶解使成 25mL，移置 50mL 纳氏比色管中，加稀盐酸 4mL 与过硫酸铵 50mg，用水稀释使成 35mL 后，加 30% 硫氰酸铵溶液 3mL，再加水适量稀释成 50mL，摇匀；如显色，立即与标准铁溶液（10μgFe/mL）一定量按同法制成的对照溶液比较，即得。

（三）注意事项

1. 标准铁溶液系用硫酸铁铵 $[FeNH_4(SO_4)_2 \cdot 12H_2O]$ 配制而成，加入硫酸可防止硫酸铁铵水解，易于保存。在 50mL 溶液中含 Fe^{3+} 为 20 ～ 50μg 时，颜色梯度明显。

2. 加入氧化剂过硫酸铵 $[(NH_4)_2S_2O_8]$ 可将供试品中的 Fe^{2+} 氧化成 Fe^{3+}。同时，可以防止光致硫氰酸铁还原或分解退色。

$$2Fe^{2+}+(NH_4)_2S_2O_8 \longrightarrow 2Fe^{3+}+(NH_4)_2SO_4+SO_4^{2-}$$

3. 某些药物在检查过程中需加硝酸处理。硝酸可使 Fe^{2+} 氧化成 Fe^{3+}，此时可不加过硫酸铵，但必须加热煮沸除去剩余的硝酸。因为硝酸中可能含有亚硝酸，亚硝酸与硫氰酸根作用生成红色亚硝酰硫氰化物（NO·SCN）而影响比色测定。

$$SCN^-+HNO_2+H^+ \longrightarrow NO \cdot SCN+H_2O$$

4. 铁盐与硫氰酸根离子的反应为可逆反应，所以，加入过量的硫氰酸铵，不仅可以减少生成的配离子解离，提高反应灵敏度，还能消除氯化物（可使 Cl^- 干扰减少）和其他在酸性溶液中能与铁盐生成配位化合物的物质所引起的干扰。

5.在盐酸的微酸性溶液中可防止 Fe^{3+} 水解，以 50mL 溶液中含稀盐酸 4mL 为宜。

6.供试品溶液与标准液颜色不一致时，可分别移至分液漏斗中，各加正丁醇或异戊醇提取，分取醇层比色。

7.某些有机药物，在实验条件下不溶解或对检查有干扰，应先炽灼破坏，使铁盐转变成 Fe_2O_3 留于残渣中，再依法进行检查。

四、干燥失重测定法

药品中若含有较多的水分或其他挥发性物质，不仅使其成分的含量降低，而且会引起药物中某些成分水解或发霉变质。另外含水量还可反映出制剂的生产工艺是否稳定，包装及贮存条件是否适宜等。因此要进行干燥失重和水分测定。

药品的干燥失重系指药品在规定的条件下，经干燥后所减失的重量。主要是检查药物中的水分、结晶水及其他挥发性的物质如乙醇等。由减失的重量和取样量计算供试品的干燥失重。

干燥失重的检查方法一般包括常压恒温干燥法、干燥剂干燥法、减压干燥法和热分析法。2020 年版《中华人民共和国药典》四部（通则 0831）中收载的干燥失重检查方法即为第一种方法，又名烘干法，适用于受热稳定的供试品。

方法：取供试品，混合均匀（如为较大的结晶，应先迅速捣碎使成 2mm 以下的小粒），取约 1g 或各品种项下规定的重量，置与供试品相同条件下干燥至恒重的扁形称量瓶中，精密称定，除另有规定外，在 105℃干燥至恒重。由减失的重量和取样量计算供试品的干燥失重。

供试品干燥时，一般取约 1g，将颗粒控制在 2mm 以下，应平铺在扁形称量瓶中，厚度不可超过 5mm，如为疏松物质，厚度不可超过 10mm。放入烘箱或干燥器进行干燥时，应将瓶盖取下，置称量瓶旁，或将瓶盖半开进行干燥；取出时，须将称量瓶盖好。置烘箱内干燥的供试品，应在干燥后取出置干燥器中放冷，然后称定重量。

供试品如未达规定的干燥温度即融化时，应先将供试品在低于熔点 5～10℃的温度下干燥至大部分水分除去后，再按规定条件干燥。

当用减压干燥器（通常为室温）或恒温减压干燥器（温度应按各品种项下的规定设置）时，除另有规定外，压力应在 2.67kPa 以下。常用的干燥剂为五氧化二磷、无水氯化钙或硅胶，恒温减压干燥器中常用的干燥剂为五氧化二磷。干燥剂应及时更换。

五、水分测定法

2020 年版《中华人民共和国药典》四部收载的水分测定法，用于测定苗药固体制剂或苗药材中的水分含量（%），其测定方法、测定条件和要求有别于干燥失重。2020 年版《中华人民共和国药典》水分测定收载有四法，包括烘干法、甲苯法、减压干燥法和气相色谱法。

测试用的供试品一般先破碎成直径不超过 3mm 的颗粒或碎片；直径和长度在 3mm 以下的可不破碎；减压干燥法需通过二号筛。由于药品性质不同，水分测定方法也各不相同。

（一）烘干法

本法适用于不含或少含挥发性成分的药品。测定法：取供试品 2 ~ 5g，平铺于干燥至恒重的扁形称量瓶中，厚度不超过 5mm，疏松样品不超过 10mm，精密称定，打开瓶盖，在 100 ~ 105℃干燥 5 小时，将瓶盖盖好，移至干燥器中，冷却 30 分钟，精密称定重量，再在上述温度干燥 1 小时，冷却，称重，至连续两次称重的差异不超过 5mg 为止。根据减失的重量，计算供试品中含水量（%）。

（二）甲苯法

本法适用于含挥发性成分的药物。仪器装置如图 4-3。A 为 500mL 的短颈圆底烧瓶；B 为水分测定管；C 为直形冷凝管，外管长 40cm。使用前，全部仪器应清洁，并置烘箱中烘干。

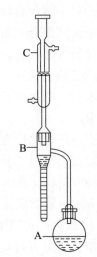

图4-3 甲苯法水分测定装置

测定方法：取供试品适量（相当于含水量 1 ~ 4mL）精密称定，置 A 瓶中，加甲苯约 200mL，必要时加入干燥、洁净的沸石（无釉小瓷片数片）或玻璃珠数粒，将仪器各部分连接，自冷凝管顶端加入甲苯，至充满 B 管的狭细部分。将 A 瓶置电热套中或用其他适宜方法缓缓加热，待甲苯开始沸腾时，调节温度，使每秒钟馏出 2 滴。待水分完全馏出，即测定管刻度部分的水量不再增加时，将冷凝管内部先用甲苯冲洗，再用饱蘸甲苯的长刷或其他适当方法，将管壁上附着的甲苯推下，继续蒸馏 5 分钟，放冷至室温，拆卸装置，如有水黏附在 B 管的管壁上，可用蘸甲苯的铜丝推下，放置，使水分与甲苯完全分离（可加亚甲蓝粉末少量，使水染成蓝色，以便分离观察）。检读水量，并计算成供试品中含水量（%）。

注意事项：通常用化学纯甲苯直接测定，必要时甲苯可先加水少量，充分振摇，使水在甲苯中达到饱和，放置，将水层分离弃去，经蒸馏后可使用，以减少因甲苯与微量水混溶而引起水分测定结果偏低。馏出液甲苯和水分进入水分测定管中，因水的相对密度大于甲苯，沉于底部，甲苯流回 A 瓶中。

（三）减压干燥法

本法适用于含有挥发性成分的贵重药品。测定法：先取直径 12cm 的培养皿，加入新鲜五氧化二磷干燥剂适量，使铺成 0.5 ~ 1cm 的厚度，放入直径 30cm 的减压干燥器中。取供试品 2 ~ 4g，混合均匀，分取 0.5 ~ 1g，置已在供试品同样条件下干燥并称重的称量瓶中，精密称定，打开瓶盖，放入上述减压干燥器中，减压至 2.67kPa（20mmHg）以下，并持续抽气半小时，室温放置 24 小时。在减压干燥器出口连接新鲜无水氯化钙干燥管，打开活塞，待内外压一致，关闭活塞，打开干燥器，盖上瓶盖，取出称量瓶迅速精密称定重量，计算供试品中含水量（%）。

（四）气相色谱法

该方法具有简便、快速、灵敏、准确的特点，且不受样品组分和环境湿度的影响，适用于各类型苗药制剂中微量水分的精密称定，测定方法如下。

色谱条件与系统适用性试验：用直径为 0.18 ～ 0.25mm 的二乙烯苯 – 乙基乙烯苯型高分子多孔小球作为载体，柱温为 140 ～ 150℃，热导检测器检测。注入无水乙醇，照气相色谱法测定，应符合下列条件要求。

（1）理论板数按水峰计算应大于 1000，理论板数按乙醇峰计算应大于 150。

（2）水和乙醇两峰的分离度应大于 2。

（3）用无水乙醇进样 5 次，水峰面积的相对标准偏差不得大于 3.0%。

对照溶液的制备：取纯化水 0.2g，精密称定，置 25mL 量瓶中，加无水乙醇至刻度，摇匀，即得。

供试品溶液的制备：取供试品适量（含水量约 0.2g），粉碎或研细，精密称定，置具塞锥形瓶中，精密加入无水乙醇 50mL，密塞，混匀，超声处理 20 分钟，放置 12 小时，再超声处理 20 分钟，密塞放置，待澄清后倾取上清液，即得。

测定：取无水乙醇、对照溶液和供试品溶液各 1 ～ 5μL，注入气相色谱仪，测定，即得。

注意事项：对照溶液与供试品溶液的配制须用新开启的同一瓶无水乙醇；用外标法计算供试品中的含水量，计算时应扣除无水乙醇中的含水量，方法如下。

对照溶液中实际加入的水的峰面积=对照溶液中总水峰面积–K×对照溶液中乙醇峰面积

供试品中水的峰面积=供试品溶液中总水峰面积–K×供试品溶液中乙醇峰面积

$$K = \frac{无水乙醇中水峰面积}{无水乙醇中乙醇峰面积}$$

六、炽灼残渣检查法

有机药物经炽灼炭化，再加硫酸湿润，加热使硫酸蒸气除尽后，于高温（700 ～ 800℃）炽灼至完全灰化，使有机质破坏分解变为挥发性物质逸出，残留的非挥发性无机杂质（多为金属的氧化物或无机盐类）成为硫酸盐，称为炽灼残渣（residue on ignition），也称硫酸灰分。其检查的目的是用于控制有机药物或挥发性无机药物中非挥发性无机杂质。

（一）方法

取供试品 1.0 ～ 2.0g 或各品种项下规定的重量，置已炽灼至恒重的坩埚中，精密称定，缓缓炽灼至完全炭化，放冷至室温；加硫酸 0.5 ～ 1mL 使湿润，低温加热至硫酸蒸气除尽后，在 700 ～ 800℃炽灼使完全灰化，移置干燥器内，放冷至室温，精密称定后，再在700 ～ 800℃炽灼至恒重，即得。

如需将残渣留作重金属检查，则炽灼温度必须控制在 500 ～ 600℃。

$$炽灼残渣\% = \frac{残渣及坩埚重 - 空坩埚重}{供试品重} \times 100\%$$

（二）注意事项

1. 取样量可根据炽灼残渣限量来决定，取样量过多，炭化及灰化时间长，取样量少，炽灼残渣量少，称量误差大。由于炽灼残渣限量一般在 0.1% ～ 0.2%，所以取样量一般为 1 ～ 2g。

2. 为了防止供试品在炭化时骤然膨胀而溢出，可将坩埚斜置，缓缓加热，直至完全灰化；在移至高温炉炽灼前，必须低温蒸发除尽硫酸，否则会腐蚀炉膛，甚至造成漏电事故，若温度过高，亦会因溅射影响测定结果；含氟药物对瓷坩埚有腐蚀作用，可采用铂坩埚。

3. 若需将残渣留作重金属检查，则供试品的取用量应为 1.0g，炽灼温度必须控制在 500～600℃。

4. 具有挥发性的无机成分受热挥发或分解，残留非挥发性杂质，也可用炽灼残渣法检查。如轻粉其来源主要为水银、胆矾、食盐升华而制成的氯化亚汞结晶，具有挥发性。2020 年版《中华人民共和国药典》规定用本法检查其炽灼残渣不得超过 0.1%。

七、灰分测定法

苗药经粉碎后加热，高温炽灼至灰化，则其细胞组织及其内含物成为灰烬而残留，由此所得的灰分为"生理灰分"。总灰分除包含药物本身所含无机盐（即生理灰分）外，还包含外来掺杂物（泥土、砂石等无机杂质）。规定苗药的总灰分限度，主要是为了控制药材中泥土、砂石的量，同时还反映药材中生理灰分的量，对于保证苗药的品质和洁净程度，有一定的意义。

苗药经高温炽灼得到的总灰分加盐酸处理，得到不溶于酸的灰分，称酸不溶性灰分。由于在盐酸酸性环境下，钙盐等无机物可溶，而泥土、砂石等不溶解，因此酸不溶性灰分对于那些生理灰分差异较大，特别是组织中含草酸钙较多的药材，更能准确地反映其中泥土、砂石等的掺杂含量。如大黄的总灰分由于生长条件不同可从 8% 到 20% 以上，此类药材的总灰分就不能明确地说明外来杂质的量，故需要测定酸不溶性灰分。

（一）测定方法

1. 总灰分测定法

测定用的供试品须粉碎，使能通过二号筛，混合均匀后，取供试品 2～3g（如须测定酸不溶性灰分，可取供试品 3～5g），置炽灼至恒重的坩埚中，称定重量（准确至 0.01g），缓缓炽热，注意避免燃烧，至完全炭化时，逐渐升高温度至 500～600℃，使完全灰化并至恒重。根据残渣重量，计算供试品中总灰分的含量（%）。

如供试品不易灰化，可将坩埚放冷，加热水或 10% 硝酸铵溶液 2mL，使残渣湿润，然后置水浴上蒸干，残渣照前法炽灼，至坩埚内容物完全灰化。

2. 酸不溶性灰分测定法

取总灰分测定所得的灰分，在坩埚中小心加入稀盐酸约 10mL，用表面皿覆盖坩埚，置水浴上加热 10 分钟，表面皿用热水 5mL 冲洗，洗液并入坩埚中，用无灰滤纸滤过，坩埚内的残渣用水洗于滤纸上，并洗涤至洗液不显氯化物反应为止。滤渣连同滤纸移置同一坩埚中，干燥，炽灼至恒重。根据残渣重量，计算供试品中酸不溶性灰分的含量（%）。

（二）注意事项

1. 测定前先将供试品称取适量粉碎，使其通过二号筛，将粉末混合均匀后再取样。

2. 如供试品不易灰化，可将坩埚放冷，加热水或 10% 硝酸铵溶液 2mL，使残渣湿润，然后置水浴上蒸干，得到的残渣再按上面所说的方法炽灼至坩埚内容物完全灰化。

第三节 有害物质检查法

苗药有害物质包括外源性有害物质和内源性有害物质。外源性有害物质主要指有害残留物或污染物，包括农药残留、重金属及有害元素、砷盐、二氧化硫残留、有机溶剂残留和生物毒素等。内源性有害物质是指苗药本身所含的具有毒副作用的化学成分。例如菊科、豆科和紫草科植物中含有的吡咯里西啶类生物碱，如千里光碱、野百合碱，其在体内的代谢产物吡咯具有很强的肝毒性作用；还有马兜铃科植物含有的马兜铃酸，具有肾毒性；矿物药雄黄中含有的三氧化二砷具有神经系统毒性，并影响毛细血管通透性。

一、外源性有害物质检查

（一）农药残留量的检查

苗药材生产有相当数量为人工栽培，为提高药材产量，减少昆虫、真菌和霉菌的危害，在生产过程中常需喷洒农药。此外，土壤中残留的农药也可能引入药材中，致使苗药材中农药残留问题较为严重，而农药对人体危害极大，故控制苗药材及其制剂中农药残留量已成为必然。

只有含氯的碳氢化合物及有关的农药（艾氏剂、BHC、氯丹、狄氏剂、DDT）和少数的有机磷农药（如三硫磷）是长期残留的，其他农药大多数残留期较短，因此在接触农药时间长短未知的情况下，应当测定有机氯和有机磷。

1. 供试品的制备

（1）残留农药的提取：根据样品类型和农药种类来决定采用的提取方法和溶剂体系，在农药残留分析中广泛使用的提取溶剂有乙腈、丙酮、苯、三氯甲烷、二氯甲烷、醋酸乙酯、乙醇、己烷、甲醇或它们的混合剂。分析有机氯类农药常用正己烷（或石油醚）、乙腈、丙酮、苯等，混合溶剂常用正己烷（或石油醚）–丙酮、乙腈–水等。有机磷类农药包括的种类很多，极性差异很大，很难用一种溶剂将所有的有机磷农药提取完全，一般应根据有机磷农药的极性采用相应极性的溶剂进行提取。乙腈和丙酮是各类型农药较常用的提取溶剂。乙腈的优点是很多亲脂性化合物如脂肪、蜡质物等不被萃取，但由于乙腈的价格较贵，有毒性，现已基本被丙酮代替。丙酮之所以被广泛用作萃取剂，是由于丙酮既能萃取极性物质也能萃取非极性物质。另外，它还具有低毒、容易提取和过滤、价格较低等优点。

较常用的提取方法有索氏提取法和振荡提取法。超声波振荡提取是常用的手段，也有将被测样品与萃取剂置于组织粉碎机中高速搅拌，以达到萃取完全的目的。

（2）样品纯化：较常用的净化步骤是液–液分配（LLE）后经过柱层析分离。LLE常用的溶剂体系有二氯甲烷–丙酮/水、二氯甲烷–甲醇/水、乙腈–石油醚、乙腈–石油醚/水、二氯甲烷–乙腈/水等。柱层析常用的吸附剂有弗罗里硅土（Florisil）、Celite-Nuchar、硅胶和氧化铝，活性炭对植物色素有很强的吸附作用，因此苗药材中大量叶绿素的去除常以活性炭作吸附剂。对于有机氯农药的净化还常用到磺化法，即利用脂肪、蜡质等杂质与浓硫酸的磺化作用，生成极性很大的物质而与农药进行分离。具体做法是用浓硫酸9mL、20%SO_3 发烟硫酸9mL及30g Celite 545一起混合后装柱使用。现改进为在提取液中直接加入 1/10 量的浓硫酸在分液漏斗中进行磺化处理，更为方便简单，效果也很好，因而得到广泛使用。加浓硫酸次数视提取液中含杂质多少而定，一般 1 ~ 3 次。磺化后再加 2% 硫酸钠水溶液，用量为提取液的 3 ~ 6 倍，振摇 10 多次，洗去提取液中残余硫酸，然后即可定容检测。磺化法对易分解或发生反应的有机磷、氨基甲酸酯类农药则不能使用。

2. 检测方法

农药残留量的测定以色谱分离方法为主，样品采用适当的溶剂进行提取，杂质用分配法或吸附法除去，多种农药可以一次性地测定。

（1）注意事项

①收集样品后应尽快地进行分析，以免发生物理或化学的变化。如果需要长期保存，样品应置于密闭容器内冷藏，也可以进行提取，除去溶剂。浸出物应在阴凉处保存。

②光线可使许多农药降解，因此样品及其浸出物应避免曝光。

③容器和包装材料应不干扰样品或导致错误的分析结果。

④溶剂和试剂应不含有能干扰化学反应，改变分析结果或促使农药降解的物质。通常必须使用特殊精制的溶剂或在全玻璃器皿中新鲜蒸馏的溶剂，并按规定的方法做空白试验。

⑤应使用简单快速的方法净化样品，以便在样品多的情况下节省时间。

⑥规定的方法如有修改，应由测定者在报告中详细说明并提出理由和数据。

⑦溶液的浓缩，特别是溶剂蒸发到最后几滴时要加倍小心，以防止农药残留量的损失。因此，最好是不要除去最后的那一点溶剂，可以加矿物油或其他低挥发性的油以延缓农药的挥发，但这种措施只适用于比色分析而不适用于气相色谱，受热易发生变化的化合物应使用旋转式真空干燥器蒸发溶剂。

（2）气相色谱法

较之薄层色谱，气相色谱在农药残留分析方面的使用更为广泛。

色谱柱：常用弹性石英毛细管柱。

检测器：常用电子捕获检测器（ECD），也可用氢焰离子化检测器（FID）、氮磷检测器（NPD）或质谱检测器（MSD）。

固定液及其配比：常用非极性的 HP-5、SE-54、DB-5 或中等极性的 HP-1701、OV-1701、DB-1701 等。

柱温：通常采用程序升温的方法，温度范围 100 ~ 300℃。

载气：常使用高纯氮（含氮的 99.99%）为载气，流速为 50 ~ 150mL/min。

【例 4-3】丹参片中有机氯农药残留分析

（1）色谱条件：HP-5 柱（30m × 0.25mm × 0.25μm），^{63}Ni-ECD 电子捕获检测器。进样口温度 230℃，检测器温度 300℃，色谱柱初温 130℃，然后以 15℃/min 的升温速率，升至 220℃，保持 2 分钟，再以 1.5℃/min 的升温速率升至 240℃，然后以 10℃/min 升温速率升至 280℃，保持 5 分钟。载气：高纯氮，流速为 1mL/min。

（2）标准曲线的绘制：分别精密吸取浓度为 0.1mg/mL 的混合有机氯农药（α-BHC，β-BHC，γ-BHC，δ-BHC，PP′-DDE，PP′-DDD，OP′-DDT，PP′-DDT），PCNB，Aldrin 各 0.25mL 于 5mL 容量瓶中，用石油醚稀释至刻度，摇匀，制成农药标准品贮备液。从贮备液中精密吸取 10、50、100、500、1000、2000μL 分别置于 50mL 量瓶中，各加石油醚稀释至刻度，摇匀，得到浓度为 1、5、10、50、100、200ng/mL 的标准品试液。分别精密吸取标准品试液 1μL 进样测定，以进样浓度为横坐标，峰面积为纵坐标绘制标准曲线。

（3）样品测定：丹参片样品磨成细粉，取适量，精密称量，置于 100mL 具塞锥形瓶中，加水 20mL 浸泡过夜，加丙酮 40mL，超声处理 30 分钟，加氯化钠 6g 及二氯甲烷 30mL，超声处理 15 分钟，静置使分层。将有机相迅速转入有适量无水硫酸钠的 100mL 具塞锥形瓶中，放置 4 小时，精确量取 35mL，于 40℃水浴中减压浓缩至近干，加少量石油醚（沸点范围为 60～90℃），如前反复操作至二氯甲烷及丙酮除净。用石油醚溶解并转移至具塞刻度离心管中，加石油醚至 5mL，加入硫酸 1mL，振摇 1 分钟，离心（3000r/min）10 分钟。精确吸取上清液 2mL 于 K-D 瓶中，再在 40℃下浓缩至适量，精密稀释至 1mL，即可进样测定。

近年来随着科学技术的发展，农药残留分析领域取得了许多重要进展。样品提取和净化方法向着简单化、微型化和自动化发展，出现了一些先进的提取净化技术，如加速溶剂提取法（ASE）、微波加热提取法（MAE）、固相萃取技术（SPE）、吹扫蒸馏技术、超临界流体萃取（SFE）等，尤其是 SPE 的应用已相当普遍，而在定量分析方面也出现了新变化。在残留分析中占绝对优势的气相色谱法，已由过去以填充柱为主，变到目前以毛细管柱为主，从分辨能力、灵敏度、分析速度及色谱柱的相对惰性各方面看，毛细管柱都比填充柱优越。而弹性石英毛细管柱的出现，使操作更方便易行。进样系统也不断完善。高效液相色谱的使用也越来越广泛，用它可很方便地测定热不稳定和强极性农药及其代谢物。此外，超临界流体色谱（SFC）和免疫分析法的应用也拓宽了残留分析的范围。

3. 有机氯类农药残留量检查

2020 年版《中华人民共和国药典》规定采用气相色谱法测定苗药材、饮片及制剂中部分有机氯类农药。

样品中六六六、滴滴涕经提取净化后用气相色谱法测定，与标准比较定量。

电子捕获检测器对于负电性强的化合物具有较高的灵敏度。利用这一特点，可分别测出微量的六六六和滴滴涕。不同异构体和代谢物可同时分别测定。

色谱条件与系统适用性试验：弹性石英毛细管柱（30m × 0.32mm × 0.25μm）SE-54（或 DB-1701），^{63}Ni-ECD 电子捕获检测器。进样口温度 230℃；检测器温度 300℃。不分流进样。程序升温：初始 100℃，每分钟 10℃升至 220℃，每分钟 8℃升至 250℃，保持 10 分钟。理论板数按 α-BHC 峰计算应不低于 $1 × 10^6$，两个相邻色谱峰的分离度应大于 1.5。

对照品贮备液制备：精密称取六六六（BHC）（α-BHC，β-BHC，γ-BHC，δ-BHC），滴滴涕（DDT）（PP'-DDE，PP'-DDD，OP'-DDT，PP'-DDT）及五氯硝基苯（PCNB）农药对照品适量，用石油醚（60～90℃）分别制成每 1mL 含 4～5μg 的溶液，即得。

混合对照品贮备液的制备：精密量取上述各对照品贮备液 0.5mL 置 10mL 量瓶中，用石油醚（60～90℃）稀释至刻度，摇匀，即得。

混合对照品溶液的制备：精密量取上述混合对照品贮备液，用石油醚（60～90℃）制成每 1L 分别含 0μg、1μg、5μg、10μg、50μg、100μg、250μg 的溶液，即得。

供试品溶液的制备：取供试品于 60℃干燥 4 小时，粉碎成细粉，取约 2g，精密称定，置 100mL 具塞锥形瓶中，加水 20mL 浸泡过夜，精密加丙酮 40mL，称定重量，超声处理 30 分钟，放冷，再称定重量，用丙酮补足减失的重量，再加氯化钠约 6g，精密加二氯甲烷 30mL，称定重量，超声处理 15 分钟，再称定重量，用二氯甲烷补足减失的重量，静置（使分层），将有机相迅速移入装有适量无水硫酸钠的 100mL 具塞锥形瓶中，放置 4 小时。精密量取

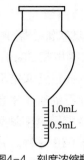

1.0mL
0.5mL

图4-4 刻度浓缩瓶

35mL，于40℃水浴上减压浓缩至近干，加少量石油醚（60～90℃）如前反复操作至二氯甲烷及丙酮除净，用石油醚（60～90℃）溶解并转移至10mL具塞刻度离心管中，加石油醚（60～90℃）精密稀释至5mL。小心加入硫酸1mL，振摇1分钟，离心（3000r/min）10分钟。精密量取上清液2mL置具刻度的浓缩瓶（图4-4）中，连接旋转蒸发器，40℃下（或用氮气）将溶液浓缩至适量，精密稀释至1mL，即得。

苗药制剂：取供试品研成细粉（蜜丸切碎，液体制剂直接量取），精密称取适量（相当于药材2g），按上述供试品溶液制备法制备成供试品溶液。

测定：分别精密吸取供试品溶液和与之相对应浓度的混合对照品溶液各1μL，分别连续进样3次，取3次平均值，按外标法计算供试品中9种有机氯农药残留量。

亦可采用SPE-GC-MS联用法测定有机氯的残留量。

【例4-4】气相色谱法-质谱法联用测定甘草锌颗粒中有机氯农药残留量

甘草锌颗粒是由甘草提取加工并加入锌制成的制剂。

（1）色谱-质谱条件

①分离条件：弹性石英毛细管柱DB-1701；载气为高纯氮气；流速1.0mL/min；进样口温度230℃；不分流进样。程序升温：初始温度100℃保持1分钟，以每分钟10℃的速率升温至220℃，保持5分钟，再以每分钟8℃的速率升温至250℃，保持8分钟，再以每分钟20℃的速率升温至280℃，保持2分钟。

②质谱检测条件：选择化学电离负离子源，离子源温度200℃，电离能量100eV，甲烷（纯度＞99.99%）为反应气，流速3.0mL/min，传输管温度290℃。扫描质量范围30～450m/z，以选择离子监测（SIM）方式定量。

（2）标准曲线的制备：精密吸取混合有机氯农药对照品贮备液，用石油醚制成一系列不同浓度的标准混合溶液，进样，测定，以峰面积为纵坐标，浓度为横坐标，绘制标准曲线。

（3）样品测定：甘草锌样品5g，研细，精密称定，置锥形瓶中，加入乙酸乙酯25mL，超声处理30分钟，取出，滤过，滤渣和滤器用乙酸乙酯适量分数次洗涤，洗涤液和滤液合并，室温下用氮气吹至近干，残渣加乙酸乙酯-石油醚（60～90℃）（8∶92）混合液约4mL溶解，过柱（弗罗里硅土5g，上下均铺有无水硫酸钠约1.5g），用混合液50mL洗脱，收集洗脱液，室温下用氮气吹至近干，残渣用石油醚（60～90℃）溶解并定容至5mL，即可进样测定。

4. 有机磷类农药残留量检查

2020年版《中华人民共和国药典》规定有机磷类农药残留量采用气相色谱法测定。

色谱条件与系统适应性试验：弹性石英毛细管柱（30m×0.25mm×0.25μm）DB-17MS（或HP-5），氮磷检测器（NPD）。进样口温度220℃，检测器温度300℃，不分流进样。程序升温：初始120℃，每分钟10℃升至200℃，每分钟5℃升至240℃，保持2分钟。每分钟20℃升至270℃，保持0.5分钟。理论板数按敌敌畏峰计算应不低于6000，两个相邻色谱峰的分离度应大于1.5。

对照品贮备溶液的制备：精密称取对硫磷、甲基对硫磷、乐果、氧化乐果、甲胺磷、久效磷、二嗪磷、乙硫磷、马拉硫磷、杀扑磷、敌敌畏、乙酰甲胺磷农药对照品适量，用乙酸乙酯分别制成每 1mL 约含 100μg 的溶液，即得。

混合对照品贮备液的制备：精密量取上述各对照品贮备液 1mL，置 20mL 棕色量瓶中，加乙酸乙酯稀释至刻度，摇匀，即得。

混合对照品溶液的制备：精密量取上述混合对照品贮备液，用乙酸乙酯制成每 1mL 分别含 0.1μg、0.5μg、1μg、2μg、5μg 的溶液，摇匀，即得。

供试品溶液的制备：取供试品粉末（过三号筛）约 5g，精密称定，加无水硫酸钠 5g，加入乙酸乙酯 50 ～ 100mL，冰浴超声处理 3 分钟，放置，取上层液滤过，药渣加乙酸乙酯 30 ～ 50mL，冰浴超声处理 2 分钟，放置，滤过，合并两次滤液，用少量乙酸乙酯洗涤滤纸及残渣，与上述滤液合并。取滤液于 40℃ 以下减压浓缩至近干，用乙酸乙酯转移至 5mL 量瓶中，并稀释至刻度，精密量取 1mL，置活性炭小柱 [120 ～ 400 目，0.25g，内径 0.9cm（ 如 SupelclenENVI-Carb SPE Tubes，3mL 活性炭小柱 ），用乙酸乙酯 5mL 预洗] 上，置多功能真空样品处理器上，用正己烷 - 乙酸乙酯（1：1）混合溶液 5mL 洗脱，收集洗脱液，置氮吹仪上浓缩至近干，精密加入乙酸乙酯 1mL 使溶解，即得。

测定：分别精密吸取供试品溶液和与之相对应浓度的混合对照品溶液各 1μL，分别连续进样 3 次，取 3 次平均值，按外标法计算供试品中 12 种有机磷农药残留量。

也可采用高效液相色谱法、高效液相 - 质谱联用法测定苗药材中有机磷农药残留。

【例 4-5】高效液相色谱法 - 质谱法联用测定金银花中有机磷农药残留量

（1）色谱条件：色谱柱 C_{18} 柱（2.0mm×100mm，3μm）；柱温为室温；流速 200μL/min；流动相为 0.1% 甲醇水溶液（V/V），甲醇：水 =50：50，0 ～ 3 分钟甲醇比例从 50% 线性增加至 95%，然后保持 4.5 分钟，7.5 ～ 8 分钟线性恢复至初始流动相比例，然后平衡 2 分钟。

（2）质谱条件：离子源是电喷雾离子化源（ESI）；扫描方式为正离子模式；检测方式为选择反应检测（SRM）；电喷雾电压 4000V；毛细管温度 350℃；碰撞气为高纯度氩气。

（3）标准曲线制备：准确吸取各对照品贮备液适量，用空白样品提取液在 10 ～ 500μg/L 范围内稀释成一系列不同浓度梯度的混合对照品液，分别测定，以样品中各有机磷农药的峰面积为纵坐标，含量为横坐标，绘制标准曲线。

（4）供试品制备：取样品，粉碎，过 0.45mm 筛，称取样品 5.0g，置于 50mL 离心管中，加入 30mL 乙腈，加入 5g 无水硫酸钠，混匀，超声处理 30 分钟，3500r/min 离心 5 分钟，取上清液 15mL 于 100mL 梨形瓶中，35℃ 旋转蒸发至干，加 10mL 乙腈 - 甲苯（体积比为 3：1）分三次溶解，过活性炭小柱，用 20mL 乙腈 - 甲苯（体积比为 3：1）洗脱，合并洗脱液，于 35℃ 旋转蒸发至 0.5mL 左右，氮气吹干，加 1mL 乙腈溶解，过 0.22μm 微孔滤膜，进样测定。

5. 拟除虫菊酯类农药残留量检查

2020 年版《中华人民共和国药典》规定，拟除虫菊酯类农药残留量采用气相色谱法测定。

色谱条件与系统适用性试验：弹性石英毛细管柱（30m×0.32mm×0.25μm）SE-54（或 DB-5），^{63}Ni-ECD 电子捕获检测器。进样口温度 270℃，检测器温度 330℃。分流比 20：1；5：1（或根据仪器设置最佳的分流比）。程序升温：初始 160℃，保持 1 分钟，每分钟 10℃ 升至 278℃，保持 0.5 分钟，每分钟 1℃ 升至 290℃，保持 5 分钟。理论塔板数按溴氰菊酯峰计算应不低于 $1×10^5$，两个相邻色谱峰的分离度应大于 1.5。

对照品贮备液的制备：精密称取氯氰菊酯、氰戊菊酯及溴氰菊酯农药对照品适量，用石油醚（60～90℃）分别制成每1mL含20～25μg的溶液，即得。

混合对照品贮备液的制备：精密量取上述各对照品贮备液1mL，置10mL量瓶中，用石油醚（60～90℃）稀释至刻度，摇匀，即得。

混合对照品溶液的制备：精密量取上述混合对照品贮备液，用石油醚（60～90℃）稀释制成每1L分别含0μg、4μg、8μg、40μg、200μg的溶液，即得。

供试品溶液的制备：取药材供试品60℃干燥4小时，粉碎成细粉（过三号筛），取1～2g，精密称定，置100mL具塞锥形瓶中，加石油醚（60～90℃）–丙酮（4∶1）混合溶液30mL，超声处理15分钟，滤过，药渣再重复上述操作2次后，合并滤液。滤液加入适量无水硫酸钠脱水后，于40～45℃减压浓缩至近干，用少量石油醚（60～90℃）反复操作至丙酮除净，残渣加适量石油醚（60～90℃）溶解，置混合小柱〔从上至下依次为无水硫酸钠2g、弗罗里硅土4g、微晶纤维素1g、氧化铝1g、无水硫酸钠2g，用石油醚（60～90℃）–乙醚（4∶1）混合溶液20mL预洗〕上，用石油醚（60～90℃）–乙醚（4∶1）混合溶液90mL洗脱，收集洗脱液。于40～45℃减压浓缩至近干，再用石油醚（60～90℃）3～4mL重复操作至乙醚除净，用石油醚（60～90℃）溶解并转移至5mL量瓶中，并稀释至刻度，即得。

测定：分别精密吸取供试品溶液和与之相对应浓度的混合对照品溶液各1μL，分别连续进样3次，取3次平均值。按外标法计算供试品中3种拟除虫菊酯农药残留量。

（二）二氧化硫残留量测定法

硫黄具有漂白、增艳、防虫等作用，某些苗药材在加工过程中有用硫黄熏蒸的习惯。残留的二氧化硫可能影响人体健康。2020年版《中华人民共和国药典》规定天麻、牛膝、白及、党参等药材在加工过程中二氧化硫残留量不得过400mg/kg。目前，关于测定二氧化硫残留量的方法有如下几种。

1. 酸碱滴定法

（1）原理

将苗药材以蒸馏法进行处理，样品中的亚硫酸盐系列物质加酸处理转化为二氧化硫后，随氮气流带入到含有过氧化氢的吸收瓶中，过氧化氢将其氧化为硫酸根离子，采用酸碱滴定法测定，计算药材及饮片中的二氧化硫残留量。

（2）分析方法

①仪器装置：如图4-5。A为1000mL两颈圆底烧瓶；B为竖式回流冷凝管；C为（带刻度）分液漏斗；D为连接氮气流入口；E为二氧化硫气体导出口。另配磁力搅拌器、电热套、氮气源及气体流量计。

②测定法：取药材细粉约10g（如二氧化硫残留量较高，超过1000mg/kg，可适当减少取样量，但应不少于5g），精密称定，置两颈圆底烧瓶中，加水300～400mL。打开回流冷凝管开关给水，将冷凝管的上端E口处连接一橡胶导气管置于100mL锥形瓶底部，锥形瓶内加入3%过氧化氢溶液50mL作为吸收液（橡胶导气管的末端应在吸收液液面以下）。使用前，在吸收液中加入3滴甲基红乙醇溶液指示剂（2.5mg/mL），并用0.01mol/L氢氧化钠滴定液滴定至黄色（即终点；如果超过终点，则应舍弃该吸收溶液）。开通氮气，使用流量计调节气体流量至约0.2L/min；打开分液漏斗C的活塞，使盐酸溶液（6mol/L）10mL

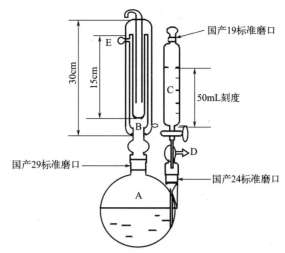

图4-5　酸碱滴定法蒸馏仪器装置

流入蒸馏瓶，立即加热两颈烧瓶内的溶液至沸，并保持微沸，烧瓶内的水沸腾 1.5 小时以后，停止加热。吸收液放冷后，置于磁力搅拌器上不断搅拌，用氢氧化钠滴定液（0.01mol/L）滴定，至黄色持续时间 20 秒钟不退，并将滴定的结果用空白试验校正，照下式计算。

$$供试品中二氧化硫残留量(\mu g/g) = \frac{(A-B) \times c \times 0.032 \times 10^6}{W}$$

式中 A 为供试品消耗氢氧化钠滴定液的体积，mL；B 为空白消耗氢氧化钠滴定液的体积，mL；c 为氢氧化钠滴定液浓度，mol/L；W 为供试品的重量，g；0.032 为每 1mL 氢氧化钠滴定液（1mol/L）相当的二氧化硫的质量，g。

2. 气相色谱法

（1）原理

将苗药材以蒸馏法进行处理，样品中的亚硫酸盐系列物质加酸处理转化为二氧化硫后，通过顶空进样系统注入气相色谱仪热导检测器检测二氧化硫的含量。

（2）分析方法

①色谱条件与系统适用性试验：采用 GS-GasPro 键合硅胶多孔层开口管色谱柱（如GS-GasPro，柱长 30m，柱内径 0.32mm）或等效柱，热导检测器，检测器温度为 250℃。程序升温：初始 50℃，保持 2 分钟，以每分钟 20℃ 的速度升至 200℃，保持 2 分钟。进样口温度为 200℃，载气为氦气，流速为每分钟 2.0mL。顶空进样，采用气密针模式（气密针温度为 105℃）的顶空进样，顶空瓶的平衡温度为 80℃，平衡时间均为 10 分钟。系统适用性试验应符合气相色谱法要求。

②对照品溶液的制备：精密称取亚硫酸钠对照品 500mg，置 10mL 量瓶中，加入含0.5% 甘露醇和 0.1% 乙二胺四乙酸二钠的混合溶液溶解，并稀释至刻度，摇匀，制成每1mL 含亚硫酸钠 50.0mg 的对照品贮备溶液。分别精密量取对照品贮备溶液 0.1mL、0.2mL、0.4mL、1mL、2mL，置 10mL 量瓶中，用含 0.5% 甘露醇和 0.1% 乙二胺四乙酸二钠的溶液分别稀释成每 1mL 含亚硫酸钠 0.5mg、1mg、2mg、5mg、10mg 的对照品溶液。

分别准确称取 1g 氯化钠和 1g 固体石蜡（熔点 52 ～ 56℃）于 20mL 顶空进样瓶中，精密加入 2mol/L 盐酸溶液 2mL，将顶空瓶置于 60℃ 水浴中，待固体石蜡全部溶解后取出，放冷至室温，使固体石蜡凝固密封于酸液层之上（必要时用空气吹去瓶壁上冷凝的酸雾）；

分别精密量取上述 0.5mg/mL、1mg/mL、2mg/mL、5mg/mL、10mg/mL 的对照品溶液各 100μL 置于石蜡层上方，密封，即得。

③供试品溶液的制备：分别准确称取 1g 氯化钠和 1g 固体石蜡（熔点 52～56℃）于 20mL 顶空进样瓶中，精密加入 2mol/L 盐酸溶液 2mL，将顶空瓶置于 60℃ 水浴中，待固体石蜡全部溶解后取出，放冷至室温，使固体石蜡重新凝固。取样品细粉约 0.2g，精密称定，置于石蜡层上方，加入含 0.5% 甘露醇和 0.1% 乙二胺四乙酸二钠的混合溶液 100μL，密封，即得。

④测定法：分别精密吸取经平衡后的对照品溶液和供试品溶液顶空瓶气体 1mL，注入气相色谱仪，记录色谱图。按外标工作曲线法定量，计算样品中亚硫酸根含量，测得结果乘以 0.5079，即为二氧化硫含量。

3. 离子色谱法

（1）原理

将苗药材以水蒸气蒸馏法进行处理，样品中的亚硫酸盐系列物质加酸处理转化为二氧化硫后，随水蒸气蒸馏，并被过氧化氢吸收，将其氧化为硫酸根离子，通过离子色谱法测定 SO_4^{2-}，按二氧化硫计算结果。

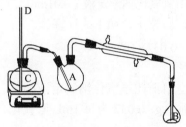

图4-6 离子色谱法水蒸气蒸馏装置

（2）分析方法

①仪器装置：离子色谱法水蒸气蒸馏装置如图 4-6 所示，A 为两颈烧瓶；B 为接收瓶；C 为圆底烧瓶；D 为直形长玻璃管。蒸馏部分装置需订做，另配电热套。

②色谱条件与系统适用性试验：采用离子色谱法。色谱柱采用以烷醇季铵为功能基的乙基乙烯基苯 – 二乙烯基苯聚合物树脂作为填料的阴离子交换柱（如 AS11–HC，4mm×250mm）或等效柱，保护柱使用相同填料的阴离子交换柱（如 AG11–HC，4mm×50mm），洗脱液为 20mmol/L 氢氧化钾溶液（由自动洗脱液发生器产生）；若无自动洗脱液发生器，洗脱液采用终浓度为 3.2mmol/L Na_2CO_3、1.0mmol/L $NaHCO_3$ 的混合溶液；流速为 1mL/min，柱温为 30℃。应用阴离子抑制器和电导检测器。系统适用性试验应符合离子色谱法要求。

③对照品溶液的制备：取硫酸根标准溶液，加水制成每 1mL 分别含硫酸根 1μg、5μg、20μg、50μg、100μg、200μg 的溶液，各进样 10μL，绘制标准曲线。

④供试品溶液的制备：取供试品粗粉 5～10g（不少于 5g），精密称定，置瓶 A（两颈烧瓶）中，加水 50mL，振摇，使分散均匀，接通水蒸气蒸馏瓶 C。吸收瓶 B（100mL 纳氏比色管或量瓶）中加入 3% 过氧化氢溶液 20mL 作为吸收液，吸收管下端插入吸收液液面以下。A 瓶中沿瓶壁加入 5mL 盐酸，迅速密塞，开始蒸馏，保持 C 瓶沸腾并调整蒸馏火力，使吸收管端的馏出液的流出速率约为 2mL/min。蒸馏至瓶 B 中溶液总体积约为 95mL（时间 30～40 分钟），用水洗涤尾接管并将其转移至吸收瓶中，稀释至刻度，摇匀，放置 1 小时后，以微孔滤膜滤过，即得。

⑤测定法：分别精密吸取相应的对照品溶液和供试品溶液各 10μL，进样，测定，计算样品中硫酸根含量，按照（$SO_2/SO_4^{2-}=0.6669$）计算样品中二氧化硫的含量。

（三）真菌毒素测定法

真菌毒素是由真菌产生的次级代谢有毒产物，包括黄曲霉毒素、赭曲霉毒素 A、玉米赤霉烯酮、呕吐毒素、伏马毒素及 T-2 毒素等。在药的种植、采收、加工、运输和储藏过程中易污染真菌，导致产生各种真菌霉素。为保证用药的安全，采用高效液相色谱法、高效液相色谱 – 串联质谱法等检查苗药及其制剂中真菌毒素。

1. 黄曲霉毒素测定法

黄曲霉毒素（aflatoxin）是黄曲霉和寄生曲霉的代谢产物，具有极强的毒性和致癌性，能引起多种动物发生癌症，主要诱发肝癌。为了保证人民用药安全，应该对苗药及其制剂中黄曲霉毒素的含量进行控制。

黄曲霉毒素是一类结构相似的化合物，其基本结构都有二呋喃和香豆素（氧杂萘邻酮）。在紫外光照射下，都能发出荧光，根据荧光颜色、R_f 值及结构等不同，分别命名为 B_1、B_2、G_1、G_2、M_1、M_2、P_1、Q 等。目前，已明确结构的共有 10 多种，并认为其毒性、致癌性与结构有关，最重要的 6 种毒素结构如下。

黄曲霉毒素B₁(AFB₁)　黄曲霉毒素B₂(AFB₂)
黄曲霉毒素M₁(AFM₁)　黄曲霉毒素M₂(AFM₂)
黄曲霉毒素G₁(AFG₁)　黄曲霉毒素G₂(AFG₂)

黄曲霉毒素污染食品和苗药，以黄曲霉毒素 B_1 最多，主要污染地区为我国南方高温、高湿地区。黄曲霉毒素耐热，一般在制药加工的温度下很少被破坏，在 280℃时发生裂解。低浓度黄曲霉毒素 B_1 易受紫外光破坏，遇氧化性物质（如次氯酸钠、过氧化氢、高锰酸钾）和氢氧化钠、氨水等均可被破坏。黄曲霉毒素在水中溶解度低、易溶于油及一些有机溶剂，如三氯甲烷、丙酮和甲醇等，但不溶于乙醚、石油醚和己烷。

由于黄曲霉毒素毒性强，目前国际上不建议设定黄曲霉毒素的安全耐受量和无毒作用剂量，也无最大限量理论值计算公式，限量越低越好。黄曲霉毒素限量标准的制定，应根据具体品种和具体污染状况，参考相关品种国外药典和各国、各国际组织相关限量标准等规定，尽可能地将其限量控制在最低范围内，以降低安全风险。通常规定黄曲霉毒素 B_1、黄曲霉毒素 B_2、黄曲霉毒素 G_1、黄曲霉毒素 G_2 总和的限度标准。

2020 年版《中华人民共和国药典》采用高效液相色谱法和高效液相色谱 – 串联质谱法测定药材、饮片及制剂中的黄曲霉毒素（以黄曲霉毒素 B_1、黄曲霉毒素 B_2、黄曲霉毒素 G_1

和黄曲霉毒素 G_2 总量计）。

（1）高效液相色谱法

1）原理

样品经过免疫亲和色谱柱净化后除去干扰物质，黄曲霉毒素在紫外光照射下能产生荧光，但黄曲霉毒素 B_1 和黄曲霉毒素 B_2 荧光较弱，常通过 HPLC 柱后衍生化而使荧光增强，用高灵敏的荧光检测器进行检测，最小检出量为 0.2μg/kg。HPLC 具有灵敏度高、特异性好、分离能力强等优点。

2）分析方法

色谱条件与系统适用性试验：以十八烷基硅烷键合硅胶为填充剂；以甲醇 – 乙腈 – 水（40∶18∶42）为流动相；采用柱后衍生法检测。①碘衍生法，衍生溶液为 0.05% 的碘溶液（取碘 0.5g，加入甲醇 100mL 使溶解，用水稀释至 1000mL 制成），衍生化泵流速每分钟 0.3mL，衍生化温度 70℃。②光化学衍生法，应用光化学衍生器（254nm），以荧光检测器检测，激发波长 λ_{ex}=360nm（或 365nm），发射波长 λ_{em}=450nm，两个相邻色谱峰的分离度应大于 1.5。

混合对照品溶液的制备：精密量取黄曲霉毒素混合对照品（黄曲霉毒素 B_1、黄曲霉毒素 B_2、黄曲霉毒素 G_1、黄曲霉毒素 G_2，标示浓度分别为 1.0μg/mL、0.3μg/mL、1.0μg/mL、0.3μg/mL）0.5mL，置 10mL 量瓶中，用甲醇稀释至刻度，作为贮备溶液。精密量取贮备液 1mL，置 25mL 量瓶中，用 70% 甲醇稀释至刻度，即得。

供试品溶液的制备：取供试品粉末约 15g（过二号筛），精密称定，置于均质瓶中，加入氯化钠 3g，精密加入 70% 甲醇溶液 75mL，高速搅拌 2 分钟（搅拌速度大于 11000r/min）。离心 5 分钟（离心速度 4000r/min），精密量取上清液 15mL，置于 50mL 量瓶中，用水稀释至刻度，摇匀，离心 10 分钟（离心速度 4000r/min），精密量取上清液 20mL，通过免疫亲合柱，流速每分钟 3mL，用水 20mL 洗脱（必要时可以先用淋洗缓冲液 10mL 洗脱，再用水 10mL 洗脱），洗脱液弃去，使空气进入，将水挤出柱子，再用适量甲醇洗脱，收集洗脱液，置 2mL 量瓶中，并用水稀释至刻度，摇匀，用微孔滤膜（0.22μm）滤过，取续滤液，即得。

测定法：分别精密吸取上述混合对照品溶液 5μL、10μL、15μL、20μL、25μL，注入液相色谱仪，测定峰面积，以峰面积为纵坐标，进样量为横坐标，绘制标准曲线。另精密吸取上述供试品溶液 20 ～ 50μL，注入液相色谱仪，测定峰面积，从标准曲线上读出供试品中相当于黄曲霉毒素 B_1、黄曲霉毒素 B_2、黄曲霉毒素 G_1、黄曲霉毒素 G_2 的量，计算，即得。

该法规定黄曲霉毒素 B_1、黄曲霉毒素 G_1，检出限应为 0.5μg/kg，定量限应为 1μg/kg；黄曲霉毒素 B_2、黄曲霉毒素 G_2 检出限应为 0.2μg/kg，定量限应为 0.4μg/kg。

（2）高效液相色谱 – 串联质谱法

1）原理

高效液相色谱 – 串联质谱法是用母离子和子离子碎片的质荷比确定峰位。通过配制系列对照品溶液注入高效液相色谱 – 串联质谱仪，测定峰面积，以峰面积为纵坐标，进样量为横坐标，绘制标准曲线，再将供试品溶液注入仪器中测定，从标准曲线上读出供试品中相当于黄曲霉毒素的浓度。

2）分析方法

色谱、质谱条件与系统适用性试验：以十八烷基硅烷键合硅胶为填充剂；以 10mmol/L

醋酸铵溶液为流动相A，以甲醇为流动相B，梯度洗脱（0～4.5min，A65%→15%，B35%→85%；4.5～6min，A15%→0，B85%→100%；6～6.5min，A0→65%，B100%→35%；6.5～10min，A65%，B35%）；柱温25℃；流速每分钟0.3mL。以三重四极杆串联质谱仪检测，电喷雾离子源（ESI），采集模式为正离子模式；各化合物监测离子对和碰撞电压（CE），参考值见表4-1。

表4-1 黄曲霉毒素B$_1$、黄曲霉毒素B$_2$、黄曲霉毒素G$_1$、黄曲霉毒素G$_2$对照品的监测离子对、碰撞电压（CE）参考值

中文名	英文名	母离子	子离子	CE(V)
黄曲霉毒素G$_2$	Aflatoxin G$_2$	331.1	313.1	33
		331.1	245.1	40
黄曲霉毒素G$_1$	Aflatoxin G$_1$	329.1	243.1	35
		329.1	311.1	30
黄曲霉毒素B$_2$	Aflatoxin B$_2$	315.1	259.1	35
		315.1	287.1	40
黄曲霉毒素B$_1$	Aflatoxin B$_1$	313.1	241.0	50
		313.1	285.1	40

系列混合对照品溶液的制备：精密量取黄曲霉毒素混合对照品溶液（黄曲霉毒素B$_1$、黄曲霉毒素B$_2$、黄曲霉毒素G$_1$、黄曲霉毒素G$_2$的标示浓度分别为1.0μg/mL、0.3μg/mL、1.0μg/mL、0.3μg/mL）适量，用70%甲醇稀释成含黄曲霉毒素B$_2$、黄曲霉毒素G$_2$浓度为0.04～3ng/mL，含黄曲霉毒素B$_1$、黄曲霉毒素G$_1$浓度为0.12～10ng/mL的系列对照品溶液，即得（必要时可根据样品实际情况，制备系列基质对照品溶液）。

供试品溶液的制备：同高效液相色谱法。

测定法：精密吸取上述系列对照品溶液各5μL，注入高效液相色谱-质谱仪，测定峰面积，以峰面积为纵坐标，进样浓度为横坐标，绘制标准曲线。另精密吸取上述供试品溶液5μL，注入高效液相色谱-串联质谱仪，测定峰面积，从标准曲线上读出供试品中相当于黄曲霉毒素B$_1$、黄曲霉毒素B$_2$、黄曲霉毒素G$_1$、黄曲霉毒素G$_2$的浓度。计算，即得。

该法规定黄曲霉毒素B$_1$、黄曲霉毒素B$_2$、黄曲霉毒素G$_1$、黄曲霉毒素G$_2$检出限均应为0.1μg/kg，定量限均应为0.3μg/kg。

3）注意事项

①本试验应有相应的安全、防护措施，并不得污染环境。

②残留有黄曲霉毒素废液或废渣的玻璃器皿，应置于专用贮存容器（装有10%次氯酸钠溶液）内，浸泡24小时以上，再用清水将玻璃器皿冲洗干净。

（3）酶联免疫法

2020年版《中华人民共和国药典》也采用酶联免疫吸附法测定药材、饮片及制剂中黄曲霉毒素（以黄曲霉毒素B$_1$，或黄曲霉毒素B$_1$、黄曲霉毒素B$_2$、黄曲霉毒素G$_1$、黄曲霉毒素G$_2$总量计）。酶联免疫吸附法（ELISA）是20世纪70年代出现的新的免疫测定技术，其原理是抗原（或抗体）吸附于载体上的免疫吸附剂和酶标记的抗体（或抗原）与标本中的待测物（抗原或抗体）起特异的免疫学反应，最后用测定酶活力的方法来增加测定的灵敏度。该技术应用于黄曲霉毒素的测定方法之一是用竞争法检测样本中的黄曲霉毒素。为了得到特异性更强的ELISA法，发展了AFB$_1$单克隆抗体的酶标记免疫吸附测定法。

标准品溶液的制备：精密量取黄曲霉毒素 B₁ 标准品溶液，用磷酸盐缓冲液稀释成每 1L 含 0μg、0.05μg、0.15μg、0.45μg、1.35μg（测定黄曲霉毒素 B₁）或 0μg、0.025μg、0.075μg、0.225μg、0.675μg（测定黄曲霉毒素总量）的系列标准品溶液，即得。

供试品溶液的制备：称取供试品粉末约 2.0g 至 50mL 离心管中，加入 20mL 甲醇，振荡 5 分钟，室温（20 ～ 25℃）下以每分钟 3000 转离心 5 分钟，取 2mL 上清液至 10mL 干净离心管中，于 50 ～ 60℃ 水浴氮气流下吹干，加入 2mL 去离子水涡旋 30 秒钟，再加入 6mL 三氯甲烷振荡 2 分钟，室温下以每分钟 3000 转离心 5 分钟，取下层三氯甲烷液 3mL 至 10mL 离心管中，置氮吹仪上于 50 ～ 60℃ 水浴浓缩至干，加入 1mL 正己烷涡旋 30 秒钟，再加入 2mL 磷酸盐缓冲液涡旋 1 分钟，室温下以每分钟 3000 转离心 5 分钟，取下层液，即得。

测定法：分别采用合适浓度的抗体包被微孔板孔，经封闭、干燥等处理后加入系列标准品溶液，再加入经酶标抗原稀释液稀释至合适工作浓度的酶标抗原，混匀，于 25℃ 反应 45 分钟，用洗涤工作液洗涤，每孔加入底物显色液 100μL，于 25℃ 反应 15 分钟，每孔加入终止液 50μL，采用酶标仪于 450nm 处，参比波长 630nm，测定每孔吸光度值，按下式计算百分吸光率：

$$百分吸光率(\%) = \frac{B}{B_0} \times 100\%$$

式中，B 为标准品溶液的吸光度值；B₀ 为 0μg/L 标准品溶液的吸光度值。

以黄曲霉毒素 B₁ 标准品溶液浓度的对数值（lgC）为横坐标，标准品溶液的百分吸光率为纵坐标，分别绘制黄曲霉毒素 B₁ 和黄曲霉毒素总量的标准曲线。另精密吸取上述供试品溶液，按上述方法测定吸光度值并计算百分吸光率，从标准曲线上分别读出供试品中所含的黄曲霉毒素 B₁ 和黄曲霉毒素总量的浓度，计算，即得。

注：①测定前，可选择阴性样本进行添加回收试验，样本回收率应在 60% ～ 120%。②线性回归的相关系数应不低于 0.990。③供试品溶液百分吸光率超出标准曲线范围时，须对已制备好的供试品溶液进行稀释，使其百分吸光率落入曲线范围后再检测。④当测定结果超出限度时，采用液相色谱 – 串联质谱法进行确认。

2. 赭曲霉毒素 A 测定法

赭曲霉毒素包括赭曲霉毒素 A、赭曲霉毒素 B、赭曲霉毒素 C 等 7 种结构类似的化合物，其中赭曲霉毒素 A（Ochratoxin A）毒性最大，具有肝肾毒性、免疫毒性，以及致畸、致癌和致突变等作用。它主要是由赭曲霉、纯绿青霉和碳黑曲霉产生的次生代谢产物，其结构式为：

赭曲霉素A

赭曲霉毒素 A 为无色晶体，熔点为 169℃，在紫外光照射下呈绿色荧光。易溶于极性有机溶剂和稀碳酸氢钠溶液，微溶于水，有很高的化学稳定性和热稳定性。

在苗药的炮制、贮存等过程中容易因处置不当导致污染，如甘草、姜黄、干姜等易受到真菌污染从而产生赭曲霉毒素 A。为保证药物的质量及用药安全，采用高效液相色谱法、高效液相色谱 – 串联质谱法检查苗药中的赭曲霉毒素 A。其中，采用高效液相色谱法测定时，以荧光检测器检测，激发波长 λ_{ex} 为 333nm，发射波长 λ_{em} 为 477nm，以标准曲线法定量，该法规定赭曲霉毒素 A 检出限应为 1μg/kg，定量限应为 3μg/kg。采用高效液相色谱 – 串联质谱法测定时，以三重四极杆质谱仪检测，采用电喷雾离子源（ESI），采集模式为正离子模式，以标准曲线法定量，该法规定赭曲霉毒素 A 检出限应为 0.2μg/kg，定量限应为 1μg/kg。

【例 4-6】酸枣仁中赭曲霉毒素 A 的测定（LC–MS/MS）

（1）测定条件

以十八烷基硅烷键合硅胶为填充剂；以乙腈为流动相 A，以 0.1% 甲酸溶液为流动相 B，梯度洗脱；流速每分钟 0.3mL。以三重四极杆质谱仪检测，采用电喷雾离子源（ESI），采集模式为正离子模式，检测方式为多反应监测（MRM）模式。定量离子为 404.1、239.0；定性离子为 404.1、102.1。

（2）溶液的制备

①对照品溶液：精密称取赭曲霉毒素 A 对照品适量，加乙腈制成 100μg/mL 标准贮备液，再用 50% 乙腈分别稀释成 0.10ng/mL、0.20ng/mL、0.50ng/mL、1.00ng/mL、2.00ng/mL、10.0ng/mL 标准应用液。

②内标溶液：精密称取莠去津对照品适量，用甲醇配制成浓度为 1000μg/mL 溶液，作为内标贮备液。再用乙腈稀释制成浓度为 15μg/mL 的内标溶液。

③基质对照品溶液：取空白酸枣仁（系指按照本方法测定未检出赭曲霉素素 A 的酸枣仁样品）粉末（过三号筛）约 3g，一式 6 份，按照供试品溶液的制备方法处理至"精密吸取上清液 0.5mL"，加入各浓度的标准应用液 0.5mL，涡旋混匀，用微孔滤膜（0.22μm）滤过，取滤液进样分析。

④供试品溶液：取供试品粉末（过三号筛）约 3g，精密称定，置 50mL 塑料离心管中，精密加入内标溶液 100μL，再加水 15.0mL，涡旋使药粉充分浸润，放置 30 分钟，准确加入 10% 甲酸 – 乙腈溶液 15mL，涡旋使混匀，置振荡器上剧烈振荡 5 分钟，加入无水硫酸镁与无水乙酸钠的混合粉末（4∶1）7.5g，立即摇散，再置振荡器上剧烈振荡 5 分钟，以 4000r/min 离心 5 分钟，移取上清液 9mL，置已预先装有净化材料的分散固相萃取净化管［无水硫酸镁 900mg，N- 丙基乙二胺（PSA）600mg，十八烷基硅烷键合硅胶 300mg］中，涡旋使充分混匀，置振荡器上剧烈振荡 5 分钟，离心（4000r/min）5 分钟，准确吸取上清液 0.5mL，加入 50% 乙腈 0.5mL，涡旋混匀，用微孔滤膜（0.22μm）滤过，取滤液进样分析。酸枣仁中赭曲霉毒素 A 的检出限为 0.1μg/kg。

3. 玉米赤霉烯酮测定法

玉米赤霉烯酮（Zearalenone）又称为 F–2 毒素，主要是由禾谷镰刀菌产生，广泛存在于自然界。其结构式如下：

玉米赤霉烯酮

玉米赤霉烯酮为白色晶体，熔点为 164 ～ 165℃，紫外光照射下呈蓝绿色荧光。溶于碱性水溶液、乙醚、乙酸乙酯、乙醇、甲醇等，不溶于水、二硫化碳和四氯化碳。其耐热性较强，110℃下处理 1 小时才被完全破坏。

玉米赤霉烯酮是一种具有雌激素活性的非类固醇类真菌毒素，主要作用于生殖系统，具有生殖毒性、免疫毒性及遗传毒性等，给人类健康带来极大的危害。为保证用药安全，采用高效液相色谱法、高效液相色谱 – 串联质谱法检查苗药中的玉米赤霉烯酮。其中，采用高效液相色谱法测定时，以荧光检测器检测，激发波长 λ_{ex} 为 232nm，发射波长 λ_{em} 为 460nm，以标准曲线法定量，该法规定玉米赤霉烯酮检出限应为 12μg/kg，定量限应为 30μg/kg。2020 年版《中华人民共和国药典》采用该法对薏苡仁进行检查，规定每 1000g 薏苡仁含玉米赤霉烯酮不得过 500μg。采用高效液相色谱 – 串联质谱法测定时，以三重四极杆质谱仪检测，采用电喷雾离子源（ESI），采集模式为负离子模式，以标准曲线法定量，该法规定玉米赤霉烯酮检出限应为 1μg/kg，定量限应为 4μg/kg。

4. 呕吐毒素测定法

本法系用液相色谱法和液相色谱 – 串联质谱法测定药材、饮片及制剂中的呕吐毒素。

（1）高效液相色谱法

色谱条件与系统适用性试验：以十八烷基硅烷键合硅胶为填充剂；以甲醇 – 水（20∶80）为流动相；检测波长为 220nm。理论板数按呕吐毒素峰计应不低于 6000。

对照品溶液的制备：精密称取呕吐毒素对照品适量，加 50% 甲醇制成每 1mL 含 5μg 的溶液，作为贮备溶液。精密量取贮备溶液 2mL，置 25mL 量瓶中，加 50% 甲醇稀释至刻度，即得。

供试品溶液的制备：取供试品粉末约 20g（过二号筛），精密称定，置均质瓶中，加入聚乙二醇（相对分子质量 8000）5g，精密加入水 100mL，高速搅拌 2 分钟（搅拌速度大于 11000r/min），离心 5 分钟（离心速度 4000r/min），滤过，精密量取续滤液 5mL，通过免疫亲合柱，流速每分钟 3mL，用水 10mL 洗脱，洗脱液弃去，使空气进入柱子，将水挤出柱子，再用 1mL 甲醇洗脱，收集洗脱液，置 2mL 量瓶中，并用水稀释至刻度，摇匀，用微孔滤膜（0.22μm）滤过，取续滤液，即得。

测定法：分别精密吸取上述对照品溶液 5μL、10μL、15μL、20μL、25μL，注入液相色谱仪，测定峰面积，以峰面积为纵坐标，进样量为横坐标，绘制标准曲线。另精密吸取上述供试品溶液 20 ~ 25μL，注入液相色谱仪，测定峰面积，从标准曲线上读出供试品中相当于呕吐毒素的量，计算，即得。

呕吐毒素检出限应为 80μg/kg，定量限应为 200μg/kg。

（2）液相色谱 – 串联质谱法

色谱、质谱条件与系统适用性试验：以十八烷基硅烷键合硅胶为填充剂；以水为流动相 A 相，以甲醇为流动相 B 相，梯度洗脱（0 ~ 5min，A90% → 60%，B10% → 40%；5 ~ 6min，A60% → 10%，B40% → 90%；6 ~ 7min，A10%，B90%；7 ~ 7.1min，A10% → 90%，A90% → 10%；7.1 ~ 10min，A90%，B10%）；流速每分钟 0.3mL；以三重四极杆质谱仪检测；电喷雾离子源（ESI），采集模式为负离子模式；监测离子对和碰撞电压（CE）见表 4–2。

表4-2　呕吐毒素对照品的监测离子对、碰撞电压（CE）参考值

中文名	英文名	母离子	子离子	CE(V)
呕吐毒素	Deoxynivalenol	295.0	265.1	−16
		295.0	138.0	−22

对照品溶液的制备：精密称取呕吐毒素对照品适量，加 50% 甲醇制成每 1mL 含 5μg 的溶液，作为贮备溶液。精密量取贮备溶液，用 50% 甲醇稀释成浓度为 10 ～ 500ng/mL 的系列对照品溶液，即得（必要时可根据样品实际情况，制备系列基质对照品溶液）。

供试品溶液的制备：同高效液相色谱法。

测定法：精密吸取上述对照品溶液各 5μL，注入高效液相色谱 – 质谱仪，测定峰面积，以峰面积为纵坐标，进样浓度为横坐标，绘制标准曲线。另精密吸取上述供试品溶液 5μL，注入高效液相色谱 – 质谱仪，测定峰面积，从标准曲线上读出供试品中呕吐毒素的浓度，计算，即得。

5. 展青霉素测定法

本法系用液相色谱 – 串联质谱法测定药材、饮片及制剂中的展青霉素。

色谱、质谱条件与系统适用性试验：以十八烷基硅烷键合硅胶为填充剂；以水为流动相 A，以乙腈为流动相 B；梯度洗脱（0 ～ 4min，A97%，B3%；4 ～ 4.2min，A97% → 60%，B3% → 40%；4.2 ～ 9min，A60%，B40%；9 ～ 9.5min，A60% → 97%，B40% → 3%；9.5 ～ 15min，A97%，B3%）；柱温 25℃；流速每分钟 0.3mL；以三重四极杆质谱仪检测；电喷雾离子源（ESI），采集模式为负离子模式；监测离子对和碰撞电压（CE）见表 4–3。

表4-3　展青霉素对照品的监测离子对、碰撞电压（CE）参考值

中文名	英文名	母离子	子离子	CE(V)
展青霉素	Patulin	153.1	80.9	−15.4
		153.1	109.0	−11.0

对照品溶液的制备：精密称取展青霉素对照品适量，加乙腈制成每 1mL 含 0.1mg 的溶液，作为贮备溶液。精密量取贮备溶液，用 2% 乙腈（用乙酸调节 pH 至 2）稀释成浓度为 20 ～ 500ng/mL 的系列对照品溶液，即得。

基质对照品溶液的制备：取空白基质样品 4g，一式多份，同供试品溶液的制备方法处理至"40℃条件下用氮气吹至近干"，分别精密加入上述系列对照品溶液 0.5mL，涡旋混匀，用微孔滤膜（0.22μm）滤过，取续滤液，即得。

供试品溶液的制备：取供试品粉末约 4g（过二号筛），精密称定，置于均质瓶中，加水 20mL 和果胶酶（活性大于 1500IU/g）75μL，混匀，40℃下放置 2 个时，精密加入乙腈 60mL，高速搅拌 2 分钟（搅拌速度大于 11000r/min），离心 10 分钟（离心速度 4000r/min），取上清液 20mL，加入无水硫酸镁 – 无水醋酸钠（4：1）混合粉末 3g，充分振摇 2 分钟，离心 10 分钟（离心速度 4000r/min），取上清液 8mL，通过展青霉素固相净化柱，收集净化液，混匀，精密量取 5mL（相当于 0.3g 样品），置玻璃试管中，40℃条件下用氮气吹至近干，加 2% 乙腈溶液（用乙酸调节 pH 至 2）定容至 0.5mL，涡旋 2 分钟使混匀，用微孔滤膜（0.22μm）滤过，取续滤液，即得。

测定法：精密吸取上述系列对照品溶液各 5μL，注入高效液相色谱 – 质谱仪，测定峰面积，以峰面积为纵坐标，进样浓度为横坐标，绘制标准曲线。另精密吸取上述供试品溶液 5μL，注入高效液相色谱 – 质谱仪，测定峰面积，从标准曲线上读出供试品中相当于展青霉素的浓度，计算，即得。

6. 多种真菌毒素测定法

本法系用液相色谱 – 串联质谱法同时测定药材、饮片及制剂中的黄曲霉毒素 B_1、黄曲霉毒素 B_2、黄曲霉毒素 G_1、黄曲霉毒素 G_2、赭曲霉毒素 A、呕吐毒素、玉米赤霉烯酮、伏马毒素 B_1、伏马毒素 B_2 及 T–2 毒素。

色谱条件与系统适用性试验：以十八烷基硅烷键合硅胶为填充剂；以 0.01% 甲酸为流动相 A 相，以乙腈 – 甲醇（1∶1）为流动相 B 相，流速 0.3mL/min；梯度洗脱（0 ~ 2min，A95%，B5%；2 ~ 2.1min，A95% → 60%，B5% → 40%；2.1 ~ 7min，A60% ~ 45%，B40% → 55%；7 ~ 10min，A45% → 10%，B55% → 90%；10 ~ 10.5min，A10% ~ 95%，B90% → 5%；10.5 ~ 13min，A95%，B5%）。

以三重四极杆质谱仪检测；电喷雾离子源（ESI），黄曲霉毒素 G_2、黄曲霉毒素 G_1、黄曲霉毒素 B_2、黄曲霉毒素 B_1、伏马毒素 B_1、伏马毒素 B_2 及 T–2 毒素为正离子采集模式，赭曲霉毒素 A、呕吐毒素、玉米赤霉烯酮为负离子采集模式；各化合物监测离子对和碰撞电压（CE）见表 4–4。

表 4–4　真菌毒素对照品的监测离子对、碰撞电压（CE）参考值

编号	中文名	英文名	母离子	子离子	CE(V)
1	黄曲霉毒素 B_1	Aflatoxin B_1	313.1	241.0	50
			313.1	285.1	40
2	黄曲霉毒素 B_2	Aflatoxin B_2	315.1	259.1	35
			315.1	287.1	40
3	黄曲霉毒素 G_1	Aflatoxin G_1	329.1	243.1	35
			329.1	311.1	30
4	黄曲霉毒素 G_2	Aflatoxin G_2	331.1	313.1	33
			331.1	245.1	40
5	伏马毒素 B_1	Fumonisin B_1	722.3	352.4	49
			722.3	334.4	53
6	伏马毒素 B_2	Fumonisin B_2	706.4	336.1	49
			706.4	318.4	52
7	T–2 毒素	T–2 toxin	489.2	245.3	36
			489.2	387.2	29
8	呕吐毒素	Deoxynivaleenol	297.1	249.1	17
			297.1	231.1	18
9	赭曲霉毒素 A	Ochratoxin A	402.1	358.1	−28
			102.1	211.0	−38
10	玉米赤霉烯酮	Zearalenone	317.2	175.1	−32
			317.2	131.2	−38

对照品溶液的制备：精密称取黄曲霉毒素 B_1、黄曲霉毒素 B_2、黄曲霉毒素 G_1、黄曲霉毒素 G_2、赭曲霉毒素 A、玉米赤霉烯酮、伏马毒素 B_1、伏马毒素 B_2 及 T–2 毒素对照品适量，加甲醇制成每 1mL 含 5μg 的溶液，分别作为单标贮备溶液；另精密称取呕吐毒素对照品适量，加甲醇制成每 1mL 含 500μg 的溶液，作为呕吐毒素贮备溶液。再用 50% 乙腈溶液稀释成表 4–5 所述浓度的系列混合对照品溶液（可根据样品实际情况，制备对照品溶液或基质混合对照品溶液）。

表4-5 真菌毒素对照品的监测离子对、碰撞电压（CE）参考值

编号	中文名	C_1(ng/mL)	C_2(ng/mL)	C_3(ng/mL)	C_4(ng/mL)	C_5(ng/mL)
1	黄曲霉毒素 B_1	0.2	0.4	1	2	4
2	黄曲霉毒素 B_2	0.1	0.2	0.5	1	2
3	黄曲霉毒素 G_1	0.2	0.4	1	2	4
4	黄曲霉毒素 G_2	0.1	0.2	0.5	1	2
5	伏马毒素 B_1	2	4	10	20	40
6	伏马毒素 B_2	2	4	10	20	40
7	T-2毒素	2	4	10	20	40
8	赭曲霉毒素 A	0.2	0.4	1	2	4
9	呕吐毒素	50	100	250	500	1000
10	玉米赤霉烯酮	0.5	1	2.5	5	10

基质混合对照品溶液的制备：取空白基质样品 5g，同供试品溶液的制备方法处理至"40℃条件下用氮气吹至近干"，分别精密加入上述系列对照品溶液 1.0mL，涡旋混匀，用微孔滤膜（0.22μm）滤过，取续滤液，即得。

供试品溶液的制备：取供试品粉末约 5g（过二号筛），精密称定，精密加入 70% 甲醇溶液 50mL，超声处理 30 分钟，离心，精密量取上清液 10mL，用水稀释至 20mL，摇匀。精密量取 3mL，缓慢通过已经处理好的 HLB 柱［规格：3mL（60mg），依次用甲醇和水各 3mL 洗脱］，直至有适量空气通过，收集洗脱液；随后用 3mL 甲醇洗脱，收集洗脱液，合并两次洗脱液，于 40℃氮气缓慢吹至近干，加 50% 乙腈溶液定容至 1mL，用微孔滤膜（0.22μm）滤过，取续滤液，即得。

测定法：分别精密吸取上述系列混合对照品溶液各 5μL，注入高效液相色谱－质谱仪，测定峰面积，以峰面积为纵坐标，进样浓度为横坐标，绘制标准曲线。另精密吸取上述供试品溶液 5μL，注入高效液相色谱－质谱仪，测定峰面积，从标准曲线上读出供试品中相当于黄曲霉毒素 B_1、黄曲霉毒素 B_2、黄曲霉毒素 G_1、黄曲霉毒素 G_2、赭曲霉毒素 A、呕吐毒素、玉米赤霉烯酮、伏马毒素 B_1、伏马毒素 B_2 及 T-2 毒素的浓度，计算，即得。

注意事项：

①进行真菌毒素检测时，实验室应有相应的安全防护措施，并不得污染环境。残留有黄曲霉毒素的废液或废渣的玻璃器皿，应置于专用贮存容器（装有 10% 次氯酸钠溶液）内，浸泡 24 小时以上，再用清水将玻璃器皿冲洗干净。

②各方法中如果采用液相色谱法测定结果超出限度时，应采用液相色谱－串联质谱法进行确认。

③方法中提到的空白基质样品为经检测不含待测真菌毒素的同品种样品。

④方法中提供的质谱监测离子对测定条件为推荐条件，各实验室可根据所配置仪器的具体情况做适当调整；在样品基质有测定干扰的情况下，可选用其他监测离子对。

⑤进行黄曲霉毒素、赭曲霉毒素 A、玉米赤霉烯酮测定时，采用水淋洗免疫亲和柱时如加样回收率不符合要求，可改用淋洗缓冲液淋洗处理。

⑥对于性质特殊的供试品，可适当调整取样量，但黄曲霉毒素、赭曲霉毒素 A、玉米赤霉烯酮、呕吐毒素检测取样量一般应不低于 5g，或可加大提取液用水稀释的倍数及调整净化

柱上样溶液的体积；采用多种真菌毒素测定法进行多种真菌毒素测定时，可对 HLB 柱上样溶液体积或洗脱溶剂浓度进行适当调整，或可依据检测需求及实验室仪器灵敏度情况，在固相萃取净化后直接取洗脱液测定或做进一步稀释测定，但需同步进行方法学考察以确保结果准确。

⑦对于采用质谱法测定有明显基质效应的供试品，应采用系列基质对照品溶液进行准确定量。基质对照品溶液的配制方法：取空白基质样品，按供试品溶液的制备方法处理至"收集洗脱液，置 2mL 量瓶中"，分别加入待测毒素对照品贮备液适量，加相应方法中规定溶剂定容稀释成系列基质对照品溶液，涡旋混匀，用微孔滤膜（0.22μm）滤过，取续滤液，即得。

⑧采用质谱法测定时，如果样品检出色谱峰的保留时间与对照品一致，并且在扣除背景后的质谱图中，所选择的监测离子对均出现，而且所选择的监测离子对峰面积比与对照品的监测离子对峰面积比一致（相对比例＞50%，允许 ±20% 偏差；相对比例＞20%～50%，允许 ±25% 偏差；相对比例＞10%～20%，允许 ±30% 偏差；相对比例≤10%，允许 ±50% 偏差），则可判定样品中存在该真菌毒素。

⑨多种真菌毒素测定法适用于样品中多种真菌毒素的筛查测定，实际操作中如果遇到毒素有检出，但样品中监测离子对峰面积比与对照品的监测离子对峰面积比不一致时，建议选用其他监测离子对重新进样确证或选用其他检测方法进行判定。

（四）铅、镉、砷、汞、铜测定法

铅、镉、砷、汞、铜是目前公认的对人体有害的元素，国际上对此十分重视，许多国家对进口中药及中药制剂中的有害元素均有明确限度规定。由于水土环境污染，苗药也会受到有害元素的污染。药材生长产地、环境不同，受到污染程度也有差别。为了加强我国中药（苗药）产品的安全性，同时也能与国际接轨，2020 年版《中华人民共和国药典》收载了中药中铅、镉、砷、汞、铜的测定方法。

铅、镉、砷、汞、铜测定法与前述的重金属检查法相比，具有更强的针对性，重金属检查法测定的是以铅为对照的重金属离子总量，更强调的是药物的纯度。本法是测定 5 种对人体有危害的元素，更强调的是药物的安全性。

2020 年版《中华人民共和国药典》采用原子吸收分光光度法（AAS）或电感耦合等离子体质谱法（ICP-MS）测定中药中铅、镉、砷、汞、铜 5 种有害元素。原子吸收分光光度法、电感耦合等离子体质谱法具有专属性强、灵敏度高等优点，可以测定中药中的微量有害金属元素，以保证药品安全有效。采用原子吸收分光光度法时，铅、镉的测定采用石墨炉法，砷的测定采用氢化物法，汞的测定采用冷蒸气吸收法，铜的测定采用火焰法。2020 年版《中华人民共和国药典》规定人参、甘草、丹参、金银花、山楂、白芍、西洋参等常用中药材采用上述方法测定 5 种有害元素，且规定铅不得过 5mg/kg，镉不得过 1mg/kg，砷不得过 2mg/kg，汞不得过 0.2mg/kg，铜不得过 20mg/kg。

在同样的分析条件下进行空白试验，根据仪器说明书的要求扣除空白干扰。

（五）汞或砷元素形态及其价态测定法

汞或砷对人体的毒性大小与其存在的形态和价态密切相关。如甲基汞的毒性远大于无机汞；亚砷酸盐（As Ⅲ）的毒性是砷酸盐（As Ⅴ）毒性的 60 倍。为了更好地控制中药的安全性，除测定总汞、总砷外，2020 年版《中华人民共和国药典》还规定采用 HPLC 将不同形态、价态的汞或砷分离，再以 ICP–MS 分别定量测定各价态、形态汞或砷的含量。如 2020 年版《中华人民共和国药典》规定朱砂中二价汞的含量不得超过 0.10%，雄黄中三价砷和五价砷的总量不得超过 7.0%。

由于元素形态及其价态分析的前处理方法与样品密切相关，供试品溶液的制备方法如有特殊要求应在品种项下进行规定。

1. 汞元素形态及其价态测定法

（1）色谱、质谱条件与系统适用性试验：以十八烷基硅烷键合硅胶为填充剂（4.6mm × 150mm，5μm）；以甲醇 –0.01mol/L 乙酸铵溶液（含 0.12% L– 半胱氨酸，氨水调节 pH 至 7.5）（8：92）为流动相；流速为 1.0mL/min。以具同轴雾化器和碰撞反应池的电感耦合等离子体质谱进行检测，测定时选取的同位素为 ^{202}Hg，根据干扰情况选择正常模式或碰撞池反应模式。3 种不同形态汞及不同价态汞的分离度应大于 1.5。见图 4-7。

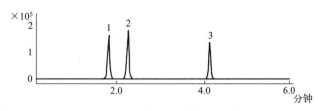

图4-7　汞元素形态及价态测定图谱
1氯化汞（二价态）；2甲基汞；3乙基汞

（2）对照品贮备溶液的制备：分别取甲基汞、乙基汞对照品适量，精密称定，再精密吸取汞元素标准溶液（1mg/mL，介质类型为硝酸）适量，加 8% 甲醇制成每 1mL 各含 100ng（均以汞计）的溶液，即得。

（3）标准曲线溶液的制备：精密吸取对照品贮备溶液适量，加 8% 甲醇分别制成每 1mL 各含 0.5ng、1ng、5ng、10ng、20ng（均以汞计）系列浓度的溶液，即得。

（4）供试品溶液的制备：

①矿物药及其制剂：除另有规定外，取相当于含汞量 20 ～ 30mg 的供试品粉末（过四号筛），精密称定，精密加入人工胃液或人工肠液适量，置 37℃ 水浴中超声处理适当时间，摇匀，取适量，静置 20 ～ 36 小时，吸取中层溶液适量，用微孔滤膜（10μm）滤过，精密量取续滤液适量，用 0.125mol/L 盐酸溶液稀释至一定体积，摇匀，即得。同法制备空白溶液。

②动、植物类苗药（除甲类、毛发类）：除另有规定外，取供试品粉末（过三号筛）0.2 ～ 0.5g，精密称定，加 0.1mol/L 硝酸银溶液 200 ～ 600μL，精密加入硝酸人工胃液适量，置 37 ～ 45℃ 水浴中加热 20 ～ 24 小时，取出，摇匀，室温放置 2 小时，取上清液，用一次性双层滤膜（10μm+3μm）滤过，取续滤液，即得。同法制备空白溶液。

（5）测定法：分别吸取系列标准曲线溶液和供试品溶液各 20 ～ 100μL，注入液相色谱仪，测定。以系列标准曲线溶液中不同形态汞或不同价态汞的峰面积为纵坐标，浓度为横坐标，绘制标准曲线，计算供试品溶液中不同形态或不同价态汞的含量，即得。

2. 砷元素形态及其价态测定法

（1）色谱、质谱条件与系统适用性试验：以聚苯乙烯 – 二乙烯基苯共聚物载体键合三甲基铵阴离子交换材料或相当的材料为填充剂（4.1mm × 250mm，10μm）；以 0.025mol/L

磷酸二氢铵溶液（氨水调节 pH 至 8.0）为流动相 A，以水为流动相 B，进行梯度洗脱（0～15min，A0 → 100%，B100% → 0；15～20min，A100% → 0，B0 → 100%；20～25min，A0，B100%）；流速为 1.0mL/min。以具同轴雾化器和碰撞反应池的电感耦合等离子体质谱进行检测，测定时选取的同位素为 ^{75}As，选择碰撞池反应模式或根据不同仪器的要求选用适宜校正方程进行校正。

6 种不同形态砷的分离度应符合要求，其中砷胆碱、砷甜菜碱和亚砷酸的分离度应不小于 1.0。见图 4-8。

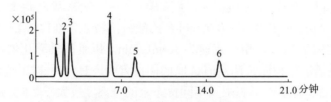

图4-8　砷元素形态及价态测定图谱

1砷胆碱；2砷甜菜碱；3亚砷酸（三价砷）；4二甲基砷；5一甲基砷；6砷酸（五价砷）

（2）对照品贮备溶液的制备：分别取亚砷酸、砷酸、一甲基砷、二甲基砷、砷胆碱、砷甜菜碱对照品适量，精密称定，加水制成每 1mL 各含 2.0μg（均以砷计）的对照品溶液，即得。

（3）标准曲线溶液的制备：精密吸取对照品贮备溶液适量，加 0.02mol/L 乙二胺四醋酸二钠溶液制成每 1mL 各含 1ng、5ng、20ng、50ng、100ng、200ng、500ng（均以砷计）系列浓度的溶液，摇匀，即得。

（4）供试品溶液的制备：

①矿物药及其制剂：除另有规定外，取相当于含砷量 20～30mg 的供试品粉末（过四号筛），精密称定，精密加入人工肠液适量，置 37℃水浴中超声处理适当时间，摇匀，取适量，静置 20～36 小时，吸取中层溶液适量，用微孔滤膜（10μm）滤过，精密量取续滤液适量，用 0.02mol/L 乙二胺四醋酸二钠溶液稀释至一定体积，摇匀，即得。同法制备空白溶液。

②动、植物类苗药（除甲类、毛发类）：除另有规定外，取供试品粉末（过三号筛）0.2～0.5g，精密称定，精密加入硝酸人工胃液适量，置 37～45℃水浴中加热 20～24 小时，取出，摇匀，放置 2 小时，取上清液，用一次性双层滤膜（10μm+3μm）滤过，取续滤液，即得。同法制备空白溶液。

（5）测定法：分别吸取系列标准曲线溶液与供试品溶液各 20～100μL，注入液相色谱仪，测定。以系列标准曲线溶液中不同形态或不同价态砷的峰面积为纵坐标，浓度为横坐标，绘制标准曲线，计算供试品溶液中不同形态或不同价态砷的含量，即得。

3. 注意事项

（1）所用玻璃器皿使用前均需以 20% 硝酸溶液（V/V）浸泡 24 小时或其他适宜方法进行处理，避免干扰。

（2）本法系汞和砷元素形态及其价态的通用性测定方法，在满足系统适用性的条件下，并非每次测定均需配制 3 种汞或 6 种砷的形态及其价态系列标准曲线溶液，可根据实际情况仅配制需要分析的汞或砷形态及其价态的系列标准曲线溶液。

（3）进行汞元素形态及其价态分析时，由于色谱柱中暴露的未完全封端硅羟基对 Hg^{2+} 的影响，导致色谱柱柱效损失较快。建议采用封端覆盖率较高的色谱柱，且必要时，在一定进样间隔，采用阀切换技术以高比例有机相冲洗色谱柱后再继续分析。

（4）硝酸人工胃液的制备是取 32.8mL 稀硝酸，加水约 800mL 与人工胃蛋白酶 10g，摇匀后，加水稀释成 1000mL，即得。

（5）因苗药成分复杂且砷、汞含量差异较大，故本法中称样量仅供参考。矿物药及其制剂的取样量一般应折算至含砷量或含汞量 20 ～ 30mg；动、植物类苗药（除甲类、毛发类）的取样量应根据样品中砷或汞的含量来确定适宜的量，一般为 0.2 ～ 0.5g。

（6）本法中规定的供试品溶液制备方法系通用性的推荐方法，实践中可根据样品基质的不同而进行参数的适当调整，并在各品种项下另做详细规定，同时进行必要的方法验证。

（7）供试品中汞、砷形态或价态的限量应符合各品种项下的规定。

（8）苗药在种植、生产、加工等过程中可能会引入铝、铬、铁、钡等金属元素，其含量过高时也会带来潜在危害，需测定除矿物药或含矿物药的制剂以外的苗药中铝、铬、铁、钡元素，并可与铅、镉、砷、汞、铜测定法联合应用。测定方法首选多元素同时测定的电感耦合等离子体质谱法，也可采用与电感耦合等离子体质谱法灵敏度相当的其他方法。

二、内源性有害物质检查

（一）乌头酯型生物碱的检查

乌头中含有多种生物碱，其中乌头酯型生物碱中 C_{14}、C_8 的羟基常和乙酸、苯甲酸成为双酯型生物碱，如乌头碱、美沙乌头碱等。这些双酯型生物碱有麻辣味，亲脂性强，毒性大，它们是乌头中主要毒性成分。因此应对乌头及其饮片、制剂进行双酯型生物碱的检查。常用的检查方法有薄层色谱法、高效液相色谱法等。

1. 薄层色谱法

【例 4-7】附子理中片中乌头碱的限量检查

取本品 40 片，除去糖衣，研细，加氨试液 4mL，拌匀，放置 2 小时，加乙醚 60mL，振摇 1 小时，放置 24 小时，滤过，滤液蒸干，残渣用无水乙醇溶解使成 1.0mL，作为供试品溶液。取乌头碱对照品适量，加无水乙醇制成每 1mL 含 1.0mg 的溶液，作为对照品溶液。照薄层色谱法试验，精密吸取供试品溶液 12μL、对照品溶液 5μL，分别点于同一高效硅胶 G 薄层板上，以甲苯－二氯甲烷－甲醇－浓氨试液（4：4：1：0.1）为展开剂，预平衡 15 分钟，展开，展距约 17cm，取出，晾干，喷以稀碘化铋钾试液，在日光下检视。供试品色谱中，在与对照品色谱相应的位置上出现的斑点应小于对照品斑点，或不出现斑点。

2. 高效液相色谱法

【例 4-8】制川乌中双酯型生物碱的检查

（1）色谱条件与系统适用性试验：以十八烷基硅烷键合硅胶为填充剂；以乙腈－四氢呋喃（25：15）为流动相 A，以 0.1mol/L 醋酸铵溶液（每 1000mL 加冰醋酸 0.5mL）为流动相 B，进行梯度洗脱（0 ～ 48min，A15% → 26%，B85% → 74%；48 ～ 49min，A26% → 35%，B74% → 65%；49 ～ 58min，A35%，B65%；58 ～ 65min，A35% → 15%，

B65% → 85%)；检测波长为235nm。

（2）对照品溶液的制备：取乌头碱对照品、次乌头碱对照品及新乌头碱对照品适量，精密称定，加异丙醇 – 三氯甲烷（1∶1）混合溶液制成每1mL含乌头碱50μg、次乌头碱和新乌头碱各0.15mg的混合溶液，即得。

（3）供试品溶液的制备：取本品粉末（过三号筛）约2g，精密称定，置具塞锥形瓶中，加氨试液3mL，精密加入异丙醇 – 乙酸乙酯（1∶1）混合溶液50mL，称定重量，超声处理（功率300W，频率40kHz；水温在25℃以下）30分钟，放冷，再称定重量，用异丙醇 – 乙酸乙酯（1∶1）混合溶液补足减失的重量，摇匀，滤过。精密量取续滤液25mL，40℃以下减压回收溶剂至干，残渣精密加入异丙醇 – 三氯甲烷（1∶1）混合溶液3mL溶解，滤过，取续滤液，即得。

测定时，分别量取对照品溶液与供试品溶液各10μL，注入液相色谱仪，测定，即得。

本品含双酯型生物碱以乌头碱（$C_{34}H_{47}NO_{11}$）、次乌头碱（$C_{33}H_{45}NO_{10}$）及新乌头碱（$C_{33}H_{45}NO_{11}$）的总量计，不得过0.040%。

（二）马兜铃酸的检查

马兜铃酸是一类含有硝基的菲类有机酸，天然存在于马兜铃属、细辛属等马兜铃科植物中，如天仙藤、细辛等。近年来，国内外不断有报道证明该成分具有肾毒性，可引起严重的肾损害。为保证临床用药安全，我国已取消含马兜铃酸成分的关木通、广防己、青木香的药用标准。而细辛也仅以根及根茎入药，且需检查其中马兜铃酸Ⅰ的限量。常用的检查方法有高效液相色谱法。

【例4-9】细辛中马兜铃酸Ⅰ的限量检查

1. 色谱条件与系统适用性试验

以十八烷基硅烷键合硅胶为填充剂；以乙腈为流动相A，以0.05%磷酸溶液为流动相B，进行梯度洗脱（0 ~ 10min，A30% → 34%，B70% → 66%；10 ~ 18min，A34% → 35%，B66% → 65%；18 ~ 20min，A35% → 45%，B65% → 55%；20 ~ 30min，A45%，B55%；30 ~ 31min，A45% → 53%，B55% → 47%；31 ~ 35min，A53%，B47%；35 ~ 40min，A53% → 100%，B47% → 0）；检测波长为260nm。理论板数按马兜铃酸Ⅰ峰计算应不低于5000。

2. 对照品溶液的制备

取马兜铃酸Ⅰ对照品适量，精密称定，加甲醇制成0.2μg/mL的溶液，即得。

3. 供试品溶液的制备

取本品中粉约0.5g，精密称定，置具塞锥形瓶中，精密加入70%甲醇25mL，密塞，称定重量，超声处理（功率500W，频率40kHz）40分钟，放冷，再称定重量，用70%甲醇补足减失的重量，摇匀，滤过，取续滤液，即得。

测定时，分别精密吸取对照品溶液与供试品溶液各10μL，注入液相色谱仪，测定，即得。

本品按干燥品计算，含马兜铃酸Ⅰ（$C_{17}H_{11}NO_7$）不得过0.001%。

（三）阿多尼弗林碱的检查

千里光中含有的阿多尼弗林碱是一种具有肝毒性的吡咯里西啶类生物碱，2020年版《中华人民共和国药典》采用高效液相色谱 – 质谱法对千里光进行限量检查。

【例 4-10】千里光中阿多尼弗林碱的检查

1. 色谱、质谱条件与系统适用性试验

以十八烷基硅烷键合硅胶为填充剂；以乙腈 –0.5% 甲酸溶液（7：93）为流动相；采用单级四极杆质谱检测器，电喷雾离子化（ESI）正离子模式下选择质荷比（m/z）为 366 离子进行检测。理论板数按阿多尼弗林碱峰计算应不低于 8000。

2. 校正因子测定

取野百合碱对照品适量，精密称定，加 0.5% 甲酸溶液制成 0.2μg/mL 的溶液，作为内标溶液。取阿多尼弗林碱对照品适量，精密称定，加 0.5% 甲酸溶液制成 0.1μg/mL 的溶液，作为对照品溶液。精密量取对照品溶液 2mL，置 5mL 量瓶中，精密加入内标溶液 1mL，加 0.5% 甲酸溶液至刻度，摇匀，吸取 2μL，注入液相色谱 – 质谱联用仪，计算校正因子。

3. 测定法

取本品粉末（过三号筛）约 0.2g，精密称定，置具塞锥形瓶中，精密加入 0.5% 甲酸溶液 50mL，称定重量，超声处理（功率 250W，频率 40kHz）40 分钟，放冷，再称定重量，用 0.5% 甲酸溶液补足减失的重量，摇匀，滤过，精密量取续滤液 2mL，置 5mL 量瓶中，精密加入内标溶液 1mL，加 0.5% 甲酸溶液至刻度，摇匀，吸取 2μL，注入液相色谱 – 质谱联用仪，测定，即得。

本品按干燥品计算，含阿多尼弗林碱（$C_{18}H_{23}NO_7$）不得过 0.004%。

（四）总银杏酸的检查

银杏叶提取物中总银杏酸具有胃肠道不良作用、过敏反应等，所以 2020 年版《中华人民共和国药典》采用高效液相色谱法检查银杏叶提取物中的总银杏酸量。

【例 4-11】银杏叶提取物中总银杏酸的检查

1. 色谱条件与系统适用性试验

以十八烷基硅烷键合硅胶为填充剂（柱长为 150mm，柱内径为 4.6mm，粒径为 5μm）；以含 0.1% 三氟乙酸的乙腈为流动相 A，含 0.1% 三氟乙酸的水为流动相 B，进行梯度洗脱（0 ～ 30min，A75% → 90%，B25% → 10%；30 ～ 35min，A90%，B10%；35 ～ 36min，A90% → 75%，B10% → 25%；36 ～ 45min，A75%，B25%）；检测波长为 310nm。理论板数按白果新酸峰计算应不低于 4000。

2. 对照品溶液的制备

取白果新酸对照品适量，精密称定，加甲醇制成每 1mL 含 1μg 的溶液，作为对照品溶液；另取总银杏酸对照品适量，用甲醇制成每 1mL 含 20μg 的溶液，作为定位用对照溶液。

3. 供试品溶液的制备

取本品粉末约 2g，精密称定，置具塞锥形瓶中，精密加入甲醇 10mL，称定重量，超声使其溶解，放冷，用甲醇补足减失的重量，摇匀，滤过，取续滤液，即得。

4. 测定法

精密吸取供试品溶液、对照品溶液及定位用对照溶液各 50μL，注入液相色谱仪，计算供试品溶液中与总银杏酸对照品相应色谱峰的总峰面积，以白果新酸对照品外标法计算总银杏酸含量，即得。

本品含总银杏酸不得过 5mg/kg。

第四节　生物检查法

生物检查法系检查非规定灭菌制剂及其原料辅料受微生物污染程度的方法，包括无菌检查法、非无菌产品微生物限度检查、微生物计数法、控制菌检查法、非无菌药品微生物限度标准、中药饮片微生物限度检查法、抑菌效力检查法、异常毒性检查法、热源检查法、细菌内毒素检查法、升压物质检查法、组胺类物质检查法、过敏反应检查法、溶血与凝聚检查法。本教材主要介绍以下内容。

一、无菌检查法

无菌检查法系用于检查《中华人民共和国药典》要求无菌的药品、生物制品、医疗器械、原料、辅料及其他品种是否无菌的一种方法。若供试品符合无菌检查法的规定，仅表明了供试品在该检验条件下未发现微生物污染。

无菌检查应在无菌条件下进行，试验环境必须达到无菌检查的要求，检验全过程应严格遵守无菌操作，防止微生物污染，防止污染的措施不得影响供试品中微生物的检出。单向流空气区域、工作台面及受控环境应定期按医药工业洁净室（区）悬浮粒子、浮游菌和沉降菌的测试方法的现行国家标准进行洁净度确认。隔离系统应定期按相关的要求进行验证，其内部环境的洁净度须符合无菌检查的要求。日常检验需对试验环境进行监测。

二、非无菌药品微生物计数法

微生物计数法系用于能在有氧条件下生长的嗜温细菌和真菌的计数。

当本法用于检查非无菌制剂及其原料、辅料等是否符合相应的微生物限度标准时，应按下述规定进行检验，包括样品的取样量和结果的判断等。除另有规定外，本法不适用于活菌制剂的检查。

微生物计数试验环境应符合微生物限度检查的要求。检验全过程必须严格遵守无菌操作，防止再污染，防止污染的措施不得影响供试品中微生物的检出。洁净空气区域、工作台面及环境应定期进行监测。如供试品有抗菌活性，应尽可能去除或中和。供试品检查时，若使用了中和剂或灭活剂，应确认其有效性及对微生物无毒性。供试液制备时如果使用了表面活性剂，应确认其对微生物无毒性及与所使用中和剂或灭活剂的相容性。

1. 计数方法

计数方法包括平皿法、薄膜过滤法和最可能数法（most-probable-number method，简称 MPN 法）。MPN 法用于微生物计数时精确度较差，但对于某些微生物污染量很小的供试品，MPN 法可能是更适合的方法。

供试品检查时，应根据供试品理化特性和微生物限度标准等因素选择计数方法，检测的样品量应能保证所获得的试验结果能够判断供试品是否符合规定。所选方法的适用性须经确认。

2. 计数培养基适用性检查和供试品计数方法适用性试验

供试品微生物计数中所使用的培养基应进行适用性检查。

供试品的微生物计数方法应进行方法适用性试验，以确认所采用的方法适合该产品的微生物计数。若检验程序或产品发生变化可能影响检验结果时，计数方法应重新进行适用性试验。

三、非无菌药品控制菌检查法

控制菌检查法用于在规定试验条件下，检查供试品中是否存在特定的微生物。当本法用于检查非无菌制剂及其原料、辅料等是否符合相应的微生物限度标准时，应按下列规定进行检验，包括样品取样量和结果判断等。

①供试品检出控制菌或其他致病菌时，按一次检出结果为准，不再复试。②供试液制备及实验环境要求同"非无菌产品微生物限度检查：微生物计数法（2020 年版《中华人民共和国药典》通则 1105）"。③如果供试品具有抗菌活性，应尽可能去除或中和。供试品检查时，若使用了中和剂或灭活剂，应确认有效性及对微生物无毒性。④供试液制备时如果使用了表面活性剂，应确认其对微生物无毒性及与所使用中和剂或灭活剂的相容性。

1. 培养基适用性检查和控制菌检查方法适用性试验

供试品控制菌检查中所使用的培养基应进行适用性检查。供试品的控制菌检查方法应进行方法适用性试验，以确认所采用的方法适合该产品的控制菌检查。若检验程序或产品发生变化可能影响检验结果时，控制菌检查方法应重新进行适用性试验。

（1）菌种：试验用菌株的传代次数不得超过 5 代（从菌种保藏中心获得的干燥菌种为第 0 代），并采用适宜的菌种保藏技术进行保存，以保证试验菌株的生物学特性。常用菌种有金黄色葡萄球菌（*Staphylococcus aureus*）［CMCC（B）26 003］、铜绿假单胞菌（*Pseudomonas aeruginosa*）［CMCC（B）10 104］、大肠埃希菌（*Escherichia coli*）［CMCC（B）44 102］、乙型副伤寒沙门菌（*Salmonella paratyphi* B）［CMCC（B）50 094］、白色念珠菌（*Candida albicans*）［CMCC（F）98 001］、生孢梭菌（*Clostridium sporogenes*）［CMCC（B）64 941］。

（2）菌液制备：将金黄色葡萄球菌、铜绿假单胞菌、大肠埃希菌、沙门菌分别接种于胰酪大豆胨液体培养基中或在胰酪大豆胨琼脂培养基上，30 ～ 35℃培养 18 ～ 24 小时；将白色念珠菌接种于沙氏葡萄糖琼脂培养基上或沙氏葡萄糖液体培养基中，20 ～ 25℃培养 2 ～ 3 天；将生孢梭菌接种于梭菌增菌培养基中，置厌氧条件下 30 ～ 35℃培养 24 ～ 48 小时或接种于硫乙醇酸盐流体培养基中 30 ～ 35℃培养 18 ～ 24 小时。上述培养物用 pH7.0 无菌氯化钠 – 蛋白胨缓冲液或 0.9% 无菌氯化钠溶液制成适宜浓度的菌悬液。

菌液制备后若在室温下放置，应在 2 小时内使用；若保存在 2 ～ 8℃，可在 24 小时内使用。生孢梭菌孢子悬液可替代新鲜的菌悬液，孢子悬液可保存在 2 ～ 8℃，在验证过的贮存期内使用。

2. 阴性对照

为确认试验条件是否符合要求，应进行阴性对照试验，阴性对照试验应无菌生长。如阴性对照有菌生长，应进行偏差调查。

3. 培养基适用性检查

控制菌检查用的商品化的预制培养基、由脱水培养基或按处方配制的培养基均应进行培养基的适用性检查。

控制菌检查用培养基的适用性检查项目包括促生长能力、抑制能力及指示特性的检查。

四、非无菌药品微生物限度标准

非无菌药品的微生物限度标准是基于药品的给药途径和对患者健康潜在的危害及药品的特殊性而制订的。除另有规定外，药品生产、贮存、销售过程中的检验，药用原料、辅料、中（苗）药提取物及中（苗）药饮片的检验，新药标准制订，进口药品标准复核，考察药品质量及仲裁等的微生物限度均以本标准为依据。

1.制剂通则、品种项下要求无菌的及标示无菌的制剂和原辅料

应符合无菌检查法规定。

2.用于手术、严重烧伤、严重创伤的局部给药制剂

应符合无菌检查法规定。

3.非无菌化学药品制剂、生物制品制剂、不含药材原粉的中（苗）药制剂的微生物限度标准见表4-6。

表4-6　非无菌化学药品制剂、生物制品制剂、不含药材原粉的中（苗）药制剂的微生物限度标准

给药途径	需氧菌总数 (cfu/g、cfu/mL 或 cfu/cm²)	霉菌和酵母菌总数 (cfu/g, cfu/mL 或 cfu/cm²)	控制菌
口服给药[①]			不得检出大肠埃希菌(1g 或 1mL)；含脏器提取物的制剂还不得检出沙门菌(10g 或 10mL)
固体制剂	10^3	10^2	
液体制剂	10^2	10^1	
口腔黏膜给药制剂			不得检出大肠埃希菌、金黄色葡萄球菌、铜绿假单胞菌(1g、1mL 或 10cm²)
齿龈给药制剂	10^2	10^1	
鼻用制剂			
耳用制剂	10^2	10^1	不得检出金黄色葡萄球菌、铜绿假单胞菌(1g、1mL 或 10cm²)
皮肤给药制剂			
呼吸道吸入给药制剂	10^2	10^1	不得检出大肠埃希菌、金黄色葡萄球菌、铜绿假单胞菌、耐胆盐革兰阴性菌(1g 或 1mL)
阴道、尿道给药制剂	10^2	10^1	不得检出金黄色葡萄球菌、铜绿假单胞菌、白色念珠菌(1g、1mL 或 10cm²)；中（苗）药制剂还不得检出梭菌(1g、1mL 或 10cm²)
直肠给药			不得检出金黄色葡萄球菌、铜绿假单胞菌(1g 或 1mL)
固体制剂	10^3	10^2	
液体制剂	10^2	10^2	
其他局部给药制剂	10^2	10^2	不得检出金黄色葡萄球菌、铜绿假单胞菌(1g、1mL 或 10cm²)

注：①指化学药品制剂和生物制品制剂若含有未经提取的动植物来源的成分及矿物质，还不得检出沙门菌（10g或10mL）。

4.非无菌含药材原粉的中（苗）药制剂的微生物限度标准见表4-7。

5.非无菌药用原料及辅料的微生物限度标准见表4-8。

6.中（苗）药提取物及中（苗）药饮片的微生物限度标准见表4-9。

表4-7　非无菌含药材原粉的中（苗）药制剂的微生物限度标准

给药途径	需氧菌总数 (cfu/g、cfu/mL或cfu/cm²)	霉菌和酵母菌总数 (cfu/g、cfu/mL或cfu/cm²)	控制菌
固体口服给药制剂			不得检出大肠埃希菌(1g)；不得检出沙门菌(10g)；耐胆盐革兰阴性菌应小于10²cfu(1g)
不含豆豉、神曲等发酵原粉	10⁴(丸剂3×10⁴)	10²	
含豆豉、神曲等发酵原粉	10⁵	5×10²	
液体口服给药制剂			不得检出大肠埃希菌(1g或1mL)；不得检出沙门菌(10g或10mL)；耐胆盐革兰阴性菌应小于10¹cfu(1g或1mL)
不含豆豉、神曲等发酵原粉	5×10²	10²	
含豆豉、神曲等发酵原粉	10³	10²	
固体局部给药制剂			不得检出金黄色葡萄球菌、铜绿假单胞菌(1g或10cm²)；阴道、尿道给药制剂还不得检出白色念珠菌、梭菌(1g或10cm²)
用于表皮或黏膜不完整	10³	10²	
用于表皮或黏膜完整	10⁴	10²	
液体局部给药制剂			不得检出金黄色葡萄球菌、铜绿假单胞菌(1g或1mL)；阴道、尿道给药制剂还不得检出白色念珠菌、梭菌(1g或1mL)
用于表皮或黏膜不完整	10²	10²	
用于表皮或黏膜完整	10²	10²	

表4-8　非无菌药用原料及辅料的微生物限度标准

	需氧菌总数 (cfu/g、cfu/mL)	霉菌和酵母菌总数 (cfu/g、cfu/mL)	控制菌
药用原料及辅料	10³	10²	*

注：*为未做统一规定。

表4-9　中（苗）药提取物及中（苗）药饮片的微生物限度标准

	需氧菌总数 (cfu/g、cfu/mL)	霉菌和酵母菌总数 (cfu/g、cfu/mL)	控制菌
中药提取物	10³	10²	*
直接口服及泡服饮片	10⁵	10³	不得检出大肠埃希菌(1g或1mL)；不得检出沙门菌(10g或10mL)；耐胆盐革兰阴性菌应小于10⁴cfu(1g或1mL)

注：*为未做统一规定。

7. 有兼用途径的制剂应符合各给药途径的标准。

除中（苗）药饮片外，非无菌药品的需氧菌总数、霉菌和酵母菌总数照"非无菌产品微生物限度检查：微生物计数法（通则1105）"检查；非无菌药品的控制菌照"非无菌产品微生物限度检查：控制菌检查法（通则1106）"检查。

除了本限度标准所列的控制菌外，药品中若检出其他可能具有潜在危害性的微生物，应从药品的给药途径、药品的特性、使用方法、用药人群、患者使用免疫抑制剂和甾体类固醇激素情况及疾病、伤残和器官损伤等方面进行评估。

第五章

苗药制剂的含量测定

苗药制剂的含量测定（assay of Miao materia medica）系指用化学、物理学或生物学的方法对供试品中含有的有关成分多少进行定量检测。苗药中生物活性成分的含量与其质量优劣、有效性和安全性均有直接关系。只有有效成分（active constituents）达到一定量才能保证疗效；必须严格控制药物中含有的毒性成分（toxic constituents）的含量及限度，才能确保临床用药的安全；对有些苗药中所含的既是有效成分又是毒性成分的毒效成分（toxic ingredient），必须规定其含量范围。因此，苗药的定量分析是苗药质量评价及质量标准研究的重点和难点。

随着现代分析方法与技术的发展和应用，苗药定量分析在系统性、科学性和先进性方面较以前有大幅度提高，在量化指标方面正在由测定指标成分向测定活性成分转变，由单一指标成分向多指标成分转变。《中华人民共和国药典》《国家中成药标准汇编》收载与质量（品质）直接相关、能体现苗药活性的专属性定量检测方法。例如，采用高效液相色谱法测定肺力克合剂中主药黄芩的专属性有效成分黄芩苷；测定枣仁安神颗粒中斯皮诺素、五味子醇甲、丹酚酸 B 含量控制炒酸枣仁、醋五味子、丹参等。采用气相色谱法测定复方缬草牙痛酊中樟脑的含量。

目前，用于苗药含量测定的方法主要有化学分析法、光谱法、色谱法、生物活性测定法及联用技术等。

第一节　常用含量测定方法

一、化学分析法

化学分析法（chemical analysis method）是根据特定的化学反应及其计量关系对物质进行分析的方法。化学分析法又称为经典分析法，是分析化学的基础，主要包括重量分析法和滴定分析法。化学分析法具有仪器简单、结果准确、成本低等优点。但灵敏度较低，专属性不强，特别是对微量成分分析准确性不够理想。化学分析法主要用于苗药中含量较高的一类成分及无机成分的测定。某些方法亦可作为分析试样处理，如分离、富集、掩蔽等手段。

（一）重量分析法

重量分析法（gravimetric analysis method）（简称重量法）是通过称量物质的某种称量形式的质量来确定被测组分含量的一种定量分析方法，包括挥发法、萃取法和沉淀法。其中沉淀法是由称得的称量形式的质量 m′、试样质量 m 及换算因数 F，求得被测组分的含量。其计算公式如下：

$$x\% = \frac{m' \times F}{m} \times 100\%$$

换算因数 F 为被测组分的摩尔质量与称量形式的摩尔质量之比。

【例 5-1】昆明山海棠片的含量测定（重量法）

取本品 60 片，除去包衣，精密称定，研细，取约 7g，精密称定，置 200mL 锥形瓶中，加硅藻土 1.4g，混匀，加乙醇 70mL，加热回流 40 分钟，放冷，滤过，滤渣加乙醇 50mL，加热回流 30 分钟，放冷，滤过，滤液合并，置水浴上蒸干，残渣加盐酸溶液（1 → 100）30mL，置水浴上搅拌使溶解，放冷，滤过，残渣再用盐酸溶液（1 → 200）同法提取 3 次（20mL，15mL，15mL），合并滤液于分液漏斗中，加氨试液使溶液呈碱性，用乙醚振摇提取 4 次（40mL，30mL，25mL，20mL），合并乙醚液，用水振摇洗涤 2 次，每次 10mL，乙醚液滤过，滤液置已在 100℃干燥至恒重的蒸发皿中，在低温水浴上蒸去乙醚，残渣在 100℃干燥至恒重，称定重量，计算，即得。

本品每片含总生物碱不得少于 1.0mg。

（二）滴定分析法

1. 原理与方法

滴定分析法（titrimetric analysis）又称容量分析法，是将标准溶液滴加到被测供试品溶液中，根据标准溶液和被测物完全反应时所消耗的体积计算被测物含量的方法。滴定分析法一般用于测定被测成分含量在 1% 以上的试样，具有结果准确（相对误差在 ± 0.2% 以内）、操作方便、设备简单等特点，其应用较重量法更为广泛，在苗药分析中可用于总生物碱类、总有机酸类、总内酯类、总酚类、糖类及含无机成分的矿物药等的含量测定。如山楂中有机酸的含量测定采用酸碱滴定法；朱砂的含量测定采用硫氰酸铵法。

2. 滴定分析计算

（1）滴定度

滴定度（titer）是指每 1mL 规定浓度的滴定液相当于被测物的质量（g 或 mg），以 $T_{T/A}$ 表示，T 为滴定剂，A 为被测物质，单位为 g/mL 或 mg/mL。

滴定反应：

$$fT + aA \rightarrow D$$

D 为生成物，当滴定达到化学计量点时，t mol 的 T 恰好与 a mol 的 A 完全作用，则待测物质 A 的质量 m_A 为：

$$m_A = \frac{a}{t} c_T V_T M_A$$

式中，c_T 和 V_T 分别为滴定剂 T 的物质的量浓度（mol/L）和体积（L），M_A 为 A 物质的摩尔质量（g/mol）。在滴定分析中，体积常以 mL 为单位，则上式可写为：

$$m_A = \frac{a}{t} c_T V_T \frac{M_A}{1000}$$

根据滴定度的定义得如下通式：

$$T = \frac{a}{t} c_T \frac{M_A}{1000}$$

（2）百分含量的计算

1）直接滴定法：当测定的化学反应能满足滴定分析反应基本条件时，可以直接用滴定液滴定被测物质并计算含量的方法。

$$含量(\%) = \frac{T \times V \times F}{W} \times 100\%$$

式中，T 为滴定度（g/mL 或 mg/mL）；V 为供试品消耗滴定液的体积（mL）；W 为供试品的质量（g 或 mg）；F 为浓度校正因子（F= 滴定液实际浓度 / 滴定液规定浓度），实际工作中，为了提高测定结果的准确度，F 以略大于 1 为宜。

2）返滴定法：又称剩余滴定法、回滴定法，当反应速率较慢、反应物溶解性较差或为固体时，滴定液加入样品后反应无法在瞬间定量完成，此时可先加入一定量过量的滴定液 T_1，待其与被测药物定量反应完全后，再用另一滴定液 T_2 来回滴剩余的滴定液 T_1。此法常需做空白试验，计算公式为：

$$含量(\%) = \frac{T \times F \times (V_0 - V)}{W} \times 100\%$$

式中，V_0 为空白消耗第二种滴定液的体积（mL）；V 为供试品消耗第二种滴定液的体积（mL）；T 为滴定度；F 为第二种滴定液的浓度校正因子。

3. 应用示例

【例 5-2】山楂的含量测定（酸碱滴定法）

取本品细粉约 1g，精密称定，精密加入水 100mL，室温下浸泡 4 小时，时时振摇，滤过。精密量取续滤液 25mL，加水 50mL，加酚酞指示液 2 滴，用氢氧化钠滴定液（0.1mol/L）滴定，即得。每 1mL 氢氧化钠滴定液（0.1mol/L）相当于 6.404mg 的枸橼酸（$C_6H_8O_7$）。

本品按干燥品计算，含有机酸以枸橼酸（$C_6H_8O_7$）计，不得少于 5.0%。

二、紫外-可见分光光度法

紫外 – 可见分光光度法（ultraviolet–visible spectrophotometry，UV–Vis）是根据物质分子对紫外 – 可见光区（波长为 190 ～ 800nm）电磁辐射的特征吸收所建立起来的定性、定量及结构分析方法，具有灵敏度高（可检测到 $10^{-7} \sim 10^{-4}$g/mL）、准确度高（相对误差一般在 2% ～ 5%）、操作简便等优点。常用于在此波长范围内具有特征吸收或通过显色后具有特征吸收的苗药单一成分或某一类别成分（总成分）的含量测定。

（一）原理

紫外 – 可见分光光度法定量分析的依据是 Lambert–Beer 定律，即：

$$A = \lg \frac{1}{T} = Ecl$$

式中 A 为吸光度；T 为透光率；c 为溶液浓度；l 为液层厚度，单位 cm；E 为吸收系数，其有两种表示形式，即摩尔吸收系数（ε）和百分吸收系数（$E_{1cm}^{1\%}$），两者关系为：

$$\varepsilon = \frac{M}{10} \times E_{1cm}^{1\%}$$

2020 年版《中华人民共和国药典》（通则 0401）分光光度法项下采用的吸收系数为百分吸收系数。

（二）分析技术与条件选择

1. 仪器校正和检定

测定时，首先应对仪器进行校正和检定，如波长精度、吸收度的精确性、杂散光等。

（1）波长的校正：由于环境因素对机械分布的影响，仪器的波长经常会略有波动，因此除应定期对所用仪器进行全面的校正检定以外，还应于测定前校正测定波长，其方法主要有：①光源法，常用汞灯中的较强谱线，如 237.83nm、253.65nm、275.28nm、296.73nm、313.16nm、334.15nm、365.02nm 等，或用仪器中氘灯的 486.02nm 与 656.10nm 谱线进行校正。②滤光片法，钬玻璃在波长 279.4nm、287.5nm、333.7nm、360.9nm、418.5nm、460.0nm、484.5nm、536.2nm、637.5nm 处有尖锐吸收峰，也可用于波长校正。③高氯酸钬溶液的校正法，用高氯酸钬溶液校正双光束仪器，以 10% 高氯酸溶液为溶剂，配制含 4% 氧化钬的溶液，该溶液在 278.10nm、333.44nm、361.31nm、416.28nm、451.30nm、485.29nm、536.64nm、640.52nm 等波长处有最大吸收。

仪器波长的允许误差为：紫外光区 ±1nm，500nm 附近 ±2nm。

（2）吸光度的准确度：检定采用重铬酸钾的硫酸溶液。取在 120℃ 干燥至恒重的基准重铬酸钾约 60mg，精密称定，用 0.005mol/L 硫酸溶液溶解并稀释至 1000mL，在规定的波长处测定并计算其吸收系数，并与规定的吸收系数比较，应符合表 5-1 中的规定。吸光度的度数应控制在最佳范围 0.3 ～ 0.7 之间，此时测定误差最小，可通过试样溶液浓度和吸收池宽度来选择。

表5-1　重铬酸钾硫酸溶液在规定波长处的规定吸收系数

波长 /nm	235(最小)	257(最大)	313(最小)	350(最大)
$E_{1cm}^{1\%}$ 的规定值	124.5	144.0	48.6	106.6
$E_{1cm}^{1\%}$ 的许可范围	123.0～126.0	142.8～146.2	47.0～50.3	105.5～108.5

（3）杂散光的检查：按表 5-2 中所列的试剂和浓度，配制成水溶液，置 1cm 石英吸收池中，在规定的波长处测定透光率，应符合表中的规定。

表5-2　杂散光检查过程中碘化钾、亚硝酸钠在规定波长处的透光率要求

试剂	浓度 /%(g/mL)	测定用波长 /nm	透光率 /%
碘化钠	1.00	220	＜0.8
亚硝酸钠	5.00	340	＜0.8

（4）吸收池的选择：光学玻璃制成的吸收池只能用于可见区，熔融石英制成的吸收池适用于紫外光区和可见光区。注意吸收池一般需配对使用。

2. 溶剂的选择

含有杂原子的有机溶剂，通常均具有很强的末端吸收。因此，当作溶剂使用时，它们的使用范围均不能小于截止使用波长。例如甲醇、乙醇的截止使用波长为205nm。另外，当溶剂不纯时，也可能增加干扰吸收。因此，在测定供试品前，应先检查所用的溶剂在供试品所用的波长附近是否符合要求，即将溶剂置1cm石英吸收池中，以空气为空白（即空白光路中不置任何物质）测定其吸光度。溶剂和吸收池的吸光度，在220～240nm范围内不得超过0.40，在241～250nm范围内不得超过0.20，在251～300nm范围内不得超过0.10，在300nm以上时不得超过0.05。

3. 测定波长的选择

测定时应选择被测物质的最大吸收峰波长（λ_{max}）作为测定波长，以提高灵敏度并减少误差，被测物质若存在几个吸收峰，可选择无干扰的、较强的吸收峰。一般避免选择光谱中靠短波长的末端吸收测定时，通常在规定（或选定）的吸收峰波长 ±2nm以内测试几个点的吸光度，或由仪器在规定（或选定）波长附近自动扫描测定，以核对供试品的吸收波长位置是否正确，除另有规定外，吸收峰波长应在规定波长的 ±2nm以内，并选择吸光度最大的波长。

4. 比色法测定条件的选择

若供试品本身在紫外 - 可见光区没有强吸收，或在紫外光区虽有吸收但为了避免干扰或提高灵敏度，可加入适当的显色剂显色后，用比色法测定。由于显色时影响显色深浅的因素较多，应取供试品与对照品或标准品同时操作。除另有规定外，比色法所用的空白系指用同体积的溶剂代替对照品或供试品溶液，然后依次加入等量的相应试剂，并用同样方法处理。

（三）测定方法

1. 对照品比较法

在相同条件下，分别配制供试品溶液和对照品溶液，在规定波长下测定两者的吸光度，则可计算出供试品中被测成分的浓度或含量。对照品溶液中所含被测成分的浓度应为供试品溶液中被测成分浓度的100%±10%，所用溶剂也应完全一致。按下式计算供试品中被测溶液的浓度：

$$含量(\%) = \frac{A_x / A_R \times c_R \times D}{m} \times 100\%$$

式中，A_x为供试品溶液的吸光度；c_R为对照品溶液的浓度；A_R为对照品溶液的吸光度；D为稀释倍数；m为供试品的取样量。

2. 吸收系数法

该法是测定供试品溶液在规定波长下的吸光度值（A），根据被测成分的吸收系数$E_{1cm}^{1\%}$计算其含量。

$$含量(\%) = \frac{A_x \times D}{E_{1cm}^{1\%} \times m \times 100} \times 100\%$$

式中，X指供试品，D和m分别为供试品稀释倍数和取样量。本法的优点是无需对照品，方法简便。用本法测定时，吸收系数通常应大于100，并注意仪器的校正和检定。

3. 标准曲线法

先配制一系列不同浓度的对照品，在相同条件下分别测定吸光度，绘制 A-C 曲线或求出其回归曲线方程，即得标准曲线。在相同的条件下测定供试品溶液的吸光度，即可求得供试品中被测成分的浓度或含量。

使用时应注意：①标准系列一般要求 5～7 个点；②回归直线方程的相关系数（r）不得小于 0.999；③供试品溶液的吸光度应在标准曲线的线性范围内（最好位于中间位置）。

（四）应用示例

【例 5-3】半枝莲中总黄酮的含量测定（标准曲线法）

供试品溶液的制备：取本品粉末（过三号筛）约 1g，精密称定，置索氏提取器中，加石油醚（60～90℃）提取至无色，弃去醚液，药渣挥去石油醚，加甲醇继续提取至无色，转移至 100mL 量瓶中，加甲醇至刻度，摇匀，精密量取 1mL，置 50mL 量瓶中，加甲醇至刻度，摇匀，滤过，取续滤液，即得。

对照品溶液的制备：取野黄芩苷对照品适量，精密称定，加甲醇制成每 1mL 含 0.2mg 的溶液，即得。

标准曲线的制备：精密量取对照品溶液 0.4mL、0.8mL、1.2mL、1.6mL、2.0mL，分别置 25mL 量瓶中，加甲醇至刻度，摇匀。以甲醇为空白，照紫外 – 可见分光光度法（通则 0401），在 335nm 的波长处分别测定吸光度，以吸光度为纵坐标，浓度为横坐标，绘制标准曲线。

测定法：取供试品溶液照标准曲线制备项下方法，自"以甲醇为空白"起，依法测定吸光度，从标准曲线上读出供试品溶液中野黄芩苷的重量（mg），计算，即得。

本品按干燥品计算，含总黄酮以野黄芩苷（$C_{21}H_{18}O_{12}$）计，不得少于 1.50%。

【例 5-4】淫羊藿中总黄酮的含量测定（对照品比较法）

取本品叶片，粉碎过三号筛，取约 0.2g，精密称定，置具塞锥形瓶中，精密加入稀乙醇 20mL，称定重量，超声处理（功率 400W，频率 50kHz）1 小时，放冷，再称定重量，用稀乙醇补足减失的重量，摇匀，滤过，精密量取续滤液 0.5mL，置 50mL 量瓶中，加甲醇至刻度，摇匀，作为供试品溶液。另取淫羊藿苷对照品适量，精密称定，加甲醇制成每 1mL 含 10μg 的溶液，作为对照品溶液。分别取供试品溶液和对照品溶液，以相应试剂为空白，照紫外 – 可见分光光度法（通则 0401），在 270nm 波长处测定吸光度，计算，即得。

本品按干燥品计算，叶片含总黄酮以淫羊藿苷（$C_{33}H_{40}O_{15}$）计，不得少于 5.0%。

三、原子吸收分光光度法

原子吸收分光光度法（atomic absorption spectrophotometry，AAS）又称原子吸收光谱法，是基于被测元素基态原子在蒸气状态下对特征电磁辐射吸收而进行元素定量分析的方法。具有灵敏度高（绝对检出限可达到 10^{-14}g），精密度好（相对误差一般可控制在 2% 以内，性能好的仪器可达到 0.1%～0.5%），选择性好，干扰少，操作简便快速等优点，在苗药无机成分及有害元素测定中有着广泛的应用。

（一）原理

当光源发射线的半宽度小于吸收线的半宽度（即采用锐线光源）时，蒸气中待测元素的基态原子数与吸光度的关系遵循 Lambert–Beer 定律：

$$A = \log \frac{I_0}{I} = K N_0 L$$

式中 I_0 和 I 分别为入射光和透射光的强度；N_0 为单位体积基态原子数；L 为光程长度；K 为与实验条件有关的常数。

在一定的测定条件下，火焰中基态原子占绝大多数，即可以用基态原子数 N_0 代表蒸气中原子总数 N，其与试样中待测元素浓度 C 有确定的关系：$N=aC$，a 为比例常数，则：

$$A = KCL$$

其为原子吸收分光光度法定量分析的基本关系式，它表示在确定的实验条件下，吸光度与试样中待测元素的浓度呈线性关系。

（二）分析技术与条件选择

1. 分析线的选择

通常选择待测元素的共振线（即原子由基态至第一激发态跃迁时所产生的吸收线）作为分析线（测定波长）。其跃迁概率最大，灵敏度最高，但当被测试样浓度较高或共振线附近有其他谱线干扰时，也可选用其次灵敏线。如测 Na 用 λ589.0nm 作为分析线，当浓度较高时，可用 λ330.3nm 作为分析线。

2. 狭缝宽度的选择

狭缝宽度影响光谱通带宽度与检测器接收的能量。原子吸收光谱分析中，光谱重叠干扰较小，可以允许使用较宽的狭缝。当有其他的谱线或非吸收光进入光谱通带内时，吸光度将立即减小。不引起吸光度减小的最大狭缝宽度，即为合适的狭缝宽度。一般碱金属、碱土金属元素谱线简单，可选用较大的狭缝宽度，过渡元素与稀土元素谱线复杂，要选择较小的狭缝宽度。

3. 光源灯及工作电流的选择

空心阴极灯是 AAS 法常用的光源，其辐射强度与灯的工作电流有关，灯电流过小，放电不稳定，光输出的强度小；灯电流过大，发射谱线变宽，灵敏度下降，寿命缩短。所以在保证稳定和有足够的辐射光通量情况下，应尽量选用较低的灯电流。商品灯都标有允许使用的最大电流与可使用的电流范围，通常选用最大电流的 1/2 ～ 2/3 为工作电流。空心阴极灯使用前通常需要预热 10 ～ 30 分钟。

4. 原子化条件的选择

将被测元素由试样转入气相，并解离为基态自由原子的过程称为原子化。2020 年版《中华人民共和国药典》收载 4 种原子化方法。

（1）火焰原子化：系利用化学火焰的热能将被测试样原子化。常用的燃气有煤气、氢气、乙炔气，助燃气有空气、氧气、氧化亚氮等。可通过选择燃气与助燃气的种类、比例、燃烧器的高度来获得所需要的火焰类型、特性及最佳分析区域。

（2）石墨炉原子化：系由电热石墨炉及电源等组成，以石墨作为发热体使被测试样原子化，分为干燥、灰化、原子化和净化四个阶段，关键是选择与控制每一阶段的温度和时间。进样量一般为：液体试样 1 ～ 100μL，固体样 0.1 ～ 10mg，但其背景影响较为严重，需要进行校正。

（3）氢化物发生原子化：由氢化物发生器和吸收池组成，将被测元素在酸性介质中还原成低沸点的氢化物，再由载气导入吸收池进行原子化。常用于砷、锗、铅、镉、锡、硒、锑等易挥发性的元素的测定。

（4）冷蒸气发生原子化：由汞蒸气发生器和吸收池组成，专门用于汞的测定，系将供试品溶液中的汞原子还原成游离汞，再由载气将汞蒸气导入石英吸收池原子化。

（三）测定方法

1. 标准曲线法

标准曲线法是常用的分析方法。它是由标准工作液，按测定方法配制标准系列，以空白为参考，测定其吸光度，以吸光度对浓度绘制标准曲线；在相同的条件下，测定未知试样的吸光度，由标准曲线上内插法求得试样中被测元素的浓度或含量。为了减少测量误差，吸光度值应在 0.2 ～ 0.8 范围内。

2. 标准加入法

当试样基体影响较大，又无纯净的基体空白，或测定纯物质中极微量的元素时，往往采用标准加入法，即取若干份（例如四份）体积相同的试样溶液，从第二份开始分别按比例加入不同量的待测元素的标准溶液，然后用溶剂稀释至一定体积。设试样中待测元素的浓度为 c_X，加入标准溶液后的浓度分别为 c_X、c_X+c_0、c_X+2c_0、c_X+4c_0，分别测得其吸光度为 A_X、A_1、A_2、A_3，以 A 对 c 作图，与横坐标交于 c_X，c_X 即为所测试试样中待测元素的浓度。使用标准加入法应注意以下几点：①被测元素的浓度应在通过原点的标准曲线线性范围内，最少采用四个点（包括不加标准溶液的试样溶液），来做外推曲线，其斜率不要太小，以免引入较大误差；②标准加入法应该进行试剂空白的扣除，也必须用标准加入法进行扣除；③此法只能消除分析中的基体干扰，不能消除背景干扰，使用标准加入法时，要考虑消除背景的影响。

（四）应用与示例

1. 标准溶液的制备

标准溶液的组成要尽可能接近未知试样的组成，一般来说，先用基准物质（纯度大于99.99% 的金属或组成一定的化合物）配制成浓度较大的贮备液，再由标准贮备液配制标准工作液。为保持浓度稳定，不宜长期存放。由于溶液中总盐量对雾粒的形成和蒸发速度都有影响，当试样中总盐量大于 0.1% 时，标准溶液中也应加入等量的同一盐类，以保证标准溶液组成与试样溶液相似。

2. 被测试样的处理

测定前应对被测试样进行必要的预处理，对于液体试样，若浓度过大，必须用适当的溶剂进行稀释。无机试样用水稀释到适宜的浓度即可，有机试样常用甲基异丁酮或石油醚溶剂进行稀释，使其接近水的黏度，当试样中被测元素浓度过低时，可以进行富集以提高浓度，如果试样基体干扰太大，必要时也可进行分离处理。

无机固体试样，应用合适的溶剂和溶解方法，将被测元素完全地转入溶液中。在溶解金属及其化合物如矿物类药物时，常用溶解法，对于水不溶物可用酸溶解，常用的酸主要有盐酸、硝酸和高氯酸，有时也用磷酸与硫酸的混合酸，如果将少量的氢氟酸与其他酸混合使用，有助于试样成为溶液状态；不易被分解的试样，也可使用熔融法，必须使用熔融法的是那些共存物质中二氧化硅含量高的试样，但要防止无机离子污染。

有机固体试样，一般先用干法或湿法破坏有机物，再将破坏后的残留物溶解在合适的溶剂中，被测元素如果是易挥发元素如 Hg、As、Cd、Pd、Sb、Se 等则不宜采用干法灰化。

如果使用非火焰原子化法，如石墨炉原子化法，则可以直接进固体试样，采用程序升温，以分别控制试样干燥、灰化和原子化过程，使易挥发或易热解基体在原子化阶段之前除去。

四、气相色谱法

气相色谱法（gas chromatography，GC）是将气化后的试样由载气（流动相）带入色谱柱，根据各组分在流动相和固定相间作用的不同而分离，并随载气依次流出气谱柱，经检测器检测，利用保留值进行定性、色谱峰面积或峰高进行定量的分析方法。具有分离效率高、操作简便、灵敏度高等特点，主要用于苗药中的挥发性成分或经衍生化后能气化的物质及水分、农药残留、提取物中有机溶剂残留等的测定。

（一）系统适用性试验

各国《药典》对色谱的系统适用性试验均做了相应的规定。即每次开机后，用规定的对照品、供试品溶液或系统适用性试验溶液对仪器进行试验和调整，以达到规定的要求，确保分析结果的可靠性。色谱系统的适用性试验通常包括理论塔板数、分离度、重复性、拖尾因子和灵敏度等五个指标。必要时，可对色谱系统进行适当调整，以符合要求。

1. 色谱柱的理论塔板数（number of theoretical plates，n）

用于评价色谱柱的效能。由于不同物质在同一色谱柱上的色谱行为不同，采用理论塔板数作为衡量柱效能的指标时，应指明测定物质，一般为待测物质或内标物质的理论塔板数。

在选定的条件下，注入供试品溶液或各品种项下规定的内标物质溶液，记录色谱图，测量出供试品主成分或内标物质峰的保留时间（t_R）和峰宽（W）或半高峰宽（$W_{h/2}$），按下式计算色谱柱的理论塔板数。

$$n = 16\left(\frac{t_R}{W}\right)^2 = 5.54\left(\frac{t_R}{W_{h/2}}\right)^2$$

如果测得理论塔板数低于各品种项下规定的最小理论塔板数，应改变色谱柱的某些条件（如柱长、载体性能、色谱柱充填的优劣等），使理论塔板数达到要求。

2. 分离度（the resolution，R）

用于评价待测组分与相邻共存物或难分离物质之间的分离程度，是衡量色谱系统效能的关键指标。可以通过测定待测物质与相邻成分的分离度，也可以通过测定待测组分与某一添加的指标性成分（内标物质或其他难分离物质）的分离度，或将供试品或对照品用适当的方法降解，通过测定待测组分与某一降解产物的分离度，对色谱系统进行评价与控制。

分离度一般用以下式计算：

$$R = \frac{2(t_{R2} - t_{R1})}{W_1 + W_2} = \frac{2(t_{R2} - t_{R1})}{1.70(W_{1,h/2} + W_{2,h/2})}$$

式中 t_{R2} 为相邻两峰中后一峰的保留时间；t_{R1} 为相邻两峰中前一峰的保留时间；W_1、W_2、$W_{1,h/2}$、$W_{2,h/2}$ 分别为此相邻两峰的峰宽及半高宽。见图 5-1。

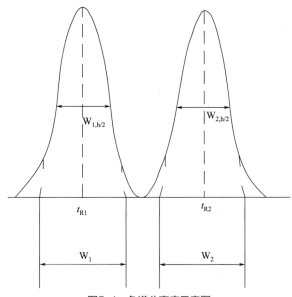

图5-1　色谱分离度示意图

除另有规定外，待测组分与相邻共存物之间的分离度应大于 1.5。

3. 重复性（repeatability）

用于评价连续进样后，色谱系统响应值的重复性能。采用外标法时，通常取各品种项下的对照品溶液或供试品溶液，连续进样 5 次，除另有规定外，其峰面积测量值的相对标准偏差应不大于 2.0%；采用内标法时，也可按各品种校正因子测定项下，配制相当于 80%、100% 和 120% 的对照品溶液，加入规定量的内标溶液，配成 3 种不同浓度的溶液，分别进样 3 次，计算平均校正因子，其相对标准偏差应不大于 2.0%。

4. 拖尾因子（the tailing factor，T）

用于评价色谱峰的对称性。为保证测量精度，特别当采用峰高法测量时，应检查待测峰的拖尾因子（T）是否符合各品种项下的规定，或不同浓度进样的校正因子误差是否符合要求。除另有规定外，峰高法定量时 T 应在 0.95 ～ 1.05 之间。峰面积法测定时，若拖尾严重，将影响峰面积的准确测量。拖尾因子计算公式为：

$$T = \frac{W_{0.05h}}{2d_1}$$

式中 $W_{0.05h}$ 为 5% 峰高处的峰宽；d_1 为峰

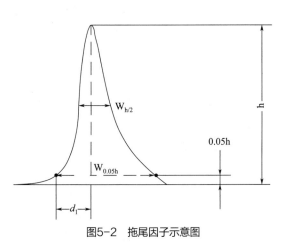

图5-2　拖尾因子示意图

顶点至峰前沿之间的距离。

5. 灵敏度（sensitivity，S）

用于评价色谱系统检测微量物质的能力，常以信噪比（S/N）来表示。通过测定一系列不同浓度的供试品或对照品溶液来测定信噪比。定量测定时，信噪比应不小于10；定性测定时，信噪比应不小于3；系统适用性试验中可以设置灵敏度实验溶液来评价色谱系统的检测能力。

（二）分析技术与条件选择

1. 分离条件的选择

固定相、柱温及载气是气相色谱分离条件选择的三个主要方面。

（1）色谱柱及固定相的选择：GC法色谱柱有填充柱（packed column）和毛细管柱（pillary column）。其结构性能等见表5-3。

表5-3　气相色谱柱类型

结构性能	填充柱	毛细管柱
柱长	2～4m	5～60m
柱内径	2～4mm	0.25mm、0.32mm、0.53mm等
柱材质	不锈钢或玻璃	不锈钢、玻璃或石英
固定相组成	包括吸附剂、高分子多孔小球或涂渍固定液的载体，粒径为0.25～0.18mm、0.18～0.15mm或0.15～0.125mm。常用载体为经酸洗并硅烷化处理的硅藻土或非硅藻土（氟碳化合物、玻璃微球）	现多用弹性石英毛细管柱(FSOT)，内壁涂渍、交联或键合固定液。固定液膜厚0.1～5.0μm

新填充柱和毛细管柱在使用前需老化以除去残留溶剂及低分子量的聚合物，色谱柱如长期未用，使用前应老化处理，使基线稳定。

气固色谱用多孔型固体（如活性炭、碳多孔小球、分子筛、高分子多孔小球等）为固定相，苗药分析中常采用聚合物高分子多孔小球（GDX），如水分及含羟基化合物（醇）的测定。

气液色谱固定相由固定液或固定液和载体组成。一般按极性相似的原则来选择。①分离非极性化合物，应选非极性固定液，如角鲨烷、甲基硅油等。组分与之作用主要是色散力，基本上是按沸点顺序出柱，低沸点先出柱，若有极性组分，则相同沸点的极性组分先出柱。②中等极性化合物，选中等极性固定液，如邻苯二甲酸二壬酯等，分子间作用主要是色散力和诱导力，基本上仍按沸点顺序出柱，但对沸点相同的极性与非极性组分，诱导力起主要作用，非极性组分先出柱。③极性化合物，选用极性固定液，如 β，β-氧二丙腈等，分子间主要作用力为定向力，组分按极性顺序出柱，极性弱的组分先出柱。④分离复杂样品，若组分沸点差别较大，可选非极性固定液，若极性差别较大，可选择极性固定液。⑤分离氢键型组分，应选择氢键型固定液，如腈醚和多元醇等，组分按其与固定液形成氢键能力的大小出柱，能力弱的先出柱。

常用FSOT固定相的组成、性质及应用见表5-4。

表5-4 FSOT常用固定相

固定相组成	商品名称	极性	应用	适用温度（℃）
甲基聚硅氧烷（胶体）	DB-1，HP-1，BP-1，SPB-1，CBP-1，Utra-1	非极性	通用	-60～325
甲基聚硅氧烷（流体）		非极性	通用	0～280
5%苯基-95%甲基聚硅氧烷	DB-5，HP-5，BP-5，SPB-5，CBP-5，Utra-2	弱极性	通用	-60～325
50%苯基-50%甲基聚硅氧烷	DB-17，HP-17，CBP-17	中等极性	甾体，杀虫剂，二醇类	60～240
50%氰丙基-50%苯基甲基聚硅氧烷	DB-225，BP-225	中等极性	脂肪酸、醇类、酯类等极性化合物	60～240
50%三氟丙基聚硅氧烷		中等极性	卤代化合物、芳香化合物	60～240
聚乙二醇-TPA修饰	DB-FFAP，HP-FFAP	极性	酸、醇、醛、酮类，氰化物，丙烯酸酯	60～240
聚乙二醇	Durawax，CBP-20，INNOWAX	极性	酸、醇、醚类，挥发油，二醇类	60～240

（2）柱温及固定液与担体配比的选择：①高沸点样品（沸点300～400℃），宜采用1%～5%低固定液配比，柱温200～250℃；②沸点为200～300℃的样品，宜采用5%～10%固定液配比，柱温150～180℃；③沸点为100～200℃的样品，宜采用10%～15%固定液配比，柱温选各组分的平均沸点2/3左右；④气体等低沸点，宜采用15%～25%高固定相配比，柱温选沸点左右，在室温或50℃下进行分析；⑤对于宽沸程样品，需选择程序升温方式进行，如红景天中红景天苷和百脉根苷的含量测定。

（3）载气的选择：载气的选择主要从对峰展宽（柱效）、柱压和对检测灵敏度的影响三方面考虑，当采用低流速时，宜用分子量较大的 N_2，当高流速时，宜用分子量低、黏度小的 H_2 或 He。当色谱柱较长时，宜采用 H_2，当使用 TCD 时，宜用 H_2 或 He，FID、ECD 等一般常用 N_2。可通过实验选择最佳流速，但为缩短分析时间，载气流速通常高于最佳流速，即在 20～80mL/min。

（4）其他条件的选择：①气化室温度：气化室温度取决于样品的挥发性、沸点及进样量，一般高于柱温 30～50℃，即保证组分瞬间气化，又要防样品分解；②检测室温度：检测室温度一般高于柱温 30～50℃或等于气化室温度为宜，以防止流出物在检测器中冷凝而对其造成污染。

2. 进样方式与进样量

进样方式一般可采用溶液直接进样或顶空进样。

直接进样时，进样口温度应高于柱温 30～50℃，对于填充柱，气体样品进样0.1～1mL，液体样品进样 0.1～1μL，最大不超过 4μL；毛细管柱采用分流器进样，分流后的进样量为填充柱的 1/10～1/100。

顶空进样是将液体或固体样品中所含挥发性成分进样进行气相色谱分析的间接进样方法。将被分析的样品放在一个密闭容器中（通常为密封的小玻璃瓶），在恒定的温度下达到热力学平衡，测定样品基质上方的气体成分来确定那些在一定温度下可以汽化的组分在样品中的含量。它是基于一种气相萃取方法，在一定的条件下，某些物质的气相和凝聚相

（液相或固相）之间存在着分配平衡，此时测定气相的组成就可知凝聚相的组成。由于仅取了凝聚相上方的气相部分进行分析还可以大大减少样品基质对分析的干扰，因此顶空分析是一种理想的样品净化方法，特别适合高沸点样品中低沸点成分的测定。

顶空进样技术包括静态顶空进样、动态顶空进样（或称吹扫-捕集法）两种方式。静态顶空 GC 分析是将样品密封在一个容器中，在一定温度下放置一段时间，使两相达到平衡，然后取气相进行分析。动态顶空 GC 分析是用流动的气体将样品中的挥发性成分"吹扫"出来，再用一个捕集器将吹扫出来的物质吸附下来，然后经热解吸将样品送入 GC 进行分析，因此也称为吹扫-捕集（purge & trap）进样技术。

若被测试样品和标准试样在完全相同的条件下进行顶空分析，可根据其峰面积和浓度的比例关系计算被测组分的含量。

3. 检测器的选择

GC 法常用检测器及其性能见表 5-5，可根据分析的实际情况加以选择。

表5-5　GC法色谱常用检测器及其性能表

检测器	原理	被测物主要种类	检出限	线性范围
氢焰离子化检测器（FID）	利用有机物在氢火焰的作用下，化学电离而形成离子流，通过测定离子流强度进行检测组分质量。载气 N_2 与 H_2（燃气）比为 $(1.0:1.0) \sim (1.0:1.5)$，H_2 与空气（助燃气）比为 $(1:5) \sim (1:10)$	含 CH 的有机物	10^{-13}g/s	10^7
热导检测器（TCD）	根据被测组分与载气的热导率不同来检测组分浓度的变化	通用型	10^{-8}g/mL	10^5
电子捕获检测器（ECD）	用 ^{63}Ni 或 ^{3}H 作放射源的离子化检测器，当载气（N_2）通过检测器时，受放射源发出的 β 射线的激发而电离，生成一定数量的电子和正离子，在一定强度电场作用下形成一个背景电流，若载气中含有电负性强的化合物（如 CCl_4）就会捕获电子使背景电流（基流）减小，且减小程度与组分浓度成正比	电负性基团，如含氯农药残留	5×10^{-14}g/s	5×10^4
热离子检测器（TID）又称氮磷检测器（NPD）	在 FID 的喷嘴和收集极之间放置一个含有硅酸铷的玻璃珠，使含氮、磷的化合物受热分解而在铷珠的作用下产生大量电子，信号增强	氮、磷等有机化合物，如含磷农药残留	磷 5×10^{-14}g/s（如马拉硫磷）；氮 $\leqslant 1 \times 10^{-3}$g/s	10^5
火焰光度检测器（FPD）	基于磷和硫在富燃火焰中燃烧产生的分子光谱进行检测	有机磷、硫化合物	1×10^{-11}g/s $\sim$ 10^{-13}g/s	10^5
光离子化检测器（PID）	基于紫外光光致解离低电离势化合物产生离子进行检测	芳香化合物、H_2S、PH_3、N_2H_4	1×10^{-13}g/s	10^8

（三）定量分析方法

1. 内标法

气相色谱法手动进样时，因其进样量小，进样量不易准确控制，导致精确度较差。另外进样口温度高，注射器插入胶垫后，针尖部分受热，致使针尖内溶液受热膨胀，部分溶液自针尖挤入进样口，故进样时应注意注射器插入、拔出应迅速，并尽量保持停针时间一致，使用 1μL 进样器精密度会更好些。气相色谱法进行定量分析时，尽可能采用内标法为宜。

内标法有三种定量方式：

（1）内标加校正因子法：精密称取被测组分的对照品 R，加入适量的内标物 S 进样，记录色谱图，测量对照品和内标物的峰面积，得其相对校正因子：

$$f = \frac{f_R}{f_S} = \frac{m_R / A_R}{m_S / A_S} = \frac{A_S / C_S}{A_R / C_S}$$

再取加入内标物的供试液，进样，记录色谱图，根据待测组分和内标物的峰面积，供试样稀释倍数，计算其含量。

（2）内标对比法：当未知校正因子时，可采用本法，亦具内标法的优点。先称取一定量的内标物，加入对照品溶液中，然后再将相同量的内标物加入同体积的样品溶液中，分别进样，即可计算出试样溶液中待测组分的含量。

$$\frac{(A_i / A_S)_{样}}{(A_i / A_S)_{标}} = \frac{(C_i \%)_{样}}{(C_i \%)_{标}} \quad 或 \quad (C_i \%)_{样} = \frac{(A_i / A_S)_{样}}{(A_i / A_S)_{标}} (C_i \%)_{标}$$

（3）内标工作曲线法：其与外标法相同，只是在各浓度的标准溶液和样品溶液中加入同样量的内标物，进样，以 A_i / A_S 对 C_i 作工作曲线，样品测定时也加入等量的内标物，根据样品与内标物峰面积比 A_x / A_S 由工作曲线求得待测组分含量。

2. 外标法

外标法分为工作曲线法和外标一点法等。工作曲线法是先用一系列浓度的对照品溶液确定工作曲线（或求回归方程），再在完全相同的条件下，测定样品溶液，计算含量。通常其工作曲线的截距应为零，否则说明存在系统误差。当其截距为零时，可采用外标一点法。即用一种浓度的对照品溶液和供试品溶液在相同条件下，等体积平行多次进样，根据其峰面积均值计算含量，即得：

$$C_x = \frac{A_x}{A_R} C_R$$

外标法操作简便，计算方便，不需用校正因子，但要求进样量准确和实验条件恒定。

3. 归一化法

当样品中所有组分在操作条件下和时间内，都能流出色谱柱，且检测器对其都能产生响应信号，同时各组分的校正因子已知时，可用校正面积归一化法测定各组分的含量。即

$$C\% = \frac{m_i}{\sum m_i} \times 100\% = \frac{f_i A_i}{\sum f_i A_i} \times 100\%$$

若样品中的各组分为同系物或性质接近时，因其重量校正因子亦相近，可以省略。即：

$$C_i \% = \frac{A_i}{\sum A_i} \times 100\%$$

归一化法优点是简便，而且定量结果与进样量无关，但要求所有组分都能出峰，对实验条件要求较高，易产生误差，不适宜成分的精确测定。

【例 5-5】复方缬草牙痛酊中樟脑的含量测定（GC 外标法）

色谱条件与系统适用性试验：以聚乙二 20000（PEG-20M）为固定相，涂布浓度为 10%；柱温 120℃。理论板数按樟脑峰计算应不低于 2000。

对照品溶液的制备：取樟脑对照品适量，精密称定，加氯仿制成每 1mL 含 0.5mg 的溶

液，即得。

供试品溶液的制备：取本品 10 支的内容物，混匀，精密量取 20mL，用氯仿振摇提取 2 次，每次 3.5mL，合并氯仿液，转移至 10mL 量瓶中，加氯仿稀释至刻度，摇匀，即得。

测定法：分别精密吸取对照品溶液与供试品溶液各 4μL，注入气相色谱仪，测定，即得。

本品每支含樟木以樟脑（$C_{10}H_{16}O$）计，不得少于 0.30mg。

【例 5-6】牛黄上清胶囊中冰片的含量测定（GC 内标法）

色谱条件与系统适用性试验：以聚乙二醇 20000（PEG-20M）为固定相，涂布浓度为 10%；柱温为 140℃。理论板数按龙脑峰计算应不低于 4000。

标准品溶液制备：取水杨酸甲酯适量，精密称定，加乙酸乙酯制成每 1mL 含 2mg 的溶液，作为内标溶液。另取龙脑对照品 20mg，置 10mL 量瓶中，加内标溶液溶解并稀释至刻度，摇匀，吸取 1μL，注入气相色谱仪，测定峰面积。

供试品溶液制备：取装量差异项下的牛黄上清胶囊内容物，混匀，精密称定为 0.5g，置具塞锥形瓶中，精密加入内标溶液 10mL，密塞，称定重量，超声处理（功率 300W，频率 25kHz）15min，放冷，再称定重量，用乙酸乙酯补足减失的重量，摇匀，滤过，取续滤液，即得。

测定法：分别精密吸取标准溶液和供试液 1μL，注入气相色谱仪，测定峰面积，计算牛黄上清胶囊中龙脑的含量（mg/g）。

本品每粒含冰片以龙脑（$C_{10}H_{18}O$）计，不得少于 6.2mg。

五、高效液相色谱法

高效液相色谱法（high performance liquid chromatography，HPLC）是一种高效、快速的分离分析方法，应用非常广泛，发展特别迅速，已成为苗药定量分析最常用的方法之一。

（一）系统适用性及其影响因素

HPLC 的系统适用性实验与 GC 法相同。

因为 HPLC 中流动相为液体，黏度大，且柱温低，扩散系数 D_m 是 GC 的 $1/10^5$，因此，在 HPLC 法中固定相采用小粒度、均匀的填料和匀浆法装柱，采用低黏度、低流速的流动相来提高柱效。

HPLC 法中影响分离度（R）主要因素可用分离方程来描述。

$$R = \frac{\sqrt{n}}{4}\left(\frac{\alpha-1}{\alpha}\right)\left(\frac{k_2}{k_2+1}\right)$$

由此可见，R 主要受容量因子 k，选择因子 α 和理论塔板数 n 的影响，k 和 α 反映了溶质的保留性质和色谱峰的相对位置，其大小取决于溶质、流动相、固定相的性质及温度等条件。n 控制了色谱峰的扩展程度，主要由色谱柱本身的特性和操作条件决定。所以分离度的提高可通过改变 k、α 和 n 三个参数来实现。在 HPLC 法中的 k 最佳值为 $2 \sim 5$，可通过改变流动相的极性来解决。对于正相向色谱流动相的极性增加，k 减小；反相色谱则相反。$\alpha = k_2/k_1 = t'_{R_2}/t'_{R_1}$ 代表了两个组分在相同色谱条件下的分离选择性，$\alpha \neq 1$ 是色谱分离的前提，改变 α 即是改变后一组分相对于前一组分的保留时间，可通过改变固定相和流动相来实现。对于 HPLC 来说调整流动相的极性是提高分离选择性的有效办法。

（二）分析技术与条件选择

1. 固定相与流动相的选择

（1）液固吸附色谱法：液固色谱固定相可分为极性和非极性两大类。极性固定相主要是硅胶、氧化铝、硅酸镁分子筛等。非极性固定相为高强度多孔微粒、活性炭、高交联度苯乙烯和二乙烯苯共聚物的单分散多孔微球（5～10μm）和碳多孔小球（TDX）。目前应用最为广泛的是极性固定相硅胶，主要有薄壳玻珠、无定型全多孔硅胶、球形全多孔硅胶和堆积硅珠等，薄壳型和无定型全多孔硅胶已常用作化学键合相的载体。

常用的流动相是以烷烃为底剂，加入适量的极性调节剂组成二元或多元溶剂系统，溶剂系统的极性越强，洗脱能力越强，有时也加入微量水分来改善峰形和改善拖尾情况。液固色谱对结构异构体和几何异构体有良好的选择性。对芳香烃和卤代烃的异构体也具有较好的分离能力。

（2）键合相色谱法：这是由液－液分配色谱发展而来，其固定相为化学键合相，分离机制以分配作用为主，不封尾的键合相还有一定的吸附作用。固定相性能如载体的形状、粒径、孔径、表面积、键合基团的表面覆盖度、含碳量及键合类型等直接影响色谱的分离行为和分离效果，应注意选择。使用以硅胶为载体的键合固定相时，流动相的pH应控制在2～8之间；温度一般应控制在40℃以下，最高不宜超过60℃。常用色谱柱的键合相填料及适用范围见表5-6。

表5-6 常用色谱柱的键合相填料及适用范围

固定相名称	官能团结构	适用范围
Silica/Si		正相色谱分析
CN	$-(CH_2)_3-CN$	正相和反相色谱分析，有独特的选择性，适中的极性；正相相似于硅胶吸附剂，为氢键接受体。适于分析极性化合物，溶质保留值比硅胶低；反相可提供与C_8、C_{18}、苯基柱不同的选择性
NO_2	$-(CH_2)_3-C_6H_5-NO_2$	多环烃、芳香烃和多环芳烃
		多功能固定相
NH_2	$-(CH_2)_3-NH_2$	正相色谱分析中的极性供试品：苯胺、脂类、含氧农药
		反相色谱分析中的糖类供试品
		阴离子交换色谱，可分离酚、有机羧酸和核苷酸
$N(CH_3)_2$	$-(CH_2)_3-N-(CH_3)_2$	正相色谱和阴离子交换色谱分析，正相类似于胺基柱的分离性能；阴离子交换色谱可分离弱有机碱
OH/Diol	$-(CH_2)_3-O-CH(OH)-CH_2(OH)$	正相和反相色谱分析，比硅胶固定相有更低的极性，适于分离有机酸及其低聚物，还可作为分离肽、蛋白质的凝胶过滤色谱固定相
SA/SAX	$-(CH_2)_3-C_6H_5-SO_3Na$	离子交换色谱分析，阳离子、强酸供试品
SB/SCX	$-(CH_2)_3-C_6H_5-CH_2-N(CH_3)_3Cl$	离子交换色谱分析，阴离子、强碱供试品
C_2	$-(CH_3)_2$	反相色谱和离子对色谱分析，保留时间极短的反相固定相
C_4	$-(CH_2)_3-CH_3$	反相色谱和离子对色谱分析，大分子供试品，生化供试品
C_8	$-(CH_2)_2-CH_3$	反相色谱和离子对色谱分析，中等极性到极性的供试品：类固醇、核酸、极性药品
C_{18}	$-(CH_2)_{17}-CH_3$	反相色谱和离子对色谱分析，非极性到极性的大多数供试品
C_6H_5/Phenyl	$-(CH_2)_3-C_6H_5$	与C_8有相似的分析效果，对带苯环的供试品、脂肪酸有良好的分辨率

流动相的选择：①对于正相键合相色谱的流动相通常用烷烃（如正己烷）加适量极性调节剂构成。可先用薄层色谱来探索合适的流动相。②反相键合相色谱的流动相常以水为基础溶剂，再加入一定量能与水互溶的极性调节剂。如甲醇－水、乙腈－水系统。③离子抑制色谱法可通过在流动相中加入缓冲溶液，通过调整溶液的 pH 来抑制溶质的解离，调整保留时间，常用的缓冲溶液有三乙胺磷酸盐、磷酸盐、醋酸盐等溶液。但调整后的流动相的 pH 需在 2～8 之间，超出此范围会使键合相脱落或腐蚀仪器流路系统。④反相离子对色谱法即在流动相中加入离子对试剂，使被分析的组分在流动相中与离子对试剂生成电中性离子对，以增加溶质在非极性固定相中的溶解度，增大分配系数，改善分离效果。主要用于有机酸、碱、盐成分的分离。分离碱类常用烷基磺酸盐，如正戊、正己、正庚、正辛及十二烷基磺酸钠；分离酸类常用磷酸四丁基季铵盐。一般离子对试剂的碳链增加，可以使容量因子增大。离子对试剂的浓度通常为 0.003～0.010mol/L。⑤离子交换色谱常用的流动相大都是一定 pH 和一定离子强度的缓冲溶液，通过改变流动相中盐离子的种类、浓度和 pH，可控制容量因子，改变选择性，可用于无机离子和有机物，如氨基酸、核酸、蛋白质等生物大分子的分离。

（3）空间排阻色谱：其固定相可分为三类：①软质凝胶为交联葡聚糖凝胶和网状交联聚丙烯酰凝胶，只能在水相常压下使用，适用于中、低压色谱，常用于分离蛋白质、多肽、核糖核酸及多糖。②半硬质凝胶多为中等交联度的苯乙烯和二乙烯苯共聚物、聚苯乙烯、聚甲醛丙烯酸甲酯等树脂，可承受较高的压力。溶胀作用小，可用有机溶剂（四氢呋喃、丙酮等）作流动相，主要用于高聚物分子量的测定。③刚性凝胶为多孔硅胶或多孔玻璃球，其强度大、耐高压，在水和有机相中不变形，但应避免在 pH＞7.5 的碱性介质中使用。以水或缓冲溶液为流动相的凝胶适用于分离水溶性样品，又称凝胶滤过色谱，以有机溶剂为流动相的适用于非水性样品，称凝胶渗透色谱，它们都是根据试样组分的尺寸大小和形状不同来实现分离的。

2. 洗脱方式

HPLC 按其洗脱方式分为等度洗脱（恒组洗脱）和梯度洗脱。等度洗脱是在同一分析周期内流动相的组成保持恒定，使所有组分的 K 值都处于这个范围内，适用于组分较少、性质差别不大的样品。梯度洗脱是在一个分析周期内程序地改变流动相的组成（如溶剂的种类、配比、极性、离子强度、pH 等），适用于分离极性差别较大的复杂混合物样品。

梯度洗脱中一般采用二元流动相，其中强溶剂的浓度在运行过程中逐渐增加。梯度洗脱包括线性梯度、曲线梯度和分段梯度三种。梯度洗脱主要用于具有较宽 K 值范围的样品、大分子样品，样品中含有晚流出的干扰物，它们会污染色谱柱或在后续运行中流出。选择梯度洗脱的一般理由是样品具有较大的保留值范围。梯度洗脱适用于组分较多、性质差异较大的复杂混合体系的分析。对于混合体系复杂的多组分同时分析，可采用梯度洗脱与波长梯度的分析方法，既能达到基线分离，又可提高检出的灵敏度。

3. 检测方法的选择

（1）紫外检测器（UVD）：UVD 是 HPLC 应用较广泛的检测器，其工作原理是依据 Lambert–Beer 定律，具有灵敏度高、噪声低、线性范围宽、对温度和流速变化不敏感、可用于梯度洗脱等优点，最低检出限可达 10^{-7}～10^{-12}g/mL，但只能用于可见－紫外光区有吸收的物质，且要求检测波长大于流动相的截止波长。

目前主要应用可变波长和光电二极管阵列检测器（PDAD 或 DAD）。DAD 属多道型检测器，能同时获得吸光度 – 波长 – 时间三维图谱。不仅可以定量分析，还可用于定性分析，在苗药成分研究中应用越来越多。

（2）蒸发光散射检测器（ELSD）: ELSD 是一种通用型检测器，对各种物质几乎有相同的响应，其工作原理是用载气（如 N_2）将色谱流分引入雾化器进行雾化，经加热的漂移管蒸发除去流动相，而样品组分形成气溶胶，然后进入检测室，在强光源或激光照射下，产生散射，用光电二极管检测，散射光的强度（I）与组分质量的关系为：

$$I = km^b \text{ 或 } \lg I = b \lg m + \lg k$$

式中 b、k 为与蒸发室温度、雾化气体压力及流动相性质等实验条件有关的常数，要求流动相的挥发性大于组分的挥发性，且不能含有缓冲盐类，适用于没有特征紫外光吸收或紫外光吸收很弱的待测物，无须衍生化而直接测定，避免了衍生带来的误差。尤其对组分复杂的样品，可以进行梯度洗脱，基线平稳。对不同物质，ELSD 响应因子的变化比其他检测器要小得多。通常用外标两点法计算含量。

（3）荧光检测器（FD）: FD 的工作原理为当荧光量子效率、入射光强度、物质的摩尔吸光系数、液层厚度等条件一定时，荧光强度（F）与溶液浓度（c）成正比，$F=Kc$，K 为比例常数。其灵敏度比 UVD 高，选择性好，检出限可达 10^{-10}g/mL，但只适用于能产生荧光或经衍生化后能产生荧光的物质的检测。主要用于氨基酸、多环芳烃、维生素、甾体化合物及酶等生物活性物质的分析，尤其适合于体内药物分析。

激光荧光检测器以激光为激发光源，该光源具有强聚焦性和单色性，可以大大提高检测的灵敏度，特别适合窄径柱 HPLC 和毛细管电泳对痕量组分的分析，对于强荧光效率的物质，可进行单分子检测。

（4）电化学检测器（ECD）: ECD 包括极谱、库仑、安培和电导检测器。前三种统称伏安检测器。适合于具有氧化还原活性化合物的检测。电导检测器主要用于离子色谱，以安培检测器应用最广，其检出限可达 10^{-12}g/mL，尤其适合于痕量组分的分析。

（5）示差折光检测器（RID）: RID 是一种通用型检测器，其工作原理是利用组分与流动相的折光率不同，其响应信号（R）与组分浓度（c）的关系进行定量。

$$R = Zc_i(n_i - n_0)$$

式中 Z 为仪器常数，n_i、n_0 分别为组分与流动相的折光率。只要组分与流动相的折光率有足够的差别，即可进行检测，其对大多数物质检测的灵敏度较低，受流动相组成、温度波动影响较大，不适合梯度洗脱。但对某些少数物质如糖类却有较高的灵敏度，检出限高达 10^{-8}g/mL，操作方便，稳定性较好。

（三）定量分析方法

1. 外标法

由于 HPLC 法进样量较大，且采用定量环可使进样量得以准确控制，故外标法为其常用定量方法之一，其优点是不需测定校正因子。

（1）标准曲线法：用对照品配成系列浓度的对照品溶液，准确进样，测得峰面积（A）或峰高（h），对浓度（c）绘制标准曲线，利用此曲线或回归方程计算样品的浓度。注意采用该计算方法时，需校正标准曲线，以保证定量准确。

（2）外标一点法：如果工作曲线通过原点，可以用外标一点法进行定量。使用紫外检测器时因为进样量少，成分浓度稀，符合 Lambert–Beer 定律，所以常用外标一点法计算含量。注意采用该计算方法时，对照品溶液与供试品中待测成分浓度应相近，以减小定量误差。

（3）外标二点法：如果工作曲线不通过原点，则需用外标二点法进行定量，如采用 ELSD 检测时即用外标二点法计算含量。注意采用该计算方法时，供试液中待测成分浓度应居于两个对照品浓度之间。

2. 内标法

由于苗药成分复杂，同一 HPLC 色谱条件下往往出现多个色谱峰，内标物的选择难度较大，加之内标法要测定校正因子，过程繁琐，所以内标法在 HPLC 含量测定中应用较少。但近年来提出的一测多评法是在内标法的基础上衍生而来的。

一测多评技术系指用一个对照品对多个成分进行定量，也可作为复杂体系量效关系评价的测定方法，是 HPLC 同时测定苗药中多个成分的新方法。

原理：在一定范围内（线性范围内），成分的量（质量或浓度）与检测响应成正比，即 $W=fA$，在多指标质量评价时，以药物中某一组分（有对照品）为内标，建立该组分与其他组分之间的相对校正因子，通过校正因子计算其他组分的含量。这种测定一个成分，实现多个成分定量的方法被命名为一测多评法。

假设某个样品中含有 i 个组分，$W_i / A_i = f_i\,(i-1,\ 2,\ ...,\ k...,\ m)$ ①

式中 A_i 为组分的峰面积，W_i 为组分的浓度，选取其中一组分 k 为内标，建立组分 k 与其他组分 m 之间的相对校正因子：

$$F_{km} = f_k / f_m = W_k \times A_m / W_m \times A_k \qquad ②$$

由此可导出定量计算公式：

$$W_m = W_k \times A_m / F_{km} \times A_k \qquad ③$$

式中 A_k 为内标物峰面积，W_k 为内标物浓度，A_m 为其他组分 m 峰面积，W_m 为其他组分浓度。

3. 归一化法

其计算方法基本与 GC 法相同。

（四）应用示例

HPLC 具有分析速度快、灵敏度高和专属性好的优点。在苗药的含量分析过程中，反相高效液相色谱法（RP-HPLC）应用最多，尤其以使用非极性固定相十八烷基键合硅胶（ODS）配合极性的流动相（如甲醇 – 水或乙腈 – 水）最为常见。反相色谱法的洗脱规律是极性成分先流出，所以很多大分子杂质如多糖类不会停留在柱上而污染色谱柱。

【例 5-7】肺力咳合剂含量测定（外标一点法）

色谱条件与系统适用性试验：用十八烷基硅烷键合硅胶为填充剂；甲醇 – 水 – 磷酸（47：53：0.2）为流动相；检测波长为 280nm。理论板数按黄芩苷峰计算，应不低于 2000。

对照品溶液的制备：取黄芩苷对照品适量，精密称定，加甲醇制成每 1mL 含 70μg 的溶液，摇匀，即得。

供试品溶液的制备：精密量取本品 5mL，置 25mL 量瓶中，加乙醇适量，超声处理 10 分钟，放冷，加乙醇至刻度，摇匀，滤过，取续滤液，即得。

测定法：分别精密吸取对照品溶液与供试品溶液各 10μL，注入液相色谱仪，测定，即得。

本品每 1mL 含黄芩以黄芩苷（$C_{21}H_{18}O_{11}$）计，不得少于 0.30mg。

【例 5–8】银丹心脑通软胶囊含量测定

色谱条件与系统适用性试验：以十八烷基硅烷键合硅胶为填充剂；以甲醇 –0.4% 磷酸溶液（50：50）为流动相；检测波长为 360nm。理论板数按槲皮素峰计算应不低于 2500。

对照品溶液的制备：取槲皮素对照品、山柰酚对照品和异鼠李素对照品适量，精密称定，加甲醇制成每 1mL 含槲皮素 30μg、山柰酚 30μg 和异鼠李素 20μg 的混合溶液，即得。

供试品溶液的制备：取装量差异项下的本品内容物，混匀，取约 0.8g，精密称定，加甲醇 –25% 盐酸溶液（4：1）的混合溶液 25mL，加热回流 30 分钟，放冷，用脱脂棉滤过，滤液置 50mL 量瓶中，加甲醇稀释至刻度，摇匀，滤过，取续滤液，即得。

测定法：分别精密吸取对照品溶液与供试品溶液各 10μL，注入液相色谱仪，测定，分别计算槲皮素、山柰酚、异鼠李素的含量，按下式换算成总黄酮醇苷的含量。

$$总黄酮醇苷的含量=（槲皮素含量+山柰酚含量+异鼠李素含量）×2.51$$

本品每粒含总黄酮醇苷，不得少于 2.0mg。

【例 5–9】银杏叶片中萜类内酯含量测定（外标两点法对数方程）

色谱条件与系统适用性试验：以十八烷基硅烷键合硅胶为填充剂；以正丙醇 – 四氢呋喃 – 水（1：15：84）为流动相；用蒸发光散射检测器检测。理论板数按白果内酯峰计算应不低于 2500。

对照提取物溶液的制备：取银杏叶总内酯对照提取物适量，精密称定，加甲醇制成每 1mL 含 2.5mg 的溶液，即得。

供试品溶液的制备：取本品 20 片，除去包衣，精密称定，研细，取相当于萜类内酯 19.2mg 的粉末，精密称定，置具塞锥形瓶中，精密加入甲醇 50mL，密塞，称定重量，超声处理（功率 250W，频率 33kHz）20 分钟，放冷，再称定重量，用甲醇补足减失的重量，摇匀，滤过，精密量取续滤液 20mL，回收甲醇至干，残渣加水 10mL，置水浴中温热使溶散，加 2% 盐酸溶液 2 滴，用乙酸乙酯振摇提取 4 次（15mL，10mL，10mL，10mL），合并提取液，用 5% 醋酸钠溶液 20mL 洗涤，分取醋酸钠液，用乙酸乙酯 10mL 洗涤，合并乙酸乙酯提取液及洗液，用水洗涤 2 次，每次 20mL，合并水液，用乙酸乙酯 10mL 洗涤，合并乙酸乙酯液，回收溶剂至干，残渣用甲醇溶解并转移至 5mL 量瓶中，加甲醇至刻度，摇匀，即得。

测定法：分别精密吸取对照提取物溶液 5μL、20μL 及供试品溶液 20μL，注入液相色谱仪，测定，用外标两点法对数方程分别计算白果内酯、银杏内酯 A、银杏内酯 B 和银杏内酯 C 的含量，即得。

（五）超高效液相色谱简介

超高效液相色谱（ultra performance liquid chromatography，UPLC）是 20 世纪末发展起

来的现代新型技术。其采用半径（d_p）仅为 1.7μm 的新型固定相，色谱仪提供的压力差（Δp）达 140MPa（20000Psi）。可使在普通 HPLC 上需要 30 分钟分析时间的样品，缩短为仅需 5 分钟。并且色谱柱柱效可达 20 万片 / 米理论塔板数。同时亦使检测灵敏度得到大大提高。因此，大大拓宽了 LC 的应用范围，尤其在复杂组分分析中优势凸显。

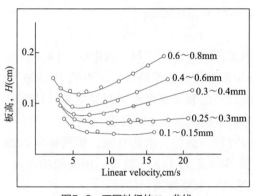

图5-3　不同粒径的 H-u 曲线

UPLC 保持了 HPLC 的基本原理，根据 Van Deeamter 方程（$H=A+B/u+Cu$），如果仅考虑固定相粒度 d_p 对 H 的影响，上式可表达为：

$$H = a(d_p) + b/u + c(d_p)^2 u$$

对于同一组分选择不同粒度固定相的色谱相对的 H-u 曲线。如图 5-3 所示。

由图可见：①颗粒度越小柱效越高，特别是流动相在高线速度时，色谱柱也有较高的效率；②不同的颗粒度有各自最佳的流动相线速度；③颗粒度越小，最高柱效点越向高线速度方向移动，而且有更宽的线速度范围；④当填料的颗粒度低于 2μm 时，不仅柱效更高，而且随着流速的提高，在更宽的线速度范围内不会使柱效降低。

UPLC 色谱柱目前主要采用的是硅胶反相柱的原料四乙氧基硅烷（TEOS）与 1/3 的甲基三乙氧基硅烷（MTEOS）进行杂化交联合成了新型全多孔球形填料，粒度有 2.5μm，3.5μm，5μm，7μm，孔径 12.5μm 的 HPLC 的反相填料——XTerra 及将 TEOS 与 1/5 双（三乙氧基硅）乙烷（BTEE）进行杂化交联合成的全多孔球形 5μm、孔径约 15nm 的有机 - 无机杂化颗粒（SiO_2）（$O_{1.5}Si$–CH_2–$CHSiO_{1.5}$）$_{0.25}$，再经十八烷基三氯硅烷表面改性和三甲基氯硅烷封尾后制成反相固定相等。由于基体颗粒内乙基基团构成侨联式交联，使之具有更高的化学稳定性和机械强度。既保持了与传统 HPLC 固定相相似的保留行为及样品容量，又超过 140MPa（20000Psi）高压。适用于 pH 范围达 2 ～ 12，延长了使用寿命。色谱柱规格一般为 2.1mm × 100mm 可获得超高柱效。

UPLC 应用独立柱塞驱动，可进行 4 种溶剂切换的二元高压梯度泵，具有补偿溶剂压缩性变化的重现性。另外，经过集成改进的真空脱气技术，可使 4 种流动相溶剂得到良好的脱气。采用低扩散、低交叉污染的自动进样器，实现了快速进样，配合专用样品组织器，增大了 10 倍样品容量。同时匹配高速检测器，可获得小于 1s 的半峰宽，减小流通池死体积，提高检测的灵敏度。亦更适合于与 MS 联用。UPLC 的灵敏度及分离度均是传统 HPLC 的数倍，分析速度是 5 ～ 9 倍，检测灵敏度是 3 倍。因此，在苗药分析和生化分析领域受到极大关注，且有着越来越多的应用。如采用 UPLC 技术以一测多评法（QAMS）分析苗地稔药材中 6 种酚类成分。

【例 5-10】一测多评法测定地稔药材中 6 种酚类成分

色谱条件：Waters ACQUITY UPLCHSS T3 色谱柱（2.1mm × 100mm，1.8μm）；以 0.1% 磷酸溶液为流动相 A，甲醇为流动相 B 进行，梯度洗脱；体积流量 0.2mL/min；柱温 30℃；检测波长 260nm；进体积 0.8μL。

对照品溶液的制备：取牡荆素对照品适量，精密称定，甲醇溶解，制成0.3mg/mL牡荆素对照品溶液。

供试品溶液制备：取地稔粉末（过二号筛）1g，精密称定，置锥形瓶中，精密加入75%甲醇25mL，称定重量，85℃水浴回流提取1小时，取出放冷，用75%甲醇补足减失的重量，摇匀，滤过，即得。

测定法：以牡荆素为参照物，根据各待测成分相对保留时间（0.175、0.336、1.092、1.166、1.215）指认供试品图谱中没食子酸、原儿茶酸、异牡荆素、芦丁、鞣花酸色谱峰，并记录峰面积，据相对校正因子（分别为0.255、0.140、1.038、0.654、0.070）计算各成分含量。

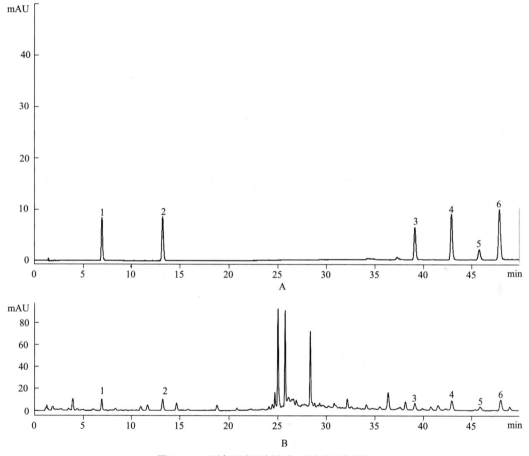

图5-4 一测多评法测定地稔6种成分的色谱图
A为混合对照品色谱图；B为地稔供试品UPLC图谱；
1没食子酸，2原儿茶酸，3牡荆素，4异牡荆素，5芦丁，6鞣花酸

六、离子色谱法

离子色谱法（ion chromatography，IC）系采用高压输液泵系统将规定的洗脱液泵入装有填充剂的色谱柱进行分离测定的色谱分析方法。注入的供试品由洗脱液带入色谱柱内进行分离后，经过抑制器或衍生系统进入检测器，由记录仪、积分仪或数据处理系统记录色谱信号。离子色谱法常用于无机阴离子、无机阳离子、有机酸、糖醇类、氨基糖类、氨基

酸、蛋白质、糖蛋白等物质的定性和定量分析。

它的分离机制主要为离子交换，即基于离子交换树脂上可解离的离子与流动相中具有相同电荷的溶质离子之间进行的可逆交换；离子色谱的其他分离机制还有离子对色谱、离子排阻色谱等。

（一）分析技术与条件选择

离子色谱仪器中所有与洗脱液或供试品接触的管道、器件均应使用惰性材料，如聚醚醚酮（PEEK）等。仪器应定期检定并符合有关规定。

1. 色谱柱

离子交换色谱的色谱柱填充剂有两种，分别是有机聚合物载体填充剂和无机载体填充剂。

有机聚合物载体填充剂最为常用，填充剂的载体一般为苯乙烯 – 二乙烯基苯共聚物、乙基乙烯基苯 – 二乙烯基苯共聚物、聚甲基丙烯酸酯或聚乙烯聚合物等有机聚合物。这类载体的表面通过离子键附聚了大量具有阴离子交换功能基（如烷基季铵基、烷醇季铵基等）或阳离子交换功能基（如磺酸、羧酸、羧酸 – 膦酸和羧酸 – 膦酸冠醚等）的乳胶微粒，可分别用于阴离子或阳离子的交换分离。有机聚合物载体填充剂在较宽的酸碱范围（pH=0 ～ 14）内可有较高的稳定性，且有一定的耐有机溶剂腐蚀性。

无机载体填充剂一般以硅胶为载体。在硅胶表面的硅醇基通过化学键合季铵基等阴离子交换功能基或磺酸基、羧酸基等阳离子交换功能基，可分别用于阴离子或阳离子的交换分离。硅胶载体填充剂机械稳定性好、在有机溶剂中不会溶胀或收缩。硅胶载体填充剂在pH2 ～ 8 的洗脱液中稳定，一般适用于阳离子样品的分离。

2. 洗脱液

离子色谱对复杂样品的分离主要依赖于色谱柱的填充剂，而洗脱液相对较为简单。分离阴离子常采用稀碱溶液、碳酸盐缓冲液等作为洗脱液；分离阳离子常采用稀甲烷磺酸溶液等作为洗脱液。通过增加或减少洗脱液中酸碱溶液的浓度可提高或降低洗脱液的洗脱能力；在洗脱液内加入适当比例的有机改性剂，如甲醇、乙腈等可改善色谱峰峰形。制备洗脱液的去离子水应经过纯化处理，电阻率一般大于 18.2MΩ。使用的洗脱液需经脱气处理，常采用氦气在线脱气的方法，也可采用超声、减压过滤或冷冻的方式进行离线脱气。

3. 检测器

电导检测器是离子色谱常用的检测器，其他检测器有紫外检测器、安培检测器、蒸发光散射检测器等。电导检测器主要用于测定无机阴离子、无机阳离子和部分极性有机物，如羧酸等。离子色谱法中常采用抑制型电导检测器，即使用抑制器将具有较高电导率的洗脱液在进入检测器之前中和成具有极低电导率的水或其他较低电导率的溶液，从而显著提高电导检测的灵敏度。

安培检测器也用于分析解离度低、用电导检测器难以检测的离子。直流安培检测器可以测定碘离子（I^-）、硫氰酸根离子（SCN^-）和各种酚类化合物等。积分安培和脉冲安培检测器则常用于测定糖类和氨基酸类化合物。紫外检测器适用于在高浓度氯离子等存在下痕量的溴离子（Br^-）、亚硝酸根离子（NO_2^-）、硝酸根离子（NO_3^-）以及其他具有强紫外光吸收成分的测定。柱后衍生 – 紫外检测法常用于分离分析过渡金属离子和镧系金属等。

蒸发光散射检测器及原子吸收、原子发射光谱、电感耦合等离子体原子发射光谱、质谱（包括电感耦合等离子体质谱）检测器也可作为离子色谱的检测器。离子色谱在与蒸发光散射检测器或 / 和质谱检测器等联用时，一般采用带有抑制器的离子色谱系统。

（二）样品处理

离子色谱的色谱柱填充剂大多数不兼容有机溶剂，一旦污染则不能用有机溶剂清洗，所以离子色谱法对样品处理的要求较高。对于澄清的、基质简单的水溶液一般通过稀释和 $0.45\mu m$ 滤膜过滤后直接进样分析。对于基质复杂的样品，可通过微波消解、紫外光降解、固相萃取等方法去除干扰物后进样分析。

七、气相色谱-质谱联用技术

气相色谱 – 质谱联用（GC-MS）于 20 世纪 80 年代后已经开始普及，是联用技术中最活跃的方法之一，对苗药复杂成分分析、体内药物研究等方面具有一定优势，检测限已达到 $10^{-12} \sim 10^{-9}g$ 水平。

（一）色谱 – 质谱系统组成

色谱 – 质谱联用系统主要由色谱单元、接口和质谱单元组成。供试样品经色谱分离，组分进入 MS 仪离子源离子化，对于有机物，在多数情况下，由于离子化过程中接收了过多的能量，生成的分子离子会进一步裂解成各种碎片离子，由质量分析器按不同质荷比分开，检测器检测，即可得出结果。

1. 质谱单元

质谱仪主要由离子源、质量分析器、检测器和数据处理系统组成。

（1）离子源

1）电子轰击源（EI）：有机分子在此离子源中被一束电子流（能量一般为70eV）轰击失去一个外层电子，形成带正电荷的分子离子对（在 $10^{-9} \sim 10^{-10}$ 秒内）进一步碎裂成各种不同的碎片离子、中性离子或游离基，即可得到相应的分子离子与碎片离子峰。

这种离子源的电离效率高，能量分散小，结构简单，操作方便，所得 MS 图具有特征性。另外，在联机运行时，氦气为载气，一般会利用电离室产生的部分离子流作为色谱流出过程的监测信号，可以是离子源在 20eV 下进行色谱监测，再转换到 70eV 下进行检测，或采用离子源将色谱流出物的一部分分流到一个 20eV 以下辅助离子源作为色谱峰检测，另一个标准离子源作为质谱检测。

2）化学电离源（CI）：CI 是先将反应气（常用甲烷、异丁烷、氨气等）与氧气按一定的比例混合，然后进行电子轰击，其特点是分子离子峰强度较弱，而M+1峰却很强，以此可获得有关分子量信息，也可用之判断化合物的主体结构。

3）其他类型离子源：用于联用系统的还有场致电离源（FI）、场解吸附源（FD）、解析化学电离源（DCI）等。还有某些复合离子源，如电子轰击源与化学电离源（EI-CI）、电子轰击源与场致电离源（EI-FI）等。采用复合离子源时，可同时获得两种电离方式下的MS 图，从而提高了分析结果的准确度。

（2）质量分析器：质量分析器的作用是将电离室中形成的离子按其质荷比（m/z）的差异进行分离，以进行质谱检测，联用系统中常用的质量分析器主要有四级杆质量分析器、磁偏转式质量分析器、离子阱质量分析器和飞行时间质量分析器等。

1）四级杆质量分析器（quadrupole mass analyzer）：由四根平行的圆柱形电极组成。电极分为两组，分别加上直流电压和具有一定振幅、频率的交流电压，当样品离子沿电极间轴向进入电场后，会在极性相反的电极间产生振荡，只有 m/z 在一定范围内的离子，才可能沿轴线做有限的稳定振荡运动，最终到达检测器，其他离子则因振幅不断增大而与电极相撞，放电（中和）而被抽走，这样按一定规律改变所加电压或频率，即可使不同 m/z 的离子依次到达检测器而分离。

此类分析器的扫描速度快，离子流通量大，结构简单，易操作，应用较为广泛，但其分辨率较低，对高质量数离子有质量歧视效应。适用的质量范围也较小，有时为提高其性能，也常将几个串联起来使用。

2）磁偏转式质量分析器：有单聚焦和双聚焦两种类型。单聚焦型质量分析器（single focusing mass analyzer）的原理是依靠磁场的质量色散作用和方向聚焦作用进行质量分析。双聚焦质量分析器是目前高分辨质谱仪中较常用的质量分析器。

3）离子阱质量分析器（ion trap mass analyzer）：离子阱质量分析器是由两个端盖电极和位于它们之间的类似四级杆的环电极构成。电极施加直流电压或接地，环电极施加射频（RF），通过施加适当电压就可以形成一个势能阱。根据 RF 电压的大小，离子阱就可以捕获某一质量范围的离子。离子阱可以储存离子，待离子积累到一定数量后，升高环电极上的 RF 电压，离子按质量从高到低的次序排列离开离子阱，被电子倍增检测器检测。离子阱质量分析器具有全扫描和选择离子监测功能，且灵敏度相似，同时还可利用离子存储技术，选择任一质量离子进行碰撞解离，实现二级或多级质谱分析的功能。与其他串联质谱相比，离子阱质量分析器体积小、结构简单、价格便宜，常用于 LC–MS，作为多级质谱进行定性分析。

4）飞行时间质量分析器（time of flight mass analyzer）：飞行时间质量分析器是一个离子漂移管，其基本原理是经脉冲离子化产生的脉冲离子束在电场作用下加速到使其具有一定的动能后在自由空间（无电场梯度的空间）飞行，然后用多通道倍增管之类的离子探测器测量离子的飞行时间，根据飞行时间的差异，可按不同质量分开，最后输出的脉冲信号经放大后，在经整形后作为停止信号。启动输入信号和整形后输入的停止信号间的时间差可被转换成输出信号的波峰。飞行时间质量分析器能够在几个到几百个微妙的时间内得到全部质量谱，且理论测量范围无限制，适用于大质量物质分子的研究；离子在分析器内的透过率高，特别适用于离子生成少情况下的分析。

2. 接口技术

MS 离子源的真空度一般在 10^{-3}Pa，而 GC 出口压为 10^5Pa，所以接口技术是联用系统的关键，其作用：一是使色谱柱出口压力与 MS 离子源的压力相匹配；二是排除大量载气，使待测的组分经浓缩后适量地进入离子源。

（1）直接耦合法：将色谱流出物引入 MS 较简单的一种接口是直接耦合法，即利用真空密封法兰盘将色谱柱出口直接插在质谱仪的离子源中，这种接口没有富集装置，灵敏度不高，但装置简单，适用于具有典型流速的小口径毛细管柱，现代 MS 仪采用的真空系统即可与之相匹配。

另一种直接耦合的接口是在质谱仪上安装一个固定的进口限流器，同时用一个针形阀把部分色谱流出物旁路掉，这样对色谱柱流速的调节更加灵活。

（2）浓缩型接口：浓缩型接口又称分子分离器，包括有隙透分离器、半透膜分离器等。广泛采用的是喷射分离器，接口放入色谱仪和离子源之间，既是载气和试样的分离器，又是富集装置。最适合 GC 填充柱，也可用于毛细管柱。

喷射式分离器是按分子喷射动量和扩算能力不同分离浓缩。有单极或双极不锈钢喷射分离器，适合于相对分子量较小的载气，如 H_2、He 等，多用于电子轰击 MS 联用，还有单极玻璃喷射分离器，多与化学电离 MS 联用。

（3）开口分流型接口：这种接口技术通过设置旁路，排除过量的色谱流出物。色谱柱和进入质谱离子源的限流管通过一只 T 形三通玻璃管内的一段套管连接。操作时，由流管进入离子源。这种接口对联机运行过程中色谱柱的更换非常方便。适合小径或中径的毛细管柱。

3. 色谱单元

（1）色谱柱：气相色谱柱有填充柱和空心柱，尤其是熔融二氧化硅空心柱（FSOT），本身具有弹性，可拉直，易与质谱离子源连接，目前采用较多。如果样品不太复杂，对分离效果要求不太高时，可采用内径 2mm 的填充柱。若样品比较复杂，可供使用的样品量又很少，则应使用毛细管柱。对固定相要求不得有足以干扰质谱检测的严重流失，以防本底抬高，灵敏度降低。不太严重时可采用基始电流补偿器补偿。在分析痕量组分时，也可在色谱柱出口串联一支流失固定液捕集小柱。目前广泛使用的是交联固定相和键合固定相填充柱，使用寿命较长。

（2）载气：气相色谱所用的载气应是化学惰性，对 MS 检测无干扰，且具有使载气流中的样品富集的性能和不干扰总离子流检测，选择时主要从分子量、电离势、接口方式等方面考虑，常用氦气，最好不用氮气。为了减少载气总量，常采用较低的载气流量和较高的柱温或程序升温。

（3）样品量：正常的样品量应以不超载为限，但有时为了对小组分检测，也可过量进样。

（4）接口温度：一般略低于柱温，且使接口整体任何部位均不应该出现冷区。

（二）分析技术与应用

1. 联机分析的信号参数

（1）色谱保留值：常常采用色谱保留值作为质谱定性的一个辅助信息，可通过分流色谱检测器实现。

（2）总离子流色谱图（total ionic chromatogram，TIC）：此为流出组分总离子流强度随时间变化的图谱，类似于 FID 色谱图。总离子流三维图是时间、m/z 和峰强度的三维图谱。

（3）质量色谱图（mass chromatogram，MC）：又称离子碎片色谱图，是当色谱峰出现时，质谱仪在一定质量范围内自动重复扫描，并将所得数据经计算机处理后给出的各质量数的色谱图，它表示在一次扫描中，具有某一 m/z 的离子强度随时间变化的规律。

（4）选择离子监测图（mass fragmentogram，MF）：又称质量碎片图，是在联机检测时，对预先选定的某个或几个特征质量峰进行单离子或多离子检测而获得的某种或某几种 m/z 的离子流强度随时间变化的情况，也可认为对某些色谱混峰进行"分离"。

（5）质谱图：指待正电荷的离子碎片（含母体离子）m/z 与其相对强度关系，可提供有关相对分子质量和结构特征信息。目前，已积累了十分丰富的各类化合物的质谱规律和大量的标准谱图及数据，可供检索。

2. 应用示例

GC-MS 分析在苗药挥发油类成分和多糖的分析中得到了广泛的应用，如固相微萃取 - 气质联用法分析贵州产贯叶连翘叶挥发性成分、山芝麻挥发油成分的分析及党参多糖的分析等。GC-MS 最常用的测定方法为总离子流色谱法和质量碎片色谱法。

（1）总离子流色谱法：经色谱分离后的组分分子进入离子源后被电离成离子，同时在离子源内的残余气体和一部分载气分子也被电离成离子，这部分离子构成本底。样品离子和本底离子被离子源的加速电压加速，并射向质量分析器。在离子源内设置一个总离子检测极，收集总离子流的一部分，经放大并扣除本底离子流后，在记录纸上得到该样品的总离子流（total ion current，TIC）色谱图。总离子流色谱峰由低到峰顶再下降的过程，就是某些组分出现在离子源的过程。当接近峰顶时，扫描质谱计的磁场得到该组分的质谱信号。经电子倍增器和放大器放大后，在记录纸上记录色谱图。因而 GC-MS 联用在获得色谱图的同时还可得到对应于每个色谱峰的质谱图。

（2）质量碎片色谱法：大多数质谱定量分析是基于比较样品中待测组分的离子流和内标物的离子流。记录离子流的方法，通常为选择性离子流检测（selected ion monitoring，SIM），也称为多离子检测（multiple ion detection，MID），即质量碎片色谱法（mass fragmentography）。此法是 GC-MS 测定中最重要的方法之一。系用保留时间为横坐标，记录一个或若干个特征离子碎片的强度所构成的质量碎片图谱，也就是进行选择性离子记录。一般此法可提高检测灵敏度 2 ~ 3 个数量级，达到皮克（pg）水平。

测定时选用的信号离子碎片应具有特征性并尽可能有强的高峰。制成适当的衍生物往往会有利于碎片信号峰的产生。通过记录多个碎片及其相应的离子强度比，可大大提高它的专一性。当采用四级质谱作为分析器时，由于它能进行快速的电场变化，因而可在色谱的全过程中任意选择九个碎片质量做成质量碎片图谱；而磁式质谱仪仅能在峰的两侧的 20% 左右的质谱范围内选择其他信号峰。通过测量质谱碎片图下峰面积，即可进行定量分析。

八、液相色谱-质谱联用技术

液相色谱 - 质谱联用（LC-MS）技术具有高分离效率、多组分同时定性和定量为一体的特点，是分析混合物最为有效的工具之一。特别适用于那些极性强、热不稳定性、高相对分子量和低挥发性的有机化合物。

由于 LC-MS 分析的样品来自液体流动相，所以对接口的要求要比 GC-MS 更为苛刻，通常情况下 HPLC 的流动相流速为 1mL/min，这使得与在真空条件下工作的 MS 如何匹配成为关键问题，该问题目前的解决途径有两种：一种是除去大部分溶剂后进行常规的气相电离；另一种是在液态条件下，使样品分子离子化并排除大量溶剂，基于这两点，已研制出多种接口装置。

（一）接口技术

早期使用过的接口装置有传送带接口、热喷雾接口、粒子束接口等十余种。这些接口装置都存在一定的缺点，因而都没有得到很好的推广。20 世纪 80 年代，大气压电离源用作 LC 和 MS 联用的接口装置和电离装置之后，使其联用技术进一步成熟。目前几乎所有的 LC-MS 联用仪都采用其作为接口装置和电离源。大气压电离源（API）包括电喷雾电离源（ESI）和大气压化学电离源（APCI），其中 ESI 应用最广泛。

1. 电喷雾电离源

电喷雾电离源主要结构是一个两层套管组成的电喷雾喷嘴，喷嘴内层是液相色谱流出物，外层是雾化气，雾化气常采用大流量的 N_2 气，其作用是使喷出的液体分散成微滴的溶剂。在喷嘴的斜前方还有一个辅助气喷嘴，辅助气的作用是使微滴的溶剂快速蒸发。当微滴蒸发过程中表面电荷密度增大到某个临界值时，离子就从表面蒸发出来。由此产生的离子，借助喷嘴与锥孔之间的电压，穿过取样孔进入分析器。加到喷嘴上的电压可以是正，也可以是负，通过极性调节，即可得到正离子或负离子的质谱。

ESI 是一种软电离技术，即使是分子量大、稳定性差的化合物，也不会在电离过程中发生分解，其适合于分析极性强的大分子有机化合物，如蛋白质、肽、糖等，其最大特点是容易形成多电荷离子。如一个分子量为 10000Da 的分子，若带有 10 个电荷，则其 m/z 只有 1000Da，可以在允许的质量范围内，故目前可测定分子量在 300000Da 以上的蛋白质。

2. 大气压化学电离源

大气压化学电离源结构与 ESI 大致相同，所不同的是在于 APCI 喷嘴的下游放置一个针状放电电极。通过电极的高压放电，使空气中某些中性分子电离，产生 H_3O^+、N_2^+、O_2^+ 和 O^+ 等离子，溶剂分子亦会被电离，这些离子与样品分子进行离子 – 分子反应，使被分析样品离子化，其主要适合于中等极性的化合物的分析，有些样品由于物质结构和极性方面的原因，用 ESI 不能产生足够强的离子，则可以采用 APCI 方式增加离子产率，也可以认为 APCI 是 ESI 的补充。由于 APCI 主要产生的是单电荷离子，所以一般分析分子量小于 1000Da 的化合物。其很少有碎片离子，主要得到的是准分子离子。

（二）LC-MS 的主要信息

与 GC-MS 相似，由 LC 分离的样品经电喷雾电离之后，进入分析器，随质量扫描得到一个个质谱图并存入计算机，由计算机处理后可以得到总离子色谱图、质量色谱图、质谱图等。通常情况下，质谱图只有分子量信息。根据样品的不同，质谱采集时可以采集正离子、负离子或同时采集正、负离子，因而得到的质谱图可以有正离子谱和负离子谱。这种质谱过于简单，没有结构信息，为了得到结构信息需采用串联质谱仪检测，这样还可以同时得到子离子谱、母离子谱和中性丢失谱等信息。

（三）应用示例

用 LC-MS 进行定量分析，其基本方法与普通的 HPLC 法相同。但由于总离子色谱图有时因干扰原因会给定量分析造成误差，故一般采用与待测组分相对应的特征离子得到质量色谱图，使不相关的组分不出峰，以减少干扰。对于复杂样品，如生物样品、血液、尿液等，即便使用质量色谱图，也会有保留时间和分子量相同的干扰组分存在。这时应采用串联质谱检测，通过三次选择，即 LC 选择组分的保留时间，一级 MS 选择分子量，二级 MS 选择离子。这样得到的色谱峰可以认为不再有任何干扰，然后，根据色谱峰面积进行定量分析。这也是复杂体系中进行微量成分定量分析常用的方法之一。

第二节　含量测定方法选定原则及验证

苗药制剂的含量测定是评价苗药制剂质量优劣的重要手段，建立含量测定方法需进行方法学研究，方法学研究包括方法的选择和方法的验证。一般要有方法选择的依据，包括文献依据、理论依据及试验依据。含量测定通常要采用两种或两种以上的方法进行对比研究，比较方法的优劣，择优选择。为使测试结果准确、可靠，必须对所采用的分析方法的科学性、准确性和可行性进行验证，以充分表明分析方法符合测试项目的目的和要求，这就是通常所说的方法验证。

一、含量测定方法选定原则

（一）以苗医药理论为指导，选定含量测定指标

首先根据苗医药组方原则，选择测定主要药味。目前苗医组方原则主要有两分法和三分法之别。两分法把苗药处方中的苗药物分为主药和辅药，三分法则为主药、辅药和引药。主药即方中最重要的药物，是针对疾病的主要原因和主要病症的药物，一般只有一味，是含量测定首选药味；辅药起到辅助主药作用或是针对疾病的次要原因和次要症状的药物，可有多味。在主药基础研究薄弱、含量测定有干扰或有效成分不明确等暂不能测定主药的情况下，可以选择辅药为含量测定药味。苗医多以动物脏器，动物肉、血，酒、糖、盐、蜂蜜为引药，一般只有一味，而且并非所有方剂都需要引药，故一般不选择引药作为含量测定药味。其次，结合苗药基础研究现状，选择含量测定成分。一般选择控制苗药的有效性、安全性和质量稳定性的成分为测定指标，以达到有效控制质量的目的。

1.选择有效成分

为保证苗药制剂质量的有效性，首选主药的有效成分作为含量测定指标。如水溶性的酚酸类化合物及脂溶性丹参酮类化合物是丹参活血化瘀的主要活性成分，因此以丹参活血化瘀为主药的制剂中，应测定丹酚酸类或丹参酮类的含量，以保证药品的有效性，含量测定指标选择是否合适，对保障苗药的质量有重要影响。对苗药制剂而言，一般由多味药组成，有些苗药的基础研究不足，不可能对全部药味的含量进行测定，在选择测定成分时，应以苗医药理论为指导，首先要测定来源于主药的成分，其次是辅药。测定主药和辅药中的有效成分，才能保证药物的疗效，当测定主药、辅药确有困难时，再考虑引药，做到主次有序，控制合理。此外，由于分析仪器的检测限、灵敏度等原因，还要注意含量特别低的有效成分不宜作为含量测定指标。

2.选择毒性成分

为保证苗药制剂的安全性，必须对处方中有毒药味进行质量控制。苗药的毒性成分可

以分为两类：一是毒效成分，既有毒性又是治疗疾病的物质基础；二是毒性成分，有毒且基本不具有治疗疾病作用的成分。毒效成分要根据临床使用安全剂量，建立合理的含量范围；毒性成分则要严格控制含量，建立含量限度指标。对毒效成分，如川乌、草乌、附子、雪上一枝蒿中的乌头碱（或酯型生物碱），雷公藤和昆明山海棠中的雷公藤甲素，马钱子中的士的宁，八角枫中的毒藜碱等生物碱，桃儿七中的鬼臼毒素等，应进行含量测定，在饮片和制剂中规定含量范围，保证其安全和有效；对毒性成分，如含马兜铃酸药材（如细辛）、含银杏酸药材（如银杏叶、白果）和制剂，规定毒性成分含量上限，以确保其安全性。处方中含有剧毒或大毒的药味，内服制剂和外用制剂用于疮面、黏膜等易吸收的部位或制剂中添加了促进药物透皮吸收的促透剂时，应在制剂中建立相应毒性成分的限量检测或含量测定，以确保制剂的使用安全。

3. 选择不稳定成分

为评价苗药质量的稳定性，需对苗药材、饮片及苗药制剂中所含理化性质不稳定成分或者易损失成分（如易挥发性成分），建立含量测定方法，规定合理的含量范围，并据此制定苗药有效期和相应包装贮存条件，保证有效期内苗药质量的稳定有效。

4. 测定总成分或有效部位

苗药的有效性通常是多成分、多靶点综合作用的结果，有效成分不是单一成分，可能是同一结构类型的多种成分共同构成的有效部位，如葛根总黄酮、丹参总酚酸等。某些苗药的化学成分研究较为薄弱，其有效成分或指标性成分不甚清楚，而无法选择单一成分进行含量测定，可考虑测定总成分或有效部位，如灵芝测定总多糖、总三萜及甾醇；枸杞、玉竹、金樱子测定总多糖；抗骨髓炎片、垂盆草颗粒测定总黄酮等。目前常用而简便的总成分的测定方法多为官能团反应，专属性相对较差，在测定总成分或有效部位时，应特别注意排除非测定成分的干扰。如采用分光光度法测定总黄酮时，采用 5% 亚硝酸钠溶液和 10% 硝酸铝溶液等显色后在可见光处测定，标准曲线测定中应采用相应的试剂作为空白对照，供试液测定时应以未加显色剂的样品液作为空白，否则难以消除样品本身对测定的干扰，造成含量测定结果偏高。

5. 测定专属性成分

苗药中的多种成分，如没食子酸、绿原酸、岩白菜素等存在于许多苗药中，这些成分不具有专属性。如某制剂中同时含有金银花、桑叶，测定绿原酸含量就不能很好地发挥质量控制的作用和意义，应该选择专属性高的木犀草苷和1-脱氧野尻霉素成分。

（二）分析策略选择

苗药制剂多是由一味以上苗药组成，按前述原则选定的测定指标往往较多，选择分析方案是大多苗药分析工作者遇到的实际问题。理论上测定所有有效成分、毒性成分才能控制苗药的有效性和安全性，但在实际工作中缺乏可行性，在选择测定成分、种类、数量时要综合考虑，从实际出发，以达到能简便、有效、经济、实用地控制苗药质量的目的。

1. 多成分测定

苗药的有效成分往往是物质群，而非单一的化学成分。苗药制剂大多为复方制剂，其疗效是方中各味药、各种成分通过协同、增效、拮抗、解毒等作用共同达到的，只有综合考虑各药味所含的有效成分、特征成分、毒性成分及处方中多数药味的制备工艺等，建立较为全面的多成分含量测定标准，才能确保药品的稳定性、可控性、安全性和有效性。如酚酸类和木犀草苷均为金银花抗病毒、消炎退热的主要成分，2020 年版《中华人民共和国药典》以测定这两类成分控制金银花质量。苗药由于基础研究稍晚于中药，故需加强多成分含量测定研究，以更好地评价及控制苗药质量。

2. 单一成分测定

多成分含量测定具有很多优点，但是要有很好的药效物质基础研究、对照品研究等基础研究工作作为支撑，目前的质量标准还是以单一成分定量为多，单一成分含量测定所选指标往往是药效明确、含量较高、专属性较强的成分。如 2020 年版《中华人民共和国药典》通过测定延胡索中主要有效成分延胡索乙素的含量控制其质量，而非测定其他生物碱或总生物碱。当然也有很多种情况是因为受到苗药药效物质基础不清、对照品不足等因素限制，而不得不暂时选择的。

3. 总成分或有效部位测定

对于有效成分类型或有效部位明确、含量较高，且有效成分数量较多的苗药，如含较高含量总黄酮、总皂苷、总生物碱、总有机酸、总挥发油的苗药，不仅可测定其单一或多成分含量，也可考虑增加总成分或有效部位的测定，如 2020 年版《中华人民共和国药典》槐花的含量测定是通过分别测定总黄酮和芦丁含量来控制其质量。

（三）含量测定方法选择

含量测定方法有不同的适用范围和分析对象，在选择含量测定方法时要注意以下原则，才能做到测定数据灵敏、可靠、准确。

1. 据测定对象组成选择

先看测定对象是单一成分还是混合物。如果测定单一成分，因为苗药成分复杂、干扰多，一般采用分离效率高、灵敏度高、选择性高的色谱法测定被测成分。如果测定对象是混合物，如某一类成分（总生物碱、总有机酸、总黄酮、总皂苷、总蒽醌等），一般采用化学法或紫外－可见分光光度法。如总生物碱、总有机酸可以用酸碱滴定法，总皂苷、总黄酮、总蒽醌等可以用比色法。在多成分测定中，有的是测定同一类多种成分，有的是测定不同类的多种成分，选择测定对象的依据是药效物质研究的结果。例如 2020 年版《中华人民共和国药典》银杏叶的含量测定是测定总黄酮醇苷（槲皮素、山柰素、异鼠李素）和萜类内酯（银杏内酯 A、银杏内酯 B、银杏内酯 C 和白果内酯的总量），这两类成分都是银杏叶的有效成分。

多成分含量测定可以采用多个对照品同时测定法，也可以采用一测多评法。一测多评法（QAMS）是近年来采用的一种用对照品进行多成分同步含量测定的质量分析模式，广泛用于中药、民族药的多成分含量测定，具有节省对照品、快速等优点。

2. 据测定物质类别选择

若测定的是无机物，如矿物药、微量元素或有毒、有害元素，可以采用离子色谱法、原子分光光度法或等离子体质谱法，如 2020 年版《中华人民共和国药典》甘草的重金属及有害元素测定采用原子吸收分光光度法或电感耦合等离子体质谱法。含量高的无机物还可以用化学分析法，如 2020 年版《中华人民共和国药典》石膏的含量测定采用配合滴定法，磁石的含量测定采用氧化还原滴定法。若被测物质是有机物，可根据其分子量选择分析方法，如大分子的多糖等可采用凝胶色谱法，小分子的待测成分可选择反相色谱法等。

3. 据测定成分性质选择

测定成分的理化性质可作为方法选择的依据，如溶解性、酸碱性、挥发性、极性、有无共轭结构等。如果是酸碱物质，可以利用其结构中酸碱官能团在不同的酸碱环境中解离后颜色不同，采用比色法或其他方法；挥发性大的物质可采用气相色谱法测定；有共轭双键的物质可以采用分光光度法或液相色谱–紫外法。

4. 据测定成分含量选择

若测定物质含量较高，属于常量分析，一般采用化学分析法，如矿物药的分析多采用化学分析法测定含量。如果是微量分析，一般采用仪器分析法。由于苗药中许多成分含量较低，故需要用更灵敏的分析方法，才能满足分析要求。当苗药中成分复杂、含量极低，一般的分析方法难以解决问题，可以采用联用分析技术，发挥两种仪器的长处，以提高测定分离度和灵敏度，达到目的要求，苗药分析中常见的联用技术有 GC-MS、HPLC-MS、ICP–MS 等。

二、含量测定方法验证

含量测定方法验证的目的是证明采用的分析方法是否适于检测要求。分析方法的验证可以作为对分析方法的评估尺度，也可作为建立新的分析方法的实验研究依据。方法验证在分析方法建立过程中具有重要的作用，并成为质量研究和质量控制的组成部分。因此，在建立苗药质量标准时，处方、工艺等变更或改变原分析方法时，分析方法需进行再验证。方法验证过程和结果均应记载在药品质量标准起草说明或修订说明中。含量测定方法学验证的主要内容有专属性、准确度、精密度（包括重复性、中间精密度和重现性）、线性与范围和耐用性等。应视具体方法拟定验证的内容，以高效液相色谱法测定苗药制剂——云实感冒合剂中（±）原苏木素 B 含量为例进行介绍。

【例 5-11】云实感冒合剂

处方：云实皮、蓝布正、马鞭草、生姜、红糖。

制法：以上四味药材，生姜提取挥发油，蒸馏后水溶液另器收集，药渣与其余云实皮等三味加水煎煮三次，第一次 2 小时，第二、第三次各 1.5 小时，合并煎液，滤过。将滤液与蒸馏后的水溶液合并，浓缩至相对密度为 1.18 ~ 1.22（50℃）的清膏，加乙醇至含醇量为 75%，混匀，静置 24 小时，滤过，滤液回收。加入红糖、苯甲酸钠、对羟基苯甲酸乙酯、聚山梨酯 80 和生姜挥发油，混匀，加水至规定量，静置 24 小时，取上清液，灌装，即得。

性状：本品为棕红色液体；气微带姜香，味微甜而后苦、涩。

（一）专属性

专属性系指在其他成分可能存在下，采用的分析方法能正确测定出被测成分的特性。在苗药制剂分析中，考察分析方法的专属性时，应着重考察共存组分对被测组分的测定是否产生干扰。由于苗药制剂的组成复杂，成分不完全清楚，且干扰物质的化学纯品不一定都能得到。因此，常用阴性对照试验，即以不含被测成分的供试品（除去含待测成分药材或不含待测成分的模拟复方）试验说明分析方法的专属性。此法可考察被测成分的峰（或斑点）位置是否与干扰组分重叠，以确定测定信息是否仅为被测成分的响应。阴性对照样品（空白样品）的制备一般有两种方法：一种是不含被测成分药材的苗药制剂；另一种是不含被测成分的苗药制剂（用色谱法把被测成分从苗药制剂中分离出去），以前者为常用。分光光度法中的空白包括溶剂空白、试剂空白及阴性对照空白，一般来说，阴性对照空白中应不产生响应值或响应值很小，而不能采用样品响应值减去阴性对照空白响应值的办法去减小误差，因为苗药制剂组成复杂，阴性对照空白易受多种因素影响，具有不稳定性，所以当阴性对照空白中有响应时，应更换测定条件或方法，以减小测定误差。

在苗药制剂分析中，常通过样品的预处理（提取、净化分离、衍生化等）来提高分析方法的专属性。

在进行专属性试验时，若采用色谱法或光谱法时应附代表性谱图，并标明相关成分在图中的位置，色谱法中的分离度应符合要求，必要时可采用二极管阵列检测和质谱检测，进行峰纯度检查。

注意事项：供试品基质的干扰可通过扣除空白消除，生物液体供试品中基质的干扰较大，空白试验时基质的干扰与供试品测定时基质的干扰水平不一定相等，一般不能通过扣除空白消除基质的干扰。

例如，高效液相色谱法测定云实感冒合剂中（±）原苏木素 B 含量时，用 3 张色谱图说明方法的专属性，在同一色谱条件下，待测成分峰与其他色谱峰完全分离，且阴性无干扰，说明该方法的专属性良好（图 5–5）。

色谱条件：色谱柱为岛津 GL Inertsil ODS–SP C$_{18}$ 柱（4.6mm × 250mm，5μm）；流动相为乙腈 –0.2% 乙酸水溶液（14∶86）；检测波长为 254nm；流速为 1.0mL/min；柱温为 40℃。

供试品溶液的制备：精密量取本品 10mL，置 25mL 量瓶中，加 70% 甲醇 15mL，超声处理 5 分钟，取出，放冷，用 70% 甲醇稀释至刻度，摇匀，放置，取上清液，滤过，取续滤液，即得。

阴性供试品溶液的制备：取缺云实皮药材的云实感冒合剂，按供试品溶液的制备方法制备。

对照品溶液制备：精密称取（±）原苏木素 B 对照品适量，加 70% 甲醇溶解并稀释至刻度，摇匀，制成每 1mL 中含（±）原苏木素 B 50μg。

（二）精密度

精密度系指在规定的测定条件下，同一份均匀供试品，经多次取样测定所得结果之间的接近程度。精密度一般用偏差（d）、标准偏差（S）或相对标准偏差（RSD）表示。

在相同条件下，由同一个分析人员测定所得结果的精密度称为重复性；在同一实验室内的条件改变，如不同时间、不同分析人员、不同设备等测定结果之间的精密度，称为中间精密度；不同实验室测定结果之间的精密度，称为重现性。

含量测定和杂质的定量测定应考察方法的精密度。

1. 重复性

在规定范围内，取同一浓度（分析方法拟定的样品测定浓度，相当于 100% 浓度水平）的供试品，用至少 6 份的测定结果进行评价；或设计至少 3 种不同浓度，每种浓度分别制

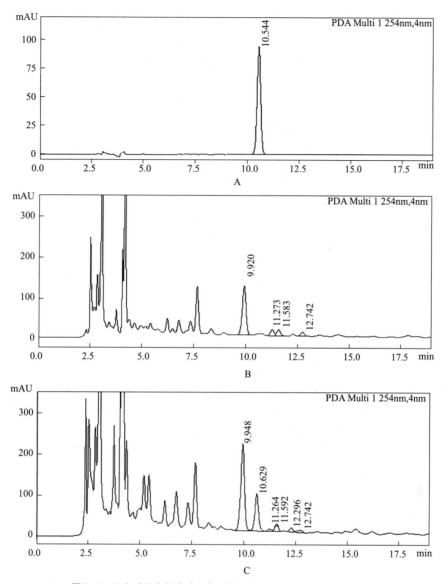

图5-5　云实感冒合剂中（±）原苏木素B含量测定专属性考察图

A（±）原苏木素B对照品色谱图；B缺云实皮药材阴性样品色谱图；C云实感冒合剂供试液色谱图

备至少 3 份供试品溶液进行测定，用至少 9 份样品的测定结果进行评价。采用至少 9 份测定结果进行评价时，浓度的设定应考虑样品的浓度范围。

2. 中间精密度

考察随机变动因素，如不同日期、不同分析人员、不同仪器对精密度的影响，应进行中间精密度试验。

3. 重现性

国家药品质量标准采用的分析方法，应进行重现性试验，如通过不同实验室协同检验获得重现性结果。协同检验的目的、过程和重现性结果均应记载在起草说明中。应注意重现性试验所用样品质量的一致性及贮存运输中的环境对该一致性的影响，以免影响重现性试验结果。

4. 数据要求

均应报告标准偏差、相对标准偏差或置信区间。样品中待测定成分含量和精密度 RSD 可接受范围参考表5-7（可接受范围可在给出数值0.5～2倍区间，计算公式，重复性的 $RSD_r=C^{-0.15}$，重现性的 $RSD_R=2C^{-0.15}$，其中 C 为待测成分含量）。在基质复杂、组分含量低于0.01%及多成分等分析中，精密度限度可适当放宽。

精密度一般用标准偏差（S）或相对标准偏差（RSD）表示。

$$S = \sqrt{\frac{\sum_{i=1}^{n}\left(X_i - \bar{X}\right)^2}{n-1}} \quad 和 \quad RSD(\%) = \frac{S}{\bar{X}} \times 100\%$$

式中，n 为测定次数，X_i 为各测量值，$\bar{X}$ 为 n 次测定的平均值。

表5-7　样品中待测定成分的含量与精密度可接受范围关系

待测成分含量(%)	ppm 或 ppb	mg/g 或 μg/g	待测定成分质量分数(g/g)	重复性(RSD_r%)	重现性(RSD_R%)
100	–	1000mg/g	1.0	1	2
10	100000ppm	100mg/g	0.1	1.5	3
1	10000ppm	10mg/g	0.01	2	4
0.1	1000ppm	1mg/g	0.001	3	6
0.01	100ppm	100μg/g	0.0001	4	8
0.001	10ppm	10μg/g	0.00001	6	11
0.0001	1ppm	1μg/g	0.000001	8	16
	10ppb	0.01μg/g	0.00000001	15	32

例如，高效液相色谱法测定云实感冒合剂中（±）原苏木素B的含量时精密度试验和重复性试验。

精密度试验：精密吸取（±）原苏木素B对照品溶液（47.92μg/mL）10μL，重复进样5次，记录色谱图，计算峰面积的 RSD 值为0.12%（表5-8）。结果表明仪器精密度良好。

表5-8　精密度试验结果

	试验号				RSD(%)
1	2	3	4	5	
1155982	1154030	1153335	1152878	1152466	0.12

重复性试验：取同一批号云实感冒合剂（批号20181206），按供试液制备项下方法制备6份供试品溶液，记录色谱图，计算平均含量0.1132mg/mL，其 RSD 值为2.56%，结果表明方法精密度符合要求（表5-9）。

表5-9　重复性试验结果（n=6）

试验号	样品量(mL)	峰面积	含量(mg/mL)	平均值(mg/mL)	RSD(%)
1	10	1108506	0.1147		
2	10	1102792	0.1141		
3	10	1058133	0.1095	0.1132	2.56
4	10	1133352	0.1173		
5	10	1065975	0.1103		
6	10	1098162	0.1136		

注意事项：精密度试验的测定次数应大于或等于 6，供试品应密闭保存，避免供试品浓度发生改变而影响测定结果。

（三）准确度

准确度系指所建立方法测定的结果与真实值或参比值接近的程度，一般用回收率（%）表示。准确度应在规定的线性范围内试验。含量测定均应考察分析方法的准确度。

在规定范围内，取同一浓度（相当于 100% 浓度水平）的供试品，用至少 6 份样品的测定结果进行评价；或设计至少 3 种不同浓度，每种浓度分别制备至少 3 份供试品溶液进行测定，用至少 9 份样品的测定结果进行评价，且浓度的设定应考虑样品的浓度范围。两种方法的选定应考虑分析的目的和样品的浓度范围。

1. 分析方法的准确度

可用已知纯度的对照品进行加样回收率测定，即向已知被测成分含量的供试品中再精密加入一定量的已知纯度的被测成分对照品，依法测定。用实测值与供试品中含有量之差，除以加入对照品量计算回收率。在加样回收试验中须注意对照品的加入量与供试品中被测成分含有量之和必须在标准曲线线性范围之内；加入的对照品的量要适当，过小则引起较大的相对误差，过大则干扰成分相对减少，真实性差。

观察加入的对照品能否定量回收，以此判断分析过程是否存在系统误差。

$$回收率（\%）=\frac{C-A}{B}\times100\%$$

式中，A 为供试品中所含被测成分量，B 为加入对照品量，C 为加入对照品后测得的总量。

2. 数据要求

在规定范围内，取同一浓度的供试品，用 6 个测定结果进行评价，或设计 3 个不同浓度，每个浓度各分别制备 3 份供试品溶液进行测定，用 9 个测定结果进行评价，一般中间浓度加入量与所取供试品含量之比（B：A）控制在 1：1 左右。应报告供试品取样量、供试品中所含被测成分量、加入对照品量、加入对照品后测得的总量、回收率（%）计算值，以及回收率（%）的相对标准偏差（RSD）或可信限（$t\cdot S/\sqrt{n}$）。

对于苗药制剂中待测定成分含量和回收率限度关系可参考表 5-10。在生物样品等基质复杂、组分含量低于 0.01% 及多成分等分析中，回收率限度可适当放宽。

表5-10 样品中待测成分含量和回收率限度

待测成分含量(%)	ppm 或 ppb	mg/g 或 µg/g	待测定成分质量分数(g/g)	回收率限度(%)
100	–	1000mg/g	1.0	98～101
10	100000ppm	100mg/g	0.1	95～102
1	10000ppm	10mg/g	0.01	92～105
0.1	1000ppm	1mg/g	0.001	90～108
0.01	100ppm	100µg/g	0.0001	85～110
0.001	10ppm	10µg/g	0.00001	80～115
0.0001	1ppm	1µg/g	0.000001	75～120
	10ppb	0.01µg/g	0.00000001	70～125

注意事项：在进行加样回收试验时，供试品中待测组分的含量已知（一般取与重复性试验同一批号的供试品），须注意对照品的加入量与供试品中待测成分含有量之和必须在测定的线性范围之内，加入的对照品的量要适当，过小则引起较大的相对误差，过大则干扰成分相对减少，真实性差。另外，对照品的加入方式一般配制成一定浓度的溶液（必须完全溶解对照品，避免多次称量，引入称量误差），再精密量取适量体积（相当于需加的对照品量）加到样品中，注意尽量用同一移液管加，以减少误差。

例如，高效液相色谱法测定云实感冒合剂中（±）原苏木素 B 的含量，精密量取同一批号（批号：20181206）云实感冒合剂 6 份，每份 5mL，精密加入（±）原苏木素 B 对照品（1.172mg/mL）适量，照供试品溶液制备方法处理样品，分别进样 10μL，记录色谱图（图 5-6）并计算回收率，加样回收率良好（表 5-11）。结果表明该方法准确可靠。

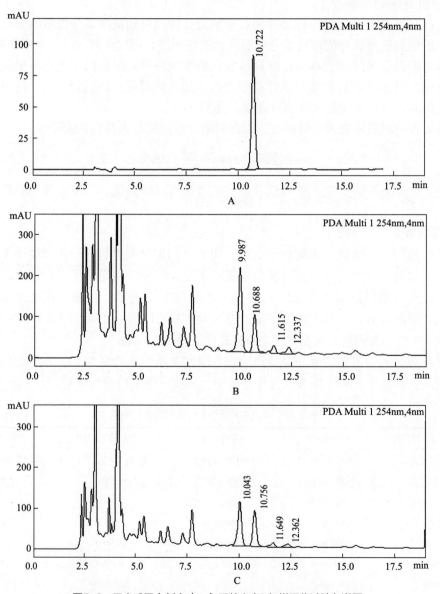

图5-6　云实感冒合剂中（±）原苏木素B加样回收试验色谱图
A对照品色谱图；B供试品含量测定色谱图；C加样回收试验供试品色谱图

表5-11　回收率试验结果

	样品量(mL)	样品中含量(mg)	加入量(mg)	测得量(mg)	回收率(%)	平均回收率(%)	RSD(%)
1	5	0.63	0.652	1.1480	99.31		
2	5	0.63	0.652	1.1254	95.46		
3	5	0.63	0.652	1.1518	99.96	99.02	2.93
4	5	0.63	0.652	1.1730	103.59		
5	5	0.63	0.652	1.1303	96.30		
6	5	0.63	0.652	1.1490	99.48		

（四）检测限

检测限系指试样中被测物能被检测出的最低量。检测限仅作为限度试验指标和定性鉴别的依据，没有定量意义。常用的方法如下。

1. 直观法

用已知浓度的被测物，试验出能被可靠地检测出的最低浓度或量。

2. 信噪比法

用于能显示基线噪声的分析方法，即把已知低浓度试样测出的信号与空白样品测出的信号进行比较，计算出能被可靠地检测出的被测物质最低浓度或量。一般以信噪比为 3∶1 时相应浓度或注入仪器的量确定检测限。

3. 基于响应值标准偏差和标准曲线斜率法

按照 $LOD=3.3\delta/S$ 公式计算。式中 LOD 为检测限；δ 为响应值的偏差；S 为标准曲线的斜率。

δ 可以通过下列方法测得：①测定空白值的标准偏差；②采用标准曲线的剩余标准偏差或是截距的标准偏差。

4. 数据要求

上述计算方法获得的检测限数据须用含量相近的样品进行验证。应附测定图谱，说明试验过程和检测限结果。

注意事项：检测限是稍大于测不准的一个定值，并不需定量，只需定性被检出，一般进行杂质检查时，需测定检测限。

（五）定量限

定量限系指试样中被测物能被定量测定的最低量，其测定结果应符合准确度和精密度要求。对微量或痕量药物分析、定量测定药物杂质和降解产物时，应确定方法的定量限。常用的方法如下。

1. 直观法

用已知浓度的被测物，试验出能被可靠地定量测定的最低浓度或量。

2. 信噪比法

用于能显示基线噪声的分析方法，即将已知低浓度试样测出的信号与空白样品测出的信号进行比较，计算出能被可靠地定量的被测物质的最低浓度或量。一般以信噪比为 10∶1

时相应浓度或注入仪器的量确定定量限。

3. 基于响应值标准偏差和标准曲线斜率法

按照 LOQ=$10\delta/S$ 公式计算。式中 LOQ 为定量限;δ 为响应值的偏差;S 为标准曲线的斜率。

δ 可以通过下列方法测得:①测定空白值的标准偏差;②采用标准曲线的剩余标准偏差或是截距的标准偏差。

4. 数据要求

上述计算方法获得的定量限数据须用含量相近的样品进行验证。应附测试图谱,说明测试过程和定量限结果,包括准确度和精密度验证数据。

(六)线性

线性系指在设计的范围内,线性试验结果与试样中被测物浓度直接成比例关系的能力。

应在设计的范围内测定线性关系。可用同一对照品贮备液经精密稀释,或分别精密称取对照品,制备一系列对照品溶液的方法进行测定,至少制备 5 个不同浓度水平。以测得的响应信号作为被测物浓度的函数作图,观察是否呈线性,再用最小二乘法进行线性回归。必要时,响应信号可经数学转换,再进行线性回归计算,或者可采用描述浓度 – 响应关系的非线性模型。

数据要求:应列出回归方程、相关系数 r、残差平方和、线性图(或其他数学模型)。

回归方程的系数可根据实验数据测定的精密度或准确度及线性范围来确定其有效数字位数。例如 HPLC 法中,以相应的待测组分进样量 X(μg)为横坐标,以仪器提供的峰面积值 A(mV·s)为纵坐标绘制标准曲线,得回归方程 $A = 2.0 \times 10^6 X - 53299$($r = 0.9999$),线性范围:0.09580 ~ 0.9583μg(表 5–12)。

表5–12　线性关系考察结果

	1	2	3	4	5
进样量(μg)	0.09580	0.2875	0.4792	0.6708	0.9583
峰面积A	176551	665546	1111357	1601475	2298247

注意事项:制备待测组分系列浓度溶液时,注意其浓度范围至少是含量测定的 50% ~ 150%,所得响应值应与待测组分的浓度或进样量呈线性关系,其截距不应明显偏离零点。标准系列一般要求 5 ~ 7 个点;回归直线方程的相关系数(r)根据方法不同,要求也不同。如高效液相色谱法的 r 不得小于 0.999;另外供试品溶液的测定值应在标准曲线的线性范围内(最好在中间位置)。

(七)范围

范围系指分析方法能达到精密度、准确度和线性要求时的高低限浓度或量的区间。

范围应根据分析方法的具体应用及其线性、准确度、精密度结果和要求确定。原料药和制剂含量测定,范围一般为测定浓度的 80% ~ 120%;制剂含量均匀度检查,范围一般为测定浓度的 70% ~ 130%,特殊剂型,如气雾剂和喷雾剂,范围可适当放宽;溶出度或释放度中的溶出量测定，范围一般为限度的 ±30%，如规定了限度范围，则应为下限的 –20% 至上限的 +20%；杂质测定，范围应根据初步实际测定数据，拟订为规定限度的 ±20%。如果一个试验同时进行含量测定和纯度检查，且仅使用 100% 的对照品，线性范围应覆盖杂质的报告水平至规定含量的 120%。

在苗药制剂分析中，范围应根据分析方法的具体应用和线性、准确度、精密度结果及要求确定。对于有毒的、具特殊功效或药理作用的成分，其验证范围应大于被限定含量的区间。

（八）耐用性

耐用性系指在测定条件有小的变动时，测定结果不受影响的承受程度，为所建立的方法用于常规检验提供依据。开始研究分析方法时，就应考虑其耐用性。如果测试条件要求苛刻，则应在方法中写明，并注明可以接受变动的范围，可以先采用均匀设计确定主要影响因素，再通过单因素分析等确定变动范围。典型的变动因素有被测溶液的稳定性、样品的提取次数、时间等。液相色谱法中典型的变动因素有流动相的组成和 pH、不同品牌或不同批号的同类型色谱柱、柱温、流速等。气相色谱法变动因素有不同品牌或批号的色谱柱、不同类型的担体、载气流速、柱温、进样口和检测器温度等。

经试验，测定条件小的变动应能满足系统适用性试验要求，以确保方法的可靠性。

注意事项：分析方法的耐用性是在不同的实验室，由不同的分析工作者，采用不同操作条件和环境条件，但仍在分析方法规定的参数范围内，从均匀的样品总体中取样分析来确定的（实验室之间的检验）。

稳定性试验为耐用性试验之一，系指用相同分析方法对同一供试品按设定的测定时间间隔进行测定，各测量值彼此接近的程度。一般要求 RSD 小于或等于 2%。

取同一供试品，分别在不同时间（如 0、2、4、6、8、10 小时）测定，考察待测组分测量值或含量的一致性，选定最佳测定时间范围。

数据要求：分析数据应报告标准偏差（S）、相对标准偏差（RSD）或可信限（$t \cdot S / \sqrt{n}$），一般保留 1 ～ 2 位有效数字即可。

注意事项：考察供试品的稳定性时一定要注意供试品的存贮条件，只有在良好的存贮条件下，供试品的稳定性考察才有意义。

例如，云实感冒合剂中（±）原苏木素 B 含量测定的耐用性试验。

稳定性试验：精密称量同一批号（批号：20181206）云实感冒合剂，按供试品溶液制备方法，制备供试品溶液 1 份，在规定的时间内注入液相色谱仪 10μL，记录色谱图，计算峰面积 RSD 值为 1.57%（表 5-13）。结果表明，供试品溶液中（±）原苏木素 B 在 8 小时内稳定。

表5-13　稳定性试验结果

	时间(h)					RSD%
	0	2	4	6	8	
峰面积A	1144212	1141417	1108506	1109953	1113975	1.57

取同一批号（批号：20181206）云实感冒合剂制备供试液，色谱柱为岛津 GL Inertsil ODS–SP C$_{18}$ 柱（4.6mm×250mm，5μm），流动相为乙腈 –0.2% 乙酸水溶液（14∶86）。考察了柱温 30℃、40℃、45℃，结果柱温为 40℃时，待测色谱峰分离度及测定含量等均符合分析要求（图 5-7）。其他条件不变，考察三种比例流动相（16∶84）、（14∶86）、（12∶88），结果流动相比例为 14∶86 时，分离度最好（图 5-8）。比较了色谱柱岛津 GL Inertsil ODS–SP C$_{18}$ 柱（4.6mm×250mm，5μm）和安捷伦 ZORBAX Eclipse Plus（4.6mm×250mm，5μm），结果两柱分离均符合要求（表 5-14）。

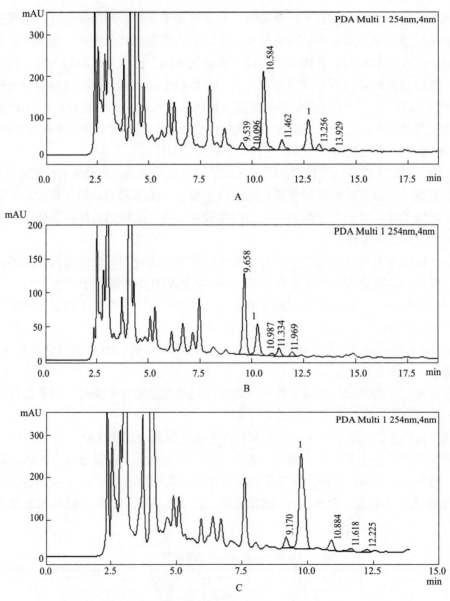

图5-7　耐用性考察试验不同柱温考察色谱图
A柱温30℃；B柱温40℃；C柱温45℃；1（±）原苏木素B

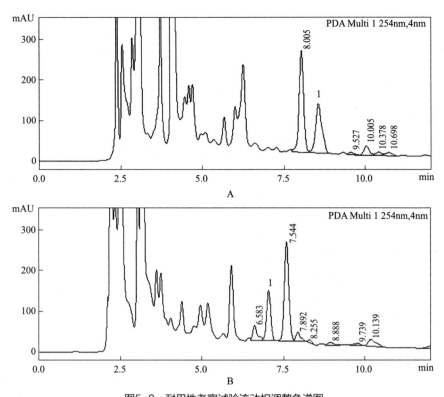

图5-8　耐用性考察试验流动相调整色谱图

A乙腈-0.2%乙酸（16：84）；B乙腈-0.2%乙酸（14：86）；1（±）原苏木素B

表5-14　耐用性试验结果

色谱条件	分离是否完全	（±）原苏木素B含量(mg/mL)
岛津GL Inertsil ODS-SP C$_{18}$柱(4.6mm×250mm, 5μm), 乙腈-0.2%乙酸溶液(14：86), 柱温30℃, 流速1mL/min	是	0.1120
岛津GL Inertsil ODS-SP C$_{18}$柱(4.6mm×250mm, 5μm), 乙腈-0.2%乙酸溶液(14：86), 柱温40℃, 流速1mL/min	是	0.1147
岛津GL Inertsil ODS-SP C$_{18}$柱(4.6mm×250mm, 5μm), 乙腈-0.2%乙酸溶液(14：86), 柱温45℃, 流速1mL/min	否	—
岛津GL Inertsil ODS-SP C$_{18}$柱(4.6mm×250mm, 5μm), 乙腈-0.2%乙酸溶液(12：88), 柱温40℃, 流速1mL/min	否	—
岛津GL Inertsil ODS-SP C$_{18}$柱(4.6mm×250mm, 5μm), 乙腈-0.2%乙酸溶液(16：84), 柱温40℃, 流速1mL/min	否	—
安捷伦 ZORBAX Eclipse Plus(4.6mm×250mm, 5μm), 乙腈-0.2%乙酸溶液(14：86), 柱温40℃, 流速1mL/min	是	0.1164

　　结果表明，色谱条件改变，对供试品待测成分峰的分离度有一定影响，根据2020年版《中华人民共和国药典》（通则0512）高效液相色谱法项下规定，色谱条件除填充剂种类、流动相组分、检测器类型不得改变外，其余如色谱柱内径与长度、填充剂粒径、流动相流速、流动相组分比例、柱温、进样量、检测器灵敏度等，均可适当改变，以达到系统适用性试验的要求。

第六章

苗药制剂中各类化学成分分析

以苗药为原料药的苗药制剂，防治疾病的物质基础是其中所含的多种化学成分，包括生物碱类、黄酮类、皂苷类、醌类、挥发油类、有机酸类、香豆素类等多种成分。由于各类化学成分的结构特征和理化性质不同，因此其提取、分离、纯化方法及鉴别和含量测定方法也存在很大差异。本章主要介绍苗药制剂中各类化学成分的结构特征、理化性质、鉴别及含量测定方法。

第一节　生物碱类成分分析

一、概述

生物碱（alkaloids）是存在于苗药中的一类非常重要的、分布较广的化学成分，迄今为止已从自然界分离出一万多种生物碱，是许多苗药的有效成分，如飞龙掌血、雷公藤、青风藤、八角枫等。生物碱是一类含氮的碱性天然有机物，绝大多数生物碱由 C、H、O、N 元素组成，大多具有复杂的环状结构，氮原子多在环内，大多数有光学活性，且有显著的多种多样的生理活性，目前已报道如抑制血小板聚集、抗心律失常、镇静、镇痛、防治阿尔茨海默病、抗癌、抗菌等作用。因此生物碱类成分在苗药研究领域中占有重要的地位，苗药制剂处方中的药味含有生物碱类成分时，其常被作为定性、定量分析的指标性成分。

大多数生物碱为结晶形固体，有些为非晶形粉末，极少数分子量较小的生物碱呈液体。少数液体生物碱或小分子固体生物碱具有挥发性，可随水蒸气蒸馏而逸出，如麻黄碱。生物碱一般是无色或白色化合物，少数生物碱分子中具有较长共轭体系和助色团会呈现出一定的颜色，如小檗碱和蛇根碱呈黄色。个别生物碱的游离状态无色，而其与酸结合成盐后呈现不同的颜色，如血根碱的盐酸盐及硫酸盐均呈红色。生物碱多数具有苦味或辛辣感，如苦参碱，极个别具有甜味，如甜菜碱。

大多数生物碱游离状态下难溶于水，易溶于乙醇、乙醚、氯仿、苯等有机溶剂，与酸结合成盐后水溶性增加，一般都易溶于水而难溶于有机溶剂，同一生物碱与不同酸所成的盐类溶解度不同，通常无机酸盐的水溶性大于有机酸盐。在游离生物碱中，仲胺、叔胺生物碱亲脂性较强，易溶于有机溶剂而不溶于水；季铵型生物碱和含氮氧化物结构的生物碱亲水性较强，易溶于水；小分子固体生物碱和液体生物碱既易溶于水又可溶于有机溶剂，如麻黄碱、烟碱等。含有酸性基团或酯键的生物碱可溶于一些碱液或热苛性碱液。

大多数生物碱与碘化铋钾、苦味酸、碘化汞钾、硫氰酸铬铵等试剂作用可发生沉淀反应。生物碱沉淀反应可用于苗药制剂中生物碱的定性鉴别，可进行试管反应，或作为薄层色谱和纸色谱的显色剂。某些沉淀试剂与生物碱生成的沉淀组成恒定时，可用于生物碱的定量分析。如生物碱与硅钨酸试剂能生成稳定的沉淀，可用于生物碱成分的含量测定。

有共轭结构的生物碱一般均有紫外光吸收，可用紫外分光光度法进行定性鉴别和定量分析。其吸收峰位置除与其他化合物一样与共轭体系中助色团的种类、位置、数量有关外，结构中氮原子与发色团直接连接或参与发色团的生物碱，其吸收峰位置与溶剂的 pH 有关。因此利用紫外光吸收特征进行测定时，应考虑溶液的 pH 进行检测波长的选择。

二、定性鉴别

苗药制剂中生物碱类成分的定性鉴别方法主要有沉淀反应法、薄层色谱法、纸色谱法、气相色谱法及高效液相色谱法。

进行苗药制剂中生物碱成分分析时，供试品溶液的制备可根据所测成分的存在状态及性质选用不同的方法。可选用乙醇、甲醇、酸水等提取总生物碱，也可碱化后直接用亲脂性有机溶剂提取亲脂性生物碱，而后进行纯化除去干扰成分。由于苗药制剂中共存的其他成分对生物碱的分析有干扰，提取液一般要进行纯化除去干扰成分，常用的纯化方法主要有溶剂法、沉淀法及柱色谱法等。如对总亲脂性生物碱的含量进行测定时，采用沉淀法进行分析，可选用溶解范围广、渗透力强的醇类溶剂提取，再利用游离生物碱与干扰性成分（蛋白质类、肽类）等在低极性有机溶剂中溶解度不同，将提取物碱化，用三氯甲烷、乙醚等适宜的低极性有机溶剂萃取，以减少蛋白质等水溶性杂质及提取液颜色对实验结果的影响；再利用生物碱与非碱性水溶性成分（鞣质等）在酸水液中溶解度不同，蒸干提取液，残留物用酸水溶解，滤过，除去酸不溶物后，滤液加试剂测定。

采用色谱法进行单体生物碱成分的分析时，由于色谱法本身具有分离、分析的功能，因此可根据待测生物碱的溶解性用醇类或碱化后有机溶剂提取，直接进行色谱法鉴别或含量测定，如有干扰再进行纯化。

（一）化学反应法

沉淀反应是生物碱理化鉴别常用的方法，主要利用生物碱能与一些试剂生成沉淀这一特性。常用的生物碱沉淀试剂有碘 – 碘化钾、碘化铋钾、碘化汞钾、磷钼酸、磷钨酸、硅钨酸、苦味酸、雷氏铵盐等。生物碱沉淀反应一般在酸性水溶液中进行，苦味酸试剂和三硝基间苯二酚试剂也可在中性条件下进行。由于苗药制剂中成分复杂，有些成分如蛋白质、黏液质、鞣质等水溶性成分也能与生物碱沉淀试剂产生沉淀出现假阳性结果，因此在制备供试品溶液时需除去干扰后再用沉淀反应进行鉴别。生物碱沉淀反应一般需采用 3 种以上试剂分别进行反应，均能发生沉淀反应，才可判断为阳性结果。

（二）色谱鉴别法

生物碱的色谱鉴别法有薄层色谱法、纸色谱法、高效液相色谱法等，其中以薄层色谱法最为常用。

1. 薄层色谱法

苗药制剂中生物碱成分的薄层色谱鉴别法常用硅胶或氧化铝作吸附剂，多以三氯甲烷、苯等低极性溶剂为展开剂，再根据被测物质的极性加入其他溶剂调整展开剂的极性，使其达到满意的分离效果。硅胶吸附剂中的硅醇基显弱酸性，可与强碱性生物碱形成盐，导致生物碱成分的斑点 R_f 值小或拖尾，形成复斑等。因此在硅胶吸附薄层色谱中，常用碱性系统或在碱性环境下展开。氧化铝是略显碱性的强吸附剂，适用于分离亲脂性较强的生物碱，一般采用中性展开剂。

薄层色谱展开后，除少数有色生物碱可在日光下直接检视、有荧光的生物碱在紫外光下检视外，绝大多数生物碱需要喷试剂显色，最常用的是改良碘化铋钾试剂，大多数生物碱显色后呈橘红色，有时喷碘化铋钾试剂之后再喷硝酸钠试剂，可使供试品斑点颜色更明显而易于观察。此外，还可选某些生物碱的特殊颜色反应来观察，如麻黄碱与茚三酮试剂反应呈蓝紫色。生物碱类成分也可采用碘熏等显色方式进行鉴别。

【例6-1】博性康药膜中苦参碱的鉴别

处方组成：苦参、西南黄芩、天花粉、蛇床子、杨柳枝、土大黄、委陵菜、黄栀子、茵陈、蒲公英。

鉴别：取本品8片，剪碎，加乙醇20mL与盐酸1mL，超声处理15分钟，滤过；滤液蒸干，残渣加水10mL使溶解，用氨试液调节pH至11，用三氯甲烷20mL振摇提取，分取三氯甲烷液浓缩至0.5mL，作为供试品溶液。另取苦参对照品，加三氯甲烷制成每1mL含0.5mg的溶液，作为对照品溶液。吸取上述两种溶液各4μL，分别点于同一用2%氢氧化钠溶液制备的硅胶G薄层板上，以苯-丙酮-甲醇（8∶3∶0.5）为展开剂。展开，取出，晾干，喷以碘化铋钾试液。供试品色谱中，在与对照品色谱相应的位置上，显相同颜色的斑点。

2. 纸色谱法

纸色谱法可用于生物碱盐或游离碱的鉴别，主要是以水为固定相的正相纸层析，分离效果常取决于流动相的性质。当鉴别生物碱盐时，生物碱是以离子状态存在，极性大，可用极性强的酸性溶剂为展开剂进行分配层析，最常用的是BAW系统（正丁醇-乙酸-水，4∶1∶5上层），如果用一定pH的酸性缓冲液为固定相，应选用极性较小的溶剂系统为展开剂。显色剂和薄层色谱法基本相同，但含硫酸的试剂不适用。

3. 高效液相色谱法

高效液相色谱法对结构十分相似的生物碱有良好的分离效果。在恒定的高效液相色谱条件下，各种生物碱均有一定的保留时间，可作为定性鉴别的参数。如果条件不完全相同，则用已知对照品作内标进行检识。因苗药制剂成分复杂，供试品一般需经过预处理，否则除影响分离效果外还易影响色谱柱的使用寿命。

三、含量测定

用于苗药制剂中生物碱成分定量的方法较多，早期常用酸碱滴定法、沉淀法等经典化学方法。近年多采用分光光度法、薄层色谱法及高效液相色谱法等。

（一）总生物碱的含量测定

1. 化学分析法

苗药中总生物碱成分含量测定的化学分析法主要有酸碱滴定法和重量分析法。采用化学分析法测定总生物碱含量时，一般要求供试品溶液中总生物碱成分纯度较高，因此该方法常用于单味制剂或处方药味较少、内含成分较简单的苗药制剂。

（1）酸碱滴定法：酸碱滴定法是苗药制剂中总生物碱含量测定的常用方法之一。酸碱滴定法用于苗药制剂中生物碱成分的含量测定时，要根据生物碱碱性强弱确定是采用水溶液酸碱滴定法还是非水溶液酸碱滴定法。游离生物碱多不溶于水，故应先将生物碱溶于定量过量的标准酸溶液（如 0.01mol/L H_2SO_4 溶液），再用标准碱溶液（如 0.02mol/L NaOH 溶液）回滴。一般强碱滴定生物碱盐时，在 70% ~ 90% 的乙醇介质中终点比在水中明显，因此，常将生物碱盐溶于 90% 乙醇，再用标准碱乙醇液滴定。若选择的溶剂及指示终点方法合适，还可使一些碱性更弱的成分（pK_a 为 1 ~ 2）用非水滴定法进行。

由于苗药复方制剂成分复杂，干扰测定，测定前应将这些干扰成分用适宜的方法除去，经分离纯化、脱水、过滤，选择合适的指示剂及指示终点方法后才可进行非水滴定。用酸碱滴定法测定苗药制剂中生物碱含量时，样品液需进行净化处理，如采用氧化铝吸附净化，则应该使用中性氧化铝，并用空白试验校正结果。滴定终点的确定可用指示剂法或电位法，但以指示剂确定终点需以电位法作对照。水溶液酸碱滴定法常用的指示剂有甲基红、溴酚蓝、溴甲酚蓝等，非水溶液酸碱滴定法常用的指示剂有甲基黄、溴酚蓝、结晶紫、酚酞等。

【例 6-2】飞龙掌血中总生物碱的含量测定

测定方法：精密称取飞龙掌血样品粉末 5.0g，置于 100mL 具塞三角瓶中，加入 30mL 氯仿和 6 滴浓氨水，摇匀，放置过夜，超声提取 3 次，合并氯仿液，提取液回收氯仿后，加入 10mL 乙醚溶解，准确加入 10mL 浓度 0.01mol/L 的 H_2SO_4 标准液，再加入蒸馏水，尽量挥去乙醚，分别滴入 2 滴甲基红 – 溴甲酚绿指示剂，用已标定好的浓度 0.01mol/L 的 NaOH 滴定，测定总生物碱的含量。

（2）重量分析法：根据操作方式不同有两种分析方法，采用溶剂萃取法或沉淀法将生物碱类成分与其他组分分离，然后再将总生物碱转化为一定的称量形式用以含量测定。溶剂萃取法是将生物碱成分从苗药制剂中提出后，用适宜的方法使其生成沉淀直接称重，此法可用于混合碱、未知结构或分子量相差较大的生物碱的含量测定。优点是计算简便，不用换算因数，也不必考虑生物碱的分子量；缺点是挥发性生物碱及遇热不稳定、在碱性条件下可发生水解的生物碱不宜用此法，取样量大、操作时易乳化、费时及提取时除提取完全外，还要尽可能减少杂质的存在（这一点对于大多苗药制剂几乎难以达到）等均是该法的不足。沉淀法是利用沉淀试剂与生物碱反应生成难溶性的沉淀，将生物碱以沉淀形式从初提取液中分离出来，然后过滤、洗涤、干燥、称重，计算生物碱含量的方法。这种方法的优点是取样量少、灵敏度高；缺点是计算较第一种方法复杂，操作烦琐，生成沉淀的影响因素较多，如沉淀试剂、反应溶液的浓度及 pH、温度及一些非生物碱成分亦可与试剂生成沉淀而干扰测定等。

2. 分光光度法

分光光度法是苗药制剂中总生物碱含量测定的常用方法，多用单波长光谱法。测定波长可选用待测生物碱成分本身的吸收波长，为了提高检测灵敏度和选择性，往往加入酸性染料、雷氏盐试剂等与生物碱反应显色，反应显色后用可见光波测定。单波长光谱法测定时要求干扰成分在测定波长基本无吸收，因此，一般供试品溶液均要经过适当分离净化方可进行测定。通常采用溶剂法、沉淀法、柱色谱法等进行分离净化处理。测定总生物碱含量应用较多的有酸性染料比色法和雷氏盐比色法，苦味酸盐比色法和异羟肟酸铁比色法也有一定应用。

（1）酸性染料比色法：在适当的 pH 介质中，生物碱 B 可与氢离子结合成盐，成为阳离子 BH^+，而酸性染料在此条件下解离为阴离子 In^-，生物碱盐的阳离子与染料阴离子定量地结合成有色的络合物，即离子对。

$$BH^+ + In^- \longrightarrow (BH^+In^-) \longrightarrow BH^+ \cdot In^-$$

此离子对可定量溶于某些有机溶剂，测定有机溶剂的吸光度或经碱化后释放出的染料的吸光度，即可按分光光度法测定生物碱的含量。

应用本法的关键在于介质的 pH、酸性染料的种类和有机溶剂的选择，其中 pH 的选择更为重要。如果 pH 偏低，虽然生物碱以阳离子的形式存在，但染料仍以游离酸形式存在；如果 pH 偏高，染料以阴离子形式存在，而生物碱却以游离状态存在，上述两种情况均不能使阴阳离子定量结合。pH 的选择要根据染料的性质及生物碱的碱性（pK_a）大小来确定。一般生物碱一元碱与溴麝香草酚蓝（BTB）形成 1∶1 的离子对，此时 pH 最好在 5.2 ～ 6.4；如为二元碱则形成 1∶2 的离子对，则 pH 最好较低一些，在 3.0 ～ 5.8。

常用的染料有甲基橙、溴麝香草酚蓝（BTB）、溴甲酚绿、溴酚蓝和溴甲酚紫等。实验证明，BTB 为较好的染料。有机溶剂的选择原则是对生物碱与离子对都有较好的溶解能力，氯化碳、苯不与离子对形成氢键，提取率较低，三氯甲烷、二氯甲烷可与离子对形成氢键，有中等程度的提取率，且选择性较好，因此是应用最多的提取溶剂。此外，有机相中混入水分对结果也有影响，因为微量水分可使三氯甲烷发生浑浊，且由于带入了水相中的过量染料而影响测定结果。有机溶剂提取液可加入脱水剂（如无水硫酸钠）或经滤纸滤过以除去微量的水分。

【例 6-3】紫金龙中生物碱的含量测定

对照品溶液的制备：精密称取乌头碱对照品 5.0mg，加甲醇稀释至 5mL 的量瓶中，制得 1.0mg/mL 对照品贮备液，取该贮备液稀释得到 0.1mg/mL、0.15mg/mL、0.2mg/mL、0.25mg/mL、0.3mg/mL 系列浓度的乌头碱对照品溶液。

供试品溶液的制备：精密称取紫金龙药材粉末（过 60 目筛）2.0g 置于 25mL 的圆底烧瓶中，按固液比 1∶8 加入 65% 乙醇溶液 16mL，于 85℃水浴回流提取 2.5 小时，冷却，过滤，70℃蒸干溶剂，浸膏加入 75% 乙醇 15mL 使之溶解，转入分液漏斗中，分别用等体积的石油醚、氯仿、正丁醇依次萃取 3 次，合并萃取液，取氯仿萃取液所得浸膏用 75% 乙醇 5mL 溶解至完全，精密量取 0.3mL 于 5mL 容量瓶中，75% 乙醇定容至刻度，即得供试品溶液。

酸性染料制备：0.05mol/L 氢氧化钠溶液的配制为精密称取氢氧化钠 0.2g 于 100mL 锥形瓶中，加入蒸馏水使之溶解并稀释至刻度，即得。

溴甲酚绿缓冲液的配制：精密称取溴甲酚绿 0.1g，加入 0.05mol/L 氢氧化钠 2.8mL 使之溶解，再加水稀释至 200mL，即得。

标准曲线的制备：分别精密吸取对照品溶液 1.2mL 置 60mL 的分液漏斗中，加入溴甲酚绿溶液 24mL 和氯仿 12mL，密塞剧烈振摇 20 分钟，静置分层 10 分钟，取氯仿层于 415nm 波长处测定吸光度值。以对照品浓度为横坐标，吸光度值为纵坐标绘制曲线。

测定方法：酸性染料的显色方法为精密吸取乌头碱对照品、供试品溶液各 1.2mL 置 60mL 的分液漏斗中，分别加入溴甲酚绿溶液 24mL 和氯仿 12mL，密塞，剧烈振摇 20 分钟，静置分层 10 分钟，取氯仿层进行紫外 – 可见光检测，在 415nm 波长处进行检测。

（2）雷氏盐比色法：雷氏盐也称雷氏铵或硫氰酸铬铵 $\{NH_4[Cr(NH_3)_2(SCN)_4]\cdot H_2O\}$，为暗红色的结晶或结晶性粉末，微溶于冷水，易溶于热水，可溶于乙醇。雷氏盐在酸性介质中可与生物碱类成分定量地生成难溶于水的有色络合物。生物碱阳离子 BH^+ 与雷氏盐的阴离子 $[Cr(NH_3)_2(SCN)_4]^-$ 结合，生成生物碱雷氏盐沉淀 $BH[Cr(NH_3)_2(SCN)_4]$，为单盐形式的沉淀；若生物碱中含 2 个碱性氮原子，当溶液中 H^+ 较大时，其二级解离度增大，即有利于下列平衡向右移动，BH_2^{2+} 与 2 个 $[Cr(NH_3)_2(SCN)_4]^-$ 结合形成沉淀 $BH_2[Cr(NH_3)_2(SCN)_4]_2$，称为双盐。

$$BH^+ + H_3O^+ \rightleftharpoons BH_2^{2+} + H_2O$$

因此，结构中只含 1 个碱性氮原子的生物碱，与雷氏盐反应的沉淀组成受 pH 的影响较小；含 2 个以上氮原子的生物碱，视其各氮原子碱性强弱，与雷氏盐反应的沉淀组成和 pH 有关。碱性较强的生物碱在酸性较小的溶液中生成单盐，在酸性较大的溶液中可相应地生成双盐、叁盐等；碱性较弱的生物碱，则无论溶液酸性高还是低均生成单盐；季铵类生物碱分子中有几个季铵氮原子，即与几个沉淀剂分子结合。

生物碱雷氏盐沉淀易溶于丙酮，其丙酮溶液所呈现的吸收特征是由于分子结构中硫氰化铬铵部分，而不是结合的生物碱部分，因此，即可以将此沉淀过滤洗净后溶于丙酮（或甲醇）直接比色测定，换算生物碱的含量；也可以精密加入过量雷氏盐试剂，滤除生成的生物碱雷氏盐沉淀，滤液在 520～526nm 处（溶于甲醇时，λ_{max}=427nm）进行比色测定残存的过量雷氏盐含量，间接计算生物碱的含量。硫氰酸铬铵在丙酮中的摩尔吸收系数 ε=106.5（单盐），故可根据其吸收值 A 按下式直接测定：

$$W = \frac{A}{\varepsilon} M \cdot V$$

式中，W 为被测物重量（mg），M 为被测物质的分子量，V 为溶解沉淀所用丙酮的体积（mL）。

进行雷氏盐比色法比色测定时，需注意以下几个问题：雷氏盐的水溶液在室温下可分解，故用时应新鲜配制，沉淀也需在低温下进行；供试品如为稀的水溶液（如注射液等），沉淀前应浓缩；苗药制剂中如含有干扰物质时，应事先净化处理；雷氏盐丙酮溶液或丙酮 – 水溶液的吸收值，随时间而有变化，故应尽快地测定。

（3）苦味酸盐比色法：这是利用在弱酸性或中性溶液中生物碱可与苦味酸定量生成苦味酸盐沉淀，该沉淀可溶于三氯甲烷等有机溶剂，也可以在碱性下解离释放出生物碱和苦味酸。具体可有三种方法：一是滤取生物碱苦味酸盐沉淀，洗去多余试剂，加碱使沉淀解离，以有机溶剂萃取游离出的生物碱，用含有苦味酸的碱性水溶液进行比色测定，再换算出生物碱的含量；二是在 pH 为 7 的缓冲溶液中加试剂，使生物碱与苦味酸成盐，用三氯甲烷提取该盐，再用 pH11 的缓冲溶液使其解离，苦味酸转溶到碱水液中进行比色，再换算出生物碱的含量；三是直接在 pH4 ~ 5 的缓冲溶液中加三氯甲烷提取生物碱苦味酸盐，三氯甲烷提取液在 360nm 处直接比色测定。

（4）异羟肟酸铁比色法：含有酯键结构的生物碱在碱性介质中加热，酯键水解，产生的羧基与羟胺反应生成异羟肟酸，再与 Fe^{3+} 生成紫红色的络合物（异羟肟酸铁），在其最大吸收波长 530nm 处测定。由于含有酯键（包括内酯）结构的成分均能与试剂反应，因此用该法测定时，供试品溶液中必须不存在其他酯类成分。

（二）单体生物碱的含量测定

苗药制剂中单体生物碱成分的含量测定一般采用色谱法。由于色谱法具有分离、分析的双重作用，对于一些成分较简单的苗药制剂可提取后直接测定，使前处理工作简化。对于药味较多、组成复杂的苗药制剂仍需净化处理，尤其是高效液相色谱法，如果供试品溶液中杂质过多，不但会影响分离效果，还易损坏色谱柱。方法主要有薄层色谱法、高效液相色谱法和气相色谱法等。

1. 薄层色谱法

采用薄层色谱法测定苗药制剂中生物碱成分含量所选用的吸附剂、展开剂及显色方法与薄层定性鉴别相似，但是要求更加严格，供试品溶液也需适当的前处理。被测成分具有荧光时，可采用薄层荧光扫描法；被测成分有紫外光吸收而无荧光时，可采用薄层吸收扫描法（硅胶 G 板）；若使用改良碘化铋钾等作为显色剂时，必须完全挥干展开剂后（尤其在碱性环境下展开的）才可喷洒，否则背景深、反差小，影响测定。此外，显色后斑点颜色应相对稳定。

2. 高效液相色谱法

由于生物碱类化合物碱性强弱不同，存在形式不同，既有游离型又有与酸结合成盐的，因此用高效液相色谱法进行苗药制剂中单体生物碱成分的含量测定时，可用液 – 液分配色谱法、液 – 固吸附色谱法及离子交换色谱法。

用液 – 液分配色谱法时，既可采用正相色谱也可采用反相色谱，其中以反相高效液相色谱应用较多。在反相高效液相色谱中一般采用非极性键合相作为固定相，如十八烷基键合相（简称 ODS 或 C_{18}）。由于 ODS 上硅醇基酸性较大，生物碱类成分可与其牢固地键合，从而影响色谱行为，为避免 C_{18} 柱残存游离硅醇基所造成的生物碱类成分色谱峰保留时间延长、峰形变宽、拖尾等影响，可采取以下措施。

（1）改进流动相：

①在流动相中加入硅醇基抑制剂或称改性剂，竞争或部分阻断硅醇基的影响，最常用的硅醇基抑制剂是二乙胺、三乙胺等。

②在合适的 pH 下，流动相中加入低浓度离子对试剂，通过与生物碱类成分生成离子对而掩蔽其碱性基团，避免其与固定相表面的硅醇基作用。离子对试剂常用辛烷磺酸钠或十二烷基硫酸钠，系统偏酸性。离子对色谱系统用过后必须清洗，避免过夜，以保证色谱柱的寿命。

③在流动相中加入季铵盐试剂，如在水 – 甲醇流动相中加入 0.01mol/L 的溴化四甲基铵，能在较短的保留时间内得到很好的分离，色谱峰重现性好，也不拖尾，而且水 – 甲醇

比例的改变及 pH 的变化都不影响峰的对称性。

④在流动相中加入一定浓度的电解质缓冲盐，通过改变流动相离子强度，稳定 pH 及促进离子对相互作用，而起到改善峰形及分离效果的作用。

（2）改进固定相：采用端基封尾技术可以使填料的键合更彻底，一般是在键合反应结束后，用三甲基氯硅烷（TMCS）等进行后续处理，尽量减少残余羟基。还可以采用短链柱（如 C_8）代替长链柱（如 C_{18}），短链柱固定相键合率高，游离硅醇基少。

以反相高效液相色谱法进行苗药生物碱成分的含量测定，流动相可以是中性、碱性、酸性和碱酸系统。在碱性系统中三乙胺比氢氧化铵好；酸性系统多用磷酸、磷酸盐缓冲液；碱酸系统，例如采用甲醇 – 水 –0.88M 酸 – 二乙胺系统，酸可以是 $HClO_4$（pH1.0）、HCOOH（pH3.6）、HOAc（pH5.1）和苦味酸（pH5.5）。

采用原型硅胶为固定相进行苗药单体生物碱成分的高效液相色谱分析时，属于液 – 固吸附色谱法，这种方法可以排除酸性和中性杂质的干扰，这些杂质可以在短时间内被洗脱出来，该法与生物碱的碱性（pK_a）有关，生物碱亲脂性的大小不影响其在硅胶柱上的层析行为。采用该法时流动相的组成较简单，如甲醇 – 乙酸缓冲液等。

离子交换色谱法用于苗药生物碱成分的含量测定，是以阳离子交换树脂为固定相，利用质子化的生物碱阳离子与离子交换剂交换能力的差异而达到分离生物碱的目的。

高效液相色谱法测定苗药制剂中生物碱类成分时，多采用紫外检测器。根据待测生物碱成分的性质，也可采用荧光检测器、电化学检测器、示差检测器等。

【例 6-4】咳速停糖浆中盐酸麻黄碱的含量测定

处方组成：吉祥草、黄精、百尾参、桔梗、虎耳草、枇杷叶、麻黄、桑白皮、罂粟壳。

色谱条件与系统适用性试验：以十八烷基硅烷键合硅胶为填充剂，0.01 mol/L 磷酸二氢钾（用磷酸调 pH 至 2.5）– 甲醇（94∶6）为流动相，流速 1.0mL/min，检测波长 210nm，柱温 30℃，理论塔板数按盐酸麻黄碱峰计算应不低于 2000。

对照品溶液的制备：精密称取盐酸麻黄碱对照品适量，加 0.1% 盐酸甲醇制成每 1mL 含 0.04mg 的对照品溶液。

供试品溶液的制备：精密吸取本品 20mL，加水 20mL，加 5mol/L 氢氧化钠 5mL，轻轻摇匀，加乙醚振摇提取 4 次，每次 40mL，加 0.1% 盐酸甲醇溶液 2mL，摇匀，挥干，残渣加 0.1% 盐酸甲醇溶液使溶解，加 0.1% 盐酸甲醇溶液定容到 50mL，摇匀，离心，取上清液作为供试品溶液。

测定方法：分别精密吸取对照品溶液和供试品溶液各 10μL，注入高效液相色谱仪，测定，计算，即得。

3. 气相色谱法

气相色谱法仅适用于测定挥发性、热稳定性好的游离生物碱成分，如麻黄碱、石斛碱、槟榔碱和颠茄类生物碱等，由于应用范围较窄，现使用较少。某些生物碱的游离碱和盐类可直接进行气相色谱分析，这些生物碱盐类在约 325℃ 急速加热下，可变为游离的生物碱，然后进行色谱柱分析，所以无论注入的样品是游离碱还是生物碱盐，都只能得到一个游离碱的色谱峰。生物碱盐在急速加热器中产生的酸对色谱柱和检测器不利，应该注意。

第二节　黄酮类成分分析

一、概述

黄酮类（flavonoids）化合物是广泛存在于自然界的一大类化合物，如头花蓼、牛耳枫、水黄花、金丝梅、茜草、飞龙掌血等苗药中都含有黄酮类成分。黄酮类成分具有多种生理活性，是苗药制剂中一类重要的有效成分。如黄芩苷、黄芩素、木犀草素等具有抗菌消炎作用；芦丁、橙皮苷、d-儿茶素等具有防治高血压及动脉硬化等作用；银杏黄酮、葛根素、槲皮素、山奈酚、异鼠李素等具有扩张冠状动脉、增加血流量、降低心肌耗氧量等作用；杜鹃素、陈皮素、芫花素、金丝桃苷、异芒果素等具有止咳、祛痰和扩张气管等作用；黄柏素、紫檀素、桑色素等具有抗癌作用；大豆素、染料木素等具有雌性激素样作用；水飞蓟素等具有保肝作用。因此，在进行苗药制剂质量控制和质量评价时，对含有黄酮类成分的苗药制剂常以黄酮类成分作为定性、定量分析的指标性成分。

黄酮类化合物在植物体内大部分与糖结合成苷，一部分以游离形式存在。狭义的黄酮类化合物是指母核为 2-苯基色原酮的一类化合物，广义的是指由中间的三个碳原子连接两个苯环（A 环与 B 环）组成的一系列 C_6—C_3—C_6 化合物。黄酮类化合物又可分为黄酮、黄酮醇、二氢黄酮、二氢黄酮醇、异黄酮、查耳酮、橙酮、花青素等类型。

黄酮类化合物多为结晶性固体，少数为无定形粉末（如黄酮苷类）。黄酮类的颜色与黄酮的类型有关，一般情况下，黄酮、黄酮醇及其苷类多呈灰黄色至黄色，查耳酮为黄色至橙黄色，二氢黄酮、二氢黄酮醇不显色，异黄酮无色或呈微黄色。

黄酮类成分根据与糖结合情况分为两类，分子中不含糖者称为黄酮苷元，与糖结合后称为黄酮苷。而黄酮类化合物的溶解度因结构及存在状态（苷或苷元）不同而有很大差异。一般黄酮苷元难溶或不溶于水，易溶于甲醇、乙醇、乙酸乙酯、乙醚等有机溶剂及稀碱液。黄酮苷一般易溶于水、甲醇、乙醇等强极性溶剂中，但难溶或不溶于苯、三氯甲烷等非极性有机溶剂，糖链越长，则在水中溶解度越大。

黄酮类化合物因分子中多具有酚羟基，故显酸性，可溶于碱性水溶液、吡啶、甲酰胺及二甲基甲酰胺中。酚羟基数目及位置不同，酸性强弱也不同。其一般规律为：7,4'-二羟基＞7 或 4'-羟基＞一般酚羟基＞5-羟基。此性质不仅可用于推测酚羟基的位置，也可在提取、分离及鉴别中应用。此外，黄酮类化合物 γ-吡喃酮环上的醚氧原子，可表现微弱的碱性，与强的无机酸（如浓硫酸、盐酸等）生成烊盐，显示特殊的颜色，据此可用于黄酮的鉴别。

黄酮类化合物的显色反应有许多，包括还原显色反应（盐酸-镁粉反应）、与金属盐类试剂的络合反应（三氯化铝反应）、硼酸显色反应和碱性试剂显色反应。还原剂的显色反应和与金属离子的络合反应常用于苗药制剂中黄酮类成分的定性鉴别和定量分析。

黄酮的部分结构色原酮是无色的，当吡酮环 2 位引入苯基后，形成色原酮与芳香环共轭体系，构成生色团的基本结构，有特定的紫外光吸收峰。在 240～280nm 和 300～400nm 波长区域内各有一个较强的紫外光吸收。

二、定性鉴别

苗药制剂中黄酮类成分定性鉴别常采用显色反应和薄层色谱法。

（一）显色反应

1. 盐酸 – 镁粉反应

这是鉴别黄酮类成分较常用的颜色反应。试验时将苗药制剂供试液，取 1mL，加入数滴盐酸，再加入少量镁粉或锌粉，1 ～ 2 分钟内（必要时加热）即可显色。多数黄酮、黄酮醇、二氢黄酮及二氢黄酮醇类化合物显橙红至紫红色，少数显紫至蓝色，当 B 环上有 –OH 或 –OCH₃ 取代时，颜色亦会随之加深；查耳酮、橙酮、儿茶素和多数异黄酮类不显色。

此反应要先加盐酸再加镁粉，因为像花色素等成分在单纯加盐酸后就能产生颜色变化，为避免苗药制剂在该反应中本身颜色的干扰，可注意观察加入盐酸后上升的泡沫颜色，如泡沫为红色，即显示为阳性。本反应存在假阴性反应，如异黄酮、查耳酮、橙酮等为负反应，必要时需做空白试验。

2. 与金属盐类试剂的络合反应

黄酮类化合物分子中若具有 3- 羟基，4- 羰基，5- 羟基或邻二酚羟基时，可与 Al^{3+}、Zr^{4+}、Pb^{2+}、Sr^{2+} 等形成络合物，这些络合物有的产生沉淀（如 Pb^{2+}、Sr^{2+}），有的会产生荧光或颜色加深（如 Al^{3+}、Zr^{4+}），这些性质可用于黄酮类成分的定性或定量分析，有的可用于它们的结构测定。常用的金属盐类试剂有三氯化铝、锆盐 – 枸橼酸、硝酸铝、乙酸镁等。

（二）色谱鉴别法

薄层色谱法是鉴别黄酮类成分最常用的方法之一。常用的吸附剂有硅胶、聚酰胺等。

1. 薄层色谱法

黄酮类成分鉴别通常采用硅胶为吸附剂，用硅胶分离黄酮类成分遵循正相色谱层析规律，化合物极性越强，吸附能力越强，所需溶剂的极性越大，比移值（R_f）越小。分离时硅胶除对黄酮类成分产生吸附外，还与含游离酚羟基极性较大的黄酮化合物产生氢键，从而产生拖尾现象，因此，在制备硅胶薄层板时可加入适量的氢氧化钠溶液，可有效减少黄酮类成分的拖尾现象。因为黄酮类化合物呈现弱酸性，一般采用酸性展开系统，展开后可采用在紫外光下观察荧光和喷显色剂的方法观察结果。

【例 6-5】胆炎康胶囊中黄芩苷的鉴别

处方组成：连钱草、土大黄、虎耳、草黄芩、小花清风藤、凤尾草、黄柏、穿心莲。

鉴别：取本品内容物 5g，加甲醇 20mL，超声处理 10 分钟，滤过，滤液蒸干，残渣加甲醇 1mL 使溶解，作为供试品溶液。另取黄芩对照药材 1g，同法制成对照药材溶液。再另取黄芩苷对照品，加甲醇制成 1mL 含 1mg 的溶液，作为对照品溶液。吸取上述 3 种溶液各 5μL，分别点于同一含 4% 醋酸钠的羧甲基纤维素钠溶液为黏合剂的硅胶 G 薄层板上，以乙酸乙酯 – 丁酮 – 醋酸 – 水（10：7：5：3）为展开剂，展开，取出，晾干，喷以 1% 三氯化铁乙醇溶液。供试品色谱中，在与对照药材和对照品色谱相应的位置上，显相同颜色的斑点。

2. 聚酰胺薄层色谱法

聚酰胺也是常用的吸附剂，适用于含游离酚羟基的黄酮苷及苷元。其原理是黄酮类成分中的酚羟基与聚酰胺中的酰胺基可形成氢键，各种黄酮类成分因取代基团的性质、多少和位置的不同等，与聚酰胺形成氢键的能力存在差异，由此得以分离。聚酰胺对黄酮类成分吸附作用较强，因而一般采用极性较强的展开系统。通常展开剂中大多含有醇、酸或水，或三者皆有。

在选择展开系统时应考虑到展开剂的极性、对鉴别成分的溶解性及合理的 pH。黄酮类成分大多具有荧光，经薄层色谱展开后，可在紫外光灯（365nm）下检识。三氯化铝乙醇溶液是黄酮类成分常用的显色剂，也可喷三氯化铝溶液显色后在紫外光下检识。黄酮类化合物分子中若含有酚羟基，也可与三氯化铁溶液发生显色反应，分子中酚羟基的位置及数量的差异，导致呈现紫、绿、蓝等不同颜色。

【例 6-6】养阴口香合剂中黄芩苷的鉴别

处方组成：石斛（鲜）、朱砂根、茵陈、龙胆、黄芩、蓝布正、麦冬、天冬、枇杷叶、黄精、生地黄、枳壳。

鉴别：取本品 10mL，浓缩至干，加甲醇 20mL 使溶解，滤过，取滤液作为供试品溶液。另取黄芩苷对照品，加甲醇制成 1mL 含 1mg 的溶液，作为对照品溶液。吸取上述两种溶液各 0.5μL，分别点于同一聚酰胺薄膜上，以 36% 醋酸为展开剂，展开，取出，晾干，喷以 2% 三氯化铁乙醇溶液。供试品色谱中，在与对照品色谱相应的位置上，显相同颜色的斑点。

三、含量测定

苗药制剂中的黄酮类成分含量测定，可根据检测要求测定总黄酮含量、黄酮单体成分的含量或两者同时测定。其含量测定方法主要有分光光度法、薄层色谱法和高效液相色谱法等。

（一）总黄酮的含量测定

1. 紫外分光光度法

苗药制剂中总黄酮的含量测定一般采用分光光度法。由于黄酮类化合物在带 Ⅰ（300～400nm）、带 Ⅱ（240～285nm）的特定紫外光吸收，含黄酮类化合物的原料药及部分制剂经一定提取纯化后，可直接于最大吸收波长处测定其吸收度，以吸收系数法或对照品对照法计算含量。在黄酮类化合物的提取溶液中加入一些试剂，如甲醇钠、氢氧化钠等后，可使其最大吸收波长红移，准确性和灵敏度均可提高，消除杂质干扰，有利于含量测定。

【例 6-7】黔淫羊藿中总黄酮的含量测定

测定方法：取黔淫羊藿叶片粉末（过 40 目筛）约 0.2g，精密称定，置 50mL 具塞锥形瓶中，精密加入稀乙醇 20mL，密塞，称定重量（精确至 0.01g），超声处理 1 小时，再称定重量，用稀乙醇补足减失的重量，摇匀，滤过；精密量取滤液 0.5mL，置 50mL 量瓶中，加甲醇至刻度，摇匀，作为供试品溶液。另取淫羊藿苷对照品，加甲醇制成每 1mL 含 10μg 的溶液，作为对照品溶液。分别取供试品溶液和对照品溶液，以相应试剂为空白，照分光光度法，在 270nm 波长处测定吸收度，计算。

2. 比色法

苗药制剂提取液常因其他化学成分的存在而有背景干扰，为了消除背景干扰，提高检测的专属性和灵敏度，常对提取液进行显色反应后，再采用分光光度法测定。可根据黄酮类化合物能与金属盐类试剂生成络合物的显色反应，进行比色测定。苗药制剂经提取后制成供试溶液，以芦丁为对照品，采用三氯化铝－醋酸钾为显色剂，显色后在 420nm 波长处测定吸光度，以标准曲线法计算含量。在三氯化铝－醋酸钾比色法中，反应产物的最大吸收波长并不一定都在 420nm 处，由于被测黄酮所含羟基的位置和数量的不同，反应产物的最大吸收波长会有较大的差异，最好用供试液所含的黄酮化合物作对照品，测定反应产物的具体最大吸收波长后，再进行含量测定。此外，某些总黄酮的含量测定还采用亚硝酸钠－硝酸铝－氢氧化钠比色法。该法是将苗药制剂样品提取后，制成供试品溶液，常以芦丁为对照品，以亚硝酸钠－硝酸铝－氢氧化钠为显色条件，在 500nm 处测定吸收度，以标准曲线法计算样品含量的方法。该法基于邻二酚羟基的反应，并非黄酮类成分的专属反应。因此未知黄酮类成分不能采用本法，有共存邻二酚羟基干扰组分时也不适合采用本法。

（二）单体黄酮的含量测定

1. 薄层色谱法

薄层色谱色谱法是测定苗药中单体黄酮类成分的有效方法之一。苗药制剂组分多，能否有效地进行分析，分离是关键。供试液制备、薄层吸附剂和流动相的选择与薄层定性鉴别相同，展开后的黄酮单体斑点再在薄层扫描仪上进行测定。

2. 高效液相色谱法

黄酮类化合物在紫外光区有较强的吸收，使用 HPLC 法检测灵敏度高。黄酮类成分的 HPLC 条件分为正相色谱与反相色谱两类。目前多采用反相高效液相色谱法，以十八烷基硅烷键合相为固定相，流动相常用甲醇－水－乙酸（或磷酸缓冲液）及乙腈－水系统；正相色谱多用于没有羟基的黄酮类化合物，固定相为硅胶，–CN 键合相色谱适用于带有一个羟基的黄酮类成分；含有 2 个以上羟基的可选用 –NH$_2$ 键合相。检测器主要采用紫外检测器或荧光检测器。

【例 6-8】筋骨伤喷雾剂中山奈苷、淫羊藿苷的含量测定

处方组成：赤胫散、淫羊藿、赤芍、地龙、制草乌、薄荷脑。

色谱条件与系统适用性试验。ACE C$_{18}$–AR 色谱柱（4.6mm×250mm，5μm）；流动相乙腈（A）–0.1% 磷酸（B），梯度洗脱；流速 1.0mL/min，柱温 30℃，检测波长 230nm、254nm、270nm，理论塔板数应不低于 17000。

对照品溶液的制备：精密称取山奈苷、淫羊藿苷对照品适量，加甲醇制成每 1mL 含山奈苷 0.98mg、含淫羊藿苷 1.28mg 的混合对照品溶液。

供试品溶液的制备：取喷雾剂适量，0.22μm 微孔滤膜过滤，即得。

测定方法：分别精密吸取对照品溶液和供试品溶液各 5μL，注入高效液相色谱仪，测定，计算，即得。

第三节　三萜皂苷类成分分析

一、概述

三萜是由 30 个碳原子组成的萜类化合物，大多数三萜类化合物可看作由 6 个异戊二烯单位联结而成。萜类化合物在自然界分布很广泛，有的游离存在于植物体，有的则与糖结合

成苷的形式存在。含三萜皂苷类（triterpenoid saponins）成分的苗药有金铁锁、黑骨藤、头花蓼、广山楂、毛叶木瓜等。三萜皂苷类成分是苗药中一类主要有效成分，具有多方面的生物活性。如人参皂苷能促进 RNA 蛋白质的生物合成，同时具有提高记忆力、抗肿瘤、抗衰老等作用；黄芪甲苷有抗炎、降压、镇痛、镇静等作用；甘草皂苷有类似盐皮质激素样作用，并有抗炎、抗病毒等作用；柴胡皂苷有抗炎、降低胆固醇、免疫调节等作用。所以三萜皂苷类成分在苗药制剂中常作为药效学指标进行分析研究。

三萜皂苷是由三萜皂苷元和糖、糖醛酸组成。三萜皂苷多为无色或白色无定形粉末，而皂苷元多能形成较好的结晶。三萜皂苷多具有苦、辛辣味，对人体黏膜有强烈的刺激性，大部分三萜皂苷因结构中有羧基存在，故呈酸性。多数三萜皂苷极性较大，易溶于水、热甲醇和乙醇等大极性溶剂，难溶于丙酮、乙醚等有机溶剂。皂苷在含水丁醇或戊醇中溶解度较好，且又能与水分成二相。因此，可利用此性质从水溶液中用正丁醇或戊醇提取皂苷。三萜皂苷元极性较小，易溶于乙醚、苯、三氯甲烷等小极性溶剂，而不溶于水。

三萜类化合物在无水条件下，与强酸（硫酸、磷酸、高氯酸）、中等强酸（三氯乙酸）或 Lewis 酸（氯化锌、三氯化铝、三氯化锑）作用，会发生颜色变化或呈荧光，常见的显色反应有乙酐 – 浓硫酸反应、二氯乙酸反应、三氯甲烷 – 浓硫酸反应。显色反应对于三萜皂苷类对照品来说，现象明显，易于判断，但对于原料药和制剂来说，自身的背景颜色较深，不易判断，故应用此法鉴别的实例较少，仅在组成药物较少的苗药制剂中使用。

多数三萜类化合物在紫外光区没有吸收，故直接用紫外分光光度法和高效液相色谱紫外检测器测定的不多，薄层色谱法在皂苷类成分的分析中占主导地位。但随着高效液相色谱检测器技术的发展，蒸发光散射检测器的出现，越来越多的文献报道利用高效液相色谱法测定皂苷。

二、定性鉴别

苗药制剂中对含有三萜皂苷类成分的定性鉴别有泡沫反应、显色反应和薄层色谱法等多种方法。由于三萜类成分大多无明显的紫外光吸收，故经薄层色谱分离，然后选用适当的显色剂显色观察，是皂苷鉴别中最常用的方法之一，其鉴别准确率较高。而泡沫反应、显色反应在检验含有皂苷的原料药中较为多用，至于苗药制剂中的皂苷类成分，如含量较高，组成药物较少，也可以参考这些方法检查，不过要考虑适当的提取方法和其他成分的干扰，并要做空白对照。

（一）泡沫反应

皂苷的水溶液在剧烈振摇时能产生大量持久泡沫，此性质可用于皂苷的鉴别。鉴别时取样品一定量，加水 10mL，煮沸数分钟，滤过，将滤液于试管内强烈振摇，如产生持久性蜂窝状泡沫（15 分钟以上）即为阳性反应。由于一些皂苷没有发泡性或发泡性很弱，一些物质如含蛋白质和黏液质的水溶液在剧烈振摇时也能产生泡沫，但不持久或加热后继而消失，故该法应注意出现的假阳性或假阴性反应。

（二）显色反应

利用皂苷显色反应如 Liebermann–Burchard 反应、三氯乙酸反应、芳香醛 – 浓硫酸反应等达到鉴别目的。有些情况下也可依据反应条件和结果的差异用于甾体皂苷与三萜皂苷的鉴别。利用化学反应检识皂苷虽然比较灵敏，但其专属性较差。

（三）薄层色谱法

三萜皂苷类成分进行薄层层析时通常采用硅胶为吸附剂，也有采用氧化铝、硅藻土等为吸附剂。三萜皂苷一般极性较大，因而展开剂的极性也要求大些，才能得到较好的分离效果。常用的溶剂系统有三氯甲烷-甲醇-水（13∶7∶2，10℃以下放置，下层）、正丁醇-乙酸乙酯-水（4∶1∶5）、三氯甲烷-甲醇（7∶3）、正丁醇-乙酸-水（4∶1∶5，上层）等。

三萜皂苷元的极性较小，以硅胶为吸附剂时，需用亲脂性较强的展开剂，才能适应三萜苷元的强亲脂性，所用的溶剂系统常以苯、三氯甲烷、己烷等为主要组分，再加以少量其他极性溶剂。如环己烷-乙酸乙酯（1∶1）系统、三氯甲烷-乙醚（1∶1）系统、苯-乙酸乙酯（1∶1）、三氯甲烷-丙酮（95∶5）系统等。

薄层色谱常用显色剂有50%及10%硫酸乙醇液、磷钼酸、浓硫酸-醋酸酐、碘蒸气等。其中以不同浓度的硫酸乙醇液最为常用，加热后观察薄层斑点颜色，也可显色后在紫外光灯（365nm）下观察斑点荧光。薄层板加热显色后在空气中易退色，如需保存，可在薄层板上覆盖同样大小的玻璃板，周围用胶布固定，或将薄层板置干燥器中保存。

【例6-9】广山楂的鉴别

鉴别：取本品粉末1g，加乙酸乙酯4mL，超声处理15分钟，滤过，取滤液作为供试品溶液。另取熊果酸对照品，加甲醇制成1mL含0.5mg溶液，作为对照品溶液。照薄层色谱法（通则0502）试验，吸取上述两种溶液各4μL，分别点于同一硅胶G薄层板上，以甲苯-乙酸乙酯-甲酸（20∶4∶0.5）为展开剂，展开，取出，晾干，喷以硫酸乙醇溶液（3→10），在80℃加热至斑点显色清晰。供试品色谱中，在与对照品色谱相应的位置上，显相同的紫红色斑点；置紫外光灯（365nm）下检视，显相同的橙黄色荧光斑点。

三、含量测定

苗药制剂中总皂苷类成分的含量测定方法主要是分光光度法，三萜皂苷单体的含量测定常用薄层色谱法和高效液相色谱法。

（一）总皂苷的含量测定

大多数三萜类成分无明显的紫外光吸收或仅在200nm附近有末端吸收，并且也没有颜色，故直接用紫外分光光度法和高效液相色谱紫外检测器测定的不多，需通过显色反应后再进行比色测定。常用的显色剂有香草醛-硫酸、香草醛-高氯酸、醋酐-硫酸等。该方法简便易行，灵敏度高，但专属性较差。另外，如果制剂中含皂苷类成分较多时，可用正丁醇作为溶剂，测定正丁醇浸出物，通过重量法测得总皂苷。

【例6-10】黔产马兰草中总皂苷的含量测定

测定方法：取黔产马兰草约0.2g，精密称定，加10mL石油醚回流30分钟，离心（3500r/min，5min），去掉上清液，滤渣用10mL甲醇回流提取30分钟，离心（3500r/min，5min），取上清液，定容至10mL，作为供试品溶液。精密称取0.0059g已干燥恒重的齐墩果酸于10mL容量瓶中，加适量甲醇溶解，定容，摇匀，即得0.59mg/mL齐墩果酸对照品溶液。取一定量的齐墩果酸对照品溶液于 10mL 试管中挥干溶剂，依次加入 5% 香草醛 – 冰醋酸 0.2mL、高氯酸 0.8mL，于 80℃ 水浴加热 20 分钟，取出冰水浴 20 分钟，加入 5.0mL 冰醋酸，照分光光度法，在 550nm 波长处测定吸收度，计算。

（二）三萜皂苷单体的含量测定

1. 薄层色谱法

样品经适当的提取、纯化后，用薄层色谱法分离，可排除其他组分的干扰，可用于测定苗药制剂中的皂苷元或单体皂苷的含量，常用 10% 硫酸乙醇溶液显色后采用双波长薄层扫描法测定。

2. 高效液相色谱法

高效液相色谱法是常用的测定苗药制剂中单体皂苷类成分含量的方法。常用十八烷基键合相硅胶作固定相，不同比例的乙腈 – 水或甲醇 – 水为流动相。若苗药制剂中所含的皂苷类成分本身具有较强的紫外光吸收可用紫外检测器检测；大多数的皂苷类成分在紫外光区没有吸收，若仅有末端吸收，亦可采用蒸发光散射检测器（ELSD）测定。ELSD 系统平衡快（约 30 分钟），基线相对稳定，重现性好，灵敏度高，且通过自然对数拟合，峰面积值与进样量之间呈良好的线性关系，因而结果较准确。

第四节　醌类成分分析

一、概述

醌类化合物（quinonoids）是指具有醌式结构的一类化合物的总称，主要分为苯醌（benzoquinones）、萘醌（naphthoquinones）、菲醌（phenanthraquinones）和蒽醌（anthraquinones）四种类型。其中以蒽醌类化合物最为多见，包括蒽醌及其不同还原程度的产物和二聚物。蒽醌类化合物在苗药中可游离存在，称为游离蒽醌；也可与糖结合成苷，称为蒽苷或结合蒽醌。苗药中含有醌类化合物的有小血藤、土大黄、山栀茶、千斤拔、凤仙花等。醌类化合物大多数具有显著的生物活性，具有止血、抗炎、泻下、健胃、利尿、祛瘀、抗菌、抗病毒、抗肿瘤等作用。因此在分析含有醌类成分的苗药时，常选择醌类成分作为其鉴别和含量测定的指标成分。此外，因其往往呈现黄色、红色或紫色等，醌类化合物还可用作食品、化妆品等的着色剂。

醌类化合物多为有色晶体。醌类化合物如分子中没有酚羟基时，多近于无色，但随着酚羟基等助色基团的引入便能呈现出一定的颜色，如黄色、橙色、棕红色等。

蒽醌类化合物常以苷的形式存在，游离的蒽醌多具升华性，小分子的苯醌及萘醌类具有挥发性，能随水蒸气蒸馏，可据此进行提取、精制和鉴别工作。

游离醌类极性较小，一般溶于甲醇、乙醚、丙酮、三氯甲烷和苯等有机溶剂，难溶于水，可溶于碱水。但结合成苷后极性增大，易溶于甲醇、乙醇、热水及碱水中，难溶于三氯甲烷、苯等弱极性溶剂中。

醌类化合物多具有一定的酸性，不同的醌类由于所具有的酸性基团的种类、数目及位置的不同，其酸性强弱也不同。以游离蒽醌类化合物为例，其酸性由强到弱的一般规律为：$-COOH > 2\beta-OH > 1\beta-OH > 2\alpha-OH > 1\alpha-OH$，根据此性质可采用 pH 梯度法对游离蒽醌进行分离。

醌类化合物的颜色反应主要取决于其氧化还原性质及存在的酚羟基的性质。主要的显色反应包括碱性条件下的呈色反应：羟基蒽醌类苷元在碱性溶液中颜色会改变并加深，多呈橙色、红色、紫红色及蓝色。羟基蒽醌及具有游离酚羟基的蒽醌苷均可显色，而蒽酚、蒽酮类则需经过氧化成蒽醌后方可进行显色反应。

与金属离子的反应：蒽醌类化合物结构中如有 α- 酚羟基或邻二酚羟基时，则可与 Pb^{2+}、Mg^{2+} 等金属离子形成有色络合物。

与对亚硝基二甲苯胺反应：9 位或 10 位未取代的羟基蒽酮类化合物，尤其是 1,8- 二羟基衍生物，酮基对位的亚甲基上的氢很活泼，可与对亚硝基二甲苯胺反应，缩合产生各种颜色。

二、定性鉴别

用于苗药制剂中醌类成分鉴别的方法有化学反应法、微量升华法、薄层色谱法等。其中薄层色谱法为主要的定性鉴别方法。

（一）化学反应法

1. 碱液反应

将苗药制剂用适当方法提取分离，制成供试品溶液，利用碱性条件下的呈色反应对羟基蒽醌类成分进行鉴别。羟基蒽醌类化合物在碱性溶液中会发生颜色改变，多呈橙红、紫红及蓝色。蒽酮、蒽酚、二蒽酮类化合物需氧化形成羟基蒽醌类化合物后才能呈色。

2. 醋酸镁反应

在蒽醌类化合物结构中，如果有 α- 酚羟基或邻二酚羟基时，可与 Mg^{2+} 形成络合物。不同结构的蒽醌类化合物与乙酸镁形成的络合物具有不同的颜色，如果分子中至少有两个酚性羟基位于不同苯环的 α 位上，如大黄素、大黄酸等，显红色；两个酚性羟基位于同一苯环的 α 位上，如羟基茜草素，显紫红色；两个酚性羟基分别位于同一苯环的 α 位与 β 位上，如茜素，显蓝紫色。

3. Feigl 反应

醌类衍生物在碱性条件下经加热能迅速与醛类及二硝基苯反应，生成紫色化合物。

（二）微量升华法

游离的蒽醌及其他醌类衍生物多具有升华性。苗药制剂中如含有这类成分量较多时，可采用升华法得到升华物，显微镜下观察升华物的性状或加碱性试液显色加以鉴别。

（三）薄层色谱法

吸附剂多用硅胶。展开剂大多都是各种溶剂的混合系统。展开系统常用乙酸乙酯 – 甲醇 – 水系统，适于分离蒽醌苷元和蒽醌苷。正丙醇 – 乙酸乙酯 – 水和异丙醇 – 乙酸乙酯 –

水适于分离番泻苷和二蒽酮苷。不含水或甲醇的混合溶剂适合于分离蒽醌类的苷元。对于斑点的检识，蒽醌类可用氨气熏、10% 氢氧化钾甲醇溶液、0.5% 乙酸镁甲醇溶液、3% 氢氧化钠或碳酸钠溶液显色，在可见光下观察，多显黄色；在紫外光下观察则显红、橙、黄棕等荧光。

【例 6-11】 肝乐欣胶囊中土大黄药材蒽醌类物质的鉴别

处方组成：土大黄、栀子、青鱼胆草、黄柏、茵陈、马蹄金、郁金、冰片。

鉴别：取本品内容物 3g，加甲醇 20mL，浸渍 1 小时，滤过，取滤液 5mL，蒸干，加水 12mL 使溶解，再加盐酸 1mL，置水浴上加热 30 分钟，立即冷却，用乙醚提取 2 次，每次 20mL，合并乙醚液，蒸干，残渣加三氯甲烷 1mL 使溶解，作为供试品溶液。另取土大黄对照药材，同法制成对照药材溶液。再取大黄素对照品，加甲醇制成每 1mL 含 1mg 的溶液，作为对照品溶液。吸取上述 3 种溶液各 5μL，分别点于同一含羧甲基纤维素钠为黏合剂的硅胶 G 薄层板上，以正己烷 – 乙酸乙酯 – 甲酸（30：10：0.5）为展开剂，展开，取出，晾干，置紫外光灯（365nm）下检视。供试品色谱中，在与对照药材色谱相应的位置上，显相同的橙黄色荧光斑点；在与对照品色谱相应的位置上，显相同的橙黄色荧光斑点；置氨气中熏后，日光下检视，斑点变成红色。

三、含量测定

（一）总蒽醌的含量测定

苗药中游离蒽醌和结合蒽醌常同时存在。蒽醌类总成分含量测定，可分为游离蒽醌的含量测定、结合蒽醌的含量测定和总蒽醌的含量测定。

1. 游离蒽醌含量测定

苗药中游离蒽醌的含量测定法为 HPLC 法，采取测定多个游离单体蒽醌累加的方式。游离蒽醌极性较弱，故可用亲脂性有机溶剂如乙醚、三氯甲烷等提取后加 5% 氢氧化钠 –2% 氢氧化铵混合碱液或醋酸镁甲醇溶液显色后比色测定，但应注意选择合适的对照品。

2. 结合蒽醌含量测定

可采用 HPLC 法或比色法。HPLC 法测定的是单一或数个结合蒽醌成分含量；而比色法测定的是总结合蒽醌的含量。结合蒽醌的含量可通过分析相应的供试品溶液测定，也可采用将样品中总蒽醌含量减去游离蒽醌含量计算得到。

3. 总蒽醌的含量测定

一般是将样品提取后，用酸水解使成游离蒽醌，再测定。

（二）蒽醌类单体成分的含量测定

苗药制剂中蒽醌类单体成分的测定一般要将样品水解后再进行测定，测定方法主要有薄层色谱法和高效液相色谱法。

1. 薄层色谱法

该法是测定苗药制剂中单体醌类成分的有效方法。采用薄层色谱法进行蒽醌类单体成分的含量测定时，样品经有机溶剂或水提取后，可用硅胶、纤维素或聚酰胺进行分离，以达到净化的目的。根据紫外最大吸收波长选定扫描测定波长。

2. 高效液相色谱法

蒽醌类成分在紫外光区有较强的吸收，利用高效液相色谱（紫外检测器）测定蒽醌类单体成分含量，具有灵敏、准确、简便等特点。本法在含蒽醌类化合物的苗药制剂分析中应用日趋增多。HPLC 条件分为正相与反相色谱两类。正相色谱多用于没有烃基的醌类化合物，固定相为硅胶，流动相可套用薄层色谱条件，但极性要相对小一点。反相色谱测定采用十八烷基键合硅胶为固定相，流动相多采用甲醇 – 水（或酸水）系统。检测仪器主要采用紫外检测器、二极管阵列检测器或荧光检测器等。

【例 6-12】 胆炎康胶囊中大黄素的含量测定

处方组成：连钱草、土大黄、虎耳草、小花清风藤、凤尾草、黄芩、黄柏、穿心莲。

色谱条件与系统适用性试验：用十八烷基硅烷键合硅胶为填充剂，甲醇 –0.4% 磷酸（85：15）为流动相，流速 1.0mL/min；检测波长 436nm。理论塔板数以大黄素计算，应不低于 3000。大黄素和其他杂质峰的分离度应符合要求。

对照品溶液的制备：精密称取大黄素对照品适量，加甲醇制成每 1mL 含 20μg 的对照品溶液。

供试品溶液的制备：取本品内容物约 3g，精密称定，置具塞锥形瓶中，精密加甲醇 25mL，称定重量后，超声处理 1 小时，放冷，再称定重量，用甲醇补足减失的重量，摇匀，过滤，精密吸取续滤液 10mL，加入 1.5mol/L 的硫酸溶液 5mL，加热回流 1 小时放冷，移至 25mL 量瓶中，加甲醇至刻度，摇匀，用 0.45μm 微孔滤膜滤过，取续滤液作为供试品溶液。

测定方法：精密吸取对照品溶液 10μL，供试品溶液 20μL，分别注入液相色谱仪，测定，计算，即得。

第五节　挥发性成分分析

一、概述

挥发性成分是指苗药制剂中一类具有芳香气味并易挥发的成分，其化学组成复杂，主要包括挥发油类成分及其他分子量较小、易挥发的化合物。挥发油是一类具有挥发性的化学成分，在常温下多为易流动的油状液体，可随水蒸气蒸馏，大多具有芳香气味。挥发油作为苗药中的一类重要的活性成分，具有发散解表、芳香开窍、理气止痛、祛风除湿、活血化瘀、祛寒温里、清热解毒、解暑祛秽、杀虫抗菌等作用。含有挥发油成分的苗药有大果木姜子油、木姜子、艾纳香油、追风伞、铁筷子、透骨香等。

挥发油按化学结构分为萜类、脂肪族和芳香族化合物等，其中以萜类化合物（单萜、倍半萜及其含氧衍生物）为主，一些小分子芳香族化合物（苯丙素、苯乙醇、苯甲醛衍生物）和小分子脂肪族化合物也存在于挥发油中。除此之外，少数挥发油中还存在一些含氧和含硫化合物。挥发油在苗药中的含量随药用品种不同而差异较大，即使是同一药用品种，也会因药用部位、生长环境或采收季节不同，导致挥发油的含量和品质表现出显著差异。

因此在进行挥发油的质量分析时，必须注意植物的品种、产地、采收时期及药用部位等。

挥发油大多数为无色或淡黄色油状透明液体。有些挥发油在低温下可能析出结晶或固体，谓之"脑"，如樟脑。挥发油的相对密度一般在 0.85 ～ 1.065 之间，多数挥发油比水轻，只有少数挥发油比水重。挥发油的沸点一般在 70 ～ 300℃ 之间。具有强烈的折光性，折光率为 1.43 ～ 1.61 之间，其折光率常因贮藏日久或不当而增高。挥发油几乎均有光学活性，旋光度的大小与挥发油中主要成分的含量相关，比旋度一般在 +97° ～ –117°。

挥发油多为亲脂性成分，易溶于乙醚、三氯甲烷、石油醚、二硫化碳和脂肪油等有机溶剂中，能完全溶于无水乙醇，在其他浓度的醇中溶解度减小，不溶或难溶于水。利用挥发油在醇中的溶解度可以检查挥发油的纯度。

挥发油类成分的显色反应通常是由其中组成成分的官能团所表现的。挥发油中若含有酚类成分，加入三氯化铁的乙醇溶液，可产生蓝色、蓝紫色或绿色反应；若含有羰基化合物，加入苯肼或苯肼衍生物、羟胺等试剂，可生成结晶性的衍生物；若含有醛类化合物，加入硝酸银氨试液，可发生银镜反应；若含有内酯类化合物，于样品的吡啶溶液中加入亚硝酰铁氰化钠及氢氧化钠溶液，出现红色并逐渐消失；若含有不饱和化合物，加入溴，红棕色退去。

二、定性鉴别

苗药制剂中挥发油类成分定性鉴别可采用化学反应法、薄层色谱法、气相色谱法、GC-MS 联用及 GC-FTIR 联用分析。其中薄层色谱法为较常用的鉴别方法。

（一）化学反应法

利用苗药所含挥发油各组分的化学结构及其主要官能团的化学性质进行鉴别，如含有双键萜类成分，能与溴、氢卤酸等起加成反应；不饱和萜类成分可被高锰酸钾氧化，而使高锰酸钾溶液退色；大多数挥发油成分能在浓硫酸（或浓盐酸）存在下与香草醛反应，生成各种有色化合物。但由于苗药制剂中成分复杂，干扰因素众多，因此该方法的专属性不强、灵敏度不高。

（二）色谱鉴别法

1. 薄层色谱法

挥发性成分应用薄层色谱时，主要根据挥发油中不同组分极性大小予以分离。其极性大小顺序为烃（萜）＜醚＜酯＜醛、酮＜醇、酚＜酸。因此，可利用不同极性的展开剂对挥发油中的成分进行分离。吸附剂多采用硅胶或中性氧化铝（Ⅱ～Ⅲ级）。对一些难分离的组分，尤其是含不同双键的萜类化合物，因为萜类化合物双键数目和位置不同，与硝酸银形成 π 络合物的难易程度及稳定性也不同，从而实现分离。常用展开剂：用石油醚（或正己烷）展开非含氧烃；在正己烷（或石油醚）中加入少量的乙酸乙酯，增大展开剂极性，可将不含氧的烃类成分与含氧化合物较好分离。此外，也可根据具体情况，选择其他展开剂，如甲苯、乙醚、三氯甲烷、四氯化碳、乙酸乙酯及不同比例的混合展开剂。也可以选择两种不同的展开剂，对同一薄层做双向展开。

常用的薄层显色剂有 10% 硫酸乙醇溶液、1% 或 5% 香草醛浓硫酸溶液、2% 高锰酸钾水溶液、0.05% 溴酚蓝乙醇溶液、三氯化铁试剂、荧光素 - 溴试剂、2,4- 二硝基苯肼试剂、对二甲氨基苯甲醛试剂、硝酸铈铵试剂、异羟肟酸铁试剂等。

【例 6-13】咽立爽口含滴丸中挥发油成分的鉴别

处方组成：艾片、艾纳香油、薄荷素油、薄荷脑、甘草酸单铵盐。

鉴别：取本品适量，研细，取约 0.1g，精密称定，置 250mL 圆底烧瓶中，加水 50mL，加入石油醚 5mL，提取 2 小时，吸取石油醚层，作为供试品溶液。分别精密称取龙脑、薄荷脑适量，制成 2.0mg/mL 龙脑对照品溶液和 1.0mg/mL 的薄荷脑对照品溶液。分别取缺艾纳香油、艾片阴性样品和缺薄荷脑、薄荷素油的阴性样品。按供试品溶液制备方法制备成龙脑阴性样品溶液、薄荷脑阴性样品溶液。分别吸取龙脑、薄荷脑对照品溶液，阴性供试品溶液，供试品溶液，各 2μL 点于同一块硅胶 G 板上，用石油醚 - 二氯甲烷 - 乙酸乙酯（7：3：1）展开剂展开，饱和 15 分钟，展开，取出晾干，喷以 5% 的香草醛硫酸溶液，在 105℃烘至斑点显色清晰，检视，可见在与对照品相对应的位置上有相同颜色的斑点，阴性对照无干扰。

2. 气相色谱法

气相色谱法是苗药制剂中挥发油成分定性定量分析的重要方法之一。用气相色谱法进行定性分析，主要用于鉴定挥发油中的已知成分，即在相同的色谱条件下测定供试品与对照品的保留时间，以确定某组分的存在与否。对挥发油中的未知成分，则考虑使用气相色谱 - 质谱（GC-MS）技术进行分析鉴定。

在挥发油的气相色谱中，可选用毛细管柱或填充柱。毛细管柱常用固定液有甲基聚硅氧烷、不同比例组成的苯基甲基聚硅氧烷、聚乙二醇等，固定液膜厚 0.1 ～ 5.0μm。填充柱常用固定液有甲基聚硅氧烷、聚乙二醇等，一般涂布浓度为 5% ～ 25%。鉴于挥发油组成成分复杂，多采用程序升温法，使挥发油中的单萜、倍半萜及其含氧衍生物得到分离。

【例 6-14】咽立爽口含滴丸中挥发油成分的鉴别

处方组成：艾片、艾纳香油、薄荷素油、薄荷脑、甘草酸单铵盐。

对照品溶液制备：取龙脑及冰片对照品适量，分别加水饱和的乙酸乙酯制成每 1mL 含 4mg 的溶液，作为对照品溶液。

内标溶液的制备：取水杨酸甲酯 1mL，置 50mL 量瓶中，加水饱和的乙酸乙酯至刻度，作为内标溶液。

供试品溶液制备：取本品适量，研细，取 0.25g，精密称定，置 10mL 量瓶中；精密加入内标溶液 2mL，加入水饱和的乙酸乙酯，强力振摇使之溶解并稀释至刻度，作为供试品溶液。

色谱条件：以聚乙二醇（PEG）-20M 为固定相，涂布浓度为 10%；柱温为 140℃。理论塔板数以水杨酸甲酯峰计算应不低于 2500。

测定方法：分别吸取对照品溶液与供试品溶液各 1μL 注入气相色谱仪，供试品色谱中应呈现与对照品色谱峰保留时间相同的色谱峰。

3. GC-MS 联用及 GC-FTIR 联用分析

GC-MS 利用气相色谱的高分离功能，质谱仪作为气相色谱的检测器，具有测定未知成分相对分子质量、快速定性和推断分子结构的高鉴别能力，特别适合做多组分混合物中未知组分的鉴别；还可修正色谱分析的错误判断，利用多离子检测技术可以检出部分分离甚至未分离开的色谱峰，以增加定性鉴别的准确性和可靠性。气相色谱－傅里叶变换红外光谱（GC–FTIR）同样具有分离分析的双重功能，增加了定性鉴别能力。例如将苗药夜寒苏的挥发油成分进行 GC–MS 联用测定，共分离鉴定出 52 个具有特殊气味的挥发性成分。

三、含量测定

挥发性成分的定量分析可分为总挥发油的含量测定和挥发性单一成分的含量测定。挥发油均为混合物，成分组成复杂，因此在进行含量测定时，应选择含量高、专属性强的成分作为含量测定的指标。

（一）总挥发油的含量测定

采用挥发油测定器，用蒸馏法测定。可分别测定相对密度在 1.0 以下和相对密度在 1.0 以上的挥发油含量。测定用的供试品，除另有规定外，应粉碎使能通过二号至三号筛，并混合均匀。

1. 仪器装置

如图 6-1 所示。A 为 1000mL（或 500mL、2000mL）的硬质圆底烧瓶，上接挥发油测定器 B，B 的上端连接回流冷凝管 C。以上各部均用玻璃磨口连接。测定器 B 应具有 0.1mL 的刻度。全部仪器应充分洗净，并检查接合部分是否严密，以防挥发油逸出。装置中挥发油测定器的支管分岔处应与基准线平行。

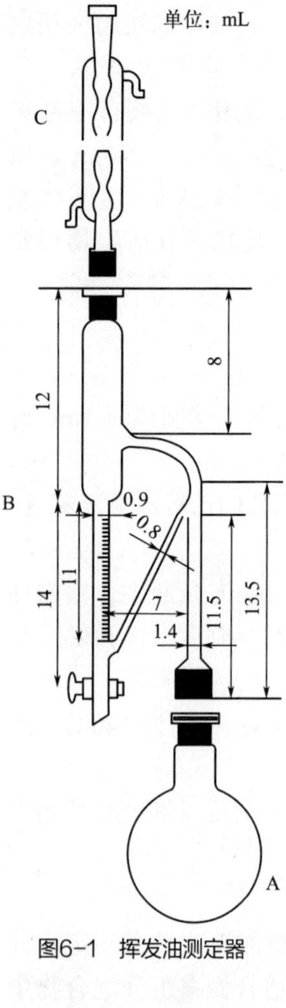

2. 测定法

（1）甲法：本法适用于测定相对密度在 1.0 以下的挥发油。取供试品适量（相当于含挥发油 0.5 ~ 1.0mL），称定重量（准确至 0.01g），置烧瓶中，加水 300 ~ 500mL（或适量）与玻璃珠数粒，振摇混合后，连接挥发油测定器与回流冷凝管。自冷凝管上端加水使充满挥发油测定器的刻度部分，并溢流入烧瓶时为止。置电热套中或用其他适宜方法缓缓加热至沸，并保持微沸约 5 小时，至测定器中油量不再增加，停止加热，放置片刻，开启测定器下端的活塞，将水缓缓放出，至油层上端到达刻度 0 线上面 5mm 处为止。放置 1 小时以上，再开启活塞使油层下降至其上端恰与刻度 0 线平齐，读取挥发油量，并计算供试品中挥发油的含量。

（2）乙法：本法适用于测定相对密度在 1.0 以上的挥发油。取水约 300mL 与玻璃珠数粒，置烧瓶中，连接挥发油测定器。自测定器上端加水使充满刻度部分，并溢流入烧瓶时为止，再用移液管加入二甲苯 1mL，然后连接回流冷凝管。将烧瓶内容物加热至沸腾，并继续蒸馏，其速度以保持冷凝管的中部呈冷却状态为度。30 分钟后，停止加热，放置 15 分钟以上，读取

单位：mL

图6-1 挥发油测定器

二甲苯的容积。然后照甲法自"取供试品适量"起，依法测定，自油层量中减去二甲苯量，即为挥发油量，再计算供试品中挥发油的含量。

（二）挥发性单一成分的含量测定

1. 气相色谱法

气相色谱法由于分离效率和灵敏度都很高，且样品在使用温度能够气化，所以气相色谱法现已广泛用于挥发油成分的分离鉴定和含量测定。采用气相色谱分析挥发油成分时，多采用毛细管柱，毛细管柱用玻璃或弹性石英柱。使用填充柱时，多用经酸洗并硅烷化处理的硅藻土或高分子多孔小球作载体，固定液常用聚乙二醇类、硅氧烷类（SE-30、SE-52等）、聚酯类等。聚酯类和聚乙二醇类对醇、醛、酮、酯等挥发油类成分分离效果好。

气相色谱法分离挥发性成分时，常采用氢火焰离子化检测器（FID），挥发油中成分大部分是单萜和倍半萜类化合物，只含 C、H 或 C、H、O 元素，符合氢火焰离子化检测器的检测特征。检测器温度一般为 250 ～ 350℃。测定法有内标法和外标法，常用内标法，以克服进样误差。

采用一般气相色谱分析苗药成分时，周期较长，操作复杂，可能破坏或损失苗药的某些成分。而采用闪蒸气相色谱法可避免上述缺点，将样品置闪蒸器内，在一定温度下，挥发性成分汽化，被载气带入色谱柱进行分析。也可用顶空气相色谱分析法，在热力学平衡的蒸气相与被分析样品同时存在于一个密闭恒温的样品瓶中，测定恒温后样品瓶蒸气相中挥发性成分的含量。

2. 高效液相色谱法

一些挥发性成分具有紫外光吸收特征，可用高效液相色谱法进行测定。

3. GC-MS 联用及 GC-FTIR 联用技术

气相色谱 - 质谱（GC-MS）和气相色谱 - 傅里叶变换红外光谱（GC-FTIR）等联用技术用于挥发性成分的定量分析，具有方法简便、快速等优点。其中以 GC-MS 应用较多，特别是在没有标准品而需要鉴别和定量未知化合物时，可以利用数据库或分析质谱裂解碎片，对未知化合物进行定性分析的基础上，并用归一化法计算含量。

第六节　其他类型成分分析

一、有机酸类成分分析

（一）概述

有机酸类（organic acid）是指一些具有酸性的有机化合物，是苗药中一类重要的有效成分，种类较多，化学结构多样。常见的有机酸按其结构不同可分为脂肪族有机酸，包括一元、二元和三元羧酸，如酒石酸、草酸、枸橼酸、抗坏血酸等；芳香族有机酸，如桂皮酸、水杨酸、咖啡酸、绿原酸等；萜类有机酸，如熊果酸、齐墩果酸、甘草次酸、茯苓酸等。许多有机酸具有多方面的生物活性，如阿魏酸具有抑制血小板聚集作用；绿原酸具有抗菌作用；齐墩果酸具有防治脂肪肝、抗动脉粥样硬化作用；桂皮酸具有抗癌作用；琥珀酸、水杨酸、丁香酸等具有防治冠心病的作用；胆酸、熊去氧胆酸等成分具有清热、消炎、解痉等作用；油酸具有抗癌的作用等。

有机酸结构中常含有的羧基、磺酸基等酸性官能团使分子酸性较高，在植物体内常与金属离子或生物碱结合成盐存在，其一价金属盐都易溶于水，而二价或三价金属盐较难溶于水。有机酸具有一般羧酸的性质，8 个碳以下的低级脂肪酸及不饱和脂肪酸常温下多为液体；脂肪二羧酸、三羧酸等则为固体化合物；芳香酸类大都为固体化合物。分子量小的脂肪酸易溶于水，芳香酸类易溶于有机溶剂而难溶于水。有机酸也能与醇类反应生成酯，与氨或胺类缩合生成酰胺等。有些小分子有机酸具有挥发性，能随水蒸气一起蒸出。

（二）定性鉴别

苗药制剂中有机酸类成分的鉴别方法有显色反应、薄层色谱法及高效液相色谱法。

1. 显色反应

有机酸结构类化合物中含有羧基，分子表现为酸性，可利用羧基与某些显色剂产生颜色反应进行鉴别。

2. 薄层色谱法

有机酸的鉴别多采用薄层色谱法，采用硅胶、聚酰胺等吸附剂，选择极性较大的展开剂展开。为了避免有机酸在展开过程中因离解而导致的拖尾等现象，常在展开剂中加入一定比例的甲酸或乙酸等。常用的显色剂有溴甲酚绿、溴甲酚紫、溴梵蓝、磷钼酸试剂、碘蒸气等。具有荧光的有机酸如绿原酸、阿魏酸等，可直接在紫外光灯下观察荧光。

3. 高效液相色谱法

可用于有机酸定性分析，具有准确、快速等优点。苗药含有多种化学成分，采用高效液相色谱法鉴别有机酸类成分，供试品需进行预处理，以减少干扰。

（三）含量测定

1. 总有机酸的含量测定

（1）酸碱滴定法：适合于苗药制剂中总有机酸成分的含量测定，根据指示剂的颜色变化来确定滴定终点。由于苗药中有机酸类成分酸性弱，在水溶液中滴定突跃不明显，可采用非水溶液滴定法。提取液颜色较深时，影响观察滴定终点，还可采用电位法指示终点。

（2）分光光度法：苗药制剂中部分有机酸类成分可与显色剂反应生成有色物质后再进行测定（如齐墩果酸可用香草醛－冰醋酸显色），可采用分光光度法测定总有机酸含量。选择恰当的方法进行前处理，除去干扰杂质，提高准确性和灵敏度。

2. 单体有机酸的含量测定

（1）高效液相色谱法：脂肪酸和芳香酸等具有紫外光吸收的有机酸均可采用高效液相色谱法测定含量。检测器、色谱柱、流动相则根据化合物的具体理化性质进行选择。如测定绿原酸、桂皮酸、丹参素、阿魏酸可以采用紫外检测器检测；测定熊果酸、齐墩果酸则可选择蒸发光散射检测器。需要注意的是，有机酸在水中很容易发生电离，产生多峰现象，一般使用酸性流动相来抑制有机酸的离解。通常在流动相中加入磷酸盐缓冲液、冰醋酸、磷酸等。

【例 6-15】咳清胶囊中有机酸类成分的含量测定

处方组成：吉祥草、罂粟壳、矮地茶、虎耳草、枇杷叶、桑白皮。

色谱条件与系统适用性试验：以十八烷基硅烷键合硅胶为填充剂，以乙腈（A）–0.1%磷酸水溶液（B）为流动相，梯度洗脱，流速 1.0mL/min；检测波长 220nm，柱温 30℃。

混合对照品溶液的制备：分别精密称取没食子酸、原儿茶酸、绿原酸的对照品适量，加甲醇制成没食子酸、原儿茶酸、绿原酸质量浓度分别为 0.0504mg/mL、0.0508mg/mL、0.1408mg/mL 的混合对照品溶液，经 0.22μm 滤膜滤过，取续滤液，即得。

供试品溶液的制备：取本品内容物 1g，精密称定，置 150mL 具塞锥形瓶中，精密加入80% 甲醇水 50mL，密塞，称量，超声处理 30 分钟，放置至室温，再次称量，并用 80% 甲醇水补重，摇匀，滤过，滤液蒸干，残渣加 0.1% 磷酸水溶液溶解并定容至 10mL 量瓶中，摇匀，经 0.22μm 滤膜滤过，取续滤液，即得。

测定方法：精密吸取对照品溶液及供试品溶液各 10μL，分别注入液相色谱仪，测定，计算，即得。

（2）薄层色谱法：脂肪酸类、萜类等一些不具有紫外光吸收的酸类物质可采用薄层色谱法测定含量。脂肪酸类如苹果酸、丁二酸、丙二酸、枸橼酸和酒石酸，可用薄层色谱分离，选用溴酚蓝、溴甲酚绿等显色剂显色后扫描测定；萜类物质如熊果酸、齐墩果酸可用硫酸乙醇、磷钼酸试剂等为显色剂；芳香酸如阿魏酸、绿原酸，多数为具荧光的化合物，薄层色谱分离后，可用薄层扫描荧光法直接测定含量。

（3）气相色谱法：在苗药有机酸类成分的测定中，气相色谱法主要用于长链脂肪酸的分析和测定。对于一些非挥发性的有机酸，使用衍生化法生成具有挥发性的衍生物，再用气相色谱法测定，脂肪酸甲酯化是气相色谱测定脂肪酸的关键步骤，常用的如重氮甲烷法、三氟化硼催化法、硫酸盐酸催化法及快速甲酯化法等。

二、香豆素类成分分析

（一）概述

香豆素类成分（coumarin）是邻羟基桂皮酸内酯类成分的总称，是一类具有苯骈 α- 吡喃酮环结构的化合物。通常根据 α- 吡喃酮环上有无取代基、7 位羟基是否与 6、8 位取代异戊烯基缩合成呋喃环，将香豆素化合物分为 4 类：简单香豆素类、呋喃香豆素类、吡喃香豆素类和其他香豆素类。香豆素类化合物广泛分布于高等植物中，特别是伞形科、芸香科等，在生物体内多以游离形式或苷的形式存在。香豆素类化合物具有多方面的生理活性，已报道的如抗菌、解痉、利胆、杀虫止痒、扩张血管等作用。

游离香豆素多有完好的结晶、固定的熔点，小分子游离香豆素类成分多具有升华性与挥发性，能随水蒸气蒸馏。香豆素苷多呈粉末或晶体状，无香味、挥发性和升华性。游离香豆素多为亲脂性化合物，一般不溶或难溶于水，易溶于甲醇、乙醇、乙醚和三氯甲烷等有机溶剂，分子量较小的游离香豆素类化合物可溶于沸水；香豆素苷能溶于水、甲醇、乙醇，难溶于乙醚、苯等极性小的有机溶剂。香豆素类成分在可见光下为无色或浅黄色，其母体本身无荧光，但羟基香豆素在紫外光下多显蓝色或紫色荧光，香豆素的荧光性质在薄层色谱中可用于定性鉴别和含量测定。

香豆素类化合物因具有内酯结构，在稀碱液中可开环，生成顺邻羟基桂皮酸盐而溶于水，加酸又可环合为原来的游离香豆素类化合物而沉淀析出。利用此性质可进行香豆素类化合物的提取分离和纯化。

无氧取代的香豆素类成分在 274nm 和 311nm 处呈现两个吸收峰。母核上引入取代基，吸收峰发生相应的位移，尤其是 C_6 或 C_7 位取代，其主要吸收均发生红移。在碱性溶液中，含有羟基的香豆素类成分紫外光谱将发生显著的红移。

（二）定性鉴别

1. 荧光法

香豆素类成分多有紫外光吸收，在紫外光下多显蓝色或紫色荧光。一般情况下，7-羟基香豆素类常有较强的蓝色荧光，加碱后荧光加强，颜色变为绿色；羟基香豆素醚化或引入非羟基取代基常使荧光强度减弱，颜色变紫；多烷氧基取代的呋喃香豆素一般呈黄绿色或褐色荧光。

2. 显色反应

利用异羟肟酸铁反应、三氯化铁反应、重氮化反应、Gibbs 或 Emerson 反应等可对香豆素类成分进行鉴别。

（1）异羟肟酸铁反应：香豆素类的内酯结构在碱性条件下开环，与盐酸羟胺缩合成异羟肟酸，进而在酸性条件下与 Fe^{3+} 络合成盐而显红色。

（2）三氯化铁反应：具有酚羟基取代的香豆素类在酸性条件下可与 $FeCL_3$ 试剂产生不同的颜色。

（3）重氮化反应：若酚羟基的邻位或对位未被取代，则能与重氮化试剂反应生成红色或紫红色的偶氮染料衍生物。

（4）Gibbs 反应：Gibbs 试液是 2,6- 二氯（溴）苯醌氯亚胺，若香豆素化合物的 C_6 位上没有取代基，则能与 Gibbs 试剂反应显蓝色。

（5）Emerson 反应：Emerson 试液是氨基安替比林和铁氰化钾，它可与羟基对位的活泼氢生成红色缩合物。

3. 薄层色谱法

因大多数香豆素类成分具有荧光，可用薄层色谱荧光法进行鉴别，常用硅胶作为吸附剂，对游离香豆素类，可用环己烷（石油醚）- 乙酸乙酯、苯 - 乙酸乙酯、三氯甲烷 - 丙酮等作展开剂；对香豆素苷类，则可根据极性不同选择不同比例的三氯甲烷 - 甲醇作展开剂。展开后，挥干，可直接在可见光或紫外光下观察色斑、荧光。在紫外光（365nm）下观察，香豆素类成分斑点多呈蓝色或紫色荧光。不具荧光或荧光强度较弱的香豆素类，可喷以显色剂或碱溶液，以增强荧光再进行观察。

（三）含量测定

1. 总香豆素的含量测定

香豆素类成分大多具有紫外光吸收，样品较纯净时，可选择合适的波长直接测定。也可选择合适的显色剂生成有色物质，再利用分光光度法测定总香豆素的含量。

2. 香豆素单体的含量测定

（1）荧光光度法：羟基香豆素类成分大多能产生较强烈的荧光，用荧光分光光度法进行测定时有较高的灵敏度。当干扰组分较多时，可先用薄层分离，刮取薄层斑点，洗脱被测成分后再用荧光分光光度法进行测定，但本法不及薄层色谱法简便，刮取薄层洗脱时易引起误差。

（2）高效液相色谱法：这是香豆素类成分常用的定量分析方法。香豆素类成分因含有芳香环及其他共轭结构，有较好的紫外光吸收特征。用 HPLC 测定时，有较高的灵敏度，常用固定相为 C_{18}，流动相为不同比例的甲醇 – 水或乙腈 – 水。

（3）薄层色谱法：样品经薄层分离后，利用香豆素类成分具有紫外光吸收或产生荧光的特性，直接进行吸收扫描或荧光扫描测定。

（4）气相色谱法：某些相对分子质量小、具有挥发性的香豆素类成分，可用气相色谱法测定。

三、多糖类成分分析

（一）概述

多糖又称多聚糖（polysaccharides），是由 10 个以上的单糖分子通过苷键聚合而成的大分子化合物，一般由几百个甚至几万个单糖分子组成，通常由 D- 葡萄糖、D- 半乳糖、L- 阿拉伯糖、L- 鼠李糖、D- 半乳糖醛酸和 D- 葡萄糖醛酸等单糖组成。多糖因为相对分子质量较大，已失去一般单糖的性质，一般无甜味，也无还原性。多糖一般分为两类，一类为水不溶物，主要是动植物体内的支撑组织，如纤维素、甲壳素等，分子呈直糖链型；另一类为水溶物，如动植物体内的营养物质菊糖、淀粉、树胶和黏液质等，多为支糖链型。多糖经酸水解后能生成多分子单糖，显单糖的还原性。

研究发现，植物多糖也是苗药药效物质基础之一。黄芪多糖、香菇多糖、灵芝多糖等均具有调节免疫作用；昆布多糖具有调节血脂的作用；银耳多糖能够保护 CCl_4 引起的肝损伤；南瓜多糖具有调节血糖作用；鹿茸多糖具有抗溃疡作用；车前子多糖具有止泻作用。多糖也是苗药分析中非常重要的一类成分分析。

（二）定性鉴别

1. 化学反应法

（1）斐林反应：取多糖适量，加酸水解，加入斐林试剂，应为阳性反应。

（2）MoLish 反应：取多糖适量，溶于水，加 5% α- 萘酚乙醇液 1 ～ 3 滴，摇匀后沿试管壁缓缓加入浓硫酸，在两液面间应有紫色环产生。

2. 色谱法

（1）薄层色谱法：多糖可采用酸水解法将其水解成较小片段，控制酸的浓度、温度、时间等，可以达到部分水解的目的，然后进行薄层色谱鉴别。常用的吸附剂有硅胶、氧化铝、纤维素、硅藻土。由于糖是多羟基化合物，极性强，易吸附，点样量不宜过多（一般少于 5μg）。可采用含有无机盐的水溶液如 0.3mol/L 磷酸二氢钠水溶液制备硅胶薄层板，使硅胶薄层吸附能力降低，斑点集中，样品承载量显著提高。

硅胶薄层色谱常用极性较大的含水溶剂系统为展开剂，如正丁醇－乙酸－水（4∶1∶5）、正丁醇－乙酸乙酯－水（4∶1∶5）、丙酮－水（96∶4）、正丁醇－乙酸乙酯－异丙醇－乙酸－水－吡啶（7∶20∶12∶7∶6∶6）等。

常用显色剂有硝酸银试剂、三苯四氮唑盐试剂、苯胺－邻苯二甲酸盐试剂、过碘酸加联苯胺试剂等。此外，还常用硫酸的水或醇溶液、茴香醛－硫酸试剂、苯胺－二苯胺磷酸试剂、间苯二酚－硫酸试剂和 α－萘酚－硫酸试剂等。

（2）纸色谱法：多糖可用硫酸将其水解成单糖，然后进行纸色谱。常用展开系统有正丁醇－醋酸－水（4∶1∶5）、正丁醇－乙醇－水（10∶1∶2）、正丁醇－吡啶－水（6∶4∶3）、正丁醇－丙酮－水（4∶5∶1）等。显色剂有改进的 Seliwanoff 试剂、α－萘酚试剂、苯胺－邻苯二甲酸的正丁醇饱和水溶液、Somogyi 试剂、1% 碘乙醇试剂。

（3）高效液相色谱法：采用高效液相色谱法鉴别糖时，多选用氨基柱，以乙腈－水为流动相，以示差折光检测器检出不同单糖组分。

（4）气相色谱－质谱联用法：水解液中和后，制成硅烷化衍生物进行气相色谱分析，以 MS 检测。GC–MS 不仅可测出多糖的组成，并且可测得单糖之间的摩尔比。

3. 电泳法

糖属于多元醇，分子结构中多存在相邻羟基，易与硼酸络合，形成复盐，增加电导性，因此用纸电泳检识糖时，多用硼酸盐为缓冲液。一些多糖也可根据其特点，选用乙酸盐缓冲液等。染色剂则常用茴香胺、甲苯胺蓝、阿利新蓝、高碘酸西夫试剂、麝香草酚、碱性硝酸银等，其中甲苯胺蓝不易使中性糖染色，多用于酸性多糖。需要注意的是，中性多糖因带静电荷少，在电场中移动速度慢，一般需采用较高电压或延长电泳时间，才能收到较好效果。若为单一多糖，电泳后斑点一般较小，且显色均一；若多糖不均一，则斑点加宽，颜色深浅不匀。

（三）含量测定

1. 总多糖的含量测定

（1）3,5–二硝基水杨酸（DNS）比色法：在碱性溶液中，3,5–二硝基水杨酸与还原糖反应生成棕红色氨基化合物，在一定范围还原糖的量与反应液的颜色强度成比例关系，经水解后的溶液利用比色法可测定样品中糖含量。在操作时，一般取样品（含糖 50 ～ 100μg）加入 3mL 的 DNS 试剂，沸水浴煮沸 15 分钟显色，冷却后用蒸馏水稀释至 25mL，在 550nm 波长处测定吸收度。以葡萄糖作对照，计算样品中糖的含量。

该方法为半微量定量法，操作简单、快速，杂质干扰小，尤其适合批量测定，如样品中含酸，可加入 2% 的氢氧化钠。显色剂不能放置太久。

（2）苯酚－硫酸法：苯酚－硫酸试剂可与游离的戊糖、己糖，或多糖中的戊糖、己糖、糖醛酸起显色反应，己糖在 490nm 波长处，戊糖及糖醛酸在 480nm 波长处有最大吸收，吸光度与糖含量呈线性关系。本法简便、灵敏、快速，对每种糖仅需制作一条标准曲线，颜色持久。制作标准曲线宜用相应的多糖对照品，如用葡萄糖制作标准曲线，应以系数 0.9校正。对杂多糖，根据各单糖的组成比及主要组分单糖的标准曲线的校正系数加以校正计算。

（3）硫酸铜－砷钼酸法（Somogyi-Nelson）：还原糖将铜试剂还原生成氧化亚铜，在浓硫酸存在下与砷钼酸生成蓝色溶液，在 560nm 下的吸光度与还原糖浓度成比例关系。取样品液 1mL（含糖 10 ～ 180μg）置于 25mL 磨口试管中，加入 1mL 铜试剂（25mL 铜试剂 A 加 1mL 铜试剂 B，现用现配），充分混匀，在沸水浴中加热 20 分钟，用冷水冷至室温，加入 1mL 砷钼酸盐试剂，用蒸馏水稀释至 25mL，在 560nm 处测定吸光度，用预先以葡萄糖作好的标准曲线即可计算出样品中还原糖含量。

铜试剂 A 配制方法：将 25g 无水碳酸钠、25g 四水合酒石酸钾钠、20g 碳酸氢钠和 200g 无水硫酸钠溶解在 800mL 蒸馏水中，待全溶后稀释到 1000mL，在不低于 20℃室温下放置，如有沉淀可滤过除去。

铜试剂 B 配制方法：配置 15% 硫酸铜，每 100mL 溶液中滴加 1 ～ 2 滴浓硫酸。

砷钼酸盐显色剂配制方法：溶解 25g 钼酸钠在 450mL 蒸馏水中，在搅拌下加入 21mL 浓硫酸，加 25mL 砷酸钠溶液，混合后，37℃保温 24 小时或 55℃保温 25 分钟，置棕色瓶中密封贮存。

2. 单体多糖的含量测定

单体多糖多采用 HPLC 法（凝胶柱、离子交换柱），以已知分子量的多糖对照品作对照，确定其分子量。将其酸水解后进行高效液相色谱法测定，确定其组成，以单糖的量推算多糖的量。所用检测器多为示差折光检测器，通常用氨基键合硅胶柱分离，但其稳定性差，通过硅胶柱动态改性，可避免这一问题，即在流动相中加入 0.01% TEPA（四乙酸胺）。如乙腈－水（85∶15，含 0.01% TEPA）为流动相，果糖、蔗糖、葡萄糖及山梨糖醇能得到良好的分离。

四、甾体类成分分析

（一）概述

甾体类化合物（steroid）是广泛存在于自然界中的一类结构中具有环戊烷骈多氢菲的甾体母核化学成分（图 6-2）。天然甾类成分的甾核为四个环的稠合方式，A/B 环有顺式或反式稠合，B/C 环为反式稠合（少数例外），C/D 环有顺式、反式两种稠合方式。这类成分的甾体母核上，在 C3 位有羟基，并可和糖结合成苷，C10 和 C13 位有角甲基取代，而 C17 位侧链上有显著差别，

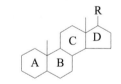

图6-2 甾体化合物母核结构

根据 C17 位链结构不同，可以分为胆酸类、强心苷、甾醇和昆虫变态激素、C21 甾体类、甾体皂苷和甾体生物碱等。其中强心苷及甾体皂苷研究得比较成熟，药用价值高。

简单甾体化合物或甾体苷元多为结晶体，多数难溶或不溶于水，易溶于石油醚、氯仿等有机溶剂。苷类化合物则多为无定形粉末，一般可溶于水、甲醇等极性溶剂，难溶于乙醚、苯、石油醚等极性溶剂，结构中的糖基的数量和苷元中羟基等极性基团的数量的多少及位置，决定了化合物的溶解性，使各苷类的溶解性差别较大。

（一）定性鉴别

1. 显色反应

（1）Liebermann-Burchard 反应：将样品溶于氯仿，加冰冷的浓硫酸－乙酐（1∶20）

混合液数滴，产生红→紫→蓝→绿→污绿等颜色变化，最后退色。

（2）Salkowski反应：将样品溶于氯仿，加入硫酸，氯仿层显血红色或青色，硫酸层显绿色荧光。

（3）Rosenheim反应：将25%的三氯醋酸乙醇液和3%氯胺T水溶液以4∶1混合，喷在滤纸上与强心苷反应，干后90℃加热数分钟，于紫外光下观察可显黄绿色、蓝色、灰蓝色荧光。

（4）三氯化锑或五氯化锑反应：将样品的醇溶液点于滤纸上，晾干，喷以20%的三氯（五氯）化锑氯仿溶液，干燥后于60～70℃加热3～5分钟，斑点显黄、灰蓝、灰紫等颜色。

2. 薄层色谱法

这是甾体成分鉴别的主要方法。一般采用硅胶G为吸附剂，常用展开剂：脂蟾酥配基、华蟾酥配基多以环己烷－三氯甲烷－丙酮为展开剂；甾体皂苷多以三氯甲烷－甲醇－水为基本展开剂，可加入正丁醇、乙酸乙酯等改善分离效果；苷元多以丙酮－苯丙酮－三氯甲烷、三氯甲烷－甲醇为展开剂；甾醇类多以乙醚－三氯甲烷、异辛烷－乙酸乙酯、异辛烷－乙酸、正己烷－乙酸乙酯等为展开剂；胆汁酸多以异辛烷－乙酸乙酯－冰醋酸、异辛烷－正丁醇－水、正丁醇－醋酸－水为展开剂。根据色谱结果，可加入冰醋酸、甲酸或甲醇等改善分离效果。

薄层色谱展开后，绝大多数情况需喷试剂显色，常用的显色剂：10%硫酸乙醇溶液、5%香草醛硫酸溶液、10%磷钼酸乙醇溶液、五氯化锑试剂等。甾体成分与试剂反应后大多在日光下呈绿色或紫红色，有时显色后也可在紫外光灯（365nm）下观察荧光。

（二）含量测定

1. 甾体总皂苷的含量测定

测定甾体总皂苷类成分一般用重量法。将甾体成分从苗药制剂中提取分离出来，用适宜的方法使其生成沉淀，直接称重并计算样品甾体总皂苷的含量。

2. 单一甾体成分的含量测定

（1）薄层色谱法：薄层色谱法是测定苗药制剂中单一甾体成分的有效方法之一。样品经提取后，分离纯化制成供试品，采用薄层色谱操作，在薄层板上显色或直接扫描测定。若指标成分为结合型胆汁酸常水解为苷元后再进行测定。

（2）高效液相色谱法：这是甾体类成分含量测定常用的方法，具有专属性强、准确、灵敏、分离效果好、分离速度快、样品用量少等优点。甾体类成分分子结构较大，带有少量的羟基或羧基，化合物为中性或弱酸性，一般以十八烷基硅烷键合硅胶为填充剂，多以乙腈－水或甲醇－水为流动相，有时加入酸或缓冲盐改善峰型和分离度。多采用紫外检测器，检测波长为200～210nm，也可采用蒸发光散射检测器。

【例6-16】红土茯苓中薯蓣皂苷元的含量测定

色谱条件与系统适用性试验：依利特Hypersil ODS2色谱柱，流动相甲醇－0.2%磷酸（76∶24），流速1.0mL/min；检测波长203nm；柱温30℃；薯蓣皂苷元理论塔板数不得低于5000。

对照品溶液的制备：精密称取薯蓣皂苷元对照品16.84mg于10mL容量瓶中，加甲醇溶解并定容，配制成1.684mg/mL的对照品溶液。

供试品溶液的制备：称取红土茯苓药材粗粉 8g 置三角瓶中，加乙醇 150mL，超声处理 30 分钟，滤过，滤液置于平底烧瓶中，加盐酸 16mL，加热回流水解 2 小时，放冷，用 40% 氢氧化钠溶液调至中性，蒸至无醇味，残渣加热水 40mL 使溶解，用石油醚（60～90℃）振摇提取 4 次，每次 40mL，合并提取液，回收溶剂至干，残渣加甲醇溶解并转移至 10mL 容量瓶中，加甲醇至刻度，摇匀，滤过，取续滤液，即得。

测定方法：精密吸取对照品溶液及供试品溶液各 10μL，分别注入液相色谱仪，测定，计算，即得。

五、木脂素类成分分析

（一）概述

木脂素类（lignans）是一类在生物体内由二分子苯丙素衍生物聚合而成的化合物，通常由 2～4 个苯丙素衍生物聚合而成，主要存在于植物的木质部，开始析出时呈树脂状，所以称为木脂素。木脂素类成分具有多种生物活性，如抗癌、抗病毒、抑制生物体内的酶活力、保肝、降低应激反应等。

木脂素类成分大多数为无色结晶，无挥发性，少数具有升华性，大多具有光学活性。木脂素大多呈游离状态，少数与糖结合形成苷，存在于植物的树脂状物中。游离木脂素亲脂性较强，难溶于水，在石油醚中溶解度较小，易溶于苯、三氯甲烷、乙醚、乙醇及丙酮等有机溶剂。木脂素糖苷在水中的溶解性增大，并易被酶或酸水解。结构中具有羟基的木脂素，由于羟基的存在，使其具有一定的酸性，可溶于碱性水溶液，因此，该类木脂素的提取和纯化可采用碱溶酸沉法。

木脂素类成分没有特征性的反应，但可利用分子中的特殊功能基如酚羟基、醇羟基、甲氧基、亚甲二氧基、羧基和内酯环等所表现的性质进行鉴别。此外，对于一些非特征性试剂如磷钼酸乙醇溶液、硫酸乙醇溶液等，不同的木脂素化合物可显示不同的颜色，常用于薄层色谱的显色剂。

（二）定性鉴别

1. 显色反应

这是利用木脂素结构中特殊官能团的颜色反应进行鉴别。常用的鉴别反应有亚甲二氧基官能团特征性的鉴别反应，如没食子酸 – 浓硫酸反应（Labat）：可作为具有亚甲二氧基的木脂素的特征反应，化合物先加浓硫酸，再加没食子酸，呈现蓝绿色；变色酸 – 浓硫酸反应（Ecgrine）：用变色酸代替 Labat 反应中的没食子酸，并保持温度在 70～80℃，20 分钟后，呈现蓝紫色。

此类反应的专属性差，应慎用。一般多用于单味药制剂，对于复方苗药制剂要进行阴性对照试验，验证其专属性。

2. 薄层色谱法

木脂素类成分一般具有较强的亲脂性，采用吸附薄层色谱法可获得较好的分离效果。常用的吸附剂为硅胶，展开剂一般选用极性较小的亲脂性有机溶剂，如甲苯、三氯甲烷、三氯甲烷 – 甲醇（9:1）、三氯甲烷 – 乙酸乙酯（9:1）等。薄层色谱展开后，有颜色的木脂素可直接在日光下观察；有荧光的木脂素在紫外光灯下观察；无色无荧光的木脂素需喷显色试剂，常用的显色剂有 10% 硫酸乙醇液、香草醛试剂，110℃加热 5 分钟，还可用 5%～10% 磷钼酸乙醇液和碘蒸气熏后观察。

（二）含量测定

1. 总木脂素的含量测定

总木脂素的含量测定多采用变色酸 – 浓硫酸比色法。此法是根据某些木脂素成分中亚甲二氧基与变色酸 – 浓硫酸试剂反应产生颜色变化，在最大吸收波长 570nm 处进行比色测定。但需注意，本方法干扰较多，采用此法进行苗药制剂的含量测定时，需要进行阴性试验排除干扰，以证明方法的专属性。当结构中不含亚甲二氧基时，也不能使用本法。

2. 木脂素单体的含量测定

（1）薄层色谱法：苗药制剂中单体木脂素成分的含量测定可采用薄层色谱法。一般可用吸附色谱，以硅胶为吸附剂，在低极性有机溶剂中展开。在可见光或紫外光区有吸收的木脂素类成分，可用薄层吸收扫描法测定含量；利用 GF_{254} 荧光薄层板上暗斑的荧光淬灭，可用薄层荧光扫描法测定含量。

（2）高效液相色谱法：目前苗药制剂中单体木脂素成分的含量测定方法以高效液相色谱法最为常用。一般以十八烷基硅烷键合硅胶为填充剂，以乙腈 – 水或甲醇 – 水为流动相，多用紫外检测器测定。

第七章

各类苗药制剂的分析

第一节　制剂通则

苗药制剂按其形态可分为液体制剂、半固体制剂、固体制剂及其他苗药制剂，其中上市品种多为液体制剂和固体制剂。各类苗药制剂均应遵循现行版《中华人民共和国药典》制剂通则原则。《中华人民共和国药典》2020 年版制剂通则常用剂型制剂检查项目如表 7-1 所示。

表7-1　常用剂型制剂通则检查

	合剂	酒剂	酊剂	糖浆剂	注射剂	煎膏剂	丸剂	片剂	颗粒剂	胶囊剂	散剂	软膏剂
性状	+	+	+	+	+	+	+	+	+	+	+	+
重量差异						+		+				
崩解时限								+		+		
发泡量								+				
分散均匀性								+				
微生物限度	+	+	+	+	+	+	+	+	+	+	+	+
装量	+	+	+	+	+	+	+		+		+	
装量差异					+			+	+	+	+	+
渗透压摩尔浓度					+							
可见异物					+							
不溶微粒					+							
注射剂有关物质					+							
无菌					+						+	+
重金属及有害物质残留量					+							
细菌内毒素					+							
水分							+		+	+	+	
粒度									+		+	+
干燥失重									+		+	

	合剂	酒剂	酊剂	糖浆剂	注射剂	煎膏剂	丸剂	片剂	颗粒剂	胶囊剂	散剂	软膏剂
溶化性									+			
溶散时限							+					
总固体		+										
乙醇量		+	+									
甲醇量		+	+									
相对密度				+		+						
pH					+							+
不溶物						+						
细腻度												+

制剂通则旨在通过对药物制剂的总体论述，指导医药工作者对不同剂型进行合理应用。制剂通则中提出了"剂量单位均匀性"的要求，逐渐落实保障制剂生产质量的"批间和批内药物含量等的一致性"，充分体现制剂全过程控制理念。在"稳定性"内容中引导性地提出了"复检期"概念，以期促进生产企业根据产品自身的稳定特性进行前瞻性的质量考察，同时在"安全性与有效性"内容中提出了"通过人体临床试验等证明药物的安全性与有效性后，药物才能最终获得上市与临床应用"，提示上市制剂的处方和工艺不得随意变更。

一、单位剂量均匀性

确保临床给药剂量的准确性，应加强药品生产过程控制，保证批间和批内药物含量等的一致性，通常用含量均匀度、重量差异或装量差异等来表征。

二、稳定性

药物制剂在生产、贮存和使用过程中受各种因素影响，药品质量可能发生变化，导致疗效降低或副作用增加，稳定性研究是基于对原料药物、制剂及其生产工艺等的系统理解，通过特定试验了解和认识原料药物或制剂的质量特性在不同环境因素（如温度、湿度、光照等）下随时间的变化规律，为药品的处方、工艺、包装、贮藏条件和有效期/复检期的确定提供支持性信息，药物制剂应保持物理、化学、生物学和微生物学特性的稳定。

三、安全性与有效性

药物的安全性与有效性研究包括动物试验和人体临床试验。根据动物试验结果为临床试验推荐适应证、计算进入人体试验的安全剂量，通过人体临床试验等证明药物的安全性与有效性后，药物才能最终获得上市与临床应用。

四、剂型与给药途径

同一药物可根据临床需求制成多种剂型，采用不同途径给药，其疗效可能不同。给药途径有全身给药和局部给药，全身给药包括口服、静脉注射、舌下含化等；局部给药包括眼部、鼻腔、关节腔、阴道给药等。通常注射比口服起效快且作用显著，局部注射时水溶液比油溶液和混悬液吸收快，口服时溶液制剂比固体制剂容易吸收，缓控释制剂主要通过口服或局部注射给药，剂型和给药途径的选择主要依据临床需求和药物性能等因素。

五、包装与储存

直接接触药品的包装材料和容器应符合国家药品监督管理部门的有关规定，均应无毒、洁净，与内容药品应不发生化学反应，并不得影响内容药品的质量，药品的贮藏条件应满足产品稳定性要求。

第二节　液体制剂的分析

苗药液体制剂包括合剂、酒剂、酊剂、糖浆剂、注射剂等。由于注射剂给药途径的特殊性，为保证临床用药安全性，对其生产工艺、质量控制提出了更高的要求，将在本章第七节注射剂的分析做专门介绍。

合剂是在汤剂基础上发展起来的一种剂型，系指饮片用水或其他溶剂，采用适宜的方法提取制成的口服液体制剂，单剂量灌装者也可称"口服液"。由于溶剂大多是水，合剂中常常加一定量的防腐剂，抑菌效力应符合《中华人民共和国药典》规定。

糖浆剂系指含有原料药物的浓蔗糖水溶液。由于苗药浸提物中都有不同程度的高分子杂质呈不稳定的胶态存在，在浓蔗糖溶液中易沉淀析出，应根据沉淀物具体分析，采用一定的方法防止沉淀产生，如添加一定量的澄清剂。糖浆剂含糖较高，易被微生物污染，常常加入防腐剂如山梨酸钾、苯甲酸钠、羟苯酯类等。

酒剂和酊剂所用溶剂（乙醇）浓度的高低应视药材中有关化学成分的性质而定。生产酒剂的蒸馏酒应符合国家关于蒸馏酒质量标准的规定，且口服酒剂应选用谷类酒为原料，有时为了改善口服酒剂的口感，常在这类酒剂中加入适量糖或蜂蜜。

一、液体制剂的质量要求

（一）性状

合剂应澄清，在贮存期间不得有发霉、酸败、异物、变色、产生气体或其他变质现象，允许有少量摇匀易散的沉淀。

酊剂应澄清，在组分无显著变化的前提下，久置允许有少量摇之易散的沉淀。

酒剂应澄清，在贮存期间允许有少量摇之易散的沉淀。

糖浆剂应澄清，在贮存期间不得有发霉、酸败、产生气体或其他变质现象，允许有少量摇之易散的沉淀。

（二）相对密度和总固体

合剂、糖浆剂的相对密度及酒剂的总固体往往与溶液中含有可溶性物质的总量有关，这些指标在一定程度上可以反映其内在含量。因此，合剂、糖浆剂一般应规定相对密度，酒剂一般应规定总固体的含量，而酊剂有时也可规定相对密度。如云实感冒合剂的相对密度定为不低于 1.05，感清糖浆的相对密度定为不低于 1.10，复方血藤药酒总固体定为不少于 1.5%（g/mL）。

酒剂总固体检查分为含糖、蜂蜜的酒剂和不含糖、蜂蜜的酒剂。

①含糖、蜂蜜的酒剂：精密量取供试品上清液 50mL，置蒸发皿中，水浴上蒸至稠膏状，除另有规定外，加无水乙醇搅拌提取 4 次，每次 10mL，滤过，合并滤液，置已干燥至恒重的蒸发皿上，蒸至近干，精密加入硅藻土 1g（经 105℃干燥 3 小时，移置干燥器中冷却 30 分钟），搅匀，在 105℃干燥 3 小时，移置干燥器中，冷却 30 分钟，迅速精密称定重量，扣除加入的硅藻土量，遗留残渣应符合各品种项下的有关规定。

②不含糖、蜂蜜的酒剂：精密量取供试品上清液 50mL，置已干燥至恒重的蒸发皿中，水浴上蒸干，在 105℃干燥 3 小时，移置干燥器中，冷却 30 分钟，迅速精密称定重量，遗留残渣应符合各品种项下的有关规定。

（三）含糖量

糖浆剂的含糖量影响成品的质量稳定性，含糖量过高，在贮存中易析出糖的结晶；含糖量过低，易长霉、发酵。因此，控制糖浆剂的含糖量是保证制剂质量的重要环节。糖浆剂含蔗糖量一般不低于 45%（g/mL）。

（四）pH

合剂的 pH 与溶液的稳定性有关，同时对微生物的生长也有影响，加入的防腐剂的抑菌能力也与溶液的 pH 有关，所以，一般应对合剂和口服液的 pH 做出明确的规定，如生脉饮要求 pH 为 4.5 ~ 7.0。

糖浆剂的 pH 与制剂本身的稳定性及微生物生长关系密切，一般应对其做出规定，如感清糖浆 pH 应为 4.0 ~ 6.0。

（五）装量

单剂量灌装的合剂（口服液）和糖浆剂应做装量检查，以保证服用时剂量的准确性。多剂量灌装的合剂、糖浆剂、酒剂和酊剂应做最低装量检查，检查结果应符合《中华人民共和国药典》规定。装量检查法：取供试剂 5 支，将内容物分别倒入经标化的量入式量筒内，在室温下检视。每支装量与标示装量相比较，少于标示装量不得多于 1 支，并不得少于标示装量的 95%。

（六）乙醇量

由于不同浓度的乙醇对药材中各种化学成分的溶解能力不同，制剂中乙醇含量的高低对制剂中有效成分的含量、所含杂质的类型和数量及制剂的稳定性等都有影响。因此，酒剂、酊剂均要规定乙醇含量，如三两半药酒和颠茄酊含乙醇量均应为 60% ~ 70%。

（七）甲醇量

由于酒剂以蒸馏酒（乙醇）为溶剂，会带入一定量的甲醇，若甲醇含量超出一定的限度，则对人体有害，因此，对酒剂必须规定甲醇含量。《中华人民共和国药典》规定，酒剂中供试液甲醇量不得超过 0.05%（mL/mL）。

（八）防腐剂量

合剂常常含较多水、糖、营养成分，糖浆剂也含有较多蔗糖，均容易被微生物污染。苗药制剂染菌后长霉、发酵，严重影响其质量和稳定性，甚至还可能引起玻璃容器爆裂，造成事故。为抑制微生物的生长，合剂和糖浆剂中加入一定量的防腐剂，如苯甲酸、苯甲酸钠、山梨酸等。山梨酸和苯甲酸的用量不得超过 0.3%（其钾盐、钠盐的用量分别按酸计），羟苯酯类的用量不得超过 0.05%。

（九）微生物限度

不同剂型微生物限度检查的项目和限度指标有所不同，进行微生物限度检查可保证临床用药的安全性。

制备供试品溶液时，液体制剂供试品的量与供试品装量有关，一般取各品种 10mL，加 pH7.0 无菌氯化钠 – 蛋白胨缓冲液，或 pH7.2 磷酸盐缓冲液，或胰酪大豆胨液体培养基溶解或稀释至 100mL，混匀，作为 1∶10 的供试液。口服给药的液体制剂需氧菌总数不得超过 100cfu/mL，霉菌和酵母菌总数不得超过 10cfu/mL，每 1mL 不得检出大肠埃希菌，含脏器提取物的制剂每 1mL 还不得检出沙门菌；外用酒剂和酊剂需氧菌总数不得超过 100cfu/mL，霉菌和酵母菌总数不得超过 10cfu/mL，每 1mL 不得检出金黄色葡萄球菌、铜绿假单胞菌。

二、液体制剂质量分析的特点

一般来说，对于液体制剂，当处方中药味较少且有效成分明确时，可选择主要有效成分作为质控指标，如金刺参九正合剂中的苦参碱、白沙糖浆中的野黄芩苷等。对于药味较多的处方，则可选择一个或几个有代表性的成分作为质控指标，如安神足液中的栀子苷、痛可舒酊中的龙脑等。对于处方中药味较多，成分复杂，选择质控指标成分目前尚有困难的酒剂，可采用测定药酒中总固体的方法控制其质量，如复方血藤药酒总固体定为不少于 1.5%（g/mL）。当然，采用这样的质控方法，必须是以药材质量合格，配方用量准确，并严格遵守工艺操作规程为前提，这是因为酒剂和酊剂在生产和长期贮存过程中易产生沉淀、溶剂浓度、色泽和总固体易改变，进而影响其成品质量。在生产实践中发现，药酒中用糖量的增减，可显著影响总固体含量，因此，在酒剂的质量检查中，尤其是对其品质做出评价时，要充分考虑到这一因素。

另外，液体苗药制剂中所含杂质的种类和数量，除与原料药材关系密切外，还与所用溶液性质有关，如制备酒剂和酊剂的溶剂都含有较高浓度的乙醇，药材中的蛋白质、黏液质、树胶等成分不易溶出，与汤剂相比，药液中含有这类杂质的量相对较少，一般采用色谱法对酒剂、酊剂进行含量测定。供试液的制备多为将原制剂过滤或稀释，即可进样分析。

对液体苗药制剂分析时，需根据被测成分的理化性质、溶剂的种类、杂质的多少，选择合适的分离、净化方法，以消除其他成分或杂质的干扰。另外，液体制剂分析时，取样要注意代表性，一般应摇匀后再取样。设计分析方案时，还要注意避免所加入的防腐剂、矫味剂等对分析结果的影响。

（一）合剂

合剂系指饮片用水或其他溶剂，采用适宜方法提取制成的口服液体制剂。因其含杂质量较大，且有一定的黏度，直接分析多有困难，大多需净化分离后方能进行。常用的净化方法有液－液萃取法及柱色谱法。液－液萃取法中还可利用被测成分的酸碱性，先将提取液调成碱性或酸性，然后再进行萃取，这样，被测成分更易提出。

单剂量灌装的合剂称为口服液，口服液是按注射剂工艺制成的口服液体制剂，杂质含量相对较少，有的可直接进行分析，但当药味较多，成分复杂时，也需经净化分离后分析，净化方法与合剂相似。

（二）糖浆剂

糖浆剂系指含有原料药物的浓蔗糖水溶液。除另有规定外，糖浆剂含蔗糖量应不低于45%（g/mL）。由于含糖量较高，分析时，样品预处理阶段应注意辅料带来的干扰。

（三）酒剂与酊剂

酒剂与酊剂中含醇量较高，药材中的蛋白质、黏液质、树胶、糖类等成分不易溶出，故酒剂和酊剂中这类杂质较少，澄明度也好，样品的前处理相对较易，有的甚至可以直接进行分析。但对于一些成分复杂的样品，仍需经净化分离后才能进行分析。常用的净化方法是将酒剂或酊剂加热，蒸去乙醇，然后再用适当的有机溶剂萃取，当被测成分为生物碱类时，可蒸去制剂中的乙醇，加碱（氨水）碱化，再用有机溶剂萃取；当被测成分为酸性成分时，蒸去乙醇后，加酸酸化，再用有机溶剂萃取。有时也可用柱层析法（例如 C_{18} 柱、氧化铝柱、大孔树脂柱等）对蒸去乙醇后的样品进行净化分离。

三、应用实例

【例 7-1】云实感冒合剂

1. 主要组成

云实皮、蓝布正、马鞭草、生姜。

2. 制法

以上四味，生姜提取挥发油，蒸馏后水溶液另器收集，药渣与其余云实皮等三味加水煎煮三次，第一次 2 小时，第二、第三次各 1.5 小时，合并煎液，滤过。将滤液与蒸馏后的水溶液合并，浓缩至相对密度为 1.18～1.22（50℃）的清膏，加乙醇至含醇量为 75%，混匀，静置 24 小时，滤过，滤液回收乙醇。加入红糖、苯甲酸钠、对羟基苯甲酸乙酯、聚山梨酯 80 和生姜挥发油，混匀，加水至规定量，静置 24 小时，取上清液，灌装，即得。

3. 性状

本品为棕红色液体；气微带姜香，味微甜而后苦、涩。

4. 鉴别

（1）取本品 50mL，加氯化钠 5g，振摇使溶解，加氯仿振摇提取 3 次，每次 30mL，合并氯仿液，用水 50mL 洗涤，取氯仿蒸干，残渣加无水乙醇 1mL 使溶解，作为供试品溶液。另取云实皮对照药材 2g，加无水乙醇 50mL，超声处理 30 分钟，滤过，滤液蒸干，残渣加无水乙醇 1mL 使溶解，作为对照药材溶液。照薄层色谱法试验，吸取供试品溶液 10μL、对照药材溶液 3μL，分别点于同一以羧甲基纤维素钠为黏合剂的硅胶 G 薄层板上，以石油醚（60 ～ 90℃）– 醋酸乙酯 – 甲酸（10：8：2）的上层溶液为展开剂，展开，取出，晾干，喷以 10% 碳酸钠溶液，置紫外光灯（365nm）下检视。供试品色谱中，在与对照药材色谱相应的位置上，显相同颜色的荧光主斑点。

（2）取本品 50mL，加乙醚 35mL，振摇提取，分取乙醚液，挥干，残渣加无水乙醇 2mL 使溶解，作为供试品溶液。另取生姜对照药材 3g，加水 50mL，加热回流 30 分钟，滤过，滤液蒸干，残渣加无水乙醇 2mL 使溶解，作为对照药材溶液。照薄层色谱法试验，吸取上述两种溶液各 15μL，分别点于同一以羧甲基纤维素钠为黏合剂的硅胶 G 薄层板上，以苯 – 醋酸乙酯 – 甲酸（9：0.5：0.5）的上层溶液为展开剂，展开，取出，晾干，喷以香草醛硫酸试液，在 105℃加热至斑点显色清晰。供试品色谱中，在与对照药材色谱相应的位置上，显相同颜色的斑点。

5. 检查

（1）相对密度：应不低于 1.05。

（2）pH：应为 3.5 ～ 5.5。

（3）总固体：精密量取本品 10mL，照 2020 年版《中华人民共和国药典》酒剂总固体项下第一法测定，不得少于 1.5%。

（4）其他：应符合合剂项下有关的各项规定。

【例 7-2】复方血藤药酒

1. 主要组成

水冬瓜、飞龙掌血、香加皮、香樟根、铁筷子、大血藤、骨碎补、牛膝、茜草、川木通。

2. 制法

以上十味，粉碎成粗粉，加白酒浸渍 30 天，每日搅拌 1 ～ 2 次，粗滤，粗滤液静置 24 小时，滤过，分装，即得。

3. 性状

本品为棕红色的澄清液体；气香，味微苦、涩。

4. 鉴别

（1）取本品 50mL，蒸干，残渣加乙醇 1mL 使溶解，滤过，滤液作为供试品溶液。另取香加皮对照药材 1g，加乙醇 10mL，加热回流 30 分钟，滤过，滤液蒸干，残渣加乙醇 1mL 使溶解，作为对照药材溶液。照薄层色谱法试验，吸取上述两种溶液各 10μL，分别点于同一硅胶 G 薄层板上，以氯仿 – 甲醇 – 水（7：3：1）的下层溶液为展开剂，展开，取出，晾干，喷以 10% 硫酸乙醇溶液，在 105℃加热至斑点显色清晰。供试品色谱中，在与对照药材色谱相应的位置上，显相同颜色的斑点。

（2）取本品 50mL，蒸干，残渣加甲醇 2mL 使溶解，滤过，滤液作为供试品溶液。另取茜草对照药材 1g，加甲醇 20mL，超声处理 30 分钟，滤过，滤液蒸干，残渣加甲醇 1mL 使溶解，作为对照药材溶液。再取大叶茜草素对照品，加甲醇制成每 1mL 含 1mg 的溶液，作为对照品溶液。照薄层色谱法试验，吸取上述供试品溶液 10μL、对照药材及对照品溶液各 5μL，分别点于同一硅胶 G 薄层板上，以石油醚（60 ～ 90℃）– 丙酮（4：1）为展开剂，展开，取出，晾干，置紫外光灯（365nm）下检视。供试品色谱中，在与对照药材及对照品色谱相应的位置上，分别显相同颜色的荧光斑点。

5. 检查

（1）乙醇量：应为 32% ～ 42%。

（2）总固体：遗留残渣不得少于 1.5%。

（3）其他：应符合酒剂项下有关的各项规定。

6. 含量测定

照 2020 年版《中华人民共和国药典》高效液相色谱法测定。

（1）色谱条件与系统适用性试验：以十八烷基硅烷键合硅胶为填充剂；甲醇－水－四氢呋喃（930∶90∶3）为流动相；检测波长为 250nm。理论板数按大叶茜草素峰计算应不低于 4000。

（2）对照品溶液的制备：精密称取大叶茜草素对照品适量，加甲醇制成每 1mL 含 20μg 的溶液，即得。

（3）供试品溶液的制备：取本品适量，滤过，取续滤液作为供试品溶液。

（4）测定法：分别精密吸取对照品溶液与供试品溶液各 10μL，注入液相色谱仪，测定，即得。

本品每 1mL 含茜草以大叶茜草素（$C_{17}H_{16}O_4$）计，不得少于 7μg。

【例 7-3】六味伤复宁酊

1. 主要组成

透骨香、红禾麻、见血飞、吉祥草、酢浆草、白龙须。

2. 制法

以上六味，分别粉碎成粗粉，混匀，加 70% 乙醇 1350mL，浸渍 20 天，滤过，滤液调整至规定量，即得。

3. 性状

本品为棕色至棕褐色的澄清液体；气微香。

4. 鉴别

取本品，作为供试品溶液。另取见血飞对照药材 1g，加 70% 乙醇 10mL，加热回流 30 分钟，滤过，滤液作为对照药材溶液。照薄层色谱法试验，吸取上述供试品溶液 20μL、对照药材溶液 5μL，分别点于同一以羧甲基纤维素钠为黏合剂的硅胶 G 薄层板上，以氯仿－甲醇－浓氨溶液（12.5∶5∶1）为展开剂，展开，取出，晾干，立即置紫外光灯（254nm）下检视。供试品色谱中，在与对照药材色谱相应的位置上，显相同颜色的斑点。

5. 检查

（1）乙醇量：应为 58% ～ 68%。

（2）总固体：精密量取本品 25mL，置已干燥至恒重的蒸发皿中，蒸干，在 105℃ 干燥 3 小时，置干燥器中，放置 30 分钟，精密称定，遗留残渣不得少于 1.5%（g/mL）。

（3）其他：应符合酊剂项下有关的各项规定。

6. 含量测定

照 2020 年版《中华人民共和国药典》气相色谱法测定。

（1）色谱条件与系统适用性试验：以聚乙二醇（PEG）-20M 为固定相，涂布浓度为 10%；柱温为 140℃。理论板数按水杨酸甲酯峰计算应不低于 2000。

（2）对照品溶液的制备：取水杨酸甲酯对照品适量，精密称定，加乙醇制成每 1mL 含 0.1mg 的溶液，即得。

（3）供试品溶液的制备：取本品作为供试品溶液。

（4）测定法：分别精密吸取对照品溶液与供试品溶液各 2μL，注入气相色谱仪，测定，即得。

本品每 1mL 含透骨香以水杨酸甲酯（$C_8H_8O_3$）计，不得少于 65μg。

【例 7-4】感清糖浆

1. 主要组成

马兰草、铁筷子、石吊兰、蓝布正、木芙蓉叶、紫苏、荆芥、薄荷脑。

2. 制法

以上七味药材，加水煎煮 2 次，每次 1 小时，滤过，合并滤液，静置 24 小时使沉淀，取上清液浓缩至 700mL，加入单糖浆（蔗糖与水 1∶1）、薄荷脑、苯甲酸钠、羟苯乙酯、枸橼酸、杨梅香精，搅匀，即得。

3. 性状

本品为棕色至棕褐色的液体；气微香，味甜、微苦。

4. 鉴别

（1）取本品 20mL，加 0.1mL/L 氢氧化钠溶液 6mL，加氯仿 40mL，振摇提取，分取氯仿液，水浴浓缩至约 0.5mL，作为供试品溶液。另取石吊兰对照药材 2g，加醋酸乙酯 20mL，加热回流 30 分钟，滤过，滤液蒸干，残渣加氯仿 1mL 使溶解，作为对照药材溶液。照薄层色谱法试验，吸取上述两种溶液各 5μL，分别点于同一以羧甲基纤维素钠为黏合剂的硅胶 G 薄层板上，以苯 – 醋酸乙酯 – 甲酸（8∶2∶0.1）为展开剂，展开，取出，晾干，喷以 3% 三氯化铁乙醇液。供试品色谱中，在与对照药材色谱相应的位置上，显相同颜色的斑点。

（2）取本品 50mL，加醋酸乙酯 40mL，振摇提取，分取醋酸乙酯液浓缩至约 0.5mL，作为供试品溶液。另取铁筷子对照药材 2g，加醋酸乙酯 20mL，加热回流 30 分钟，滤过，滤液浓缩至约 1mL，作为对照药材溶液。照薄层色谱法试验，吸取上述两种溶液各 5μL，分别点于同一以羧甲基纤维素钠为黏合剂的硅胶 G 薄层板上，以环己烷 – 醋酸乙酯 – 甲醇（7.5∶1.5∶1）为展开剂，展开，取出，晾干，置紫外光灯（365nm）下检视。供试品色谱中，在与对照药材色谱相应的位置上，显相同颜色的荧光斑点。

5. 检查

（1）相对密度：应不低于 1.10。

（2）pH：应为 4.0 ～ 6.0。

（3）其他：应符合糖浆剂项下的各项规定。

6. 含量测定

照 2020 年版《中华人民共和国药典》高效液相色谱法测定。

（1）色谱条件与系统适用性试验：以十八烷基硅烷键合硅胶为填充剂；甲醇 –1% 冰醋酸（65∶35）为流动相，检测波长为 284nm。理论板数按石吊兰素峰计算应不低于 4000。

（2）对照品溶液的制备：精密称取石吊兰素对照品 10mg，置 50mL 量瓶中，加甲醇适量使溶解并稀释至刻度，摇匀；精密吸取 5mL，置 50mL 量瓶中，加 50% 甲醇稀释至刻度，

摇匀，即得。（每 1mL 含石吊兰素 20μg）

（3）供试品溶液的制备：精密吸取本品 50mL，置分液漏斗中，用醋酸乙酯振摇提取 3 次（30mL、30mL、20mL），合并提取液，蒸干，残渣用 50% 甲醇溶解，移至 25mL 量瓶中，用 50% 甲醇稀释至刻度，摇匀，即得。

（4）测定法：分别精密吸取对照品溶液与供试品溶液各 10μL，注入液相色谱仪，测定，即得。

本品含石吊兰以石吊兰素（$C_{18}H_{16}O_7$）计，不得少于 0.42%（mg/mL）。

第三节　半固体制剂的分析

苗药半固体制剂包括煎膏剂、流浸膏剂与浸膏剂、凝胶剂等。

一、煎膏剂的质量分析

煎膏剂系指饮片用水煎煮，取煎煮液浓缩，加炼蜜或糖（或转化糖）制成的半流体制剂。

（一）煎膏剂的质量要求

1.煎膏剂在生产与贮藏期间应符合下列有关规定。

（1）饮片按各品种项下规定的方法煎煮，滤过，滤液浓缩至规定的相对密度，即得清膏。

（2）如需加入饮片原粉，除另有规定外，一般应加入细粉。

（3）清膏按规定量加入炼蜜或糖（或转化糖）收膏；若需加饮片细粉，待冷却后加入，搅拌混匀。除另有规定外，加炼蜜或糖（或转化糖）的量，一般不超过清膏量的 3 倍。

（4）煎膏剂应无焦臭、异味，无糖的结晶析出。

（5）除另有规定外，煎膏剂应密封，置阴凉处贮存。

2.除另有规定外，煎膏剂应进行以下相应检查。

（1）相对密度：除另有规定外，取供试品适量，精密称定，加水约 2 倍，精密称定，混匀，作为供试品溶液。照相对密度测定法测定，按下式计算，应符合各品种项下的有关规定。

$$供试品相对密度=\frac{W_1-W_1\times f}{W_2-W_1\times f}$$

式中，W_1 为比重瓶内供试品溶液的重量，g；W_2 为比重瓶内水的重量，g。

$$f=\frac{加入供试品中水的重量}{供试品重量+加入供试品中水的重量}$$

凡加饮片细粉的煎膏剂，不再检查相对密度。

（2）不溶物：取供试品 5g，加热水 200mL，搅拌使溶化，放置 3 分钟后观察，不得有焦屑等异物（微量细小纤维、颗粒不在此限）。加饮片细粉的煎膏剂，应在未加入细粉前检查，符合规定后，方可加入细粉。加入药粉后不再检查不溶物。

（3）微生物限度：照非无菌产品微生物限度检查，微生物计数法和控制菌检查法及非无菌药品微生物限度标准检查，应符合规定。

（二）煎膏剂质量分析的特点

煎膏剂制备时，一般用水或不同浓度的乙醇为提取溶剂，水作溶剂时药液中含有大量的多糖、蛋白质等水溶性杂质，乙醇提取时药液中的脂溶性杂质相对较多，样品的前处理方法应结合待测成分的性质合理选择。此外，煎膏剂较为黏稠，分析时常采用水或稀醇稀释后，再进行纯化或检测，也可加适量的惰性材料，如硅藻土、纤维素等，低温烘干后，按固体样品处理。煎膏剂中常含有乙醇、糖或蜂蜜等辅料，在样品预处理时应注意排除辅料对检测的干扰。

（三）应用实例

【例 7-5】益母草膏

1. 主要组成

益母草。

2. 制法

取益母草 1000g，切碎，加水煎煮二次，每次 2 小时，合并煎液，滤过，滤液浓缩至相对密度为 1.21～1.25（80℃）的清膏。每 100g 清膏加红糖 200g，加热溶化，混匀，浓缩至规定的相对密度，即得。

3. 性状

本品为棕黑色稠厚的半流体；气微，味苦、甜。

4. 鉴别

在〔含量测定〕项色谱图中，供试品色谱中应呈现与对照品色谱保留时间一致的色谱峰。

5. 检查

（1）相对密度：应不低于 1.36。

（2）其他：应符合煎膏剂项下有关的各项规定。

6. 含量测定

照 2020 年版《中华人民共和国药典》高效液相色谱法测定。

（1）色谱条件与系统适用性试验：以强阳离子交换键合硅胶为填充剂；以乙腈 –0.05mol/L 磷酸二氢钾溶液 – 磷酸（15∶85∶0.15）为流动相；检测波长为 192nm。理论板数按盐酸水苏碱峰计算应不低于 2000。

（2）对照品溶液的制备：取盐酸水苏碱对照品适量，精密称定，加甲醇制成每 1mL 含 0.3mg 的溶液，即得。

（3）供试品溶液的制备：取本品，摇匀，取约 1g，精密称定，置具塞锥形瓶中，精密加入 0.5% 盐酸甲醇溶液 25mL，称定重量，超声处理（功率 250W，频率 33kHz）30 分钟，放冷，再称定重量，用 0.5% 盐酸甲醇溶液补足减失的重量，摇匀，滤过，取续滤液，即得。

（4）测定法：分别精密吸取对照品溶液与供试品溶液各 10μL，注入液相色谱仪，测定，即得。

本品每 1g 含盐酸水苏碱（$C_7H_{13}NO_2 \cdot HCl$）计，不得少于 3.6mg。

二、流浸膏剂与浸膏剂的质量分析

流浸膏剂、浸膏剂系指饮片用适宜的溶剂提取，蒸去部分或全部溶剂，调整至规定浓度而成的制剂。除另有规定外，流浸膏剂系指每 1mL 相当于饮片 1g；浸膏剂分为稠膏和干膏两种，每 1g 相当于饮片 2 ～ 5g。

（一）流浸膏剂与浸膏剂的质量要求

1.流浸膏剂、浸膏剂在生产与贮藏期间应符合下列有关规定。

（1）除另有规定外，流浸膏剂用渗漉法制备，也可用浸膏剂稀释制成；浸膏剂用煎煮法、回流法或渗漉法制备，全部提取液应低温浓缩至稠膏状，加稀释剂或继续浓缩至规定的量。

（2）流浸膏剂久置若产生沉淀时，在乙醇和有效成分含量符合各品种项下规定的情况下，可滤过除去沉淀。

（3）除另有规定外，应置遮光容器内密封，流浸膏剂应置阴凉处贮存。

2.除另有规定外，流浸膏剂、浸膏剂应进行以下相应检查。

（1）乙醇量：除另有规定外，含乙醇的流浸膏照乙醇量测定法测定，应符合规定。

（2）甲醇量：除另有规定外，含乙醇的流浸膏照甲醇量检查法检查，应符合各品种项下的规定。

（3）装量：照最低装量检查法检查，应符合规定。

（4）微生物限度：照非无菌产品微生物限度检查，微生物计数法和控制菌检查法及非无菌药品微生物限度标准检查，应符合规定。

（二）流浸膏剂与浸膏剂质量分析的特点

苗药浸膏和流浸膏都是复杂的混合物，可根据所含成分的专属性、有效性等设计鉴定和含量测定的方法，以达到控制质量的目的。当有效成分清楚如甘草浸膏和甘草流浸膏，可采用高效液相色谱法进行甘草苷或甘草酸的含量测定。如含量较低时可利用测定浸出物的含量作为质量控制项目或测定总固体量控制其质量。例如 2020 年版《中华人民共和国药典》中姜流浸膏测定其乙醚浸出物的重量来控制其质量。

为了控制成品的含量，使其符合《中华人民共和国药典》的规定，生产流浸膏、浸膏的过程中，常常先测定半成品的含量，再加入适宜的稀释剂调节其含量至符合规定，因此需要考虑稀释剂对分析的影响，例如流浸膏可用适当的溶剂调节，干浸膏常用的稀释剂有淀粉、乳糖、蔗糖、氧化镁、碳酸钙等。设计分析方法时应考虑这些稀释剂可能产生的干扰。

（三）应用实例

【例 7-6】甘草浸膏

1.主要组成

甘草。

2. 制法

取甘草，润透，切片，加水煎煮 3 次，每次 2 小时，合并煎液，放置过夜使沉淀，取上清液浓缩至稠膏状，取出适量，照〔含量测定〕项下的方法，测定甘草酸含量，调节使符合规定，即得；或干燥，使成细粉，即得。

3. 性状

本品为棕褐色的块状固体或粉末；有微弱的特殊臭气和持久的特殊甜味。

4. 鉴别

（1）取本品细粉 1 ～ 2mg，置白瓷板上，加硫酸溶液（4 → 5）数滴，即显黄色，渐变为橙黄色至橙红色。

（2）取本品 1g，加水 40mL 溶解，用正丁醇振摇提取 3 次，每次 20mL（必要时离心），合并正丁醇液，用水洗涤 3 次，每次 20mL，正丁醇液蒸干，残渣加甲醇 5mL 使溶解，作为供试品溶液。另取甘草酸铵对照品，加甲醇制成每 1mL 含 2mg 的溶液，作为对照品溶液。照薄层色谱法试验，吸取上述两种溶液各 5μL，分别点于同一用 1% 氢氧化钠溶液制备的硅胶 G 薄层板上，以乙酸乙酯 – 甲酸 – 冰醋酸 – 水（15：1：1：2）为展开剂，展开，取出，晾干，喷以 10% 硫酸乙醇溶液，在 105℃加热至斑点显色清晰，置紫外光灯（365nm）下检视。供试品色谱中，在与对照品色谱相应的位置上，显相同的橙黄色荧光斑点。

5. 检查

（1）水分：照水分测定法测定，块状固体不得过 13.5%；粉末不得过 10.0%。

（2）总灰分：不得过 12.0%。

（3）水中不溶物：精密称取本品 1g，加水 25mL 搅拌溶解后，离心 1 小时（转速为每分钟 1000 转；或每分钟 2000 转，离心 30 分钟），弃去上清液，沉淀加水 25mL，搅匀，再照上法离心洗涤，直至洗液无色澄明为止，沉淀用少量水洗入已干燥至恒重的蒸发皿中，置水浴上蒸干，在 105℃干燥至恒重，遗留残渣不得过 5.0%。

（4）其他：应符合流浸膏剂与浸膏剂项下有关的各项规定。

6. 含量测定

照 2020 年版《中华人民共和国药典》高效液相色谱法测定。

（1）色谱条件与系统适用性试验：以十八烷基硅烷键合硅胶为填充剂；以乙腈为流动相 A，以 0.05% 磷酸溶液为流动相 B，按乙腈（A）–0.05% 磷酸溶液（B），梯度洗脱程序（0 ～ 8min，A19%，B81%；8 ～ 35min，A19% → 50%，B81% → 50%；35 ～ 36min，A50% → 100%，B50% → 0；36 ～ 40min，A100% → 19%，B0 → 81%）进行梯度洗脱；检测波长为 237nm。理论板数按甘草酸峰计算应不低于 5000。

（2）对照品溶液的制备：取甘草苷对照品适量，精密称定，用 70% 乙醇制成每 1mL 含甘草苷 20μg 的对照品溶液；取甘草酸铵对照品适量，精密称定，用 70% 乙醇制成每 1mL 含甘草酸铵 0.2mg（折合甘草酸为 0.1959mg）的对照品溶液。

（3）供试品溶液的制备：取本品，研细，取约 0.2g，精密称定，置具塞锥形瓶中，精密加入 70% 乙醇 100mL，密塞，称定重量，超声处理（功率 250W，频率 40kHz）30 分钟，取出，放冷，再称定重量，用 70% 乙醇补足减失的重量，摇匀，滤过，取续滤液，即得。

（4）测定法：分别精密吸取对照品溶液与供试品溶液各 10μL，注入液相色谱仪，测定，即得。

本品按干燥品计算，含甘草苷（C$_{21}$H$_{22}$O$_9$）不得少于 0.5%，甘草酸（C$_{42}$H$_{62}$O$_{16}$）不得少于 7.0%。

【例 7-7】大黄流浸膏

1. 主要组成

大黄。

2. 制法

取大黄（最粗粉）1000g，用 60% 乙醇作溶剂，浸渍 24 小时后，以每分钟 1～3mL 的速度缓缓渗漉，收集初漉液 850mL，另器保存，继续渗漉，至渗漉液色淡为止，收集续漉液，浓缩至稠膏状，加入初漉液，混匀，用 60% 乙醇稀释至 1000mL，静置，俟澄清，滤过，即得。

3. 性状

本品为棕色的液体；味苦而涩。

4. 鉴别

（1）取本品 1mL，加 1% 氢氧化钠溶液 10mL，煮沸，放冷，滤过。取滤液 2mL，加稀盐酸数滴使呈酸性，加乙醚 10mL，振摇，乙醚层显黄色，分取乙醚液，加氨试液 5mL，振摇，乙醚层仍显黄色，氨液层显持久的樱红色。

（2）取本品 1mL，置瓷坩埚中，在水浴上蒸干后，坩埚上覆以载玻片，置石棉网上直火徐徐加热，至载玻片上呈现升华物后，取下载玻片，放冷，置显微镜下观察，有菱形针状、羽状和不规则晶体，滴加氢氧化钠试液，结晶溶解，溶液显紫红色。

（3）取本品 0.1mL，蒸干，残渣加水 20mL 使溶解，滤过，滤液加盐酸 2mL，加热回流 30 分钟，立即冷却，用乙醚 20mL 分 2 次振摇提取，合并乙醚液，蒸干，残渣加三氯甲烷 1mL 使溶解，作为供试品溶液。另取大黄对照药材 0.1g，加乙醇 20mL，浸泡 1 小时，滤过，取滤液 5mL，蒸干，残渣加水 10mL、盐酸 1mL，自"加热回流 30 分钟"起，同法制成对照药材溶液。再取大黄酸对照品，加甲醇制成每 1mL 含 1mg 的溶液，作为对照品溶液。照薄层色谱法试验，吸取供试品溶液 2μL、对照药材溶液和对照品溶液各 4μL，分别点于同一以羧甲基纤维素钠为黏合剂的硅胶 H 薄层板上，以石油醚（30～60℃）– 甲酸乙酯 – 甲酸（15：5：1）的上层溶液为展开剂，展开，取出，晾干，置紫外光灯（365nm）下检视。供试品色谱中，在与对照药材色谱相应的位置上，显相同的五个橙色荧光斑点；在与对照品色谱相应的位置上，显相同的橙色荧光斑点；置氨蒸气中熏后，斑点变为红色。

5. 检查

（1）土大黄苷：取本品 0.2mL，加甲醇 2mL，温浸 10 分钟，放冷，取上清液 10μL，点于滤纸上，以 45% 乙醇展开，取出，晾干，放置 10 分钟，置紫外光灯（365nm）下观察，不得显持久的亮紫色荧光。

（2）乙醇量：应为 40%～50%。

（3）总固体：取本品约 1g，置已干燥至恒重的蒸发皿中，精密称定，置水浴上蒸干后，在 105℃ 干燥 3 小时，移置干燥器中，冷却 30 分钟，迅速称定重量，遗留残渣不得少于 30.0%。

（4）其他：应符合流浸膏剂与浸膏剂项下有关的各项规定。

6. 含量测定

照 2020 年版《中华人民共和国药典》高效液相色谱法测定。

（1）色谱条件与系统适用性试验：以十八烷基硅烷键合硅胶为填充剂；以甲醇 –0.1% 磷酸溶液（80：20）为流动相；检测波长为 254nm。理论板数按大黄素峰计算应不低于 1500。

（2）对照品溶液的制备：取大黄素对照品和大黄酚对照品适量，精密称定，加甲醇制成每 1mL 各含大黄素和大黄酚 5μg 的溶液，即得。

（3）供试品溶液的制备：取本品约 0.2g，精密称定，置锥形瓶中，蒸干，精密加甲醇 25mL，称定重量，加热回流 30 分钟，放冷，再称定重量，用甲醇补足减失的重量，摇匀，滤过。精密量取续滤液 5mL，置圆底烧瓶中，挥去甲醇，加 2.5mol/L 硫酸溶液 10mL，超声处理（功率 120W，频率 45kHz）5 分钟，再加三氯甲烷 10mL，加热回流 1 小时，冷却，移至分液漏斗中，用少量三氯甲烷洗涤容器，并入分液漏斗中，分取三氯甲烷层，酸液用三氯甲烷提取 2 次，每次 10mL。三氯甲烷液依次以铺有无水硫酸钠 2g 的漏斗滤过，合并三氯甲烷液，回收溶剂至干，残渣精密加入甲醇 25mL，称定重量，置水浴中微热溶解残渣，放冷，再称定重量，用甲醇补足减失的重量，滤过，取续滤液，即得。

（4）测定法：分别精密吸取对照品溶液与供试品溶液各 20μL，注入液相色谱仪，测定，即得。

本品含大黄素（$C_{15}H_{10}O_5$）和大黄酚（$C_{15}H_{10}O_4$）的总量不得少于 0.45%。

三、凝胶剂的质量分析

凝胶剂系指原料药物与能形成凝胶的辅料制成的具凝胶特性的稠厚液体或半固体制剂。除另有规定外，凝胶剂限局部用于皮肤及体腔，如鼻腔、阴道和直肠等。乳状液型凝胶剂又称为乳胶剂。由高分子基质如西黄蓍胶制成的凝胶剂也可称为胶浆剂。小分子无机原料药物如氢氧化铝凝胶剂是由分散的药物小粒子以网状结构存在于液体中，属两相分散系统，也称混悬型凝胶剂。混悬型凝胶剂可有触变性，静止时形成半固体而搅拌或振摇时成为液体。

凝胶剂基质属单相分散系统，有水性与油性之分。水性凝胶基质一般由水、甘油或丙二醇与纤维素衍生物、卡波姆和海藻酸盐、西黄蓍胶、明胶、淀粉等构成；油性凝胶基质由液状石蜡与聚乙烯或脂肪油与胶体硅或铝皂、锌皂等构成。

（一）凝胶剂的质量要求

1. 凝胶剂在生产与贮藏期间应符合下列有关规定。

（1）混悬型凝胶剂中胶粒应分散均匀，不应下沉、结块。

（2）凝胶剂应均匀、细腻，在常温时保持胶状，不干涸或液化。

（3）凝胶剂根据需要可加入保湿剂、抑菌剂、抗氧剂、乳化剂、增稠剂和透皮促进剂等。除另有规定外，在制剂确定处方时，该处方的抑菌效力应符合抑菌效力检查法的规定。

（4）凝胶剂一般应检查 pH。

（5）除另有规定外，凝胶剂应避光、密闭贮存，并应防冻。

（6）凝胶剂用于烧伤治疗如为非无菌制剂的，应在标签上标明"非无菌制剂"；产品说明书中应注明"本品为非无菌制剂"，同时在适应证下应明确"用于程度较轻的烧伤（Ⅰ°或浅Ⅱ°）"，注意事项下规定"应遵医嘱使用"。

2.除另有规定外，凝胶剂应进行以下相应检查。

（1）粒度：除另有规定外，混悬型凝胶剂照下述方法检查，应符合规定。

检查法：取供试品适量，置于载玻片上，涂成薄层，薄层面积相当于盖玻片面积，共涂 3 片，照粒度和粒度分布测定法测定，均不得检出大于 180μm 的粒子。

（2）装量：照最低装量检查法检查，应符合规定。

（3）无菌：除另有规定外，用于烧伤［除程度较轻的烧伤（Ⅰ°或浅Ⅱ°外）］、严重创伤或临床必须无菌的照无菌检查法检查，应符合规定。

（4）微生物限度：除另有规定外，照非无菌产品微生物限度检查，微生物计数法和控制菌检查法及非无菌药品微生物限度标准检查，应符合规定。

（二）凝胶剂质量分析的特点

凝胶剂在进行质量分析时，应注意基质对分析的影响，提取所用溶剂及方法均应根据待测成分及杂质的性质来选择。常采用的提取方法有超声提取法、离心法等。如凝胶黏度过大，可加入适宜的溶剂使凝胶变稀、分散后，再进行提取，如盐酸布替萘芬凝胶。

（三）应用实例

【例 7-8】金果榄凝胶

1. 主要组成

金果榄、冰片、聚乙烯醇缩甲乙醛。

2. 制法

金果榄粉碎成粗颗粒，用 85% 乙醇 300mL 润湿过夜，照流浸膏剂与浸膏剂项下的渗漉法，用 85% 乙醇作溶剂，浸渍 48 小时，缓缓渗漉，收集初漉液 850mL，另器保存，继续渗漉，至漉液近无色或微黄色，收集续漉液，药渣压榨，将压出液与续漉液合并，在 60℃以下浓缩至相对密度为 1.31（60℃）的稠膏，加入初漉液 850mL，混合，加入冰片及聚乙烯醇缩甲乙醛，混匀，加 85% 乙醇至规定量，混匀，静置，滤过，即得。

3. 性状

本品为棕黄色黏稠液体；气清香，味微苦。

4. 鉴别

取本品 10mL，加 1% 硫酸溶液 20mL，置 50 ～ 60℃水浴加热 1 小时，滤过，滤液用氨试液调节 pH 至 9 ～ 11，用氯仿振摇提取 3 次，每次 15mL，合并氯仿液，蒸干，残渣加乙醇 0.5mL 使溶解，作为供试品溶液。另取盐酸巴马汀对照品，加乙醇制成每 1mL 含 4mg 的溶液，作为对照品溶液。照薄层色谱法试验，吸取上述两种溶液各 5μL，分别点于同一以羧甲基纤维素钠为黏合剂的硅胶 G 薄层板上，以苯 - 醋酸乙酯 - 甲醇 - 异丙醇 - 浓氨试液（10∶6∶6∶2∶1）为展开剂，展开，取出，晾干，置紫外光灯（365nm）下检视。供试品色谱中，在与对照品色谱相应的位置上，显相同颜色的荧光斑点。

5. 检查

（1）耐热试验：取本品 2 支，于 40℃恒温箱内保存 24 小时，取出，放至室温，应无分层现象。

（2）耐寒试验：取本品 2 支，于 -15℃条件下冷藏 24 小时，取出，放至室温，应无分层现象。

（3）其他：应符合凝胶剂项下有关的各项规定。

6. 含量测定

照 2020 年版《中华人民共和国药典》高效液相色谱法测定。

（1）色谱条件与系统适用性试验：以十八烷基硅烷键合硅胶为填充剂；0.025mol/L 磷酸二氢钾溶液 – 甲醇（50∶50）为流动相；检测波长为 340nm。理论塔板数按盐酸巴马汀峰计算应不低于 1200。

（2）对照品溶液的制备：精密称取盐酸巴马汀对照品适量，加甲醇制成每 1mL 含 30μg 的溶液，即得。

（3）供试品溶液的制备：取本品装量差异项下的内容物，混匀，取 2g，精密称定，置 10mL 量瓶中，加甲醇溶解并稀释至刻度，密塞，剧烈振摇，超声处理 5 分钟，离心，取上清液，即得。

（4）测定法：分别精密吸取对照品溶液与供试品溶液各 5μL，注入液相色谱仪，测定，即得。

本品每 1g 含金果榄以盐酸巴马汀（$C_{21}H_{21}NO_4 \cdot HCl$）计，不得少于 0.19mg。

第四节　固体制剂的分析

苗药固体制剂包括丸剂、片剂、颗粒剂、胶囊剂等。由于活性成分都存在于固态的剂型中，分析前必须选择合适的溶剂，将被测成分完全提取出来，再根据其理化特性和共存的其他成分的性质及其干扰程度，设法分离精制，使其适应分析方法的要求，其中丸剂和部分片剂由于直接使用粉碎的药材，被分析成分大部分存在于植物细胞中，要提取完全更困难。因此，苗药固体制剂的分析过程中，样品的提取分离是非常重要的步骤，应倍加注意。此外，赋形剂的干扰不能忽视，丸剂、颗粒剂中含有多量的糖，都有可能影响分析。

一、丸剂的质量分析

丸剂系指原料药物与适宜的辅料制成的球形或类球形固体制剂。丸剂包括蜜丸、水蜜丸、水丸、糊丸、蜡丸、浓缩丸、滴丸和糖丸等。

蜜丸系指饮片细粉以炼蜜为黏合剂制成的丸剂。其中每丸重量在 0.5g（含 0.5g）以上的称大蜜丸，每丸重量在 0.5g 以下的称小蜜丸。

水蜜丸系指饮片细粉以炼蜜和水为黏合剂制成的丸剂。

水丸系指饮片细粉以水（或根据制法用黄酒、醋、稀药汁、糖液、含 5% 以下炼蜜的水溶液等）为黏合剂制成的丸剂。

糊丸系指饮片细粉以米粉、米糊或面糊等为黏合剂制成的丸剂。

蜡丸系指饮片细粉以蜂蜡为黏合剂制成的丸剂。

浓缩丸系指饮片或部分饮片提取浓缩后，与适宜的辅料或其余饮片细粉，以水、炼蜜或炼蜜和水等为黏合剂制成的丸剂。根据所用黏合剂的不同，分为浓缩水丸、浓缩蜜丸和浓缩水蜜丸等。

滴丸系指原料药物与适宜的基质加热熔融混匀，滴入不相混溶、互不作用的冷凝介质中制成的球形或类球形制剂。

糖丸系指以适宜大小的糖粒或基丸为核心，用糖粉和其他辅料的混合物作为撒粉材料，选用适宜的黏合剂或润湿剂制丸，并将原料药物以适宜的方法分次包裹在糖丸中而制成的制剂。

（一）丸剂的质量要求

1. 丸剂在生产与贮藏期间应符合下列有关规定。

（1）除另有规定外，供制丸剂用的药粉应为细粉或最细粉。

（2）炼蜜按炼蜜程度分为嫩蜜、中蜜和老蜜，制备时可根据品种、气候等具体情况选用。蜜丸应细腻滋润，软硬适中。

（3）滴丸基质包括水溶性基质和非水溶性基质，常用的有聚乙二醇类（如聚乙二醇6000、聚乙二醇4000等）、泊洛沙姆、硬脂酸聚烃氧（40）酯、明胶、硬脂酸、单硬脂酸甘油酯、氢化植物油等。

（4）丸剂通常采用泛制、塑制和滴制等方法制备。

（5）浓缩丸所用饮片提取物应按制法规定，采用一定的方法提取浓缩制成。

（6）蜡丸制备时，将蜂蜡加热熔化，待冷却至适宜温度后按比例加入药粉，混合均匀。

（7）除另有规定外，水蜜丸、水丸、浓缩水蜜丸和浓缩水丸均应在80℃以下干燥；含挥发性成分或淀粉较多的丸剂（包括糊丸）应在60℃以下干燥；不宜加热干燥的应采用其他适宜的方法干燥。

（8）滴丸冷凝介质必须安全无害，且与原料药物不发生作用。常用的冷凝介质有液状石蜡、植物油、甲基硅油和水等。

（9）除另有规定外，糖丸在包装前应在适宜条件下干燥，并按丸重大小要求用适宜筛号的药筛过筛处理。

（10）根据原料药物的性质、使用与贮藏的要求，凡需包衣和打光的丸剂，应使用各品种制法项下规定的包衣材料进行包衣和打光。

（11）除另有规定外，丸剂外观应圆整，大小、色泽应均匀，无粘连现象。蜡丸表面应光滑无裂纹，丸内不得有蜡点和颗粒。滴丸表面应无冷凝介质黏附。

（12）根据原料药物的性质与使用、贮藏的要求，供口服的滴丸可包糖衣或薄膜衣。必要时，薄膜衣包衣滴丸应检查残留溶剂。

（13）丸剂的微生物限度应符合要求。

（14）根据原料药物和制剂的特性，除来源于动、植物多组分且难以建立测定方法的丸剂外，溶出度、释放度、含量均匀度等应符合要求。

（15）除另有规定外，丸剂应密封贮存，防止受潮、发霉、虫蛀、变质。

2. 除另有规定外，丸剂应进行以下相应检查。

（1）水分：照水分测定法测定。除另有规定外，蜜丸和浓缩蜜丸中所含水分不得过15.0%；水蜜丸和浓缩水蜜丸不得过12.0%；水丸、糊丸、浓缩水丸不得过9.0%；蜡丸不检查水分。

（2）重量差异

1）除另有规定外，滴丸照下述方法检查，应符合规定。

检查法：取供试品 20 丸，精密称定总重量，求得平均丸重后，再分别精密称定每丸的重量。每丸重量与标示丸重相比较（无标示丸重的，与平均丸重比较），按表 7-2 中的规定，超出重量差异限度的不得多于 2 丸，并不得有 1 丸超出限度 1 倍。

表7-2　滴丸重量差异限度

标示丸重或平均丸重	重量差异限度	标示丸重或平均丸重	重量差异限度
0.03g 及 0.03g 以下	± 15%	0.1g 以上至 0.3g	± 10%
0.03g 以上至 0.1g	± 12%	0.3g 以上	± 7.5%

2）除另有规定外，糖丸照下述方法检查，应符合规定。

检查法：取供试品 20 丸，精密称定总重量，求得平均丸重后，再分别精密称定每丸的重量。每丸重量与标示丸重相比较（无标示丸重的，与平均丸重比较），按表 7-3 中的规定，超出重量差异限度的不得多于 2 丸，并不得有 1 丸超出限度 1 倍。

表7-3　糖丸重量差异限度

标示丸重或平均丸重	重量差异限度	标示丸重或平均丸重	重量差异限度
0.03g 及 0.03g 以下	± 15%	0.3g 以上	± 7.5%
0.03g 以上至 0.3g	± 10%		

3）除另有规定外，其他丸剂照下述方法检查，应符合规定。

检查法：以 10 丸为 1 份（丸重 1.5g 及 1.5g 以上的以 1 丸为 1 份），取供试品 10 份，分别称定重量，再与每份标示重量（每丸标示量 × 称取丸数）相比较（无标示重量的丸剂，与平均重量比较），按表 7-4 规定，超出重量差异限度的不得多于 2 份，并不得有 1 份超出限度 1 倍。

表7-4　其他丸剂重量差异限度

标示重量或平均重量	重量差异限度	标示重量或平均重量	重量差异限度
0.05g 及 0.05g 以下	± 12%	1.5g 以上至 3g	± 8%
0.05g 以上至 0.1g	± 11%	3g 以上至 6g	± 7%
0.1g 以上至 0.3g	± 10%	6g 以上至 9g	± 6%
0.3g 以上至 1.5g	± 9%	9g 以上	± 5%

注意：包糖衣丸剂应检查丸芯的重量差异并符合规定，包糖衣后不再检查重量差异，其他包衣丸剂应在包衣后检查重量差异并符合规定；凡进行装量差异检查的单剂量包装丸剂及进行含量均匀度检查的丸剂，一般不再进行重量差异检查。

（3）装量差异：除糖丸外，单剂量包装的丸剂，照下述方法检查应符合规定。

检查法：取供试品 10 袋（瓶），分别称定每袋（瓶）内容物的重量，每袋（瓶）装量与标示装量相比较，按表 7-5 规定，超出装量差异限度的不得多于 2 袋（瓶），并不得有 1 袋（瓶）超出限度 1 倍。

表7-5　丸剂装量差异限度

标示装量	装量差异限度	标示装量	装量差异限度
0.5g及0.5g以下	± 12%	3g以上至6g	± 6%
0.5g以上至1g	± 11%	6g以上至9g	± 5%
1g以上至2g	± 10%	9g以上	± 4%
2g以上至3g	± 8%		

（4）装量：装量以重量标示的多剂量包装丸剂，照最低装量检查法检查，应符合规定。以丸数标示的多剂量包装丸剂，不检查装量。

（5）溶散时限：除另有规定外，取供试品6丸，选择适当孔径筛网的吊篮（丸剂直径在2.5mm以下的用孔径约0.42mm的筛网；在2.5～3.5mm之间的用孔径约1.0mm的筛网；在3.5mm以上的用孔径约2.0mm的筛网），照崩解时限检查法片剂项下的方法加挡板进行检查。除另有规定外，小蜜丸、水蜜丸和水丸应在1小时内全部溶散；浓缩水丸、浓缩蜜丸、浓缩水蜜丸和糊丸应在2小时内全部溶散。滴丸不加挡板检查，应在30分钟内全部溶散，包衣滴丸应在1小时内全部溶散。操作过程中如供试品黏附挡板妨碍检查时，应另取供试品6丸，以不加挡板进行检查。上述检查，应在规定时间内全部通过筛网。如有细小颗粒状物未通过筛网，但已软化且无硬心者可按符合规定论。

蜡丸照崩解时限检查法片剂项下的肠溶衣片检查法检查，应符合规定。

除另有规定外，大蜜丸及研碎、嚼碎后或用开水、黄酒等分散后服用的丸剂不检查溶散时限。

（6）微生物限度：以动物、植物、矿物质来源的非单体成分制成的丸剂，生物制品丸剂，照非无菌产品微生物限度检查，微生物计数法和控制菌检查法及非无菌药品微生物限度标准检查，应符合规定。生物制品规定检查杂菌的，可不进行微生物限度检查。

（二）丸剂质量分析的特点

丸剂是由药材细粉或药材提取物制备的，其组成非常复杂。此外，在制备过程中由于工艺要求，不同类型丸剂添加了各种赋形剂。所以，在对丸剂进行分析前，必须对样品进行适当处理。

1. 样品的预处理

水蜜丸、水丸、糊丸、蜡丸、浓缩丸等可直接研细或粉碎后进行提取，而蜜丸中由于含有大量的蜂蜜，不能直接研细或粉碎，可用小刀将其切成小块再进行处理，如果测定的是蜜丸中的脂溶性成分，可用水溶散、离心后，再对药渣进行提取，也可直接加溶剂对切成小块的蜜丸进行提取，但最好做一些处理再进行提取。蜜丸常用的处理方法：置研钵中，加入一定量硅藻土研磨，直至蜜丸均匀分散后再用溶剂提取，也可将蜜丸加适量水或醇使之溶散，然后加入适量硅藻土搅匀后用溶剂提取（或干燥后再用溶剂提取），硅藻土用量为（1∶0.5）～（1∶2）（g/g）。

但是当对黄酮等酚酸类成分进行定量分析时，应注意硅藻土的选择，如有的硅藻土含铁离子等，应先用稀盐酸将硅藻土浸泡数次，再用纯水洗至中性，干燥后才可使用，否则对测定结果有影响。另外还应注意，硅藻土有一定的吸附能力，有些成分可能会被部分吸附而丢失，造成回收率偏低。

2. 样品的提取

提取所用溶剂及方法均应根据待测成分及杂质的性质，以及不同类型丸剂的特点来选择。常用的提取方法有超声提取法、室温浸渍法、低温浸渍法、回流提取法、连续回流提取法等。

3. 样品的纯化

由于丸剂往往是由多种原料药直接粉碎制成的，所含成分十分复杂，通常提取后必须经过纯化处理方能进行检测。可综合考虑剂型特点、被测成分的性质及共存干扰组分的性质等，选择溶剂萃取法、沉淀法、柱色谱法等进行纯化处理。

（三）应用实例

【例 7-9】银丹心泰滴丸

1. 主要组成

银杏叶、滇丹参、绞股蓝、艾片。

2. 制法

以上四味药材，银杏叶以 70% 乙醇回流提取 2 次，每次 2 小时，滤过，滤液回收乙醇，浓缩至相对密度为 1.20～1.25（20℃）的清膏，喷雾干燥得干燥粉末；滇丹参加水煎煮 3 次，第一次 3 小时，第二次 2 小时，第三次 1 小时，滤过，合并滤液，浓缩至相对密度为 1.2（40℃），加乙醇使含醇量达 75%，搅拌使沉淀，取上清液回收乙醇，浓缩至相对密度为 1.20～1.25（20℃）的清膏，喷雾干燥得干燥粉末；绞股蓝以 75% 乙醇回流提取 2 次，每次 2 小时，滤过，滤液回收乙醇，浓缩至相对密度为 1.20～1.25（20℃）的清膏，喷雾干燥得干燥粉末；将艾片粉碎成细粉，与上述粉末混合，加入已熔融的聚乙二醇 6000 中，搅匀，将药液置滴丸机贮料缸中，保温（90℃），30r/min 速度，滴入冷却至 5～10℃甲基硅油中，取出滴丸，吸除冷却剂，干燥，即得。

3. 性状

本品为浅棕色或深棕色的圆珠形滴丸或薄膜衣滴丸，气香，味微苦。

4. 鉴别

（1）取本品 20 丸，研细，进行微量升华，所得白色升华物加新制的 1% 香草醛硫酸溶液 1～2 滴，液滴边缘渐显玫瑰红色。

（2）取本品 20 丸，加甲醇 3mL，超声处理 20 分钟，滤过，滤液作为供试品溶液。另取原儿茶醛对照品，加甲醇制成每 1mL 含 1mg 的溶液，作为对照品溶液。照薄层色谱法试验，吸取供试品溶液 15μL 和对照品溶液 2μL，分别点于同一硅胶 G 薄层板上，以醋酸乙酯－苯－甲酸（7：8：0.8）为展开剂，展开，取出，晾干，喷以二硝基苯肼试液。供试品色谱中，在与对照品色谱相应的位置上，显相同颜色的斑点。

（3）取上述鉴别（2）项下所剩的供试品溶液，加镁粉少许及盐酸数滴，置水浴上稍加热，溶液逐渐显红褐色。

5. 检查

应符合滴丸剂项下有关的各项规定。

6. 含量测定

照 2020 年版《中华人民共和国药典》高效液相色谱法测定。

（1）色谱条件与系统适用性试验：以十八烷基硅烷键合硅胶为填充剂；甲醇 –0.4% 磷酸（50∶50）为流动相；检测波长为 360nm。理论板数按槲皮素峰计算应不低于 2500。

（2）对照品溶液的制备：精密称取经五氧化二磷干燥至恒重的槲皮素、山奈素、异鼠李素对照品适量，分别加甲醇制成每 1mL 含 0.03mg 的溶液，即得。

（3）供试品溶液的制备：取重量差异项下的本品，研细，混匀，取 0.85g，精密称定，置具塞锥形瓶中，加氯仿 15mL，超声处理 30 分钟，弃去氯仿，药渣挥干，加甲醇 –25% 盐酸溶液（4∶1）混合溶液 25mL，加热回流 30 分钟，放冷，转移至 50mL 量瓶中，加甲醇至刻度，摇匀，即得。

（4）测定法：分别精密吸取对照品溶液与供试品溶液各 10μL，注入液相色谱仪，测定，即得。

$$总黄酮醇苷含量=（槲皮素含量+山奈素含量+异鼠李素含量）×2.51$$

本品每丸含银杏叶以总黄酮醇苷计算，不得少于 0.45mg。

【例 7-10】补中益气丸

1. 主要组成

炙黄芪、党参、炙甘草、炒白术、当归、升麻、柴胡、陈皮。

2. 制法

以上八味，粉碎成细粉，过筛，混匀。另取生姜 20g、大枣 40g，加水煎煮 2 次，滤过，滤液浓缩。每 100g 粉末加炼蜜 100 ~ 120g 及生姜和大枣的浓缩煎液制成小蜜丸；或每 100g 粉末加炼蜜 100 ~ 120g 制成大蜜丸，即得。

3. 性状

本品为棕褐色至黑褐色的小蜜丸或大蜜丸；味微甜、微苦、辛。

4. 鉴别

（1）取本品，置显微镜下观察：纤维成束或散离，壁厚，表面有纵裂纹，两端断裂成帚状或较平截（炙黄芪）。纤维束周围薄壁细胞含草酸钙方晶，形成晶纤维（炙甘草）。草酸钙针晶细小，长 10 ~ 32μm，不规则地充塞于薄壁细胞中（炒白术）。草酸钙方晶成片存在于薄壁组织中（陈皮）。联结乳管直径 12 ~ 15μm，含细小颗粒状物（党参）。薄壁细胞纺锤形，壁略厚，有极微细的斜向交错纹理（当归）。木纤维成束，淡黄绿色，末端狭尖或钝圆，有的有分叉，直径 14 ~ 41μm，壁稍厚，具十字形纹孔，有的胞腔中含黄棕色物（升麻）。油管含淡黄色或黄棕色条状分泌物，直径 8 ~ 25μm（柴胡）。

（2）取本品 9g，剪碎，加水 30mL，煎煮 30 分钟，滤过，滤液中加稀盐酸 5mL，超声处理 5 分钟，静置，离心，取沉淀物，加稀乙醇 1mL 使溶解，用 10% 碳酸氢钠溶液调节 pH 至中性，稍加热，作为供试品溶液。另取甘草酸单铵盐对照品，加稀乙醇制成每 1mL 含 1mg 的溶液，作为对照品溶液。照薄层色谱法试验，吸取上述两种溶液各 5μL，分别点于同一硅胶 GF$_{254}$ 薄层板上，以正丁醇 – 冰醋酸 – 水（6∶1∶3）的上层溶液为展开剂，展开，取出，晾干，置紫外光灯（254nm）下检视。供试品色谱中，在与对照品色谱相应的位置上，显相同颜色的斑点。

（3）取本品 5g，剪碎，加硅藻土 5g，研匀，加甲醇 25mL，加热回流 20 分钟，滤过，滤液蒸干，残渣加甲醇 2mL 使溶解，作为供试品溶液。另取橙皮苷对照品，加甲醇制成饱和溶液，作为对照品溶液。照薄层色谱法试验，吸取上述两种溶液各 10μL，分别点于同一硅胶 G 薄层板上，以乙酸乙酯 – 甲醇 – 水（100∶17∶13）为展开剂，展开，取出，晾干，喷以三氯化铝试液，置紫外光灯（365nm）下检视。供试品色谱中，在与对照品色谱相应的位置上，显相同颜色的荧光斑点。

5. 检查

应符合丸剂项下有关的各项规定。

6. 含量测定

照 2020 年版《中华人民共和国药典》高效液相色谱法测定。

（1）色谱条件与系统适用性试验：以十八烷基硅烷键合硅胶为填充剂；以乙腈 – 水（35∶65）为流动相；用蒸发光散射检测器检测。理论板数按黄芪甲苷峰计算应不低于 4500。

（2）对照品溶液的制备：取黄芪甲苷对照品 10mg，精密称定，加甲醇制成每 1mL 含 0.5mg 的溶液，即得。

（3）供试品溶液的制备：取本品小蜜丸适量或重量差异项下的大蜜丸，剪碎，混匀，取 27.0g，加入硅藻土 13.5g，研匀，粉碎成粗粉，取 13.5g，精密称定，置索氏提取器中，加入甲醇适量，加热回流至提取液无色，提取液回收甲醇至干，残渣加水 25mL，微热使溶解，用水饱和的正丁醇振摇提取 6 次，每次 20mL，合并正丁醇提取液，用氨试液洗涤 3 次，每次 40mL，正丁醇液回收溶剂至干，残渣用甲醇溶解，转移至 10mL 量瓶中，加甲醇至刻度，摇匀，滤过，取续滤液，即得。

（4）测定法：分别精密吸取对照品溶液 5μL、10μL、15μL、20μL 与供试品溶液 20μL，注入液相色谱仪，测定，以标准曲线法对数方程计算，即得。

本品含炙黄芪以黄芪甲苷（$C_{41}H_{68}O_{14}$）计，小蜜丸每 1g 不得少于 0.20mg；大蜜丸每丸不得少于 1.80mg。

【例 7-11】妇科再造丸

1. 主要组成

当归（酒炙）、香附（醋炙）、白芍、熟地黄、阿胶、茯苓、党参等四十二味药。

2. 制法

以上四十二味，黄芪、杜仲、熟地黄、续断、秦艽、肉苁蓉、牛膝、地骨皮加水煎煮 2 次，每次 2 小时，合并煎液，滤过，滤液浓缩；另取阿胶加适量水烊化与上述浓缩液合并，浓缩至相对密度为 1.10（80℃）的清膏。其余当归等三十三味粉碎成细粉，过筛，混匀；用上述清膏泛丸，制成浓缩丸，60～80℃干燥，包糖衣，打光，即得。

3. 性状

本品为糖衣浓缩丸，除去糖衣显棕黄色至棕褐色；味微苦、略麻。

4. 鉴别

（1）取本品，置显微镜下观察：不规则分枝状团块无色，遇水合氯醛液溶化；菌丝无色或淡棕色，直径 3～8mm。纤维淡黄色，梭形，壁厚，孔沟细。T 字形非腺毛弯曲，柄 2～4 个细胞，常脱落。

（2）取本品 15g，研细，加石油醚（60～90℃）50mL，加热回流 40 分钟，滤过，滤液挥干，残渣加醋酸乙酯 1mL 使溶解，作为供试品溶液。另取 α- 香附酮对照品，加醋酸乙酯制成每 1mL 含 1mg 的溶液，作为对照品溶液。照薄层色谱法试验，吸取供试品溶液 10mL、对照品溶液 2mL，分别点于同一以羧甲基纤维素钠为黏合剂的硅胶 G 薄层板上，使成条状，以环己烷 – 醋酸乙酯（9∶1）为展开剂，展开，取出，晾干，喷以二硝基苯肼试液，放置片刻。供试品色谱中，在与对照品色谱相应的位置上，显相同的橙红色斑点。

（3）取本品 15g，研细，加甲醇 50mL，加热回流 45 分钟，放冷，滤过，滤液蒸干，残渣加水 30mL 使溶解，用乙醚振摇提取 2 次，每次 20mL，弃去醚液，用水饱和的正丁醇振摇提取 3 次，每次 25mL，合并正丁醇液，再用正丁醇饱和的水洗 3 次，每次 20mL，合并正丁醇液，蒸干，残渣加甲醇 1mL 使溶解，加中性氧化铝 2g，在水浴上拌匀，干燥，装入中性氧化铝柱（100 ~ 200 目，2g，内径 10mm，干法装柱）上，用醋酸乙酯—甲醇（1∶1）40mL 洗脱，收集洗脱液，蒸干，残渣加乙醇 1mL 使溶解，作为供试品溶液。另取芍药苷对照品，加乙醇制成每 1mL 含 1mg 的溶液，作为供试品溶液。照薄层色谱法试验，吸取上述两种溶液各 5mL，分别点于同一以羧甲基纤维素钠为黏合剂的硅胶 G 薄层板上，以氯仿 – 醋酸乙酯 – 甲醇 – 甲酸（40∶5∶10∶0.2）为展开剂，展开，取出，晾干，喷以 5% 香草醛硫酸溶液，在 105℃加热至斑点显色清晰。供试品色谱中，在与对照品色谱相应的位置上，显相同颜色的斑点。

（4）取本品 15g，研细，加乙醚 50mL，加热回流 30 分钟，滤过，弃去醚液。药渣挥去乙醚，加甲醇 50mL，加热回流 45 分钟，滤过，滤液蒸干，残渣加水 25mL 使溶解，滤过，滤液用盐酸调节 pH 至 2，用醋酸乙酯振摇提取 2 次，每次 20mL，合并醋酸乙酯液，蒸干，残渣加甲醇 1mL 使溶解，作为供试品溶液。另取黄芩苷对照品，加甲醇制成每 1mL 含 1mg 的溶液，作为对照品溶液。照薄层色谱法试验，吸取上述两种溶液各 5mL，分别点于同一以含 4% 醋酸钠的羧甲基纤维素钠溶液为黏合剂的硅胶 G 薄层板上，使成条状，以醋酸乙酯 – 丁酮 – 甲酸 – 水（5∶3∶1∶1）为展开剂，置展开缸内预饱和 30 分钟，展开，取出，晾干，喷以 5% 三氯化铁乙醇溶液。供试品色谱中，在与对照品色谱相应的位置上，显相同颜色的斑点。

（5）取橙皮苷对照品，加甲醇制成饱和溶液，作为对照品溶液。照薄层色谱法试验，吸取上述鉴别（4）项下的供试品溶液和上述对照品溶液各 5mL，分别点于同一以含 1% 氢氧化钠的羧甲基纤维素钠溶液为黏合剂的硅胶 G 薄层板上，使成条状，以氯仿 – 甲醇 – 水（32∶17∶5）的下层溶液为展开剂，置展开缸内预饱和 30 分钟，展开，取出，晾干，喷以三氯化铝试液，置紫外光灯（365nm）下检视。供试品色谱中，在与对照品色谱相应的位置上，显相同颜色的荧光斑点。

5. 检查

应符合丸剂项下有关的各项规定。

6. 含量测定

照 2020 年版《中华人民共和国药典》高效液相色谱法测定。

（1）色谱条件与系统适用性试验：以氰基键合硅胶为填充剂；甲醇 – 水（11∶89）为流动相；检测波长为 230nm。理论板数按芍药苷峰计算应不低于 4000。

（2）对照品溶液的制备：精密称取在 80℃干燥 1 小时的芍药苷对照品 10mg，置 20mL

量瓶中，加甲醇溶解并稀释至刻度，摇匀，精密量取 1mL，置 20mL 量瓶中，加甲醇至刻度，摇匀，即得。（每 1mL 含芍药苷 25mg）

（3）供试品溶液的制备：取本品适量，除去糖衣，研细，取 1g，精密称定，置具塞锥形瓶中，精密加入 50% 甲醇溶液 25mL，密塞，称定重量，超声处理 1 小时，放冷，再称定重量，用 50% 甲醇溶液补足减失的重量，摇匀，滤过，精密量取续滤液 10mL，置水浴（75℃）上挥至约 0.5mL，再用甲醇溶解，移至 10mL 量瓶中，加甲醇至刻度，摇匀，用微孔滤膜（0.45mm）滤过，取续滤液，即得。

（4）测定法：分别精密吸取对照品溶液与供试品溶液各 10mL，注入液相色谱仪，测定，即得。

本品每 1g 含白芍以芍药苷（$C_{23}H_{28}O_{11}$）计，不得少于 0.30mg。

二、片剂的质量分析

片剂系指原料药物或与适宜的辅料制成的圆形或异形的片状固体制剂。片剂以口服普通片为主，另有含片、舌下片、口腔贴片、咀嚼片、分散片、可溶片、泡腾片、阴道片、阴道泡腾片、缓释片、控释片、肠溶片与口崩片等。

含片系指含于口腔中缓慢溶化产生局部或全身作用的片剂。含片中的原料药物一般是易溶性的，主要起局部消炎、杀菌、收敛、止痛或局部麻醉等作用。

舌下片系指置于舌下能迅速溶化，药物经舌下黏膜吸收发挥全身作用的片剂。舌下片中的原料药物应易于直接吸收，主要适用于急症的治疗。

口腔贴片系指粘贴于口腔，经黏膜吸收后起局部或全身作用的片剂。口腔贴片应进行溶出度或释放度检查。

咀嚼片系指于口腔中咀嚼后吞服的片剂。咀嚼片一般应选择甘露醇、山梨醇、蔗糖等水溶性辅料作填充剂和黏合剂。咀嚼片的硬度应适宜。

分散片系指在水中能迅速崩解并均匀分散的片剂。分散片中的原料药物应是难溶性的。分散片可加水分散后口服，也可将分散片含于口中吮服或吞服。分散片应进行溶出度和分散均匀性检查。

可溶片系指临用前能溶解于水的非包衣片或薄膜包衣片剂。可溶片应溶解于水中，溶液可呈轻微乳光。可供口服、外用、含漱等用。

泡腾片系指含有碳酸氢钠和有机酸，遇水可产生气体而呈泡腾状的片剂。泡腾片不得直接吞服。泡腾片中的原料药物应是易溶性的，加水产生气泡后应能溶解。有机酸一般用枸橼酸、酒石酸、富马酸等。

阴道片与阴道泡腾片系指置于阴道内使用的片剂。阴道片和阴道泡腾片的形状应易置于阴道内，可借助器具将其送入阴道。阴道片在阴道内应易溶化、溶散或融化、崩解并释放药物，主要起局部消炎杀菌作用，也可给予性激素类药物。具有局部刺激性的药物，不得制成阴道片。阴道片应进行融变时限检查。阴道泡腾片还应进行发泡量检查。

缓释片系指在规定的释放介质中缓慢地非恒速释放药物的片剂。缓释片应符合缓释制剂的有关要求并应进行释放度检查。除说明书标注可掰开服用外，一般应整片吞服。

控释片系指在规定的释放介质中缓慢地恒速释放药物的片剂。控释片应符合控释制剂的有关要求并应进行释放度检查。除说明书标注可掰开服用外，一般应整片吞服。

　　肠溶片系指用肠溶性包衣材料进行包衣的片剂。为防止原料药物在胃内分解失效、对胃的刺激或控制原料药物在肠道内定位释放，可对片剂包肠溶衣；为治疗结肠部位疾病等，可对片剂包结肠定位肠溶衣。除说明书标注可掰开服用外，一般不得掰开服用。肠溶片除另有规定外，应符合迟释制剂的有关要求，并进行释放度检查。

　　口崩片系指在口腔内不需要用水即能迅速崩解或溶解的片剂。一般适合于小剂量原料药物，常用于吞咽困难或不配合服药的患者。可采用直接压片和冷冻干燥法制备。口崩片应在口腔内迅速崩解或溶解、口感良好、容易吞咽，对口腔黏膜无刺激性。除冷冻干燥法制备的口崩片外，口崩片应进行崩解时限检查。对于难溶性原料药物制成的口崩片，还应进行溶出度检查。对于经肠溶材料包衣的颗粒制成的口崩片，还应进行释放度检查。采用冷冻干燥法制备的口崩片可不进行脆碎度检查。

（一）片剂的质量要求

　　1.片剂在生产与贮藏期间应符合下列规定。

　　（1）原料药物与辅料应混合均匀。含药量小或含毒、剧药的片剂，应根据原料药物的性质采用适宜方法使其分散均匀。

　　（2）凡属挥发性或对光、热不稳定的原料药物，在制片过程中应采取遮光、避热等适宜方法，以避免成分损失或失效。

　　（3）压片前的物料、颗粒或半成品应控制水分，以适应制片工艺的需要，防止片剂在贮存期间发霉、变质。

　　（4）片剂通常采用湿法制粒压片、干法制粒压片和粉末直接压片。干法制粒压片和粉末直接压片可避免引入水分，适合对湿热不稳定的药物的片剂制备。

　　（5）根据依从性需要，片剂中可加入矫味剂、芳香剂和着色剂等，一般指含片、口腔贴片、咀嚼片、分散片、泡腾片、口崩片等。

　　（6）为增加稳定性、掩盖原料药物不良臭味、改善片剂外观等，可对制成的药片包糖衣或薄膜衣。对一些遇胃液易破坏、刺激胃黏膜或需要在肠道内释放的口服药片，可包肠溶衣。必要时，薄膜包衣片剂应检查残留溶剂。

　　（7）片剂外观应完整光洁，色泽均匀，有适宜的硬度和耐磨性，以免包装、运输过程中发生磨损或破碎，除另有规定外，非包衣片应符合片剂脆碎度检查法的要求。

　　（8）片剂的微生物限度应符合要求。

　　（9）根据原料药物和制剂的特性，除来源于动、植物多组分且难以建立测定方法的片剂外，溶出度、释放度、含量均匀度等应符合要求。

　　（10）片剂应注意贮存环境中温度、湿度及光照的影响，除另有规定外，片剂应密封贮存。生物制品原液、半成品和成品的生产及质量控制应符合相关品种要求。

　　2.除另有规定外，片剂应进行以下相应检查。

　　（1）重量差异：照下述方法检查，应符合规定。

　　检查法：取供试品20片，精密称定总重量，求得平均片重后，再分别精密称定每片的重量，每片重量与平均片重比较（凡无含量测定的片剂或有标示片重的中药片剂，每片重量应与标示片重比较），按表7–6中的规定，超出重量差异限度的不得多于2片，并不得有1片超出限度1倍。

表7-6 片剂重量差异限度

平均片重或标示片重	重量差异限度	平均片重或标示片重	重量差异限度
0.30g以下	±7.5%	0.30g及0.30g以上	±5%

糖衣片的片芯应检查重量差异并符合规定，包糖衣后不再检查重量差异。薄膜衣片应在包薄膜衣后检查重量差异并符合规定。凡规定检查含量均匀度的片剂，一般不再进行重量差异检查。

（2）崩解时限：除另有规定外，照崩解时限检查法检查，应符合规定。阴道片照融变时限检查法检查，应符合规定。咀嚼片不进行崩解时限检查。凡规定检查溶出度、释放度的片剂，一般不再进行崩解时限检查。

（3）发泡量：阴道泡腾片照下述方法检查，应符合规定。

检查法：除另有规定外，取 25mL 具塞刻度试管（内径 1.5cm，若片剂直径较大，可改为内径 2.0cm）10 支，按表 7-7 中规定加水一定量，置 37℃ ±1℃水浴中 5 分钟，各管中分别投入供试品 1 片，20 分钟内观察最大发泡量的体积，平均发泡体积不得少于 6mL，且少于 4mL 的不得超过 2 片。

表7-7 不同片剂发泡量检查加水量要求

平均片重	加水量	平均片重	加水量
1.5g及1.5g以下	2.0mL	1.5g以上	4.0mL

（4）分散均匀性：分散片照下述方法检查，应符合规定。

检查法：照崩解时限检查法检查，不锈钢丝网的筛孔内径为 710μm，水温为 15 ～ 25℃；取供试品 6 片，应在 3 分钟内全部崩解并通过筛网，如有少量不能通过筛网，但已软化成轻质上漂且无硬心者，符合要求。

（5）微生物限度：以动物、植物、矿物来源的非单体成分制成的片剂，生物制品片剂，以及黏膜或皮肤炎症或腔道等局部用片剂（如口腔贴片、外用可溶片、阴道片、阴道泡腾片等），照非无菌产品微生物限度检查，微生物计数法和控制菌检查法及非无菌药品微生物限度标准检查，应符合规定。规定检查杂菌的生物制品片剂，可不进行微生物限度检查。

（二）片剂质量分析的特点

由于制剂工艺的要求，片剂中常含有的淀粉、糊精、糖粉、硫酸钙等赋形剂，会对其分析产生影响，但常用的这些赋形剂大多是水溶性的，在有机溶剂中溶解度较小，选择用适宜的有机溶剂提取待测组分，往往可去除它们的干扰。

对片剂进行提取前应进行研碎（糖衣片需先除去糖衣），并过一定目数的筛，根据待测成分的性质选择适宜的溶剂和方法进行提取，如有必要，可再进一步使用液 – 液萃取法、柱色谱法等适当的方法进行净化。

片剂的含量常以每片中所含被测成分的重量来表示。若有效成分明确、结构已知、规格具体，则常按标示量计算的百分含量来表示每片中有效成分测得的实际含量与标示量的符合程度。但是在实际生产中，不可能做到每个药片的重量完全一致，因此，常用平均片重作为片重进行计算，此外，为了使取样具有代表性，应取若干个药片，精密称出总重，研细、混匀后从中精密称取适量，作为每次分析用的样品。按标示量计算百分含量的算式如下：

$$标示量(\%)=\frac{样品中被测成分测得的实际重量×平均片重}{样品重量×标示量}×100\%$$

为了保证片剂含量的准确性和均匀性，特别是为了保证治疗量与剂量接近、剂量小而作用强的药物的安全性和有效性，以及提高含辅料较多、主药与辅料分散性差、不易混合均匀的片剂的质量，可根据《中华人民共和国药典》对其进行含量均匀度检查，具体的参考值、抽样方法和判断依据可参照 2020 年版《中华人民共和国药典》四部。

（三）应用实例

【例 7-12】银龙清肝片

1. 主要组成

积雪草、金银花、茵陈、龙胆。

2. 制法

以上四味药材，取龙胆粉碎成细粉；其余积雪草等三味加水煎煮 3 次，第一、第二次各 2 小时，第三次 1 小时，合并煎液，滤过，滤液浓缩至相对密度为 1.30 ~ 1.40（50℃）的稠膏，加入龙胆细粉、淀粉，混匀，于 80 ~ 85℃烘干，粉碎成细粉，制粒，加入硬脂酸镁，混匀，压片，包糖衣，即得。

3. 性状

本品为糖衣片，除去糖衣显棕色；味微苦、咸。

4. 鉴别

（1）取本品 7 片，除去糖衣，研细，加甲醇 25mL，超声处理 30 分钟，滤过，滤液浓缩至 2mL，作为供试品溶液。另取积雪草对照药材 1g，加甲醇 10mL，同法制成对照药材溶液。照薄层色谱法试验，吸取供试品溶液 4μL、对照药材溶液 2μL，分别点于同一硅胶 G 薄层板上，以氯仿 – 甲醇 – 水（30：10：1）为展开剂，展开，取出，晾干，喷以 10% 硫酸乙醇溶液，在 110℃加热至斑点显色清晰。供试品色谱中，在与对照药材色谱相应的位置上，显相同颜色的斑点。

（2）取本品 10 片，除去糖衣，研细，加甲醇 20mL，浸渍 12 小时，滤过，滤液作为供试品溶液。另取绿原酸对照品，加甲醇制成每 1mL 含 1mg 的溶液，作为对照品溶液。照薄层色谱法试验，吸取供试品溶液 10 ~ 20μL、对照品溶液 10μL，分别点于同一以羧甲基纤维素钠为黏合剂的硅胶 H 薄层板上，以醋酸丁酯 – 甲酸 – 水（7：2.5：2.5）的上层溶液为展开剂，展开，取出，晾干，置紫外光灯（365nm）下检视。供试品色谱中，在与对照品色谱相应的位置上，显相同颜色的荧光斑点。

（3）取本品 7 片，除去糖衣，研细，加醋酸乙酯 20mL，超声处理 15 分钟，滤过，滤液蒸干，残渣加甲醇 1mL 使溶解，作为供试品溶液。另取龙胆对照药材 1g，加醋酸乙酯 10mL，同法制成对照药材溶液。照薄层色谱法试验，吸取供试品溶液 10μL、对照药材溶液 2μL，分别点于同一硅胶 GF_{254} 薄层板上，以醋酸乙酯 – 甲醇 – 水（20：2：1）为展开剂，展开，取出，晾干，置紫外光灯（254nm）下检视。供试品色谱中，在与对照药材色谱相应的位置上，显相同颜色的斑点。

5. 检查

应符合片剂项下有关的各项规定。

6. 含量测定

照 2020 年版《中华人民共和国药典》高效液相色谱法测定。

（1）色谱条件与系统适用性试验：以十八烷基硅烷键合硅胶为填充剂；甲醇－水－冰醋酸（20∶80∶1）为流动相；检测波长为 327nm。理论板数按绿原酸峰计算应不低于 4000。

（2）对照品溶液的制备：精密称取绿原酸对照品适量，加 50% 甲醇制成每 1mL 含 40μg 的溶液，即得。

（3）供试品溶液的制备：取本品 10 片，除去糖衣，精密称定，研细，取 0.25g，精密称定，置 25mL 量瓶中，加 50% 甲醇适量，超声处理 30 分钟，放冷，用 50% 甲醇稀释至刻度，摇匀，滤过，取续滤液，用微孔滤膜（0.45μm）滤过，即得。

（4）测定法：分别精密吸取对照品溶液与供试品溶液各 10μL，注入液相色谱仪，测定，即得。

本品每片含金银花及茵陈以绿原酸（$C_{16}H_{18}O_9$）计，不得少于 0.80mg。

【例 7–13】半枝莲片

1. 主要组成

半枝莲、硬脂酸镁。

2. 制法

取半枝莲 167g，粉碎成细粉备用；剩余药材，加水煎煮 2 次，第一次 1.5 小时，第二次 1 小时，合并煎液，滤过，滤液浓缩至相对密度为 1.34（80℃）的稠膏，加入上述细粉混匀，干燥，粉碎，用适当浓度的乙醇制成颗粒，干燥，加入硬脂酸镁，压片，包糖衣或薄膜衣，即得。

3. 性状

本品为糖衣片或薄膜衣片，除去包衣显灰褐色；味微咸而苦。

4. 鉴别

取本品 5 片，研细，加乙醚 20mL，加热回流 30 分钟，滤过，弃去乙醚液，药渣挥去乙醚，加甲醇 30mL，加热回流 30 分钟，滤过，滤液蒸干，残渣加水 5mL 使溶解，置已处理好的 D_{101} 型大孔吸附树脂柱（内径约 1.5cm，长度 5cm）上，用 40mL 水洗脱，弃去洗脱液，再用 20% 甲醇 30mL 洗脱，收集洗脱液，蒸干，残渣加甲醇 1mL 使溶解，作为供试品溶液。另取半枝莲对照药材 1g，同法制成对照药材溶液。再取野黄芩苷对照品，加甲醇制成每 1mL 含 1mg 的溶液，作为对照品溶液。照薄层色谱法试验，吸取上述三种溶液各 5～10μL，分别点于同一以含 4% 醋酸钠的羧甲基纤维素钠溶液为黏合剂的硅胶 G 薄层板上，以醋酸乙酯－丁酮－甲酸－水（5∶3∶1∶1）为展开剂，预饱和 20 分钟，展开，取出，晾干，喷以 5% 三氯化铁乙醇溶液。供试品色谱中，在与对照药材色谱相应的位置上，显相同颜色的斑点；在与对照品色谱相应的位置上，显相同的暗绿色斑点。

5. 检查

应符合片剂项下有关的各项规定。

6. 含量测定

照 2020 年版《中华人民共和国药典》高效液相色谱法测定。

（1）色谱条件与系统适用性试验：以十八烷基硅烷键合硅胶为填充剂；甲醇 – 水 – 冰醋酸（28：68：2.5）为流动相；检测波长为335nm；柱温25℃。理论板数按野黄芩苷峰计算应不低于3000。

（2）对照品溶液的制备：取野黄芩苷对照品适量，精密称定，加甲醇制成每1mL含40μg的溶液，即得。

（3）供试品溶液的制备：取本品20片，除去包衣，精密称定，研成细粉，取0.5g，精密称定，置100mL具塞锥形瓶中，精密加入20%甲醇溶液50mL，密塞，称定重量，加热回流1小时，取出，放冷，再称定重量，用20%甲醇溶液补足减失的重量，摇匀，用微孔滤膜（0.45μm）滤过，取续滤液，即得。

（4）测定法：分别精密吸取对照品溶液与供试品溶液各5～10μL，注入液相色谱仪，测定，即得。

本品每片含半枝莲以野黄芩苷（$C_{21}H_{18}O_{12}$）计，不得少于0.90mg。

【例7-14】复方吉祥草含片

1. 主要组成

吉祥草、麻黄、紫菀、鱼腥草、罂粟壳、桔梗、虎杖、梨膏、薄荷素油、冰片。

2. 制法

以上十味药材，取薄荷素油、冰片用适量乙醇溶解；其余吉祥草等七味，粉碎成最粗粉，鱼腥草用水蒸气蒸馏法提取挥发油，备用，鱼腥草水溶液及药渣与剩余六味加水煎煮3次，每次1小时，合并煎液，滤过，滤液静置，取上清液浓缩至相对密度为1.25～1.30（50℃）的清膏，加梨膏及蔗糖，混匀，制粒，干燥，放冷，喷入薄荷素油、冰片乙醇液及鱼腥草挥发油的混合液，密闭2小时，加硬脂酸镁，混匀，压片，即得。

3. 性状

本品为灰黄色圆形或异形含片；气香，味甜、微苦、清凉。

4. 鉴别

（1）取本品10片，研细，加甲醇30mL，超声处理30分钟，滤过，滤液浓缩至约1mL，作为供试品溶液。另取吉祥草对照药材2g，加甲醇10mL，同法制成对照药材溶液。照薄层色谱法试验，吸取上述两种溶液各5～10μL，分别点于同一硅胶G薄层板上，以石油醚（30～60℃）– 醋酸乙酯（40：5）为展开剂，展开，取出，晾干，置紫外光灯（365nm）下检视。供试品色谱中，在与对照药材色谱相应的位置上，显相同颜色的荧光斑点。

（2）取本品20片，研细，加甲醇50mL，用盐酸调节pH至3～4，超声处理30分钟，滤过，滤液蒸干，残渣加水10mL使溶解，用氨试液调节pH至9～10，再用氯仿振摇提取2次，每次20mL，合并氯仿液，蒸干，残渣加甲醇1mL使溶解，作为供试品溶液。另取磷酸可待因对照品和盐酸罂粟碱对照品，加甲醇制成每1mL各含1mg的混合溶液，作为对照品溶液。照薄层色谱法试验，吸取供试品溶液10μL、对照品溶液2μL，分别点于同一以羧甲基纤维素钠为黏合剂的硅胶G薄层板上，以甲苯 – 丙酮 – 乙醇 – 浓氨试液（20：20：3：1）为展开剂，展开，取出，晾干，依次喷以稀碘化铋钾试液和亚硝酸钠乙醇试液。供试品色谱中，在与对照品色谱相应的位置上，显相同颜色的斑点。

5. 检查

应符合片剂项下的有关规定。

6. 含量测定

照 2020 年版《中华人民共和国药典》高效液相色谱法测定。

（1）色谱条件与系统适用性试验：以氰基键合硅胶为填充剂；以乙腈 – 水 – 二正丁胺 – 磷酸（15：85：0.015：0.2）为流动相；检测波长 210nm。理论板数按盐酸麻黄碱峰计算应不低于 2500。

（2）对照品溶液的制备：精密称取盐酸麻黄碱对照品适量，加甲醇制成每 1mL 含 0.2mg 的溶液，即得。

（3）供试品溶液的制备：取重量差异项下的本品，研细，取 1g，精密称定，置具塞离心管中，加入水 6mL 和 20% 氢氧化钠溶液 2mL，超声处理 10 分钟，精密加入氯仿 10mL，振摇提取 30 秒，离心，精密吸取氯仿液 2mL 于试管中，精密加入 1mol/L 盐酸溶液 2mL，振摇提取 30 秒，离心，分取上层清液，即得。

（4）测定法：分别精密吸取对照品溶液和供试品溶液各 5μL，注入液相色谱仪，测定，即得。

本品每片含麻黄以盐酸麻黄碱（$C_{10}H_{15}NO \cdot HCl$）计，不得少于 0.70mg。

三、颗粒剂的质量分析

颗粒剂系指原料药物与适宜的辅料混合制成具有一定粒度的干燥颗粒状制剂。

颗粒剂可分为可溶颗粒（通称为颗粒）、混悬颗粒、泡腾颗粒、肠溶颗粒，根据释放特性不同还有缓释颗粒等。

混悬颗粒系指难溶性原料药物与适宜辅料混合制成的颗粒剂。临用前加水或其他适宜的液体振摇即可分散成混悬液。除另有规定外，混悬颗粒剂应进行溶出度检查。

泡腾颗粒系指含有碳酸氢钠和有机酸，遇水可放出大量气体而呈泡腾状的颗粒剂。泡腾颗粒中的原料药物应是易溶性的，加水产生气泡后应能溶解。有机酸一般用枸橼酸、酒石酸等。泡腾颗粒一般不得直接吞服。

肠溶颗粒系指采用肠溶材料包裹颗粒或其他适宜方法制成的颗粒剂。肠溶颗粒耐胃酸而在肠液中释放活性成分或控制药物在肠道内定位释放，可防止药物在胃内分解失效，避免对胃的刺激。肠溶颗粒应进行释放度检查。肠溶颗粒不得咀嚼。

缓释颗粒系指在规定的释放介质中缓慢地非恒速释放药物的颗粒剂。缓释颗粒应符合缓释制剂的有关要求，并应进行释放度检查。缓释颗粒不得咀嚼。

（一）颗粒剂的质量要求

1. 颗粒剂在生产与贮藏期间应符合下列规定。

（1）原料药物与辅料应均匀混合。含药量小或含毒、剧药物的颗粒剂，应根据原料药物的性质采用适宜方法使其分散均匀。

（2）除另有规定外，苗药饮片应按各品种项下规定的方法进行提取、纯化、浓缩成规定的清膏，采用适宜的方法干燥并制成细粉，加适量辅料或饮片细粉，混匀并制成颗粒；也可将清膏加适量辅料或饮片细粉，混匀并制成颗粒。

（3）凡属挥发性原料药物或遇热不稳定的药物在制备过程应注意控制适宜的温度条件，凡遇光不稳定的原料药物应遮光操作。

（4）颗粒剂通常采用干法制粒、湿法制粒等方法制备。干法制粒可避免引入水分，尤其适合对湿热不稳定药物的颗粒剂的制备。

（5）根据需要颗粒剂可加入适宜的辅料，如稀释剂、黏合剂、分散剂、着色剂及矫味剂等。

（6）除另有规定外，挥发油应均匀喷入干燥颗粒中，密闭至规定时间或用包合等技术处理后加入。

（7）为了防潮、掩盖原料药物的不良气味，也可对颗粒进行包衣。必要时，包衣颗粒应检查残留溶剂。

（8）颗粒剂应干燥，颗粒均匀，色泽一致，无吸潮、软化、结块、潮解等现象。

（9）颗粒剂的微生物限度应符合要求。

（10）根据原料药物和制剂的特性，除来源于动、植物多组分且难以建立测定方法的颗粒剂外，溶出度、释放度、含量均匀度等应符合要求。

（11）除另有规定外，颗粒剂应密封，置干燥处贮存，防止受潮。生物制品原液、半成品和成品的生产及质量控制应符合相关品种要求。

2.除另有规定外，颗粒剂应进行以下相应检查。

（1）粒度：除另有规定外，照粒度和粒度分布测定法测定，不能通过一号筛与能通过五号筛的总和不得超过15%。

（2）水分：苗药颗粒剂照水分测定法测定，除另有规定外，水分不得超过8.0%。

（3）干燥失重：除另有规定外，化学药品和生物制品颗粒剂照干燥失重测定法测定，于105℃干燥（含糖颗粒应在80℃减压干燥）至恒重，减失重量不得超过2.0%。

（4）溶化性：除另有规定外，颗粒剂照下述方法检查，溶化性应符合规定。含苗药原粉的颗粒剂不进行溶化性检查。

可溶颗粒检查法：取供试品10g（苗药单剂量包装取1袋），加热水200mL，搅拌5分钟，立即观察，可溶颗粒应全部溶化或轻微浑浊。

泡腾颗粒检查法：取供试品3袋，将内容物分别转移至盛有200mL水的烧杯中，水温为15～25℃，应迅速产生气体而呈泡腾状，5分钟内颗粒均应完全分散或溶解在水中。

颗粒剂按上述方法检查，均不得有异物，苗药颗粒还不得有焦屑。

混悬颗粒及已规定检查溶出度或释放度的颗粒剂可不进行溶化性检查。

（5）装量差异：单剂量包装的颗粒剂按下述方法检查，应符合规定。

检查法：取供试品10袋（瓶），除去包装，分别精密称定每袋（瓶）内容物的重量，求出每袋（瓶）内容物的装量与平均装量。每袋（瓶）装量与平均装量相比较［凡无含量测定的颗粒剂或有标示装量的颗粒剂，每袋（瓶）装量应与标示装量比较］，超出装量差异限度的颗粒剂不得多于2袋（瓶），并不得有1袋（瓶）超出装量差异限度1倍（表7-8）。

表7-8　颗粒剂装量差异限度

平均装量或标示装量	装量差异限度	平均装量或标示装量	装量差异限度
1.0g及1.0g以下	±10%	1.5g以上至6.0g	±7%
1.0g以上至1.5g	±8%	6.0g以上	±5%

凡规定检查含量均匀度的颗粒剂，一般不再进行装量差异检查。

（6）装量：多剂量包装的颗粒剂，照最低装量检查法检查，应符合规定。

（7）微生物限度：以动物、植物、矿物质来源的非单体成分制成的颗粒剂，生物制品颗粒剂，照非无菌产品微生物限度检查，微生物计数法和控制菌检查法及非无菌药品微生物限度标准检查，应符合规定。规定检查杂菌的生物制品颗粒剂，可不进行微生物限度检查。

（二）颗粒剂质量分析的特点

全部由提取物制备而不含药材细粉的颗粒剂，由于在制备过程中原药材已经被提取，除去了大部分杂质，而且待测成分较易溶出，因此在进行分析时，可针对待测成分的性质选择合适的溶剂直接进行提取。对于含药材细粉的颗粒剂，由于一些成分还存在于植物细胞中，在选择溶剂时要注意其渗透性，同时应考虑药材中所含杂质的种类。

颗粒剂大多含有乳糖、糊精、淀粉等辅料，用水或低浓度乙醇提取时，所得提取液黏稠，而用有机溶剂直接提取时，又容易形成不溶性块状板结物，会包裹和吸附待测成分，影响提取效率，而且在颗粒剂制剂工艺中为使药物细粉湿润、黏合，常添加一些乙醇等作为润湿剂，也会对分析产生影响。因此，应根据所加辅料的不同特点选择合适的方法和溶剂进行提取、纯化，以免对分析结果产生干扰，必要时还应对辅料进行分析。

（三）应用实例

【例7-15】花栀清肝颗粒

1. 主要组成

小花清风藤、栀子。

2. 制法

以上二味药材，加水煎煮2次，第一次3.5小时，第二次1.5小时，合并煎液，滤过，滤液浓缩至相对密度为1.07～1.12（80℃）的清膏，加蔗糖粉喷雾，制成颗粒，干燥，即得。

3. 性状

本品为棕褐色或黄褐色的颗粒；味甜、微苦。

4. 鉴别

（1）取本品5g，加0.5%盐酸乙醇溶液20mL，搅拌，滤过，滤液用5%氢氧化铵试液调节至中性，蒸干，残渣加5%硫酸溶液4mL使溶解，滤过，滤液置2支试管中。一支加硅钨酸试液1～2滴，即生成灰白色或浅黄色沉淀；另一支加入碘化铋钾试液1～2滴，即生成棕红色沉淀。

（2）取本品10g，加甲醇40mL，加热回流20分钟，滤过，取滤液2mL，蒸干，残渣加饱和的硼酸丙酮溶液及10%的枸橼酸丙酮溶液各2mL，蒸干，置紫外光灯（365nm）下检视，显强烈的黄绿色荧光。

5. 检查

应符合颗粒剂项下有关的各项规定。

6. 含量测定

照2020年版《中华人民共和国药典》高效液相色谱法测定。

（1）色谱条件与系统适用性试验：以十八烷基硅烷键合硅胶为填充剂；乙腈－水（12∶88）为流动相；检测波长为238nm。理论板数按栀子苷峰计应不低于2000。

（2）对照品溶液的制备：精密称取栀子苷对照品适量，加甲醇制成每1mL含0.2mg的溶液，即得。

（3）供试品溶液的制备：取本品装量差异项下的内容物，研细，取1g，精密称定，置具塞锥形瓶中，精密加入甲醇25mL，称定重量，超声处理30分钟，放冷，再称定重量，用甲醇补足减失的重量，摇匀，用微孔滤膜（0.45μm）滤过，取续滤液，即得。

（4）测定法：分别精密吸取对照品溶液与供试品溶液各10μL，注入液相色谱仪，测定，即得。

本品每袋含栀子以栀子苷（$C_{17}H_{24}O_{10}$）计，不得少于36.0mg。

【例7-16】隔山消积颗粒

1. 主要组成

隔山消、马兰草。

2. 制法

以上二味药材，快速清洗后干燥，粉碎成粗粉，加水煎煮2次，每次2小时，合并煎液，滤过，滤液浓缩至相对密度为1.31～1.34（60℃）的稠膏，加入蔗糖、糊精，混匀，用80%乙醇制成颗粒，60℃以下干燥，即得。

3. 性状

本品为棕黄色的颗粒；味甜、微苦。

4. 鉴别

（1）取本品5g，研细，加甲醇30mL，超声处理20分钟，滤过，滤液浓缩至1mL，作为供试品溶液。另取隔山消对照药材1g，加甲醇10mL，同法制成对照药材溶液。照薄层色谱法试验，吸取上述两种溶液各5～10μL，分别点于同一硅胶G薄层板上，以氯仿－甲醇（20∶1）为展开剂，展开，取出，晾干，置紫外光灯（365nm）下检视。供试品色谱中，在与对照药材色谱相应的位置上，显相同颜色的荧光斑点。

（2）取本品10g，研细，加甲醇50mL，超声处理20分钟，滤过，滤液浓缩至1mL，作为供试品溶液。另取马兰草对照药材2g，加水煎煮30分钟，滤过，滤液浓缩至干，残渣加甲醇20mL，同法制成对照药材溶液。照薄层色谱法试验，吸取上述两种溶液各5～10μL，分别点于同一硅胶G薄层板上，以氯仿－甲醇－甲酸（10∶1∶0.1）为展开剂，展开，取出，晾干，置紫外光灯（365nm）下检视。供试品色谱中，在与对照药材色谱相应的位置上，显相同颜色的荧光斑点。

5. 检查

应符合颗粒剂项下有关的各项规定。

6. 含量测定

取本品装量差异项下的内容物，研细，混匀，取2.5g，精密称定，置150mL圆底烧瓶中，加7%硫酸乙醇溶液25mL（取浓硫酸35mL缓缓倒入适量40%乙醇溶液中，放冷后，加40%乙醇至500mL，即得），置沸水浴中加热回流5小时，取出，放冷，加水50mL，摇匀，用干燥至恒重的垂熔玻璃漏斗滤过，沉淀用水洗涤至滤液不显酸性，在105℃干燥至恒重，精密称定重量，计算，即得。

本品每袋含总皂苷以总皂苷元计，不得少于 27mg。

【例 7-17】通淋舒颗粒

1. 主要组成

四季红、车前草。

2. 制法

以上二味药材，水煎 3 次，每次 1 小时，合并煎液，滤过，滤液浓缩至相对密度为 1.10～1.15（50℃）的清膏，放冷，加乙醇使含醇量达 50%，搅匀，静置 24 小时，取上清液浓缩至相对密度为 1.35～1.40（50℃）的稠膏，加糊精、甜菊素，制成颗粒，干燥，即得。

3. 性状

本品为褐色的颗粒；味微涩、甜。

4. 鉴别

取本品 1g，研细，加甲醇 15mL，加热回流 1 小时，放冷，滤过，滤液蒸干，残渣加甲醇 1mL 使溶解，作为供试品溶液。另取四季红对照药材 0.5g，同法制成对照药材溶液。照薄层色谱法试验，吸取上述两种溶液各 5μL，分别点于同一含 0.5% 氢氧化钠的以羧甲基纤维素钠溶液为黏合剂的硅胶 G 薄层板上，以苯 – 醋酸乙酯 – 甲酸 – 水（4：4：0.5：0.5）的上层溶液为展开剂，展开，取出，晾干，置氨蒸气中熏 10 分钟。供试品色谱中，在与对照药材色谱相应的位置上，显相同颜色的斑点。

5. 检查

应符合颗粒剂项下有关的各项规定。

6. 含量测定

照 2020 年版《中华人民共和国药典》高效液相色谱法测定。

（1）色谱条件与系统适用性试验：以十八烷基硅烷键合硅胶为填充剂；甲醇 –0.4% 磷酸溶液（50：50）为流动相；检测波长为 360nm。理论板数按槲皮素峰计算应不低于 5000。

（2）对照品溶液的制备：精密称取经五氧化二磷干燥 24 小时的槲皮素对照品适量，加甲醇制成每 1mL 含 10μg 的溶液，即得。

（3）供试品溶液的制备：取本品装量差异项下的内容物，研细，取 0.5g，精密称定，置具塞锥形瓶中，精密加入甲醇 – 盐酸 – 水（7：1：2）的混合溶液 10mL，密塞，摇匀，称定重量，于 70℃水浴中加热回流 2 小时，每 20 分钟振摇一次，放冷，再称定重量，用上述混合溶液补足减失的重量，摇匀，滤过，取续滤液，即得。

（4）测定法：分别精密吸取对照品溶液与供试品溶液各 10μL，注入液相色谱仪，测定，即得。

本品每袋含四季红以槲皮素（$C_{15}H_{10}O_7$）计，不得少于 0.25mg。

四、胶囊剂的质量分析

胶囊剂系指原料药物或与适宜辅料充填于空心胶囊或密封于软质囊材中制成的固体制剂。胶囊剂可分为硬胶囊和软胶囊。根据释放特性不同还有缓释胶囊、控释胶囊、肠溶胶囊等。

硬胶囊（通称为胶囊）系指采用适宜的制剂技术，将原料药物或加适宜辅料制成的均匀粉末、颗粒、小片、小丸、半固体或液体等，充填于空心胶囊中的胶囊剂。

软胶囊系指将一定量的液体原料药物直接密封，或将固体原料药物溶解或分散在适宜的辅料中制备成溶液、混悬液、乳状液或半固体，密封于软质囊材中的胶囊剂。可用滴制法或压制法制备。软质囊材一般是由胶囊用明胶、甘油或其他适宜的药用辅料单独或混合制成。

缓释胶囊系指在规定的释放介质中缓慢地非恒速释放药物的胶囊剂。缓释胶囊应符合缓释制剂的有关要求，并应进行释放度检查。

控释胶囊系指在规定的释放介质中缓慢地恒速释放药物的胶囊剂。控释胶囊应符合控释制剂的有关要求，并应进行释放度检查。

肠溶胶囊系指用肠溶材料包衣的颗粒或小丸充填于胶囊而制成的硬胶囊，或用适宜的肠溶材料制备而得的硬胶囊或软胶囊。肠溶胶囊不溶于胃液，但能在肠液中崩解而释放活性成分。除另有规定外，肠溶胶囊应符合迟释制剂的有关要求，并进行释放度检查。

（一）胶囊剂的质量要求

1. 胶囊剂在生产与贮藏期间应符合下列有关规定。

（1）胶囊剂的内容物不论是原料药物还是辅料，均不应造成囊壳的变质。

（2）小剂量原料药物应用适宜的稀释剂稀释，并混合均匀。

（3）硬胶囊可根据下列制剂技术制备不同形式内容物充填于空心胶囊中。

①将原料药物加适宜的辅料如稀释剂、助流剂、崩解剂等制成均匀的粉末、颗粒或小片。

②将普通小丸、速释小丸、缓释小丸、控释小丸或肠溶小丸单独填充或混合填充，必要时加入适量空白小丸作填充剂。

③将原料药物粉末直接填充。

④将原料药物制成包合物、固体分散体、微囊或微球。

⑤溶液、混悬液、乳状液等也可采用特制灌囊机填充于空心胶囊中，必要时密封。

（4）胶囊剂应整洁，不得有黏结、变形、渗漏或囊壳破裂等现象，并应无异臭。

（5）胶囊剂的微生物限度应符合要求。

（6）根据原料药物和制剂的特性，除来源于动、植物多组分且难以建立测定方法的胶囊剂外，溶出度、释放度、含量均匀度等应符合要求。必要时，内容物包衣的胶囊剂应检查残留溶剂。

（7）除另有规定外，胶囊剂应密封贮存，其存放环境温度不高于30℃，湿度应适宜，防止受潮、发霉、变质。生物制品原液、半成品和成品的生产及质量控制应符合相关品种要求。

2. 除另有规定外，胶囊剂应进行以下相应检查。

（1）水分：苗药硬胶囊剂应进行水分检查。

取供试品内容物，照水分测定法测定。除另有规定外，不得过9.0%。

硬胶囊内容物为液体或半固体者不检查水分。

（2）装量差异：照下述方法检查，应符合规定。

检查法：除另有规定外，取供试品20粒（苗药取10粒），分别精密称定重量，倾出内容物（不得损失囊壳），硬胶囊囊壳用小刷或其他适宜的用具拭净；软胶囊或内容物为半固体或液体的硬胶囊囊壳用乙醚等易挥发性溶剂洗净，置通风处使溶剂挥尽，再分别精密称定囊壳重量，求出每粒内容物的装量与平均装量。每粒装量与平均装量相比较（有标示装量的胶囊剂，每粒装量应与标示装量比较），超出装量差异限度的不得多于 2 粒，并不得有 1 粒超出限度 1 倍（表 7-9）。

表7-9 硬胶囊剂装量差异限度

平均装量或标示装量	装量差异限度	平均装量或标示装量	装量差异限度
0.30g 以下	± 10%	0.30g 及 0.30g 以上	± 7.5%(苗药 ± 10%)

凡规定检查含量均匀度的胶囊剂，一般不再进行装量差异的检查。

（3）崩解时限：除另有规定外，照崩解时限检查法检查，均应符合规定。

凡规定检查溶出度或释放度的胶囊剂，一般不再进行崩解时限的检查。

（4）微生物限度：以动物、植物、矿物质来源的非单体成分制成的胶囊剂，生物制品胶囊剂，照非无菌产品微生物限度检查，微生物计数法和控制菌检查法及非无菌药品微生物限度标准检查，应符合规定。规定检查杂菌的生物制品胶囊剂，可不进行微生物限度检查。

（二）胶囊剂质量分析的特点

硬胶囊系指将一定的药材提取物与药粉或辅料制成均匀的粉末或颗粒，充填于空心胶囊中制成，或将药材粉末直接分装于空心胶囊中制成。空心胶囊是由明胶或其他适宜的药用材料加辅料制成并且具有弹性的两节圆筒，而且能互相紧密套合。苗药胶囊剂装入的药物主要有药材的浸膏、提纯物或药材粉末。根据处方分析及药物所含成分的理化性质，选定被分析成分和所能采用的分析方法。还可以参考浸膏剂和散剂的特点，设计分离和排除干扰的方法。进行分析时，主要是定量分析时须将药物从胶囊中全部取出，不能疏忽。胶囊外观应整洁，不得有黏结、变形或破裂现象，并应无异臭，内容物应干燥、疏松，混合均匀。

目前适宜制成软胶囊剂的药物主要为具有挥发性而易逸失的药物，对光敏感，遇湿热不稳定或者易氧化的药物，以及一些油性药物；常用的辅料有植物油、芳香烃酯类、有机酸、甘油、异丙醇及表面活性剂等。由于软胶囊剂内容物多为挥发油或油类物质，因此有些需做折光率或旋光度测定，含量测定可采用气相色谱法、液相色谱法等；其内容物混合均匀，含量偏差较小，质量分析时可以参考均一性好的液体制剂，但是要考虑到其中辅料的影响。在配制供试品溶液时，需充分了解药物和辅料的溶解性质，以选择合适的溶剂。处理样品时最大干扰是基质，可根据被分析成分的性质，采用不同的溶剂进行提取，测定脂溶性成分时，可直接将内容物用乙醚、乙醇等溶剂溶解，滤过，作为供试品溶液；测定极性较大的成分时，可用乙醚、石油醚等溶剂溶解，弃去溶液，再用水溶解残渣，用正丁醇萃取，蒸干后作为供试品溶液，如加味藿香正气软胶囊中橙皮苷的鉴别；也可以将内容物提取挥发油作为供试品，进行鉴别试验；或取内容物，加硅藻土，用环己烷、甲醇等不同极性溶剂分段超声提取，用于不同成分的分析。

（三）应用实例

【例 7-18】金骨莲胶囊

1. 主要组成

透骨香、汉桃叶、大血藤、八角枫、金铁锁。

2. 制法

以上五味药材，金铁锁加水煎煮 3 小时，滤过，滤液备用；药渣干燥后粉碎成细粉，备用；其余透骨香等四味，加水煎煮 3 次，每次 2 小时，合并煎液，滤过，合并上述滤液，浓缩至相对密度为 1.25～1.28（60℃）的清膏；加入上述细粉及淀粉，混匀，干燥，粉碎，过筛，装入胶囊，即得。

3. 性状

本品为胶囊剂，内容物为黄棕色至红棕色的粉末；气微，味微苦涩。

4. 鉴别

（1）取本品内容物 3g，加甲醇 30mL，加热回流 30 分钟，滤过，滤液浓缩至 0.5mL，作为供试品溶液。另取透骨香对照药材 2g，同法制成对照药材溶液。照薄层色谱法试验，吸取上述两种溶液各 5μL，分别点于同一以羧甲基纤维素钠为黏合剂的硅胶 G 薄层板上，以氯仿 - 丙酮（9∶1）为展开剂，展开，取出，晾干，用浓氨试液熏约 5 分钟，置紫外光灯（365nm）下观察。供试品色谱中，在与对照药材色谱相应的位置上，显相同颜色的荧光斑点。

（2）取本品内容物 2g，加乙醚 20mL，加热回流 30 分钟，放冷，滤过，弃去乙醚液，滤渣挥尽乙醚，加水 10mL，用盐酸调节 pH 至 2，置水浴上温浸 10 分钟，放冷，滤过，滤液移置分液漏斗中，加乙醚提取 2 次，每次 25mL，合并乙醚液，蒸干，残渣加甲醇 1mL 使溶解，作为供试品溶液。另取大血藤对照药材 2g，加乙醇 20mL，加热回流 30 分钟，放冷，滤过，滤液蒸干，残渣加水 10mL 使溶解，自"用盐酸调节 pH 至 2"起，同法制成对照药材溶液。照薄层色谱法试验，吸取供试品溶液 2μL、对照药材溶液 5μL，分别点于同一以羧甲基纤维素钠为黏合剂的硅胶 G 薄层板上，以甲苯 - 醋酸乙酯 - 甲酸（28∶15∶2）为展开剂，展开，取出，晾干，喷以 1% 三氯化铁和 1% 铁氰化钾（1∶1）混合溶液，供试品色谱中，在与对照药材色谱相应的位置上，显相同颜色的斑点。

（3）取本品内容物 2g，加甲醇 30mL，加热回流 1 小时，滤过，滤液蒸干，残渣加水 30mL 使溶解，加以水饱和的正丁醇提取 2 次，每次 20mL，合并正丁醇液，加氨试液 30mL 洗涤，弃去氨洗液，再加以正丁醇饱和的水 30mL 洗涤，弃去水洗液，正丁醇液蒸干，残渣加甲醇 1mL 使溶解，作为供试品溶液；另取金铁锁对照药材 1g，同法制成对照药材溶液。照薄层色谱法试验，吸取供试品溶液 10μL、对照药材溶液 5μL，分别点于同一以羧甲基纤维素钠为黏合剂的硅胶 G 薄层板上，以氯仿 - 醋酸乙酯 - 甲醇（8∶5∶1）为展开剂，展开，取出，晾干，喷以 10% 硫酸乙醇溶液，105℃加热至斑点显色清晰。供试品色谱中，在与对照药材色谱相应的位置上，显相同颜色的斑点。

5. 检查

应符合胶囊剂项下有关的各项规定。

6. 浸出物

照醇溶性浸出物测定法项下的热浸法测定，用 60% 乙醇作溶剂，不得少于 16.0%。

【例 7-19】仙灵骨葆胶囊

1. 主要组成

淫羊藿、续断、丹参、知母、补骨脂、地黄。

2. 制法

以上六味，续断、丹参、补骨脂粉碎成细粉，其余淫羊藿等三味加水煎煮 3 次，每次 1 小时，合并煎液，浓缩至相对密度为 1.35 ～ 1.38（30℃）的稠膏，加入上述药材细粉，混匀，制成颗粒，干燥，装入胶囊，即得。

3. 性状

本品为胶囊剂，内容物为棕黄色至棕褐色的颗粒及粉末；味微苦。

4. 鉴别

（1）取本品，置显微镜下观察：草酸钙簇晶存在于淡棕黄色皱缩的薄壁细胞中，常数个排列成行。石细胞近无色或淡黄色，类圆形、类三角形、类长方形或不规则形，直径 20 ～ 65μm，边缘不平整。种皮栅状细胞淡棕色或红棕色，表面观类多角形，壁稍厚，胞腔含红棕色物。

（2）取本品内容物 1g，加醋酸乙酯 20mL，超声处理 5 分钟，滤过，滤液蒸干，残渣加醋酸乙酯 1mL 使溶解，作为供试品溶液。另取补骨脂素对照品，加醋酸乙酯制成每 1mL 含 1mg 的溶液，作为对照品溶液。照薄层色谱法试验，吸取供试品溶液 2μL、对照品溶液 1μL，分别点于同一硅胶 G 薄层板上，以正己烷 – 醋酸乙酯（4 : 1）为展开剂，展开，取出，晾干，喷以 10% 氢氧化钾甲醇溶液，置紫外光灯（365nm）下检视。供试品色谱中，在与对照品色谱相应的位置上，显相同的荧光斑点。

5. 检查

应符合胶囊剂项下有关的各项规定。

6. 含量测定

照 2020 年版《中华人民共和国药典》高效液相色谱法测定。

（1）色谱条件与系统适用性试验：以十八烷基硅烷键合硅胶为填充剂；甲醇 –1.5% 冰醋酸（60 : 40）为流动相；检测波长为 270nm。理论板数按淫羊藿苷峰计算应不低于 2500。

（2）对照品溶液的制备：精密称取淫羊藿苷对照品适量，加甲醇制成每 1mL 含 0.2mg 的溶液，即得。

（3）供试品溶液的制备：取本品装量差异项下的内容物，研细，取 0.5g，精密称定，置具塞锥形瓶中，精密加入甲醇 10mL，称定重量，超声处理（功率 250W，频率 25kHz）1 小时，放冷，再称定重量，用甲醇补足减失的重量，摇匀，取上清液，滤过，取续滤液，即得。

（4）测定法：分别精密吸取对照品溶液与供试品溶液各 5μL，注入液相色谱仪，测定，即得。

本品每粒含淫羊藿以淫羊藿苷（$C_{33}H_{40}O_{15}$）计，不得少于 1.5mg。

【例 7-20】牛黄解毒软胶囊

1. 主要组成

人工牛黄、雄黄、石膏、大黄、黄芩、桔梗、冰片、甘草。

2. 制法

以上八味，除人工牛黄外，冰片研细；雄黄水飞成极细粉；大黄粉碎成细粉；其余黄芩等四味加水煎煮 2 次，每次 2 小时，合并煎液，滤过，滤液浓缩成稠膏，加入雄黄、大黄粉末，混匀，干燥，粉碎成细粉，加入人工牛黄、冰片及大豆油，混匀，装入胶囊，制成 1000 粒，即得。

3. 性状

本品为软胶囊，内容物为棕黄色黏稠状液体；有冰片香气，味微苦、辛。

4. 鉴别

（1）取本品内容物，置显微镜下观察：不规则碎块金黄色或橙黄色，有光泽（雄黄）。草酸钙簇晶大，直径为 60 ～ 140μm（大黄）。

（2）取本品内容物 2g，加二氯甲烷 25mL，研磨 10 分钟，滤过，滤液蒸干，残渣加甲醇 1mL，研磨 2 分钟，取上清液作为供试品溶液。另取胆酸对照品、猪去氧胆酸对照品，加甲醇制成每 1mL 各含 2mg 的混合溶液，作为对照品溶液。照薄层色谱法试验，吸取上述两种溶液各 5μL，分别点于同一硅胶 G 薄层板上，以正己烷 – 乙酸乙酯 – 甲醇 – 醋酸（20∶25∶3∶2）的上层溶液为展开剂，展开，取出，晾干，喷以 10% 硫酸乙醇溶液，在 105℃加热至斑点显色清晰，置紫外光灯（365nm）下检视。供试品色谱中，在与对照品色谱相应的位置上，显相同颜色的荧光斑点。

（3）取本品内容物 2g，加水 20mL、盐酸 1mL，加热回流 40 分钟，放冷，用乙醚 30mL 振摇提取，分取乙醚液，挥干，残渣加甲醇 2mL 使溶解，取上清液作为供试品溶液。另取大黄对照药材 0.5g，同法制成对照药材溶液。照薄层色谱法试验，吸取上述两种溶液各 5μL，分别点于同一硅胶 G 薄层板上，以石油醚（30 ～ 60℃）– 甲酸乙酯 – 甲酸（15∶5∶1）的上层溶液为展开剂，展开，取出，晾干，置紫外光灯（365nm）下检视。供试品色谱中，在与对照药材色谱相应的位置上，显相同颜色的荧光斑点。

（4）取本品内容物 4g，加乙酸乙酯 – 甲醇（3∶1）的混合溶液 40mL，加热回流 30 分钟，滤过，滤液蒸干，残渣用乙醚洗涤 2 次，每次 10mL，弃去乙醚液，残渣加甲醇 1mL 使溶解，作为供试品溶液。另取黄芩苷对照品，加甲醇制成每 1mL 含 0.5mg 的溶液，作为对照品溶液。照薄层色谱法试验，吸取上述两种溶液各 5 ～ 10μL，分别点于同一硅胶 G 薄层板上，以乙酸乙酯 – 丁酮 – 甲酸 – 水（5∶3∶1∶1）为展开剂，展开，取出，晾干，喷以 1% 三氯化铁乙醇溶液，置日光下检视。供试品色谱中，在与对照品色谱相应的位置上，显相同颜色的斑点。

（5）取本品内容物 1g，加乙醚 20mL，超声处理 5 分钟，滤过，滤液挥干，残渣加甲醇 2mL 使溶解，取上清液作为供试品溶液。另取冰片对照品，加甲醇制成每 1mL 含 0.1mg 的溶液，作为对照品溶液。照薄层色谱法试验，吸取上述两种溶液各 5μL，分别点于同一硅胶 G 薄层板上，以环己烷 – 乙酸乙酯（4∶1）为展开剂，展开，取出，晾干，喷以 1% 香草醛硫酸溶液，在 105℃加热至斑点显色清晰，置日光下检视。供试品色谱中，在与对照品色谱相应的位置上，显相同颜色的斑点。

5. 检查

（1）三氧化二砷：取本品内容物适量，混匀，取 1.52g，精密称定，加稀盐酸 20mL，时时搅拌 1 小时，离心（转速为每分钟 3000 转）5 分钟，分取上清液；残渣用稀盐酸洗涤 2 次，每次 10mL，搅拌 10 分钟，离心（转速为每分钟 3000 转）5 分钟，分取上清液，与上述上清液转移至分液漏斗中，混匀，静置 30 分钟，分取上清液，转移至 500mL 量瓶中，用水稀释至刻度，摇匀。精密量取 2mL，加盐酸 2mL 与水 21mL，依法检查。所显砷斑颜色不得深于标准砷斑。

（2）其他：应符合胶囊剂项下有关的各项规定。

6. 含量测定

照 2020 年版《中华人民共和国药典》气相色谱法测定。

（1）色谱条件与系统适用性试验：以聚乙二醇 20000（PEG-20M）为固定相，涂布浓度为 10%；柱温为 155℃。理论板数按正十五烷峰计算应不低于 1000。

（2）校正因子测定：取正十五烷约 125mg，精密称定，置 25mL 量瓶中，用石油醚（60～90℃）溶解并稀释至刻度，摇匀，作为内标溶液。另取冰片对照品约 50mg，精密称定，置 25mL 量瓶中，精密加入内标溶液 5mL，用石油醚（60～90℃）溶解并稀释至刻度，摇匀，吸取 1～2μL，注入气相色谱仪，测定，计算校正因子。

（3）供试品溶液的制备：取装量差异项下的本品内容物，混匀，取约 0.9g，精密称定，置具塞锥形瓶中，精密加入内标溶液 5mL，再精密加入石油醚（60～90℃）20mL，摇匀，滤过，取续滤液，作为供试品溶液。

（4）测定法：吸取对照品溶液与供试品溶液各 1μL，注入气相色谱仪，测定，以龙脑、异龙脑峰面积之和计算，即得。

本品每粒含冰片（$C_{10}H_{18}O$）不得少于 8.8mg。

第五节 气体制剂的分析

苗药气体制剂常用的类型有气雾剂和喷雾剂。

气雾剂系指药材提取物或药材细粉与适宜的抛射剂装在具有特制阀门系统的耐压严封容器中，使用时借助抛射剂的压力将内容物喷出呈雾状、泡沫状或其他形态的制剂。

喷雾剂系指原料药物或与适宜辅料填充于特制的装置中，使用时借助手动泵的压力、高压气体、超声振动或其他方法将内容物呈雾状物释放，用于肺部吸入或喷至腔道黏膜及皮肤的制剂。

一、气体制剂的质量要求

（一）气雾剂

1. 破损检查

将气雾剂放入有盖的铁丝篓内，浸没于 40℃ ±1℃的水浴中 2 小时（或 55℃、30 分钟），取出冷至室温，拣去破裂及塑料保护不紧密的废品。

2. 漏气检查

将气雾剂称重，于室温直立 72 小时以上，再称重，然后计算每瓶漏气的重量。

3. 非定量阀门气雾剂

（1）喷射速率：取供试品 4 罐，除去帽盖，分别喷射数秒后，擦净，精密称定，将其浸入恒温水浴（25℃ ±1℃）中 30 分钟，取出，擦干，除另有规定外，连续喷射 5 秒钟，擦净,分别精密称重,然后放入恒温水浴(25℃±1℃)中,按上法重复操作3次,计算每罐的平均喷射速率(g/s),均应符合各品种项下的规定。

(2)喷出总量:取供试品4罐,除去帽盖,精密称定,在通风橱内,分别连续喷射于已加入适量吸收液的容器中,直至喷尽,擦净,分别精密称定,每罐喷出量均不得少于标示装量的85%。

4. 定量阀门气雾剂

(1)每瓶总揿次:取供试品4瓶,除去帽盖,在通风橱内,分别揿压阀门连续喷射于1000mL或2000mL锥形瓶中,直至喷尽,分别计算喷射次数,每瓶的揿次均不得少于其标示揿次。

(2)递送剂量均一性:按照2020年版《中华人民共和国药典》吸入制剂相关项下方法检查,递送剂量均一性应符合规定。

(3)每揿喷量:取供试品1罐,振摇5秒钟,按产品说明书规定,弃去若干揿次,擦净,精密称定,揿压阀门喷射1次,擦净,再精密称定。前后两次重量之差为1个喷量。按上法连续测定3个喷量;揿压阀门连续喷射,每次间隔5秒钟,弃去,至n/2次;再按上法连续测定4个喷量;继续揿压阀门连续喷射,弃去,再按上法测定最后3个喷量。计算每罐10个喷量的平均值。再重复测定3罐。除另有规定外,均应为标示喷量的80%~120%。

凡进行每揿递送剂量均一性检查的气雾剂,不再进行每揿喷量检查。

(4)每揿主药含量:取供试品1罐,充分振摇,除去帽盖,按产品说明书规定,弃去若干揿次,用溶剂洗净套口,充分干燥后,倒置于已加入一定量吸收液的适宜烧杯中,将套口浸入吸收液液面下(至少25mm),喷射10次或20次(注意每次喷射间隔5秒钟并缓缓振摇),取出供试品,用吸收液洗净套口内外,合并吸收液,转移至适宜量瓶中并稀释至刻度后,按各品种含量测定项下的方法测定,所得结果除以取样喷射次数,即为平均每揿主药含量。每揿主药含量应为每揿主药含量标示量的80%~120%。

凡规定测定递送剂量均一性的气雾剂,一般不再进行每揿主药含量的测定。

5. 吸入用混悬型气雾剂应做粒度检查

取供试品1罐,充分振摇,除去帽盖,试喷数次,擦干,取清洁干燥的载玻片一块,置距喷嘴垂直方向5cm处喷射1次,用约2mL四氯化碳或其他适宜溶剂小心冲洗载玻片上的喷射物,吸干多余的四氯化碳,待干燥,盖上盖玻片,移置具有测微尺的400倍或400倍以上倍数显微镜下检视,上下左右移动,检查25个视野,计数,应符合各品种项下规定。

6. 装量

非定量气雾剂照最低装量检查法检查,应符合规定。

7. 无菌

除另有规定外,用于烧伤[除程度较轻的烧伤(Ⅰ°或浅Ⅱ°外)]、严重创伤或临床必需无菌的气雾剂,照无菌检查法检查,应符合规定。

8. 微生物限度

除另有规定外,照2020年版《中华人民共和国药典》制剂通则微生物计数法和控制菌检查法及非无菌药品微生物限度标准检查，应符合规定。

（二）喷雾剂

1. 内容物检查：溶液型喷雾剂药液应澄清；乳状液型喷雾剂液滴在液体介质中应分散均匀；混悬型喷雾剂应将药物细粉和附加剂充分混匀，研细，制成稳定的混悬液。

2. 除另有规定外，喷雾剂应能喷出均匀的雾滴（粒）。每次揿压时能均匀地喷出一定的剂量。另外，应标明每瓶的装量和主药含量或药液、提取物的重量。

3. 吸入用混悬型喷雾剂应做粒度检查，方法同气雾剂。

4. 喷射试验：照 2020 年版《中华人民共和国药典》四部喷雾剂通则喷射试验项下方法检查，计算每瓶每揿平均喷射量，应符合规定。

5. 装量：照 2020 年版《中华人民共和国药典》最低装量检查法检查，应符合规定。

6. 无菌和微生物限度检查：方法同气雾剂。

二、气体制剂质量分析的特点

气雾剂的给药是通过手揿压并借助抛射剂实现的，因此在质量分析时需注意将其中抛射剂排除后进行。由于抛射剂具有较强的挥发性，因此一般采用微孔排气法从容器中排出抛射剂。具体方法为将气雾剂冷却至 5 ℃左右，在铝盖上钻一小孔，插入连接注射针头的干燥橡皮管（勿与药液面接触），橡皮管另一端放入水中，待抛射剂缓缓排出后，除去铝盖，备用。喷雾剂与排除抛射剂后的气雾剂药物纯度较高，多可直接分析或适当稀释后分析，若为复方制剂，且待测成分与其他成分有干扰时，可采用适当分离净化手段，再进行含量测定。

三、应用实例

【例 7-21】乳香风湿气雾剂

1. 主要组成

麝香、血竭、乳香、没药、肉桂油、薄荷素油、丁香罗勒油、水杨酸甲酯、桉油、酮麝香、月桂氮䓬酮。

2. 制法

以上十一味药，血竭、乳香、没药分别粉碎成粗粉，混合，加入桉油浸渍 3 天，滤过，药渣再加入桉油浸渍 3 天，滤过，合并滤液，加入麝香、肉桂油、薄荷素油、丁香罗勒油、水杨酸甲酯、酮麝香、月桂氮䓬酮等搅匀，加桉油至规定量，滤过，分装于耐压容器中，扎盖，压入抛射剂，即得。

3. 性状

本品为气雾剂，内容物为黄棕色的油状液体；有特殊的香气。

4. 鉴别

取本品，用锐器在铝盖上钻一小孔，让抛射剂缓缓排尽后，吸取适量，加醋酸乙酯稀释 5 倍，作为供试品溶液。另取桂皮醛对照品，加醋酸乙酯制成每 1mL 含 1μL 的溶液，作为对照品溶液。照薄层色谱法试验，吸取上述两种溶液各 2μL，分别点于同一硅胶 G 薄层板上，以石油醚（60～90℃）-醋酸乙酯（9：1）为展开剂，展开，取出，晾干，喷以二硝基苯肼乙醇试液。供试品色谱中，在与对照品色谱相应的位置上，显相同颜色的斑点。

5. 检查

（1）喷射速率：每瓶的平均喷射速率应为 0.7～1.3g/s。

（2）其他：应符合气雾剂项下有关的各项规定。

6. 含量测定

照 2020 年版《中华人民共和国药典》气相色谱法测定。

（1）色谱条件与系统适用性试验：聚乙二醇 20000（PEG-20M）弹性石英毛细管色谱柱；柱温为 160℃。理论塔板数按水杨酸甲酯峰计算应不低于 10000。

（2）校正因子测定：取联苯适量，加氯仿制成每 1mL 含 50mg 的溶液，作为内标溶液。另取水杨酸甲酯 50mg，精密称定，置 10mL 量瓶中，精密加入内标溶液 1mL，用氯仿稀释至刻度，摇匀，取 1μL 注入气相色谱仪，连续进样 3～5 次，计算校正因子。

（3）测定法：取本品 100mg，精密称定，置 10mL 量瓶中，精密加入内标溶液 1mL，加氯仿稀释至刻度，摇匀，取 1μL 注入气相色谱仪，测定，即得。

本品含水杨酸甲酯（$C_8H_8O_3$）应为 43.0%～53.0%（g/g）。

【例 7-22】筋骨伤喷雾剂

1. 主要组成

赤胫散、赤芍、淫羊藿、地龙、制草乌、薄荷脑。

2. 制法

以上六味，除薄荷脑外，其余粉碎成粗粉，混合，置容器内，加入 55% 的乙醇，密闭，浸渍 10 天，取浸出液，静置，滤过。薄荷脑加乙醇溶解，加入滤液中，加乙醇调节含醇量至 45%～55%，混匀，即得。

3. 性状

本品为喷雾剂，内容物为红棕色的澄清液体。

4. 鉴别

（1）取本品的内容物作为供试品溶液。另取赤胫散对照药材 0.1g，加 55% 乙醇 5mL，超声处理 30 分钟，滤过，滤液蒸干，残渣加 55% 乙醇 1mL 使溶解，作为对照药材溶液。照薄层色谱法试验，吸取上述两种溶液各 3～6μL，分别点于同一以羧甲基纤维素钠为黏合剂的硅胶 G 薄层板上，以氯仿 - 甲醇（4：1）为展开剂，展开，取出，晾干，置紫外光灯（365nm）下检视。供试品色谱中，在与对照药材色谱相应的位置上，显相同颜色的荧光斑点。

（2）取本品的内容物作为供试品溶液。另取赤芍对照药材 0.1g，加 55% 乙醇 5mL，超声处理 30 分钟，滤过，滤液蒸干，残渣加 55% 乙醇 1mL 使溶解，作为对照药材溶液。再取芍药苷对照品，加乙醇制成每 1mL 含 1mg 的溶液，作为对照品溶液。照薄层色谱法试验，吸取上述三种溶液各 3～6μL，分别点于同一以羧甲基纤维素钠为黏合剂的硅胶 G 薄层板上，以氯仿 - 醋酸乙酯 - 甲醇 - 甲酸（40：5：10：0.2）为展开剂，展开，取出，晾干，喷以 5% 香草醛硫酸溶液，加热至斑点显色清晰。供试品色谱中，在与对照药材、对照品色谱相应的位置上，显相同颜色的斑点。

5. 检查

（1）乌头碱限量：取本品内容物作为供试品溶液。再取制草乌对照药材 3g，精密称定，加乙醇 10mL，超声处理 30 分钟，滤过，滤液蒸干，残渣加乙醇 1mL 使溶解，作为对照药材溶液。另精密称取乌头碱对照品，加无水乙醇制成每 1mL 含 0.5mg 的溶液，作为对照品溶液。照薄层色谱法试验，精密吸取供试品溶液及对照药材溶液各 10μL、对照品溶液 0.8μL，分别点于同一以羧甲基纤维素钠为黏合剂的硅胶 G 薄层板上，以氯仿 – 甲醇（6：1）为展开剂，展开，取出，晾干，喷以稀碘化铋钾试液。供试品色谱中，在与对照品、对照药材色谱相应的位置上出现的斑点应小于对照品及对照药材溶液斑点或不出现斑点。

（2）乙醇量：应为 45% ～ 55%。

（3）喷射试验：每瓶每揿平均喷射量不得低于 0.052g。

（4）其他：应符合喷雾剂项下有关的各项规定。

6. 含量测定

照 2020 年版《中华人民共和国药典》高效液相色谱法测定。

（1）色谱条件与系统适用性试验：以十八烷基硅烷键合硅胶为填充剂；甲醇 –0.05mol/L 磷酸二氢钾溶液（25：75）为流动相；检测波长为 230nm。理论板数按芍药苷峰计算应不低于 2500。

（2）对照品溶液的制备：精密称取经五氧化二磷减压干燥 36 小时的芍药苷对照品适量，加甲醇制成每 1mL 含 0.03mg 的溶液，即得。

（3）供试品溶液的制备：精密吸取本品的内容物 2mL，置 50mL 量瓶中，加 55% 乙醇至刻度，摇匀，滤过，即得。

（4）测定法：分别精密吸取对照品溶液与供试品溶液各 10μL，注入液相色谱仪，测定，即得。

本品每 1mL 含赤芍以芍药苷（$C_{23}H_{28}O_{11}$）计，不得少于 0.60mg。

第六节　外用膏剂的分析

外用膏剂系指将药物与适宜的基质制成专供外用的半固体或近似固体的一类制剂。包括软膏剂、乳膏剂、贴剂、贴膏剂、膏药等。

一、软膏剂与乳膏剂的质量分析

软膏剂系指原料药物与油脂性或水溶性基质混合制成的均匀的半固体外用制剂。因原料药物在基质中分散状态不同，分为溶液型软膏剂和混悬型软膏剂。溶液型软膏剂为原料药物溶解（或共熔）于基质或基质组分中制成的软膏剂；混悬型软膏剂为原料药物细粉均匀分散于基质中制成的软膏剂。

乳膏剂系指原料药物溶解或分散于乳状液型基质中形成的均匀半固体制剂。乳膏剂由于基质不同，可分为水包油型乳膏剂和油包水型乳膏剂。

（一）软膏剂与乳膏剂的质量要求

1.软膏剂、乳膏剂在生产与贮藏期间应符合下列有关规定。

（1）软膏剂、乳膏剂选用的基质应考虑各剂型特点、原料药物的性质，以及产品的疗效、稳定性及安全性。基质也可由不同类型基质混合组成。软膏剂、乳膏剂根据需要可加入保湿剂、抑菌剂、增稠剂、抗氧剂及透皮促进剂等。

（2）软膏剂基质可分为油脂性基质和水溶性基质。油脂性基质常用的有凡士林、石蜡、液状石蜡、硅油、蜂蜡、硬脂酸、羊毛脂等；水溶性基质主要有聚乙二醇。

（3）乳膏剂常用的乳化剂可分为水包油型和油包水型。水包油型乳化剂有钠皂、三乙醇胺皂类、脂肪醇硫酸（酯）钠类和聚山梨酯类等；油包水型乳化剂有钙皂、羊毛脂、单硬脂酸甘油酯、脂肪醇等。

（4）除另有规定外，加入抑菌剂的软膏剂、乳膏剂在制剂确定处方时，该处方的抑菌效力应符合抑菌效力检查法的规定。

（5）软膏剂、乳膏剂基质应均匀、细腻，涂于皮肤或黏膜上应无刺激性。软膏剂中不溶性原料药物，应预先用适宜的方法制成细粉，确保粒度符合规定。

（6）软膏剂、乳膏剂应具有适当的黏稠度，应易涂布于皮肤或黏膜上，不融化，黏稠度随季节变化应很小。

（7）软膏剂、乳膏剂应无酸败、异臭、变色、变硬等变质现象。乳膏剂不得有油水分离及胀气现象。

（8）除另有规定外，软膏剂应避光密封贮存。乳膏剂应避光密封置25℃以下贮存，不得冷冻。

（9）软膏剂、乳膏剂所用内包装材料，不应与原料药物或基质发生物理化学反应，无菌产品的内包装材料应无菌。

（10）软膏剂、乳膏剂用于烧伤治疗如为非无菌制剂的，应在标签上标明"非无菌制剂"；产品说明书中应注明"本品为非无菌制剂"，同时在适应证下应明确"用于程度较轻的烧伤（Ⅰ°或浅Ⅱ°）"；注意事项下规定"应遵医嘱使用"。

2.除另有规定外，软膏剂、乳膏剂应进行以下相应检查。

（1）粒度：除另有规定外，混悬型软膏剂、含饮片细粉的软膏剂照下述方法检查，应符合规定。

检查法：取供试品适量，置于载玻片上涂成薄层，薄层面积相当于盖玻片面积，共涂3片，照粒度和粒度分布测定法测定，均不得检出大于180μm的粒子。

（2）装量：照最低装量检查法检查，应符合规定。

（3）无菌：用于烧伤［除程度较轻的烧伤（Ⅰ°或浅Ⅱ°外）］、严重创伤或临床必须无菌的软膏剂与乳膏剂，照无菌检查法检查，应符合规定。

（4）微生物限度：除另有规定外，照非无菌产品微生物限度检查，微生物计数法和控制菌检查法及非无菌药品微生物限度标准检查，应符合规定。

（二）软膏剂与乳膏剂质量分析的特点

这类苗药制剂专供外用。一般都是取一定量的药材细粉或药材提取物与适量基质混合而成。这类制剂的质量控制不仅要进行成分分析，对基质的质量也要重点检查，如这类基质应该有合适的稠度，膏剂和橡胶膏剂的基质对皮肤有很好的黏着性，无刺激性。设计这类制剂的成分分析方法，要特别注意被测成分与基质的分离方法。

软膏剂与乳膏剂进行质量分析时，应注意基质对分析的影响，可采用加热、加电解质、加相反类型乳化剂使乳膏剂破裂，再使用适当的溶剂将药物提取出来后，进行鉴别和定量分析。

对于一般软膏剂可采用以下方法进行分析。

1. 滤除基质测定法

称取一定量软膏，加入适当溶剂，加热使软膏液化，再放冷，待基质凝固后，将基质与上清液分开，如此重复多次，合并滤液后测定。

2. 提取分离法

在适宜的酸性或碱性介质中，用不混溶的有机溶剂将基质提取后除去，再进行测定，也可用有机溶剂将样品溶解，再用酸水或碱水进行液 – 液萃取分离后测定。

3. 灼烧法

如软膏中被测成分为无机物，可将样品灼烧，使基质分解除尽，然后对灼烧后的无机化合物进行测定。

4. 离心法

取样品，加适量溶剂，混匀，再进行离心，滤过，以滤液作为供试品溶液进行分析。

5. 其他方法

可参照栓剂项下的方法进行。

（三）应用实例

【例 7-23】痛经软膏

1. 主要组成

吴茱萸、延胡索、干姜、姜黄。

2. 制法

以上四味，干姜、姜黄分别用水蒸气蒸馏法提取挥发油；吴茱萸、延胡索分别加 85%乙醇，加热回流提取 2 次，第一次 2 小时，第二次 1 小时，滤过，合并提取液，脱色，回收乙醇，浓缩至相对密度为 1.30 ~ 1.32（60 ~ 65℃）的清膏，清膏与乳剂型基质适量研匀后加入上述挥发油，混匀，制成药膏。贴剂上盖衬，分切，即得。

3. 性状

本品药膏为浅棕黄色的软膏；气芳香。

4. 鉴别

（1）取本品药膏 4g，加水 200mL 及稀醋酸 2mL，连接挥发油测定器，加热蒸馏。取所得挥发油 3 ~ 4 滴，加乙醇 0.5mL，摇匀，加 1% 香草醛硫酸溶液 2 滴，显紫红色。

（2）取本品药膏 2g，加稀醋酸 15mL，充分振摇，置冰浴放置 15 分钟，立即滤过，滤液用浓氨试液调节 pH 至 8 ~ 9，用乙醚 20mL，振摇提取，分取乙醚液挥干，残渣加乙醇 1mL 使溶解，作为供试品溶液。另取吴茱萸对照药材 0.2g，加乙醇 10mL，超声处理 20 分钟，滤过，滤液作为对照药材溶液。照薄层色谱法试验，吸取上述两种溶液各 10μL，分别点于同一硅胶 G 薄层板上，以正丁醇 – 醋酸 – 水（2∶1∶1）的上层溶液为展开剂，展开，取出，晾干，置紫外光灯（365nm）下检视。供试品色谱中，在与对照药材色谱相应的位置上，显相同颜色的荧光斑点。

（3）取延胡索乙素对照品，加甲醇制成每 1mL 含 0.4mg 的溶液，作为对照品溶液。照薄层色谱法试验，吸取上述鉴别（2）项下的供试品溶液和上述对照品溶液各 10μL，分别点于同一用 1% 氢氧化钠溶液制备的硅胶 G 薄层板上，以正己烷 – 氯仿 – 甲醇（7.5∶4∶1）为展开剂，展开，取出，晾干，置碘蒸气中熏至斑点显色清晰。日光下检视，供试品色谱中，在与对照品色谱相应的位置上，显相同颜色的斑点；挥尽板上吸附的碘蒸气后，置紫外光灯（365nm）下检视，供试品色谱中，在与对照品色谱相应的位置上，显相同颜色的荧光斑点。

5. 检查

（1）重金属：取本品 1.0g，依法检查，含重金属不得过百十万分之二十。

（2）其他：药膏应符合软膏剂项下有关的各项规定。

6. 含量测定

照 2020 年版《中华人民共和国药典》高效液相色谱法测定。

（1）色谱条件与系统适用性试验：以十八烷基硅烷键合硅胶为填充剂；甲醇 – 磷酸盐缓冲液（pH7.4）（60∶40）为流动相；检测波长为 280nm。理论板数按延胡索乙素峰计算应不低于 2000。

（2）对照品溶液的制备：精密称取延胡索乙素对照品适量，加甲醇制成每 1mL 含 0.1mg 的溶液，即得。

（3）供试品溶液的制备：取药膏装量差异项下的内容物，混匀，取 6g，精密称定，置锥形瓶中，加稀醋酸 30mL，充分振摇，冰浴放置 30 分钟后立即滤过，用冰冷稀醋酸 10mL 分次洗涤容器和残渣，滤过，合并滤液，用浓氨试液调节 pH 至 8 ～ 9，用乙醚振摇提取 3 次，每次 20mL，合并乙醚液，挥干，残渣加甲醇使溶解，置 10mL 量瓶中，加甲醇稀释至刻度，摇匀，滤过，取续滤液，即得。

（4）测定法：分别精密吸取对照品溶液与供试品溶液各 10μL，注入液相色谱仪，测定，即得。

本品药膏每 1g 含延胡索以延胡索乙素（$C_{21}H_{25}NO_4$）计，不得少于 0.15mg。

【例 7-24】复方透骨香乳膏

1. 主要组成

透骨香、薯草、黄柏、红花、天然冰片、川芎、生葱、辣椒、没药、乳香、当归。

2. 制法

以上十一味，透骨香用水蒸气蒸馏法提取挥发油，其药液和药渣分置备用；取乳香、没药，加水煎煮 3 次，每次 15 分钟，滤过，合并滤液，备用；天然冰片粉碎成细粉；其余红花七味等与透骨香药渣一起置回流提取器中，加 30% 乙醇，浸泡 30 分钟，加热回流提取 2 次，第一次 1.5 小时，第二次 30 分钟，滤过，合并滤液，回收乙醇，与上述药液合并，静置 5 ～ 6 小时，滤过，加入天然冰片及乳膏基质，即得。

3. 性状

本品为淡黄褐色的乳膏；气芳香。

4. 鉴别

（1）取本品5g，加乙醇适量搅拌溶解，取上清液，加新配制的1%香草醛硫酸溶液1～2滴，即显紫色。

（2）取本品10g，加乙醚30mL，加热回流1小时，滤过，滤液挥干，残渣加醋酸乙酯1mL使溶解，作为供试品溶液。另取川芎对照药材1g，同法制成对照药材溶液。照薄层色谱法试验，吸取上述两种溶液各5μL，分别点于同一硅胶G薄层板上，以正己烷－醋酸乙酯（9：1）为展开剂，展开，取出，晾干，置紫外光灯（365nm）下检视，供试品色谱中，在与对照药材色谱相应的位置上，显相同颜色的荧光斑点。

（3）取本品10g，置具塞锥形瓶中，加20%氢氧化钠溶液2mL，超声处理5分钟，加氯仿10mL振摇提取，分取氯仿液于试管中，加入1mol/L盐酸2mL，振摇提取30秒钟，离心，分取氯仿液，作为供试品溶液。另取盐酸小檗碱对照品，加甲醇制成每1mL含0.1mg的溶液，作为对照品溶液。照薄层色谱法试验，吸取上述两种溶液各10μL，分别点于同一硅胶G薄层板上，以正丁醇－冰醋酸－水（7：1：2）为展开剂，展开，取出，晾干，置紫外光灯（365nm）下检视。供试品色谱中，在与对照品色谱相应的位置上，显相同颜色的荧光斑点。

5. 检查

应符合乳膏剂项下有关的各项规定。

二、贴膏剂的质量分析

贴膏剂系指将原料药物与适宜的基质制成膏状物，涂布于背衬材料上供皮肤贴敷，可产生全身性或局部作用的一种薄片状柔性制剂。贴膏剂包括凝胶贴膏（原巴布膏剂或凝胶膏剂）和橡胶贴膏（原橡胶膏剂）。

凝胶贴膏系指原料药物与适宜的亲水性基质混匀后涂布于背衬材料上制成的贴膏剂。常用基质有聚丙烯酸钠、羧甲基纤维素钠、明胶、甘油和微粉硅胶等。

橡胶贴膏系指原料药物与橡胶等基质混匀后涂布于背衬材料上制成的贴膏剂。橡胶膏剂的常用制备方法有溶剂法和热压法。常用溶剂为汽油和正己烷，常用基质有橡胶、热塑性橡胶、松香、松香衍生物、凡士林、羊毛脂和氧化锌等。也可用其他适宜溶剂和基质。

（一）贴膏剂的质量要求

1. 贴膏剂在生产与贮藏期间应符合下列有关规定。

（1）贴膏剂所用的材料及辅料应符合国家标准有关规定，并应考虑到对贴膏剂局部刺激性和药物性质的影响。

（2）贴膏剂根据需要可加入表面活性剂、乳化剂、保湿剂、抑菌剂或抗氧剂等。

（3）贴膏剂的膏料应涂布均匀，膏面应光洁、色泽一致，贴膏剂应无脱膏、失黏现象，背衬面应平整、洁净、无漏膏现象。

（4）涂布中若使用有机溶剂的，必要时应检查残留溶剂。

（5）采用乙醇等溶剂应在标签中注明过敏者慎用。

（6）根据原料药物和制剂的特性，除来源于动、植物多组分且难以建立测定方法的贴膏剂外，贴膏剂的含量均匀度、释放度、黏附力等应符合要求。

（7）除另有规定外，贴膏剂应密封贮存。

2.除另有规定外，贴膏剂应进行以下相应检查。

（1）含膏量：橡胶贴膏照第一法检查，凝胶贴膏照第二法检查。

第一法：取供试品2片（每片面积大于35cm²的应切取35cm²），除去盖衬，精密称定，置于同一个有盖玻璃容器中，加适量有机溶剂（如三氯甲烷、乙醚等）浸渍，并时时振摇，待背衬与膏料分离后，将背衬取出，用上述溶剂洗涤至背衬无残附膏料，挥去溶剂，在105℃干燥30分钟，移至干燥器中，冷却30分钟，精密称定，减失重量即为膏重，按标示面积换算成100cm²的含膏量，应符合各品种项下的规定。

第二法：取供试品1片，除去盖衬，精密称定，置烧杯中，加适量水，加热煮沸至背衬与膏体分离后，将背衬取出，用水洗涤至背衬无残留膏体，晾干，在105℃干燥30分钟，移至干燥器中，冷却30分钟，精密称定，减失重量即为膏重，按标示面积换算成100cm²的含膏量，应符合各品种项下的规定。

（2）耐热性：除另有规定外，橡胶贴膏取供试品2片，除去盖衬，在60℃加热2小时，放冷后，背衬应无渗油现象；膏面应有光泽，用手指触试应仍有黏性。

（3）赋形性：取凝胶贴膏供试品1片，置37℃、相对湿度64%的恒温恒湿箱中30分钟，取出，用夹子将供试品固定在一平整钢板上，钢板与水平面的倾斜角为60°，放置24小时，膏面应无流淌现象。

（4）黏附力：除另有规定外，凝胶贴膏照黏附力测定法第一法测定、橡胶贴膏照黏附力测定法第二法测定，均应符合各品种项下的规定。

（5）含量均匀度：凝胶贴膏，除另有规定或来源于动、植物多组分且难以建立测定方法的，照含量均匀度检查法测定，应符合规定。

（6）微生物限度：除另有规定外，照非无菌产品微生物限度检查，微生物计数法和控制菌检查法及非无菌药品微生物限度标准检查，凝胶贴膏应符合规定，橡胶贴膏每10cm²不得检出金黄色葡萄球菌和铜绿假单胞菌。

（二）贴膏剂质量分析的特点

1.橡胶贴膏剂：由于橡胶贴膏制剂的组成比较复杂，所以在其定性或定量测定中需注意被测成分与基质的分离，避免影响测定结果。可利用一定的化学反应、显微镜或色谱法分离单个成分后再进行检测，如直接测定法、提取测定法、镜检测定法或色谱测定法等。

2.凝胶贴膏剂：由于凝胶贴膏的基质为亲水性基质，因此可采用极性溶剂将其基质和药物先与盖衬分离，再进行纯化。若测定的成分为非极性物质，可用非极性溶剂提取，也可用回流提取法或色谱法进行纯化分离。

（三）应用实例

【例7-25】复方伤复宁膏

1.主要组成

透骨香、红禾麻、飞龙掌血、吉祥草、酢浆草、白龙须等十二味药。

2. 制法

以上十二味，除水杨酸甲酯、樟脑、冰片、薄荷脑外，其余透骨香等八味粉碎成粗粉，用 90% 乙醇提取 2 次，每次 2 小时，滤过，滤液回收乙醇并浓缩至相对密度为 1.28（40℃）的清膏；加入上述水杨酸甲酯等四味混匀；另加 3.7 ～ 4 倍量由橡胶与松香等制成的基质，制成涂料（使浸膏含量为 20.0% ～ 21.3%），涂膏、切段、盖衬、切片，即得。

3. 性状

本品为淡棕黄色的片状橡胶膏；气香。

4. 鉴别

（1）取本品 10 片，除去盖衬，剪碎，加氯仿 100mL，超声处理 10 分钟，再加甲醇 40mL，振摇，滤过，滤液蒸干，残渣加甲醇 2mL 使溶解，作为供试品溶液。另取虎杖对照药材 0.5g，同法制成对照药材溶液。再取大黄素对照品适量，加甲醇制成每 1mL 含 1mg 的溶液，作为对照品溶液。照薄层色谱法试验，吸取上述供试品溶液 10μL、对照药材和对照品溶液各 5μL，分别点于同一以羧甲基纤维素钠为黏合剂的硅胶 G 薄层板上，以甲苯 – 醋酸乙酯 – 甲酸（15∶2∶1）为展开剂，展开，取出，晾干。供试品色谱中，在与对照药材色谱及对照品色谱相应的位置上，显相同的黄色斑点。

（2）取本品 10 片，除去盖衬，剪碎，加乙醇 – 氯仿（5∶1）混合溶液 40mL，超声处理 20 分钟，滤过，滤液蒸干，残渣加无水乙醇 2mL 使溶解，作为供试品溶液。另取龙脑对照品适量，加乙醇制成每 1mL 含 1mg 的溶液，作为对照品溶液。照薄层色谱法试验，吸取上述供试品溶液 2 ～ 5μL、对照品溶液 5μL，分别点于同一以羧甲基纤维素钠为黏合剂的硅胶 G 薄层板上，以石油醚（60 ～ 90℃）– 醋酸乙酯（9∶1）为展开剂，展开，取出，晾干，喷以 5% 香草醛硫酸溶液，在 105℃加热至斑点显色清晰。供试品色谱中，在与对照品色谱相应的位置上，显相同颜色的斑点。

5. 检查

（1）含膏量：照橡胶膏剂含膏量测定法测定，用氯仿作溶剂。每 $100cm^2$ 应不少于 1.5g。

（2）其他：应符合橡胶膏剂项下有关的各项规定。

6. 浸出物

取本品 5 片，剪碎，置具塞锥形瓶中，精密加入乙醇 100mL，密塞，称定重量，静置 1 小时后，加热回流，保持微沸 1 小时，取出，放冷，再称定重量，用乙醇补足减失的重量，摇匀，滤过，精密量取滤液 25mL，置已干燥至恒重的蒸发皿中，蒸干，在 105℃干燥 3 小时，移置干燥器中，冷却 30 分钟，精密称定重量，计算，即得。

本品浸出物每 $100cm^2$ 不得少于 0.05g。

7. 含量测定

照 2020 年版《中华人民共和国药典》高效液相色谱法测定。

（1）色谱条件与系统适用性试验：用十八烷基硅烷键合硅胶为填充剂；甲醇 –0.1% 磷酸溶液（75∶25）为流动相；检测波长为 288nm。理论板数按大黄素峰计算应不低于 3000。

（2）对照品溶液的制备：精密称取大黄素对照品适量，加甲醇制成每 1mL 含 30μg 的溶液，即得。

（3）供试品溶液的制备：取本品 5 片，除去盖衬，剪碎，置锥形瓶中，加 100mL 甲醇加热回流 2 小时，滤过，滤液蒸干，残渣加稀盐酸 10mL、氯仿 20mL，加热回流 30 分钟，取出，冷却，分取氯仿层，用氯仿洗涤容器及酸液 2 次，每次 10mL，合并氯仿液，蒸干，残渣加甲醇微热使溶解，转移至 50mL 量瓶中，加甲醇稀释至刻度，摇匀，滤过，取续滤液，即得。

（4）测定法：分别精密吸取对照品溶液与供试品溶液各 20μL，注入液相色谱仪，测定，即得。

本品每 100cm² 含虎杖以大黄素（$C_{15}H_{10}O_5$）计，不得少于 20μg。

三、膏药的质量分析

膏药系指饮片、食用植物油与红丹（铅丹）或官粉（铅粉）炼制成膏料，摊涂于裱背材料上制成的供皮肤贴敷的外用制剂。前者称为黑膏药，后者称为白膏药。

（一）膏药的质量要求

1. 膏药在生产与贮藏期间应符合下列有关规定。

（1）饮片应适当碎断，按各品种项下规定的方法加食用植物油炸枯；质地轻泡不耐油炸的饮片，宜待其他饮片炸至枯黄后再加入。含挥发性成分的饮片、矿物药及贵重药应研成细粉，于摊涂前加入，温度应不超过 70℃。

（2）制备用红丹、官粉均应干燥、无吸潮结块。

（3）炸过药的油炼至"滴水成珠"，加入红丹或官粉，搅拌使充分混合，喷淋清水，膏药成坨，置清水中浸渍。

（4）膏药的膏体应油润细腻、光亮、老嫩适度、摊涂均匀、无飞边缺口，加温后能粘贴于皮肤上且不移动。黑膏药应乌黑、无红斑；白膏药应无白点。

（5）除另有规定外，膏药应密闭，置阴凉处贮存。

2. 除另有规定外，膏药应进行以下相应检查。

（1）软化点：照膏药软化点测定法测定，应符合各品种项下的有关规定。

（2）重量差异：取供试品 5 张，分别称定每张总重量，剪取单位面积（cm²）的裱背，称定重量，换算出裱背重量，总重量减去裱背重量，即为膏药重量，与标示重量相比较，应符合表 7-10 中的规定。

表7-10　膏药重量差异限度

标示重量	重量差异限度	标示重量	重量差异限度
3g 及 3g 以下	± 10%	12g 以上至 30g	± 6%
3g 以上至 12g	± 7%	30g 以上	± 5%

（二）膏药质量分析的特点

制备膏药时，处方中一部分粗料药，在下丹成膏前与植物油一起"熬枯去渣"，还有一部分细料药的细粉是在下丹成膏后，再向膏中兑入，混匀。细料大多为主要药物，是质量分析的主要对象。因膏药基质易溶于氯仿，膏药的质量分析主要是应设法排除基质的干扰，当有效成分不溶于氯仿时，可利用膏药基质易溶于氯仿的特点，将基质除去，再进行质量分析；也可根据被测定成分的性质采用适当溶剂提取后再进行分析。

（三）应用实例

【例 7-26】通络骨质宁膏

1. 主要组成

红土茯苓、红花、草乌、血竭、青风藤、海马、生扯拢等十六味药。

2. 制法

以上十六味药材，除生扯拢、红花外，草乌、血竭、海马、天南星、半夏粉碎成细粉，过筛，混匀；其余红土茯苓等九味药材酌予碎断，与麻油同置锅内炸黄，再加入生扯拢、红花炸至枯黑，去渣，滤过，炼至滴水成珠。另取红丹，加入油内，搅匀收膏，将膏浸泡于水中，取膏，用文火熔化，加入草乌等粉末，搅匀，分摊于裱背材料上，即得。

3. 性状

本品为摊于裱背材料上的黑膏药；具特殊的油腻气。

4. 鉴别

取本品 8g，剪碎，置具塞锥形瓶中，加甲醇 25mL，浸渍过夜，滤过，滤液蒸干，残渣加甲醇 1mL 使溶解，作为供试品溶液。另取半夏对照药材 1g，同法制成对照药材溶液。照薄层色谱法试验，吸取供试品溶液 1～2μL、对照药材溶液 2～4μL，分别点于同一硅胶 G 薄层板上，用氯仿 – 甲醇（9∶1）为展开剂，展开，取出，晾干，喷以 10% 磷钼酸乙醇溶液，在 105℃加热至斑点显色清晰。供试品色谱中，在与对照药材色谱相应的位置上，显相同颜色的斑点。

5. 检查

应符合膏药项下有关的各项规定。

6. 浸出物

照浸出物测定法项下的热浸法测定，用乙醇作溶剂，加热回流 2 小时，浸出物不得少于 5.0%。

7. 含量测定

照 2020 年版《中华人民共和国药典》气相色谱法测定。

（1）色谱条件与系统适用性试验：以聚乙二醇 20000（PEG-20M）为固定相，涂布浓度为 10%；柱温为 140℃。理论板数按龙脑峰计算应不低于 2000。

（2）对照品溶液的制备：取龙脑对照品适量，精密称定，置于容量瓶中，加乙酸乙酯制成每 1mL 含 1mg 的溶液，即得。

（3）供试品溶液的制备：取重量差异项下的本品，剪碎，取 5g，精密称定，置具塞锥形瓶中，精密加入乙醚 100mL，称定重量，放置过夜，超声处理 20 分钟，放冷，再称定重量，用乙醚补足减失的重量，摇匀，滤过，精密量取续滤液 50mL，挥去乙醚，残渣加醋酸乙酯使溶解，转移至 10mL 量瓶中，加醋酸乙酯稀释至刻度，摇匀，即得。

（4）测定法：分别精密吸取对照品溶液与供试品溶液各 1μL，注入气相色谱仪，测定，即得。

本品每张含冰片以龙脑（$C_{10}H_{18}O$）计，不得少于 10mg。

第七节　注射剂的分析

　　注射剂系指原料药物或与适宜的辅料制成的供注入体内的无菌制剂。注射剂可分为注射液、注射用无菌粉末与注射用浓溶液等。注射液系指原料药物或与适宜的辅料制成的供注入体内的无菌液体制剂，包括溶液型、乳状液型或混悬型等注射液；可用于皮下注射、皮内注射、肌内注射、静脉注射、静脉滴注（体积大于 100mL 供静脉滴注用的注射液也称为输液）、鞘内注射、椎管内注射等。注射用无菌粉末系指原料药物或与适宜辅料制成的供临用前用无菌溶液配制成注射液的无菌粉末或无菌块状物；一般采用无菌分装或冷冻干燥法（该法所得也称注射用冻干粉）制得，可用适宜的注射用溶剂配制后注射，也可用静脉输液配制后静脉滴注。注射用浓溶液系指原料药物与适宜辅料制成的供临用前稀释后注射的无菌浓溶液。

　　注射剂所用的原辅料应从来源及生产工艺等环节进行严格控制，并应符合注射用药的质量要求。除另有规定外，制备苗药注射剂的饮片等原料药物应严格按各品种项下规定的方法提取、纯化，制成半成品、成品，并进行相应的质量控制。注射剂所用溶剂应安全无害，并与其他药用成分兼容性良好，不得影响活性成分的疗效和质量。一般分为水性溶剂和非水性溶剂。水性溶剂最常用的为注射用水，也可用 0.9% 氯化钠溶液或其他适宜的水溶液。非水性溶剂常用植物油，主要为供注射用的大豆油，其他还有乙醇、丙二醇和聚乙二醇等。供注射用的非水性溶剂，应严格限制其用量，并应在各品种项下进行相应的检查。

一、注射剂的质量要求

　　对注射剂的基本要求是疗效确定、质量稳定、使用安全。由于注射剂直接注入机体，显效快，毒副作用发生也快，尤其是静脉注射剂，因此，对注射剂的质量要求更加严格，质量标准更加细化，不但要有鉴别、含量测定、指纹图谱、一般质量要求检查项目，还有针对性的有关物质检查和安全性检查等内容，以确保注射剂的安全性和有效性，使质量标准更加科学合理。

二、注射剂的检查

（一）一般要求检查

1. 性状

　　溶液型注射剂应澄明；乳状液型注射剂应稳定，不得有相分离现象；静脉用乳状液型注射液中乳滴的粒度 90% 应为 1μm 以下，不得有大于 5μm 的乳滴；静脉输液应尽可能与血液等渗。

2. 装量或装量差异检查

　　（1）装量检查：注射液和注射用浓溶液需检查装量。

　　检查法：标示装量不大于 2mL 者，取供试品 5 支，2mL 以上至 50mL 者取供试品 3 支，将内容物分别用相应体积的干燥注射器及注射头抽尽（开启时注意避免损失），然后注入经标化的量入式量筒内（量筒的大小应使待测体积至少占其额定体积的 40%），在室温下检视。测定油溶液的装量时，应先加温摇匀，再用干燥注射器及注射头抽尽后，同前法操作，放冷，检视。每支的装量不得少于其标示量。为了确保装量合格，灌装注射液时，应适当增加装量，以保证注射用量不少于标示量。

（2）最低装量检查：标示装量为 50mL 以上注射液及注射用浓溶液应进行最低装量检查。

检查法：取供试品 3 支，开启时注意避免损失，将内容物转移至经预标化的、干燥的量入式量筒中（量具的大小应使待测体积至少占其额定体积的 40%），黏稠液体倾出后，除另有规定外，将容器倒置 15 分钟，尽量倾净。读出每个容器内容物的装量，并求其平均装量。注射液及注射用浓溶液平均装量不得少于标示装量，每个容器装量不得少于标示装量的 97%。如有 1 个容器装量不符合规定，则另取 3 支复试，应全部符合规定。

（3）装量差异检查：注射用无菌粉末应进行装量差异检查。

检查法：取供试品 5 瓶（支），除去标签、铝盖，容器外壁用乙醇擦净，干燥，开启时注意避免玻璃屑等异物落入容器中，分别迅速精密称定，倾出内容物，容器用水或乙醇洗净，在适宜条件下干燥，再分别精密称定每个容器的重量，求出每瓶（支）的装量与平均装量。每瓶（支）装量与平均装量或标示装量相比较，应符合以下规定（表 7-11）。

表7-11　注射用无菌粉末装量差异限度

平均装量或标示装量	装量差异限度	平均装量或标示装量	装量差异限度
0.05g 及 0.05g 以下	±15%	0.15g 以上至 0.50g	±7%
0.05g 至 0.15g	±10%	0.50g 以上	±5%

凡规定检查含量均匀度的注射用无菌粉末，一般不再进行装量差异检查。

3. 渗透压摩尔浓度检查

人体的细胞膜或毛细血管壁等生物膜一般具有半透膜性质，溶剂通过半透膜由低浓度溶液向高浓度溶液扩散的现象称为渗透，阻止渗透所需施加的压力，即为渗透压。溶液的渗透压依赖溶液中溶质的数量，是溶液的依数性之一，通常以渗透压摩尔浓度（Osmolality）来表示，以每千克溶剂中溶质的毫渗透压摩尔浓度（mOsmol/kg）为单位。在涉及溶质的扩散或通过生物膜的液体转运各种生物过程中，渗透压起着极其重要的作用。因此，在制备注射剂、眼用液体制剂等药物制剂时，必须关注其渗透压。处方中添加了渗透压调节剂的制剂，均应控制其渗透压摩尔浓度。

正常人体血液的渗透压摩尔浓度范围为 285 ～ 310mOsmol/kg，0.9% 氯化钠溶液或 5% 葡萄糖溶液的渗透压摩尔浓度与人体血液相当。静脉输液、营养液、电解质或渗透利尿药等制剂，应在药品说明书上标明其渗透压摩尔浓度，以便临床医生根据实际需要对所用制剂进行适当的处理（如稀释等）。

通常采用冰点下降法测定溶液的渗透压摩尔浓度。

4. 可见异物检查

可见异物是指存在于注射剂或滴眼剂中，在规定条件下目视可以观测到的任何不溶性物质，其粒径或长度通常大于 50μm。可见异物检查法有灯检法和光散射法。一般多用灯检法，如用有色透明容器包装或液体色泽较深的品种应选用光散射法。

若注射剂中含有的不溶物、析出物或外来异物达到一定数量，注入体内或滴入眼睛会引起不良反应，影响用药的安全，故此项检查对于保证用药的安全性十分必要。凡在检查中发现有块状物、点状物、玻璃屑、脱片、纤维、焦屑、混浊和沉淀的，均应作废品处理。

5. 不溶性微粒检查

本法是在可见异物检查符合规定后，用以检查溶液型静脉用注射剂不溶性微粒的大小及数量。检查方法有光阻法和显微计数法。除另有规定外，一般先采用光阻法，当光阻法检查结果不符合规定或供试品不适于光阻法测定时（黏度过高、易析出结晶、进入传感器时易产生气泡的注射剂），再采用显微计数法，以显微计数法检查结果作为判定依据。对于黏度过高，采用两种方法都无法测定的注射剂，可用适宜的溶剂经适当稀释后测定。

除另有规定外，标示装量为 100mL 或 100mL 以上的静脉注射液，每 1mL 中含 10μm以上的微粒不得过 12 粒，含 25μm 以上的微粒不得过 2 粒；标示装量为 100mL 以下的静脉注射液、静脉注射用无菌粉末及注射用浓溶液，每个供试品容器中含 10μm 以上的微粒不得过 3000 粒，含 25μm 以上的微粒不得过 300 粒。

6. 无菌检查

无菌检查法系用于检查 2020 年版《中华人民共和国药典》要求无菌的药品、原料、辅料及其他品种等是否无菌的一种方法。

无菌检查方法有直接接种法和薄膜过滤法。无抗菌作用的供试品，一般采用直接接种法；有抗菌作用或大容量的供试品，则采用薄膜过滤法。无菌检查应在环境洁净度 10000级下的局部 100 级的单向流空气区域内或隔离系统中进行，其全过程应严格遵守无菌操作，防止微生物污染。

7. pH 检查

注射剂的 pH 一般应在 4.0 ～ 9.0，同一品种的 pH 允许差异范围不超过 2.0。pH 过高或过低时，注射时和注射后会引起疼痛甚至组织坏死。另外，pH 不适宜还会引起稳定性降低，如 pH 太低，容易引起苷类成分的分解，发生沉淀；pH 太高，容易促使酯类成分水解，酚类、醛类成分氧化、聚合而引起药液变色、沉淀或失效。

8. 炽灼残渣检查

炽灼残渣检查主要是限制注射剂中无机物的含量，这与控制渗透压有关。按《中华人民共和国药典》规定检查，应符合各品种项下规定。

9. 色泽检查

按《中华人民共和国药典》附录中规定的方法检查，与规定标准色比较，色差应不超过规定色号 ±1 色号。

10. 水分检查

注射用无菌粉末应测定水分，并应符合各品种项下的规定。

11. 重金属及有害元素残留量检查

除另有规定外，注射剂照铅、镉、砷、汞、铜测定法测定，按各品种项下每日最大使用量计算，铅不得超过 12μg，镉不得超过 3μg，砷不得超过 6μg，汞不得超过 2μg，铜不得超过 150μg。

（二）有关物质检查

注射剂有关物质系指药材经提取、纯化制成注射剂后，残留在注射剂中可能含有并需要控制的物质。一般包括蛋白质、鞣质、树脂，静脉注射液还应检查草酸盐、钾离子等。

1. 蛋白质检查

注射剂在生产过程中如未能将蛋白质除尽，则有可能影响注射剂的稳定性、澄明度，甚至注射后会引起过敏反应。

检查方法：取注射液 1mL，加新配制的 30% 磺基水杨酸试液 1mL，摇匀，放置 5 分钟，不得出现浑浊。注射液中如含有遇酸能产生沉淀的成分，用磺基水杨酸试液不适宜时，则改用鞣酸试液 1 ～ 3 滴，不得出现混浊。

2. 鞣质检查

注射剂中若含有鞣质，易产生沉淀而影响澄明度，甚至注射引起疼痛或肌肉组织坏死。

检查方法：取注射液 1mL，加新配制的含 1% 鸡蛋清的生理氯化钠溶液 5mL（必要时，用 0.45μm 的微孔滤膜过滤），放置 10 分钟，不得出现浑浊或沉淀。如出现浑浊或沉淀，取注射液 1mL，加稀醋酸 1 滴，再加氯化钠明胶试液 4 ～ 5 滴，不得出现浑浊或沉淀。

注意：含聚乙二醇、聚山梨酯等聚氧乙烯基物质的注射剂，按上述方法检查，虽有鞣质也不产生沉淀，这类注射剂应取未加附加剂前的半成品进行检查。

3. 树脂检查

取注射液 5mL，加盐酸 1 滴，放置 30 分钟，不得出现沉淀。如出现沉淀，另取注射液 5mL，加三氯甲烷 10mL 振摇提取，分取三氯甲烷液，置水浴上蒸干，残渣加冰醋酸 2mL 使溶解，置具塞试管中，加水 3mL，摇匀，放置 30 分钟，不得出现沉淀。

4. 草酸盐检查

草酸盐进入血液可使血液脱钙，产生抗凝血作用，甚至引起痉挛，并由于生成不溶于水的草酸钙而引起血栓，所以注射剂特别是静脉注射必须进行草酸盐的检查。

检查方法：取溶液型静脉注射液适量，用稀盐酸调节 pH 至 1 ～ 2，滤过，取滤液 2mL，滤液调节 pH 至 5 ～ 6，加 3% 氯化钙试液 2 ～ 3 滴，放置 10 分钟，不得出现浑浊或沉淀。

5. 钾离子检查

注射液中钾离子浓度过高，可引起明显的局部刺激（疼痛反应），尤其对心脏损害很大。静脉注射剂中如钾离子含量过高，注射后还会引起体内血钾浓度偏高，使电解质平衡失调。因此，静脉注射液钾离子浓度应在 1.0mg/mL 以下。

检查方法：取静脉注射液 2mL，蒸干，先用小火炽灼至炭化，再在 500 ～ 600℃炽灼至完全灰化，加稀醋酸 2mL 使溶解，置 25mL 容量瓶中，加水稀释至刻度，摇匀，作为供试品溶液。

取硫酸钾适量，研细，于 110℃干燥至恒重，精密称取 2.23g，置 1000mL 容量瓶中，加水适量使溶解并稀释至刻度，摇匀，作为贮备液。临用前，精密量取贮备液 10mL，置 100mL 容量瓶中，加水稀释至刻度，摇匀，得每 1mL 相当于 100μg 钾离子的标准溶液。

取 10mL 纳式比色管 2 支，甲管中精密加入标准钾离子溶液 0.8mL，加碱性甲醛溶液（取甲醛溶液，用 0.1mol/L 氢氧化钠溶液调节 pH 至 8 ～ 9）0.6mL、3% 乙二胺四醋酸二钠溶液 2 滴、3% 四苯硼酸钠溶液 0.5mL，加水稀释成 10mL，乙管中精密加入供试品溶液 1mL，与甲管同时依法操作，摇匀，甲、乙两管同置黑纸上，自上向下透视，乙管中显出的浊度与甲管比较，不得更深。

（三）安全性检查

注射剂安全性检查包括热原（或细菌内毒素）、异常毒性、降压物质（包括组胺类物质）、过敏反应、溶血与凝聚、刺激性等项。应根据注射剂处方、工艺、用法及用量等设定相应的检查项目并进行适用性研究。

静脉注射用注射剂应设热原（或细菌内毒素）、异常毒性、过敏反应、溶血与凝聚等安全性检查项，除功能主治中具有与降血压相关的内容的注射剂外，还应考虑设降压物质检查项；肌内注射用注射剂应设异常毒性、过敏反应、溶血与凝聚等检查项；具有中度以上刺激性者应设刺激性检查项。

1. 热原或细菌内毒素检查

本法系利用家兔（或鲎试剂）测定供试品所含热原（或细菌内毒素）的限量是否符合规定。不合格供试品在临床应用时可能产生热原反应而造成严重的不良后果。由于注射剂致人体发热成分和干扰细菌内毒素检查法的因素复杂多变，一般首选热原检查项，但若该药本身的药理作用或对家兔的毒性反应影响热原检测，可选择细菌内毒素检查项。

2. 异常毒性检查

本法系将一定量的供试品溶液注入小鼠体内，在规定时间内观察小鼠出现的死亡情况，以判定供试品是否符合规定。供试品若不合格，表明药品中混有超过正常毒性的毒性杂质，临床用药将可能增加急性不良反应。

3. 降压物质和组胺类物质检查

（1）降压物质检查：本法系通过静脉注射限值剂量供试品，观察麻醉猫的血压反应，以判定供试品中所含降压物质的限值是否符合规定。供试品若不合格，表明药品中含有限值以上的影响血压反应的物质，临床用药时可能引起急性降压不良反应。

（2）组胺类物质检查：本法系将一定浓度的供试品和组胺对照品依次注入离体豚鼠回肠浴槽内，分别观察出现收缩反应幅度并加以比较，以判定供试品是否符合规定的一种方法。不合格供试品表明含有组胺和类组胺物质，在临床上可能引起血压下降和类过敏反应等严重的不良反应。苗药注射剂如临床发现有类过敏反应，应考虑设立降压物质或组胺类物质检查项。检查项一般首选降压物质，但若降血压药理作用与该药具有的功能主治有关，或猫对本药的反应干扰血压检测，可选择组胺类物质检查项替代。

4. 过敏反应检查

本法系将一定量的供试品皮下或腹腔注射入豚鼠体内致敏，间隔一定时间后静脉注射供试品进行激发，观察豚鼠出现过敏反应的情况，以此判定供试品是否符合规定。供试品若不合格，表明注射剂含有过敏反应物质，临床用药时可能使患者致敏或产生过敏反应，引起严重不良反应。

5. 溶血与凝聚检查

本法系将一定量供试品与2%兔红细胞混悬液混合，温育一定时间后，观察其对红细胞的溶血与凝聚反应，以判定供试品是否符合规定。供试品若不合格，表明注射剂中污染了超过正常存在的溶血性物质和致血细胞凝聚物质，临床用药后将可能产生有关不良反应。

6. 刺激性物质检查

本法系将一定浓度的供试品注入小鼠腹腔内，在规定时间内观察出现的腹膜刺激和疼痛反应，以判定供试品刺激性是否符合规定的一种方法。不合格供试品表明含有刺激性杂质，将增加注射剂原有的刺激性，在临床上将产生由刺激性杂质引起的不良反应。苗药注射剂刺激性检查包括肌肉刺激性试验和血管刺激性试验。

（1）肌肉刺激性试验：取体重 2kg 以上的健康家兔 2 只，雌者应无孕，分别在其左右两腿股四头肌以无菌操作法各注入供试品溶液 1mL，注射后 48 小时处死动物，解剖取出股四头肌，纵向切开，观察注射局部刺激反应（必要时做病理检查），并按表 7-12 换算成相应的反应级。然后计算出 4 块股四头肌反应级的总和。如各股四头肌的反应级的最高和最低组之差大于 2 时，应另取 2 只家兔重新试验。如初试或重试的 2 只家兔 4 块股四头肌反应级之和小于 10，则认为供试品的局部刺激试验符合规定；但连续注射在 1 周以上者，其总和应小于 6。

表7-12 肌肉刺激性反应级别对照表

反应级	刺激反应	反应级	刺激反应
0	无明显变化	3	重度充血，伴有肌肉变性
1	轻度充血，其范围在 0.5cm × 1.0cm 以下	4	出现坏死，有褐色变性
2	中度充血，其范围在 0.5cm × 1.0cm 以上	5	出现广泛坏死

（2）血管刺激性试验：每日给家兔静脉注射一定量供试品（按临床用药折算），连续 3 次后，解剖动物血管做病理切片，应无组织变性或坏死等显著刺激反应。

三、注射剂质量分析的特点

注射剂相对于其他剂型，制备时已进行了提取、净化，杂质相对较少，有效物质相对含量较高，多可直接分析或适当稀释后分析。但当药味较多，组成复杂，直接进样分析干扰较大时也需进行一定的净化。可根据被测组分的性质，采用液－液萃取、色谱法等方法分离、纯化。若为注射用无菌粉末，相对更纯净，一般可直接将样品用适宜溶剂溶解后进行分析。

四、注射剂的质量分析

1. 鉴别

对于有效成分已知、化学结构明确的注射剂，可根据其理化性质选择鉴别方法。一般以薄层色谱法和化学反应法应用最多，特征图谱也可选用。若为静脉注射剂，必须对各组分进行鉴别。

2. 含量测定

色谱法在苗药注射剂含量测定中应用最多，尤其是高效液相色谱法因灵敏度高、分离能力强、重现性好、适用范围广等优点，普遍用于苗药注射剂的含量测定。另外，也可选用适当的生物测定法，直接测定其生物活性，其结果与药效之间的关系更为密切，此法更适用于干扰严重而且分离困难的品种。

与口服制剂比较，注射剂的品质要求更高。参照《中药注射剂研制指导原则》中的规定，苗药注射剂含量测定应按下述原则处理。

（1）总固体量测定：取注射剂 10mL，置于恒重的蒸发皿中，于水浴上蒸干后，在 105℃干燥 3 小时，移置干燥器中冷却 30 分钟，迅速称定重量。计算出注射剂中总固体的含量（mg/mL）。

（2）以有效成分制成的注射剂，主药成分含量应不少于90%。多成分制成的注射剂，结构明确成分的含量因品种而异；所测各类成分之和应尽可能大于总固体的80%。测定指标的选择应为大类成分含量测定加单一成分含量测定。如某注射剂中含黄酮、皂苷、生物碱等，需要分别建立总黄酮、总皂苷、总生物碱类的测定，还需分别对黄酮、皂苷、生物碱中的单一代表成分进行含量测定（HPLC或GC法等）。

（3）以有效部位为组分配制的注射剂应根据有效部位的理化性质，研究其单一成分或指标成分和该有效部位的含量测定方法，选择重现性好的方法，并应做方法学考察试验。所测定有效部位的含量应不少于总固体量的70%（静脉用不少于80%）。调剂渗透压等的附加剂应按实际加入量扣除，不应计算在内。如在测定有效部位时方法有干扰，也可选择其中某一成分测定含量，按平均值比例折算成有效部位量。应将总固体量、有效部位量和某一成分量均列入质量标准项目。

（4）以净药材为组分配制的注射剂应研究测定有效成分、指标成分或总类成分（如总多糖等），选择重现性好的方法，所测定成分的总含量应不低于总固体量的20%（静脉用不少于25%）。调剂渗透压等的附加剂应按实际加入量扣除，不应计算在内。

（5）以有效成分或有效部位为组分的注射剂含量均以标示量的上下限范围表示；以药材为组分的注射剂含量以限量表示。

（6）含有毒性药味时，必须制定有毒成分的限度范围。

（7）对含量测定方法的研究除理化方法外，也可采用生物测定法或其他方法。

（8）组分中含有化学药品的，应单独测定化学药品的含量，由总固体内扣除，不计算在含量测定的比例数内。

（9）组分中的净药材及相应的中间产品，其含待测成分量应控制在一定范围内，使与成品的含量测定相适应，用数据列出三者关系，必要时三者均应作为质量标准项目，以保证处方的准确性及成品的质量稳定。

（10）含量限（幅）度指标应根据实测数据（临床用样品至少有3批、6个数据；生产用样品至少有10批、20个数据）制定，一般应在实测值±20%以内。

3. 注射剂指纹图谱研究

国家药品监督管理局于2000年8月颁发了《中药注射剂指纹图谱研究的技术要求（暂行）》，2002年4月国家药典委员会又制定了《中药注射剂色谱指纹图谱实验研究技术指南（试行）》。其中规定中药注射剂在固定中药材品种、产地和采收期的前提下，原料（药材、饮片、提取物、有效部位等）、中间体、制剂均应分别研究建立指纹图谱；还应进行原料、中间体、制剂指纹图谱的相关性研究，以全面控制中药注射剂的质量，保证不同批次之间质量的均一、稳定。注射剂由于受诸多因素影响，产品质量不易稳定，不同批次之间差异较大，从而影响到药品的安全性和有效性。为了加强注射剂的质量管理，确保其注射剂质量稳定、可控，注射剂指纹图谱控制技术参照《中药注射剂指纹图谱研究的技术要求（暂行）》和《中药注射剂色谱指纹图谱实验研究技术指南（试行）》进行。

注射剂指纹图谱的研究应全面反映注射剂所含成分的信息。注射剂中含有的主要成分，一般都应在指纹图谱中得到体现，必要时应建立多张指纹图谱，以适应检测不同主要成分的需要。经研究明确结构的成分，应当在指纹图谱中得到体现，一般不低于已明确成分的90%，对于不能体现的成分应有充分合理的理由。指纹图谱的相似程度可采用相似度等指标进行评价，也可根据产品特点以特征峰比例等指标及指纹特征进行描述，并规定非共有峰数及相对峰面积限度等。指纹图谱的比对还可采用对照提取物对照的方法。

五、应用实例

【例 7-27】艾迪注射液

1. 主要组成

斑蝥、人参、黄芪、刺五加。

2. 制法

以上四味，人参切片，用50%乙醇加热回流提取2次，第一次3小时，第二次1.5小时，合并提取液，滤过，回收乙醇，药液备用；药渣与其余斑蝥等三味加水煎煮3次，第一次3小时，第二次1.5小时，第三次1小时，合并煎液，滤过，滤液与人参提取液合并，以石硫法沉淀处理2次，所得上清液加乙醇使含醇量达80%，静置过夜，取上清液减压回收乙醇至无醇味，加注射用水100mL并灌封于相应容器内，热压（115℃）灭菌2次，每次30分钟，冷却后，纸浆抽滤，滤液用注射用水稀释至1000mL，通过垂熔滤球过滤，灌封，115℃再灭菌30分钟，即得。

3. 性状

本品为浅棕色的澄明液体。

4. 鉴别

（1）取本品50mL，浓缩至约10mL，加乙醇50mL，搅匀，滤过，沉淀物用乙醇洗涤2次，将沉淀物用蒸馏水5mL溶解，取1mL置试管中，微热后加入5% α-萘酚乙醇溶液5滴，摇匀，再沿管壁缓缓加入浓硫酸0.5mL，在两液面接界处显紫红色环。

（2）取本品50mL，置分液漏斗中，用水饱和的正丁醇提取2次，每次30mL，合并提取液，置水浴上蒸干，残渣用蒸馏水3mL溶解，加入预先制备好的DA-201树脂柱（内径1～1.5cm，长15cm，填充12cm的DA-201树脂后，再填充2g中性氧化铝）上，用水100mL洗涤，再用40%甲醇液50mL洗脱，收集洗脱液，蒸干，残渣加甲醇1mL使溶解，作为供试品溶液。另取人参皂苷Re、Rg、Rb及黄芪甲苷对照品，加甲醇制成每1mL各含1mg的混合溶液，作为对照品溶液。照薄层色谱法试验，吸取上述两种溶液各5μL，分别点于同一硅胶G薄层板上，以氯仿-醋酸乙酯-甲醇-水（4∶8∶3∶4）10℃以下放置的下层溶液为展开剂，展开，取出，晾干，喷以10%硫酸乙醇溶液，在105℃加热数分钟，置紫外光灯（365nm）下检视。供试品色谱中，在与对照品色谱相应的位置上，显相同颜色的荧光斑点。

5. 检查

（1）pH：应为3.8～5.0。

（2）重金属：精密量取本品2mL置坩埚中，水浴上蒸干，依法检查，含重金属不得过百万分之五。

（3）其他：应符合注射剂项下有关的各项规定。

6. 热原

取本品，依法检查，剂量按临床用药浓度，以无热原反应的相应注射液稀释10倍后，按家兔体重每 1kg 注射 3mL，应符合规定。

7. 含量测定

照 2020 年版《中华人民共和国药典》高效液相色谱法、气相色谱法测定。

（1）人参（人参皂苷 Re）

1）对照品溶液的制备：精密称取人参皂苷 Re 对照品 8mg，置 5mL 量瓶中，加甲醇溶解并稀释至刻度，摇匀，即得。（每 1mL 中含人参皂苷 Re 1.6mg）

2）标准曲线的绘制：精密量取对照品溶液 0μL、20μL、40μL、60μL、80μL、100μL，分别置 10mL 具塞试管中，置水浴上挥去溶剂，立即取出，放冷，加 5% 香草醛冰醋酸溶液 0.2mL、高氯酸 0.8mL，摇匀，置 60℃水浴中加热 15 分钟，取出，用水冷却 2 分钟，加冰醋酸 5mL，摇匀，照分光光度法，在 544nm 波长处测定吸收度，以吸收度为纵坐标、浓度为横坐标，绘制标准曲线。

3）供试品溶液的制备：精密量取本品 20mL，置分液漏斗中，用氯仿提取 3 次，每次 20mL，合并氯仿提取液，用蒸馏水洗涤 2 次，每次 5mL，弃去氯仿液，洗液与上述水层合并，置分液漏斗中，用水饱和的正丁醇提取 3 次，每次 50mL，合并正丁醇提取液，加入无水硫酸钠 3g，搅拌，放至澄清。将正丁醇液移至蒸发皿中，用少量正丁醇洗涤无水硫酸钠，洗液并入蒸发皿中，蒸干，用少量蒸馏水溶解残渣，加到大孔吸附树脂（DA-201）柱上，待液面接近棉花层后，用蒸馏水 100mL 洗脱（控制流速为 0.4mL/min），弃去洗液，用 70% 乙醇 80mL 洗脱，收集洗脱液于蒸发皿中，置水浴上蒸干，用甲醇溶解残渣，移至 5mL 量瓶中，加甲醇至刻度，摇匀，即得。

4）测定法：精密量取供试品溶液 100μL，照标准曲线的绘制项下的方法，自"置 10mL 具塞试管中"起依法测定吸收度。从标准曲线上读出供试品溶液中人参皂苷 Re 的重量（μg），计算，即得。

本品每支含人参以人参皂苷 Re（$C_{48}H_{82}O_{18}$）计，不得少于 2.0mg。

（2）斑蝥（斑蝥素）

1）色谱条件与系统适用性试验：以聚乙二醇 20000（PEG-20M）及甲基硅橡胶（SE-30）为固定相，涂布浓度分别为 10% 和 5%，1:1 混合装柱。柱温为 180℃ ±10℃；理论板数按斑蝥素峰计算应不低于 1500。

2）对照品溶液的制备：取斑蝥素对照品适量，精密称定，加氯仿制成每 1mL 含 0.1mg 的溶液，作为对照品溶液。

3）供试品溶液的制备：精密量取本品 50mL，加入 1.8mol/L 硫酸溶液 5mL，用氯仿振摇提取 3 次（50mL、30mL、30mL），合并氯仿液，用 K-D 浓缩器浓缩定容至 5mL，即得。

4）测定法：分别精密量取对照品溶液和供试品溶液各 5μL，注入气相色谱仪，计算，即得。

本品每支含斑蝥素（$C_{10}H_{12}O_4$）为 0.008 ～ 0.030mg。

8. 指纹图谱测定

（1）色谱条件与系统适用性试验：以十八烷基硅烷键合硅胶为填充剂；以乙腈为流动相 A，以 0.1% 磷酸溶液为流动相 B，按表 7-13 中的规定进行梯度洗脱；检测波长为 210nm；柱温为 20℃；流速 1.0mL/min；理论板数按紫丁香苷峰计算应不低于 10000。

表7-13 梯度洗脱

时间(分钟)	流动相A(%)	流动相B(%)	时间(分钟)	流动相A(%)	流动相B(%)
0～20	6→10	94→90	100～120	35→52	65→48
20～60	10→20	90→80	120～130	52→55	48→45
60～80	20→28	80→72	130～140	55→100	45→0
80～100	28→35	72→65	140～155	100	0

（2）参照物溶液的制备：取紫丁香苷对照品、毛蕊异黄酮葡萄糖苷对照品、人参皂苷 Rg_1 对照品、人参皂苷 Rb_1 对照品适量，精密称定，加50%甲醇制成每1mL含紫丁香苷0.1mg、毛蕊异黄酮葡萄糖苷0.03mg、人参皂苷 Rg_1 0.25mg 和人参皂苷 Rb_1 0.20mg 的混合溶液，摇匀，即得。

（3）供试品溶液的制备：精密量取本品10mL，通过 AB-8 型大孔吸附树脂柱（内径为1.2cm，柱高为15cm），以水500mL洗脱，弃去水液，再用75%乙醇150mL洗脱，收集洗脱液，蒸干，残渣加水2mL使溶解，摇匀，用微孔滤膜（0.22μm）滤过，取续滤液，即得。

（4）测定法：分别精密吸取参照物溶液和供试品溶液各20μl，注入液相色谱仪，测定，记录130分钟的色谱图，即得。

本品指纹图谱中呈现与紫丁香苷、毛蕊异黄酮葡萄糖苷、人参皂苷 Rg_1、人参皂苷 Rb_1 对照品色谱峰保留时间一致的色谱峰，并应出现14个共有峰，以14个共有峰为标记，经中药色谱指纹图谱相似度评价系统软件计算，与对照指纹图谱相比较，相似度不得低于0.85。

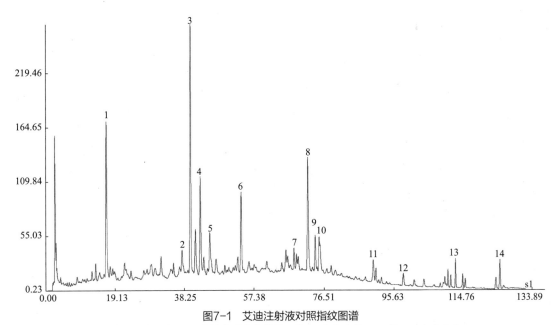

图7-1 艾迪注射液对照指纹图谱

峰1：紫丁香苷，峰4：毛蕊异黄酮葡萄糖苷，峰7：人参皂苷 Rg_1，峰11：人参皂苷 Rb_1

第八章

生物样品内的苗药成分分析

第一节 概　述

一、生物样品内苗药成分分析的性质和任务

苗药制剂有多种给药方式，但不论以何种途径给药，其中的化学成分在生物体内的过程一般可经历吸收（absorption）、分布（distribution）、代谢（metabolism）、排泄（excretion）过程，简称药物的 ADME。苗药制剂的质量控制对药物使用的安全性和有效性具有重要的意义。然而，过去人们对于药物制剂质量控制的认识多集中于药物制剂的鉴别、检查和指标成分的含量测定方面。随着临床药学、临床药理学的发展和深入，人们对药物制剂成分在体内的 ADME 过程有了更加全面的认识。发现血液中药物成分的浓度与药物的疗效之间有着重要的联系，并且常常存在患者的个体差异现象。

（一）生物样品内苗药成分分析的性质

生物样品内药物成分的分析是药物分析的重要组成部分，是研究生物体液、组织或细胞内药物制剂成分及其代谢物和内源性物质的质和量的变化规律，从而为药物制剂的作用机制、生产工艺、临床应用、新药开发及质量评价等研究提供参考和依据。苗药制剂的化学成分经体内生化反应后产生的代谢产物，有时具有药理活性甚至毒性。因此，为了使药物制剂达到安全有效，不仅需从体外对药物制剂进行质量控制，也应关注其化学成分在体内的行为和变化规律。

药物产生药理作用的强度与其在体内作用的受体部位的浓度大小直接相关。通常可测定血药浓度间接反映药物在受体部位的浓度，从而通过检测血药浓度可以确定给药时间间隔和给药剂量，有助于临床设计给药个体化方案。生物样品内苗药成分分析可以为新药药理和毒理学评价、药物临床前研究、药物相互作用、临床药物监测、生物药剂学的研究提供必要的数据资料。通过苗药制剂化学成分的体内分析，可获得其在动物或人体内代谢过程的信息及多种药代动力学参数，从而有助于苗药制剂的研发、生产、质量控制、临床应用、科学研究等方面的发展。

（二）生物样品内苗药成分分析的任务

1. 生物样品分析方法的研究

生物样品分析方法的建立是药物制剂化学成分体内分析的首要任务。生物样品来自动物体或人体，所以生物样品的采集量非常有限，且通常含有大量内源性干扰杂质，基质组成复杂。而药物制剂中的化学成分在体内经过生物转化又可产生结构和性质完全不同的多种类型的代谢产物，因此，生物样品中药物制剂化学成分的分析对方法的专属性、可靠性和灵敏度要求较高。

生物样品内成分的分析常用的测定方法主要有色谱分析法、色谱联用技术和免疫分析法。其中，色谱分析法最为常用，主要包括高效液相色谱法、超高效液相色谱法、气相色谱法等；色谱联用技术主要包括气相色谱－质谱联用技术和液相色谱－质谱联用技术，可用于临床前药代动力学研究（PK）、生物利用度与生物等效性评价、临床治疗药物监测（TDM）、滥用药物与毒物分析及药物代谢组学分析等。其中液相色谱－飞行时间质谱联用法（LC–TOF–MS）可用于蛋白质、多肽等生物大分子类药物或内源性生物活性物质的测定与分析。免疫分析法主要包括放射免疫分析法（RIA）、酶免疫分析法（EIA）、化学发光免疫分析法及荧光免疫分析法（FIA）等，常用于生物样品中生物大分子类药物的测定。

2. 苗药化学成分的药代动力学研究

苗药化学成分的药代动力学研究是指分析其在生物体内的质和量的变化规律，获得药物主要药代动力学参数，揭示药物成分的吸收、分布、代谢和排泄的过程和特点，为苗药制剂的临床应用提供数据支撑，确保安全合理用药。苗药进入生物体内后，有些化学成分以原型存在，有些成分会发生生物转化，生成新的代谢产物，这些成分有可能是药效成分，也有可能具有毒性，需要对其进行测定和分析。尤其有些活性代谢产物的活性较大，血中浓度较高时，对此类代谢产物的测定更应引起重视。苗药化学成分的药代动力学研究有助于阐明其药效物质基础和作用机制，为组方的合理性及新型制剂的开发提供参考。

3. 临床治疗药物监测

临床治疗药物监测是指在药代动力学和药效动力学原理的指导下，应用现代化分析监测技术，测定患者血液或其他体液中的药物成分的浓度，阐明或预测药物成分浓度与药效或毒性之间的关联，用以拟订给药方案、指导临床合理用药或判断患者用药的依从性。并不是所有的药物制剂给药后都需进行血药浓度的监测。一般需要进行治疗药物监测的情况：药物制剂的有效血药浓度范围窄、用药剂量小、毒性较大；药物制剂的药代动力学特征个体差异明显；药物制剂的毒性症状与疾病本身的状况相似，不易区分；联合用药时，有些药物间由于相互作用，而需要调整给药方案；肝脏、肾脏衰竭等特殊疾病患者用药等。

4. 药物代谢组学分析

生物样品内苗药成分分析不仅要关注苗药化学成分进入体内后本身的变化规律，还要关注这些化学成分引起的生物体内源性物质的变化。生物体内的内源性物质主要有激素类、氨基酸、脂质、尿酸、儿茶酚胺等。在疾病状态或给药后，这些内源性物质的浓度可能会产生异常或变化。利用现代分析手段，分析和监测生物体中内源性物质的含量，为疾病发生机制的研究、疾病的诊断及药物的作用机制的阐明提供一条新途径。

5. 手性化合物的测定

苗药中常含有天然手性成分。对映体之间的药效活性和生物利用度均有差别,对映体化合物到达生物体内的代谢可能存在立体选择性。因此,在进行手性化合物的生物样品分析时,应重视其对映体的测定。映体之间的结构和理化性质较相似,这给分析工作带来了较大的挑战。

二、生物样品内苗药成分分析的对象和特点

(一)生物样品内苗药成分分析的对象

生物样品系指包含待测物质的来自健康或疾病动物体或人体的样品。临床前药效学及药代动力学研究需要进行动物试验,临床试验时期的生物样品来自人体。血液中药物的浓度与药物的药效作用息息相关,因此,血液是最常用的生物样品。在进行尿清除率、代谢产物的鉴定与分析、药物剂量回收等方面的研究可采用尿液作为生物样品。此外,根据研究的需要和分析的目的不同,生物样品还包括粪便、唾液、头发、胆汁、乳汁、淋巴液、汗液、泪液、脊髓液、羊水等。值得一提的是,在进行生物样品内苗药成分分析时,常常关注的除了原型成分之外,还需考虑药物化学成分的代谢产物或生物体内源性物质。

(二)生物样品内苗药成分分析的特点

1. 内源性物质干扰大

生物样品来自生物体,多含有蛋白质、脂质、微量元素、无机盐等内源性物质,这些内源性物质的含量随着生物体生理状态的改变或疾病的发生、发展而有所变化。因此生物样品在分析前,通常需要进行预处理,去除干扰物质的干扰后再用适宜的分析方法进行测定。

2. 目标化合物含量低

苗药中的活性成分含量通常不高,被生物体吸收入血后往往浓度更低,且通常变化幅度较大,且活性成分经过代谢,较易产生结构类似的代谢产物,这对分析方法的灵敏度和专属性提出了较高要求。

3. 生物样品量来源少

生物样品来自有生命的生物体,与常规的质量控制实验需求的药材或制剂相比,生物样品量来源较稀少,且在实验过程中,应充分注重动物伦理。应尽可能少取样品,节约样品,通过技术创新来满足分析和测定的要求。

第二节　生物样品的采集与制备

一、常用生物样品

生物样品系指包含待测物质的来自健康或疾病动物体或人体的样品。包括血液、尿液、粪便、脏器组织、唾液、头发、胆汁、乳汁、淋巴液、汗液、泪液、脊髓液、羊水等。

（一）血样

1. 血样的采集

血液中药物的浓度与药物的药效或毒性之间有着密切的联系，加上血液获得相对较容易，因此血液被认为是较常用的生物样品。一般人体试验时取血通常采取静脉血，而动物试验时，多直接从心脏或动脉取血。与分析化学取样类似，所取样品应具有代表性。为了使得所采集血液样品具有足够的代表性，应注意给药后的采集时间，一般药物成分在血液中均匀分布后再进行采集。

2. 血样的制备

有些苗药成分在血细胞和血浆中分配不均匀，浓度有波动，可考虑采用全血来进行分析。全血制备时采用加入抗凝剂的试管收集血液，不需要经过离心处理。采集血样时常用的抗凝剂有肝素和 EDTA 等。其中肝素较为常用，肝素是一种抗凝剂，是由两种多糖交替连接而成的多聚体。生物样品内苗药成分分析时常用的是血浆样品。血浆的制备过程与全血类似，不同的是在用加入抗凝剂的试管收集血液后需要经过离心处理使血浆与血细胞分离。血清的制备一般将采集的静脉血液置于试管中，血液凝固后，离心分离出淡黄色透明液体。血清中药物成分的浓度一般与血浆中接近。

（二）尿样

1. 尿样的采集

尿液是生物体由肾脏生成，经输尿管、膀胱排出的含有大量代谢终产物的液体，正常的尿一般呈现淡黄色或无色。尿液中大部分是水分，此外还有尿素、尿酸、氨等化合物及硫酸盐等。药物制剂进入生物体后，经过生物转化，以原型成分代谢物及其缀合物等形式通过尿液排出体外。动物尿液的采集一般使用代谢笼，按照一定的时间间隔采集全部的尿液样品。人体尿液的采集比血液的采集相对容易，属于非侵害性损伤取样方式。但是由于食物和生理、病理状态等的影响，尿液中药物的含量与血液中含量往往相差较大。

2. 尿样的制备

蛋白质是生物样品中的主要干扰物质，正常的尿液中不应含有蛋白质，因此不需要经过去除蛋白质的预处理步骤。尿液中常含有微生物，不利于样品的保存，在采集尿样后通常要及时加入防腐剂，阻碍微生物的生长，再根据测定分析的需要进行保存或者直接预处理后测定。当尿样中存在缀合物，为了更准确地测定药物成分的总量，通常先将缀合物离解，再进行分析测定。

（三）唾液

唾液是一种无色且稀薄的液体，一些药物在唾液中的浓度与血液中的浓度存在一定相关性，在一定情况下，唾液也可以作为临床药物监测、毒物分析、药代动力学研究时生物样品分析的对象。唾液的采集也是非侵害性的方式，采集前，机体应不受外界刺激，保持口腔清洁。采集到的唾液常含有大量泡沫，应及时测定去除泡沫后的唾液体积，放置后分层，离心后取上清液进行分析测定。

（四）组织

苗药被吸收进生物体之后，药物成分或随着血液分布到各组织中。当药物成分在各组织分布不均匀时，血浆中药物浓度便不能完全代表各组织的情况，监测各组织中的药物成分浓度对提高药物疗效、降低毒性、指导药物制剂的设计等均有很好的意义。常用作组织分布的样品包括肝脏、肾脏、心脏、脾脏、骨骼肌、生殖腺、脑等。组织样品的处理一般采用匀浆法，通过匀浆得到目标组织的匀浆液，再根据药物的特性和基质的特点采用合适的方式萃取，进一步分析测定。提取组织样品中制剂成分的方法有沉淀蛋白法、水解法（酸水解、碱水解）及酶水解法等。其中沉淀蛋白的提取方法操作较简单，但有些苗药的成分在提取过程中的回收率较低。水解法常用于对酸、碱稳定的待测组分的测定，酶水解法具有较强的专一性，可避免药物成分在高温或者强酸碱条件下的降解。

（五）其他生物样品

有些药物的代谢产物会在头发中蓄积，头发样品常用于毒性分析、滥用药物监测等情况。头发相对于血样、尿样、唾液和组织样品具有稳定性高的特点，可长期保存。检测样品中的微量元素，可通过有机破坏法对头发进行预处理。其他药物可采用适当的溶剂萃取或者水解；神经系统药物研究时，需关注药物成分透过血脑屏障的状况，脑内药物成分分布是有价值的研究内容。脑预处理方式与组织样品类似，一般经过匀浆处理后再进行萃取；胆汁也是一种重要的排泄途径，测定胆汁中的原型药物和其代谢产物对药物总量平衡的研究有着重要的意义；随着分析技术的不断发展，分析仪器灵敏度不断提高，研究者们也开始关注药物成分在细胞内的各细胞器的分布状况。药物作用的靶点通常存在于细胞内部或其表面，从微观层次揭示靶点附近药物浓度与药效之间的关系，将细胞作为生物样品进行分析已经有所报道。

在实际工作中，采集到的样品往往不能够立即进行测定分析，多数情况下需要对生物样品采取适当的保存方法进行贮藏以备后用。其中最常用的方法是采用低温保存，有些生物样品，如尿样，需要加入防腐剂后进行低温保存。在低温保存前注意按照分析方法的要求和实验设计对生物样品进行分装，以减小反复冻融给样品带来的损失。有些苗药中的化学成分还原性比较强，为防止在样品贮藏过程中被空气氧化变质，可加入不干扰测定方法的抗氧化剂进行保存。

二、生物样品内苗药成分分析预处理

由于生物样品具有基质复杂性、内源性物质干扰大、目标化合物含量低、生物样品来源少等特点，生物样品预处理是进行苗药化学成分体内分析的最重要也是最消耗时间的步骤。在分析测定之前需在充分了解待测化合物的理化性质的基础上，根据测定的目的和要求，选择合适的生物样品预处理方法。

（一）生物样品内苗药成分分析预处理的主要目的

1. 使目标化合物转化为直接待测形式

苗药中化学成分的理化性质，未必与分析手段相匹配。有时需对目标化合物进行定量衍生化处理，使其具备现有分析方法能够检测到的特性。例如，将不具有紫外光吸收性质的活性成分，通过衍生化反应，使其定量生成在一定波长下能够被检测到的具有紫外光吸收的化合物，进而采用紫外检测器进行检测和分析。还有些苗药制剂中的化学成分进入体内后，经过生物转化，生成缀合物形式的代谢产物。如此时的研究目的为测定原型成分的量，则可将其缀合物进行解离，使其转化为原型化合物的形式进行直接测定。

2. 提高分析方法的灵敏度或专属性

生物样品中的苗药制剂成分往往含量很低，这给分析方法的灵敏度带来巨大挑战。在生物样品预处理阶段，通过氮气吹干后复溶等手段不断浓缩样品的体积，提高待测化合物在分析样品中的浓度，可在一定程度上应对这种挑战。在广义上说，这也提高了分析方法的灵敏度。生物样品中内源性物质丰富，比如血浆中的蛋白质和磷脂，唾液中的溶菌酶等，对分析测定可能产生较大的干扰，也会使分析的灵敏度和专属性降低。除了采用色谱–质谱联用等现代分析技术来提高分析方法的灵敏度和专属性外，也可在生物样品预处理阶段采用萃取、沉淀蛋白法等方法去除干扰，以保证分析正常进行。

3. 适应分析仪器的需要

生物样品内苗药成分分析最常采用的方法是色谱法或色谱–质谱联用法。尤其是液相色谱常采用填充色谱柱。市售的用于高效液相色谱的各种微粒填料如多孔硅胶及以硅胶为载体的化学键合相、氧化铝、离子交换树脂等，其粒度一般都很小，一般难以承受过大的压力。且由于色谱柱的理化性质不能承受过酸或过碱的环境，因此在生物样品处理过程中需去除强酸强碱物质及容易堵塞固定相的大分子或大颗粒，以适应色谱柱的需要。另外一个例子是当采用气相色谱测定非挥发性化合物时，在生物样品预处理过程中通过衍生化反应，改变待测化合物的挥发性，也是适应分析仪器的需要。

（二）选择生物样品内苗药成分分析预处理方法的考虑因素

生物样品内苗药成分分析预处理过程（分离、净化、富集、化学衍生化或对干扰物质进行掩蔽等）是消耗时间较长的步骤，选择恰当的生物样品预处理的方法对于分析时间的优化及测定的准确性都有着重要的意义。首先，生物样品的类型不同，其包含的内源性物质也不同，生物样品预处理的方案就相应地有所区别。例如，血样中由于富含蛋白质，可通过沉淀蛋白的方法去除其对测定的干扰。而尿样中一般不含有蛋白质，因此更多采用液–液萃取的方法将目标药物成分萃取出来以供分析。其次，要根据分析目的和要求的不同，设计合理的生物样品预处理时间和步骤。临床上需要对毒物快速定性分析时，在满足分析方法专属性和灵敏度等测定要求的情况下，则不应采取烦琐费时的精细处理步骤。最后，目标化合物的光谱性质、挥发性、溶解度及对光热稳定性等理化性质也是设计生物样品预处理方法的重要依据。此外，还应考虑目标化合物在生物样品中的含量及分析方法本身的要求等因素，对生物样品的预处理进行综合设计，以达到试验目标。值得注意的是，在生物样品预处理过程中，目标化合物的量损失程度应降到最低，且尽可能不引入新的干扰因素。在此基础上，整个生物样品预处理过程应尽可能简洁以满足现代的高通量分析测定的要求。

（三）生物样品内苗药成分分析预处理方法

1. 萃取预处理法

萃取法以液–液萃取法和固–液萃取法为主，是重要的生物样品净化方法之一。液–

液萃取法一般采用与生物样品不相溶的溶剂对待测成分进行萃取分离。生物样品以水溶性为主，所以常用的萃取溶剂为有机溶剂，如氯仿、正己烷、乙醚和乙酸乙酯等，用以萃取样品中的脂溶性化学成分。液－液萃取法中优化萃取条件时可考察不同极性的萃取溶剂及萃取体系的酸碱度和萃取温度等。液－液萃取法的缺点是偶尔发生乳化现象。乳化现象的出现会影响两相分离，降低待测化合物的回收率，可采用加入无机盐或提高萃取溶剂比例等方法减少乳化的发生。

固－液萃取法的基础是以液相色谱的原理，以不同填料作为固定相对生物样品中的待测组分进行选择性保留，再以适宜的溶剂进行洗脱，洗脱时因杂质和待测组分与固定相之间的作用力不同，而先后流出色谱柱。不同固定相与杂质或待测物质的作用力包括疏水作用力、吸附亲和力、离子交换作用力等。与液－液萃取法相比，固－液萃取法的生物样品用量更少，有机溶剂用量也大大降低，是一种环保型生物样品处理方法，但一般需要特殊的固相萃取装置而提高了实验成本。科学研究时可根据生物样品及待测组分的特点等进行综合考虑。固－液萃取小柱的柱径通常只有几毫米，一根固－液萃取柱由一般主管、筛板和固定相填料组成。其中固定相填料的种类和性质决定了固相萃取的分离原理的不同，对分离效果起到重要的作用。在分离生物样品中药物成分之前需采用两种溶剂对固－液萃取柱进行去除杂质和润湿处理，这个过程被称为活化。将待处理生物样品加载至固相萃取柱后，可对色谱柱进行淋洗以去除保留较弱的干扰性杂质，最后采用合适的溶剂进行洗脱。

2. 去除蛋白预处理法

生物样品中存在的内源性蛋白质对苗药制剂中的化学成分测定会产生干扰，在测定分析之前去除蛋白质，也可使与蛋白质结合的药物成分游离出来，去除蛋白质法也是生物样品内苗药成分分析的一种常用的样品预处理方法。去除生物样品中蛋白质的方法有加入中性盐的盐析法、超滤法、加入有机溶剂沉淀法、加入强酸沉淀法、热沉淀法、金属离子沉淀法等。生物样品中加入饱和硫酸盐、枸橼酸盐、氯化钠等，由于离子强度的改变，蛋白质胶体的稳定性遭到破坏而发生盐析。超滤法的原理是使用半透性的超滤膜对大分子量的蛋白质进行截留。蛋白沉淀法则是采用加入试剂或加热等方式使生物样品中的蛋白质沉淀去除的方法。

3. 缀合物的水解预处理法

苗药中的化学成分在到达体内后，经过代谢可与一些内源性物质如硫酸、葡萄糖醛酸、甘氨酸等结合形成缀合物。代谢后产生的缀合物水溶性更强，为了测定生物样品中原型药物的总浓度，通常需对缀合物进行水解，将药物成分从中释放，再以适宜的有机溶剂进行提取。酸水解法是利用低 pH 对缀合物进行水解，适用于对酸稳定的药物成分的测定；酶水解法的专一性较强，水解效率较高，最常用的是 β－葡萄糖醛酸苷酶，其次是硫酸酯酶；而溶剂解法的原理是缀合物（主要是硫酸酯）往往在萃取过程中可随着加入的萃取溶剂而发生分解。需要注意的是，如果科学研究的目的是测定缀合物的量以获得药物代谢信息，则不需要对生物样品进行缀合物的水解预处理。

4. 衍生化预处理法

苗药中化学成分的结构有时不满足现有分析方法的需要，可以使其与一定试剂发生定量化学反应，以适应分析仪器的特性。比如通过具有较强紫外光吸收基团的引入，使待测组分转化为适于紫外检测器的测定。待测成分发生卤代反应后适合电子捕获检测器的测定。

或者使不适合气相色谱分析的化合物发生衍生反应后降低了沸点。还有些情况是通过衍生化使待分析化合物的极性改变，在色谱柱上得以保留。衍生化反应还包括荧光衍生化、手性衍生化和电化学衍生化等方式。一般衍生化反应要求操作不得过于烦琐，在反应过程中尽量不引入难以去除的新杂质，反应应定量进行，目标化合物尽可能得到保留，反应时间短等。

5. 新型生物样品预处理方法

随着科技的进步和多学科的融合发展，一些新型生物样品前处理方法应运而生。分子印迹技术（molecule imprinting technology，MIT）根据亲和原理制备分子印迹聚合物，用于萃取与模板分子结构类似的目标化合物，是一种高选择性的样品预处理方法；微透析技术（microdialysis technology）利用微透析针植入待取样的生物组织区域内，从生物体内动态灌流取样，是一种微量取样新方法，在药物临床监测和药物组织分布研究中均有应用。在微透析取样过程中，实验动物的损伤变得更小，且能实现药物在体内的实时动态分析。近年来，带有纳米级侧壁微孔的中空纤维管，因其具有简单、比表面积大、渗透路径短、富集率高等优点，在分析化学领域越来越引起关注。中空纤维配体靶向垂钓技术在中药活性成分筛选中已经有所应用，基于中空纤维侧壁微孔允许小分子自由通过，而大分子受阻的结构特点，将中空纤维应用于生物样品的预处理具有较大的应用前景。

第三节　生物样品内苗药成分分析方法的建立与验证

一、生物样品内苗药成分分析方法的建立

在新药的研发及药品使用过程中，药物的药代动力学参数及临床药物监测中血药浓度数据等的获得都离不开生物样品分析。而建立准确、可靠的生物样品分析方法是苗药制剂开发和使用过程中获得这些数据的关键一步。

（一）生物样品内苗药成分分析方法的选择

生物样品内苗药成分分析方法多数采用色谱法，少见采用免疫分析方法。其中色谱法常用的是高效液相色谱法（紫外检测器、质谱检测器、荧光检测器、电化学检测器等）和气相色谱法（氢火焰离子化检测器、质谱检测器、电子捕获检测器等），可用于大多数药物的体内分析。而免疫分析法基于抗原和抗体的特异性反应，专属性和灵敏度较高，适合分析体内大分子物质的测定和相关研究。生物样品内苗药成分分析方法的选择需考虑药物的理化性质、分析目的、生物样品的类型及样品中待测物的浓度等因素。在建立分析方法之前应充分查阅文献，综合信息后选择合适的样品处理方法和分析方法的条件。例如，待测化合物如果对酸碱不稳定，那么在生物样品预处理过程中应避免在极端酸碱性条件下进行萃取；急性中毒情况下对毒性物质分析时，则往往要求分析方法的速度较快，专属性较强，此时对分析方法的线性范围等要求则不高。

（二）生物样品内苗药成分分析方法建立的步骤

生物样品内苗药成分分析方法的建立和验证过程通常是同时进行的，在色谱法的建立

过程中，一般包括色谱条件的初步建立及优化过程。色谱条件初步建立时可采用待测物质的标准物质进行，目的是使待测物质有合适的保留时间和检测灵敏度等。色谱条件优化时可采用空白生物基质或空白生物基质中加入待测物质而制成的样品进行，来选择合适的生物样品预处理方法，以及保证内源性物质不干扰待测物质的测定等。在优化色谱条件后，还需对实际样品进行检测分析，看实际样品中的代谢产物等是否对分析的专属性产生影响。

二、生物样品内苗药成分分析方法的验证

正式应用所建立的生物样品分析方法之前，必须对其进行方法学验证。为了保持论述的连续性和持续性，本节将完整地介绍 2020 年版《中华人民共和国药典》四部通则 9012 收载的《生物样品定量分析方法验证指导原则》。准确测定生物基质（如全血、血清、血浆、尿）中的药物浓度，对于药物和制剂研发非常重要，这些数据可被用于支持药品的安全性和有效性，或根据毒动学、药动学和生物等效性试验的结果做出关键性决定。因此，必须完整地验证和记录应用的生物分析方法，以获得可靠的结果。本指导原则提供生物分析方法验证的要求，也涉及非临床或临床试验样品实际分析的基本要求，以及何时可以使用部分验证或交叉验证，来替代完整验证。本指导原则二和三主要针对色谱分析方法，指导原则四针对配体结合分析方法。生物样品定量分析方法验证和试验样品分析应符合本指导原则的技术要求，也应该在相应的生物样品分析中遵守 GLP 原则或 GCP 原则。

（一）分析方法的完整验证

分析方法验证的主要目的：证明特定方法对于测定在某种生物基质中分析物浓度的可靠性。此外，方法验证应采用与试验样品相同的抗凝剂。一般应对每个新分析方法和新分析物进行完整验证。当难于获得相同的基质时，可以采用适当基质替代，但要说明理由。

一个生物分析方法的主要特征：选择性、定量下限、响应函数和校正范围（标准曲线性能）、准确度、精密度、基质效应、分析物在生物基质及溶液中储存和处理全过程中的稳定性。

有时可能需要测定多个分析物。这可能涉及两种不同的药物，也可能涉及一个母体药物及其代谢物，或一个药物的对映体或异构体。在这些情况下，验证和分析的原则适用于所有涉及的分析物。

对照标准物质：在方法验证中，含有分析物对照标准物质的溶液将被加入到空白生物基质中。此外，色谱方法通常使用适当的内标。

应该从可追溯的来源获得对照标准物质。应该科学论证对照标准物质的适用性。分析证书应该确认对照标准物质的纯度，并提供储存条件、失效日期和批号。对于内标，只要能证明其适用性即可，例如显示该物质本身或其相关的任何杂质不产生干扰。

当在生物分析方法中使用质谱检测时，推荐尽可能使用稳定同位素标记的内标，它们必须具有足够高的同位素纯度，并且不发生同位素交换反应，以避免结果的偏差。

1. 选择性

该分析方法应该能够区分目标分析物和内标与基质的内源性组分或样品中其他组分。

应该使用至少 6 个受试者的适宜的空白基质来证明选择性（动物空白基质可以不同批次混合），它们被分别分析并评价干扰。当干扰组分的响应低于分析物定量下限响应的 20%，并低于内标响应的 5% 时，通常即可以接受。

应考察药物代谢物、经样品预处理生成的分解产物及可能的同服药物引起干扰的程度。在适当情况下，也应评价代谢物在分析过程中回复转化为母体分析物的可能性。

2. 残留

应在方法建立中考察残留并使之最小。残留可能不影响准确度和精密度。应通过在注射高浓度样品或校正标样后，注射空白样品来估计残留。高浓度样品之后在空白样品中的残留应不超过定量下限的 20%，并且不超过内标的 5%。如果残留不可避免，应考虑特殊措施，在方法验证时检验并在试验样品分析时应用这些措施，以确保不影响准确度和精密度。

3. 定量下限

定量下限是能够被可靠定量的样品中分析物的最低浓度，具有可接受的准确度和精密度。定量下限是标准曲线的最低点，应适用于预期的浓度和试验目的。

4. 标准曲线

应在指定的浓度范围内评价仪器对分析物的响应，获得标准曲线。通过加入已知浓度的分析物（和内标）到空白基质中，制备各浓度的校正标样，其基质应该与目标试验样品基质相同。方法验证中研究的每种分析物和每一分析批，都应该有一条标准曲线。

在进行分析方法验证之前，最好应该了解预期的浓度范围。标准曲线范围应该尽量覆盖预期浓度范围，由定量下限和定量上限（校正标样的最高浓度）来决定。该范围应该足够描述分析物的药动学。

应使用至少 6 个校正浓度水平，不包括空白样品（不含分析物和内标的处理过的基质样品）和零浓度样品（含内标的处理过的基质）。每个校正标样可以被多次处理和分析。

应使用简单且足够描述仪器对分析物浓度响应的关系式。空白和零浓度样品结果不应参与计算标准曲线参数。

应提交标准曲线参数，测定校正标样后回算得出的浓度应一并提交。在方法验证中，至少应该评价 3 条标准曲线。

校正标样回算的浓度一般应该在标示值的 ±15% 以内，定量下限处应该在 ±20% 内。至少 75% 校正标样，含最少 6 个有效浓度，应满足上述标准。如果某个校正标样结果不符合这些标准，应该拒绝这一标样，不含这一标样的标准曲线应被重新评价，包括回归分析。

最好使用新鲜配制的样品建立标准曲线，但如果有稳定性数据支持，也可以使用预先配制并储存的校正标样。

5. 准确度

分析方法的准确度描述该方法测得值与分析物标示浓度的接近程度，表示为：（测得值 / 真实值）× 100%。应采用加入已知量分析物的样品来评估准确度，即质控样品。质控样品的配制应该与校正标样分开进行，使用另行配制的贮备液。

应根据标准曲线分析质控样品，将获得的浓度与标示浓度对比。准确度应报告为标示值的百分比。应通过单一分析批（批内准确度）和不同分析批（批间准确度）获得质控样品值来评价准确度。

为评价一个分析批中不同时间的任何趋势，推荐以质控样品分析批来证明准确度，其样品数不少于一个分析批预期的样品数。

（1）批内准确度：为了验证批内准确度，应取一个分析批的定量下限及低、中、高浓度质控样品，每个浓度至少用 5 个样品。浓度水平覆盖标准曲线范围：定量下限，在不高于定量下限浓度 3 倍的低浓度质控样品，标准曲线范围中部附近的中浓度质控样品，以及标准曲线范围上限约 75% 处的高浓度质控样品。准确度均值一般应在质控样品标示值的 ±15% 之内，定量下限准确度应在标示值的 ±20% 范围内。

（2）批间准确度：通过至少 3 个分析批，且至少两天进行，每批用定量下限及低、中、高浓度质控样品，每个浓度至少 5 个测定值来评价。准确度均值一般应在质控样品标示值的 ±15% 范围内，对于定量下限，应在标示值的 ±20% 范围内。

报告的准确度和精密度的验证数据应该包括所有获得的测定结果，但是已经记录明显失误的情况除外。

6. 精密度

分析方法的精密度描述分析物重复测定的接近程度，定义为测量值的相对标准差（变异系数）。应使用与证明准确度相同分析批样品的结果，获得在同一批内和不同批间定量下限及低、中、高浓度质控样品的精密度。

对于验证批内精密度，至少需要一个分析批的 4 个浓度，即定量下限及低、中、高浓度，每个浓度至少 5 个样品。对于质控样品，批内变异系数一般不得超过 15%，定量下限的变异系数不得超过 20%。

对于验证批间精密度，至少需要 3 个分析批（至少 2 天）的定量下限及低、中、高浓度，每个浓度至少 5 个样品。对于质控样品，批间变异系数一般不得超过 15%，定量下限的变异系数不得超过 20%。

7. 稀释可靠性

样品稀释不应影响准确度和精密度。应通过向基质中加入分析物至高于定量上限浓度，并用空白基质稀释该样品（每个稀释因子至少 5 个测定值），来证明稀释的可靠性。准确度和精密度应在 ±15% 之内，稀释的可靠性应该覆盖试验样品所用的稀释倍数。

可以通过部分方法验证来评价稀释可靠性。如果能够证明其他基质不影响精密度和准确度，也可以接受其使用。

8. 基质效应

当采用质谱方法时，应该考察基质效应。使用至少 6 批来自不同供体的空白基质，不应使用合并的基质。如果基质难以获得，则使用少于 6 批基质，但应说明理由。

对于每批基质，应通过计算基质存在下的峰面积（由空白基质提取后加入分析物和内标测得），与不含基质的相应峰面积（分析物和内标的纯溶液）比值，计算每一分析物和内标的基质因子。进一步通过分析物的基质因子除以内标的基质因子，计算经内标归一化的基质因子。从 6 批基质计算的内标归一化的基质因子的变异系数不得大于 15%。该测定应分别在低浓度和高浓度下进行。

　　如果不能适用上述方式，例如采用在线样品预处理的情况，则应通过分析至少6批基质，分别加入高浓度和低浓度（定量下限浓度3倍以内及接近定量上限），来获得批间响应的变异。其验证报告应包括分析物和内标的峰面积，以及每一样品的计算浓度。这些浓度计算值的总体变异系数不得大于15%。

　　除正常基质外，还应关注其他样品的基质效应，例如溶血的或高血脂的血浆样品等。

9. 稳定性

　　必须在分析方法的每一步骤确保稳定性，用于检查稳定性的条件，例如样品基质、抗凝剂、容器材料、储存和分析条件，都应与实际试验样品的条件相似。

　　采用低和高浓度质控样品（空白基质加入分析物至定量下限浓度3倍以内及接近定量上限），在预处理后及在所评价的条件储存后立即分析。由新鲜制备的校正标样获得标准曲线，根据标准曲线分析质控样品，将测得浓度与标示浓度相比较，每一浓度的均值与标示浓度的偏差应在 ±15% 范围内。

　　应通过适当稀释，考察到检测器的线性和测定范围，检验贮备液和工作溶液的稳定性。应考察不同储存条件，时间尺度应不小于试验样品储存的时间。

　　通常应该进行下列稳定性考察。

　　（1）分析物和内标的贮备液和工作溶液的稳定性。

　　（2）从冰箱储存条件到室温或样品处理温度，基质中分析物的冷冻和融化稳定性。

　　（3）基质中分析物在冰箱储存的长期稳定性。

　　此外，如果适用，也应该进行下列考察。

　　（4）处理过的样品在室温下或在试验过程储存条件下的稳定性。

　　（5）处理过的样品在自动进样器温度下的稳定性。

　　在多个分析物试验中，特别是对于生物等效性试验，应关注每个分析物在含所有分析物基质中的稳定性。

　　应特别关注受试者采血时，以及在储存前预处理的基质中分析物的稳定性，以确保由分析方法获得的浓度反映受试者采样时刻的分析物浓度。可能需要根据分析物的结构，按具体情况证明其稳定性。

（二）部分验证

　　在对已被验证的分析方法进行小幅改变情况下，根据改变的实质内容，可能需要部分方法验证。可能的改变：生物分析方法转移到另一个实验室，改变仪器、校正浓度范围、样品体积，其他基质或物种，改变抗凝剂、样品处理步骤、储存条件等。应报告所有的改变，并对重新验证或部分验证的范围说明理由。

（三）交叉验证

　　应用不同方法从一项或多项试验获得数据，或者应用同一方法从不同试验地点获得数据时，需要互相比较这些数据时，要进行分析方法的交叉验证。如果可能，应在试验样品被分析之前进行交叉验证，同一系列质控样品或试验样品应被两种分析方法测定。对于质控样品，不同方法获得的平均准确度应在 ±15% 范围内，如果放宽，应说明理由。对于试验样品，至少67% 样品测得的两组数值差异应在两者均值的 ±20% 范围内。

三、试验样品分析

在分析方法验证后，可以进行试验样品或受试者样品分析。需要在试验样品分析开始前证实生物分析方法的效能。

应根据已验证的分析方法处理试验样品以及质控样品和校正标样，以保证分析批被接受。

（一）分析批

一个分析批包括空白样品和零浓度样品，包括至少 6 个浓度水平的校正标样，至少 3 个浓度水平质控样品（低、中、高浓度双重样品，或至少试验样品总数的 5%，两者中取数目更多者），以及被分析的试验样品。所有样品（校正标样、质控和试验样品）应按照它们将被分析的顺序，在同一样品批中被处理和提取。一个分析批包括的样品在同一时间处理，即没有时间间隔，由同一分析者相继处理，使用相同的试剂，保持一致的条件。质控样品应该分散到整个批中，以此保证整个分析批的准确度和精密度。

对于生物等效性试验，建议一名受试者的全部样品在同一分析批中分析，以减少结果的变异。

（二）分析批的接受标准

应在分析试验计划或标准操作规程中，规定接受或拒绝一个分析批的标准。在整个分析批包含多个部分批次的情况，应该针对整个分析批，也应针对分析批中每一部分批次样品定义接受标准。应该使用下列接受标准。

校正标样测定回算浓度一般应在标示值的 ±15% 范围内，定量下限应在 ±20% 范围内。不少于 6 个校正标样，至少 75% 标样应符合这些标准。如果校正标样中有一个不符合标准，则应拒绝这个标样，重新计算不含该标样的标准曲线，并进行回归分析。

质控样品的准确度值应该在标示值的 ±15% 范围内。至少 67% 质控样品，且每一浓度水平至少 50% 样品应符合这一标准。在不满足这些标准的情况下，应拒绝该分析批，相应的试验样品应重新提取和分析。

在同时测定几个分析物的情况下，对每个分析物都要有一条标准曲线。如果一个分析批对于一个分析物可以接受，而对于另一个分析物不能接受，则接受的分析物数据可以被使用，但应重新提取和分析样品，测定被拒绝的分析物。

如果使用多重校正标样，其中仅一个定量下限或定量上限标样不合格，则校正范围不变。

所有接受的分析批，每个浓度质控样品的平均准确度和精密度应该列表，并在分析报告中给出。如果总平均准确度和精密度超过 15%，则需要进行额外的考察，说明该偏差的理由。在生物等效性试验情况下，这可能导致数据被拒绝。

（三）校正范围

如果在试验样品分析开始前，已知或预期试验样品中的分析物浓度范围窄，则推荐缩窄标准曲线范围，调整质控样品浓度，或者适当加入质控样品新的浓度，以充分反映试验样品的浓度。

如果多数试验样品的分析物浓度高于定量上限，在可能的情况下，应该延伸标准曲线的范围，加入额外浓度的质控样品或改变其浓度。

至少 2 个质控样品浓度应该落在试验样品的浓度范围内。如果标准曲线范围被改变，则生物分析方法应被重新验证（部分验证），以确认响应函数并保证准确度和精密度。

（四）试验样品的重新分析和报告值选择

应在试验计划或标准操作规程中预先确定重新分析试验样品的理由以及选择报告值的标准。在试验报告中应提供重新分析的样品数目及占样品总数的比例。

重新分析试验样品可能基于下列理由。

（1）由于校正标样或质控样品的准确度或精密度不符合接受标准，导致一个分析批被拒绝。

（2）内标的响应与校正标样和质控样品的内标响应差异显著。

（3）进样不当或仪器功能异常。

（4）测得的浓度高于定量上限，或低于该分析批的定量下限，且该批的最低浓度标样从标准曲线中被拒绝，导致比其他分析批的定量下限高。

（5）在给药前样品或安慰剂样品中测得可定量的分析物。

（6）色谱不佳。

对于生物等效性试验，通常不能接受由于药动学理由重新分析试验样品。

若由于给药前样品阳性结果或者由于药动学原因需重新分析，应该提供重新分析样品的身份、初始值、重新分析的理由、重新分析获得值、最终接受值及接受理由。

在仪器故障的情况下，如果已经在方法验证时证明了重新进样的重现性和进样器内稳定性，则可以将已经处理的样品重新进样。但对于拒绝的分析批，则需重新处理样品。

（五）色谱积分

应在标准操作规程中描述色谱的积分及重新积分。任何对该标准操作规程的偏离都应在分析报告中讨论。实验室应该记录色谱积分参数，在重新积分的情况下，记录原始和最终的积分数据，并在要求时提交。

（六）用于评价方法重现性的试验样品再分析

在方法验证中使用校正标样和质控样品可能无法模拟实际试验样品。例如，蛋白结合、已知和未知代谢物的回复转化、样品均一性或同服药物引起的差异，可能影响这些样品在处理和储存过程中分析物的准确度和精密度。因此，推荐通过在不同天后，在另外一个分析批中重新分析试验样品，来评价实际样品测定的准确度。检验的范围由分析物和试验样品决定，并应基于对分析方法和分析物的深入理解。建议获得 c_{max} 附近和消除相样品的结果，一般应该重新分析 10% 样品，如果样品总数超过 1000，则超出部分重新分析 5% 样品。

对于至少 67% 的重复测试，原始分析测得的浓度和重新分析测得的浓度之间的差异应在两者均值的 ±20% 范围内。

试验样品再分析显示偏差结果的情况下，应该进行考察，采取足够的步骤优化分析方法。

至少在下列情形下，应该进行试验样品的再分析。

（1）毒动学试验，每个物种一次。

（2）所有关键性的生物等效性试验。

（3）首次用于人体的药物试验。

（4）首次用于患者的药物试验。

（5）首次用于肝或肾功能不全患者的药物试验。

对于动物试验，可能仅需要在早期关键性试验中进行实际样品的再分析，例如涉及给药剂量和测得浓度关系的试验。

四、配体结合分析

配体结合分析主要用于大分子药物。前述的验证原则及对试验样品分析的考虑一般也适用。但是由于大分子固有的特点和结构复杂性，使其难以被提取，所以常常在无预先分离的情况下测定分析物。此外，方法的检测终点并不直接来自分析物的响应，而来自与其他结合试剂产生的间接信号。配体结合分析中，每个校正标样、质控样品及待测样品一般都采用复孔分析。如无特殊说明，本节以双孔分析为原则。

（一）方法验证前的考量

1. 标准品选择

生物大分子具有不均一性，其中成分的效价与免疫反应可能存在差异，因此应对标准品进行充分表征。应尽量使用纯度最高的标准品。用于配制校正标样和质控样品的标准品应尽量与临床和非临床试验使用的受试品批号相同。标准品批号变更时，应尽量对其进行表征和生物分析评价，以确保方法性能不变。

2. 基质选择

一般不推荐使用经碳吸附、免疫吸附等方法提取过的基质，或透析血清、蛋白缓冲液等替代实际样品基质建立分析方法。但在某些情况下，复杂生物基质中可能存在高浓度与分析物结构相关的内源性物质，其高度干扰导致根本无法测定分析物。在无其他可选定量策略的前提下，可允许使用替代基质建立分析方法。但应对使用替代基质建立方法的必要性加以证明。

可采用替代基质建立标准曲线，但质控样品必须用实际样品基质配制，应通过计算准确度来证明基质效应的消除。

3. 最低需求稀释度的确定

分析方法建立与验证过程中，可能需要对基质进行必要的稀释，以降低其产生的高背景信号。在此情况下，应考察最低需求稀释度。它是指分析方法中为提高信噪比、减少基质干扰、优化准确度与精密度而必须使用缓冲液对生物样品进行稀释的最小倍数。应使用与试验样品相同的基质来配制加药样品来确定最低需求稀释度。

4. 试剂

方法的关键试剂，如结合蛋白、适配子、抗体或偶联抗体、酶等，对分析结果会产生直接影响，因此须确保质量。如果在方法验证或样品分析过程中，关键试剂批次发生改变，须确认方法性能不因此改变，从而确保不同批次结果的一致性。

无论是关键试剂，还是缓冲液、稀释液、酸化剂等非关键试剂，都应对维持其稳定性的保障条件进行记录，以确保方法性能长期不变。

（二）方法验证

1. 完整验证

（1）标准曲线与定量范围：标准曲线反映了分析物浓度与仪器响应值之间的关系。在配体结合分析方法中，标准曲线的响应函数是间接测得的，一般呈非线性，常为 S 形曲线。

应使用至少 6 个有效校正标样浓度建立标准曲线。校正标样应在预期定量范围对数坐标上近似等距离分布。除校正标样外，可使用锚定点辅助曲线拟合。

验证过程中，须至少对 6 个独立的分析批进行测定，结果以列表形式报告，以确定标准曲线回归模型整体的稳健性。拟合时，一条标曲允许排除由于明确或不明原因产生失误的浓度点。排除后应至少有 75% 的校正标样回算浓度在标示值的 ±20%（定量下限与定量上限在 ±25%）范围内。定量下限与定量上限之间的浓度范围为标准曲线的定量范围。锚定点校正样品是处于定量范围之外的标样点，用于辅助拟合配体结合分析的非线性回归标准曲线，因其在定量范围之外，可不遵循上述接受标准。

（2）特异性：特异性是指在样品中存在相关干扰物质的情况下，分析方法能够准确、专一地测定分析物的能力。结构相关物质或预期合用药物应不影响方法对分析物的测定。如在方法建立与验证阶段无法获取结构相关物质，特异性评价可在最初方法验证完成后补充进行。应采用未曾暴露于分析物的基质配制高浓度与低浓度质控样品，加入递增浓度的相关干扰物质或预期合用药物进行特异性考察。未加入分析物的基质也应同时被测量。要求至少 80% 以上的质控样品准确度在 ±20% 范围内（如果在定量下限水平，则在 ±25% 范围内），且未加入分析物的基质的测量值应低于定量下限。

（3）选择性：方法的选择性是指基质中存在非相关物质的情况下，准确测定分析物的能力。由于生物大分子样品一般不经提取，基质中存在的非相关物质可能会干扰分析物的测定。应通过向至少 10 个不同来源的基质加入定量下限和定量上限水平的分析物来考察选择性，也应同时测量未加入分析物的基质。选择性考察要求至少 80% 以上的样品准确度在 ±20% 范围内（如果在定量下限水平，则在 ±25% 范围内），且未加入分析物的基质的测量值应低于定量下限。如果干扰具有浓度依赖性，则须测定发生干扰的最低浓度。在此情况下，可能需要在方法验证之前调整定量下限。根据项目需要，可能需要针对患者群体基质或特殊基质（如溶血基质或高血脂基质）考察选择性。

（4）精密度与准确度：应选择至少 5 个浓度的质控样品进行准确度、精密度及方法总误差考察。包括定量下限浓度、低浓度质控（定量下限浓度的 3 倍以内）、中浓度质控（标准曲线中段）、高浓度质控（定量上限浓度 75% 以上）及定量上限浓度质控。低、中、高浓度质控标示值不得与校正标样浓度标示值相同。质控样品应经过冷冻，并与试验样品采用相同的方法进行处理。不建议采用新鲜配制的质控样品进行精密度与准确度考察。批间考察应在数日内进行至少 6 个独立的分析批测定。每批内应包含至少 3 套质控样品（每套含至少 5 个浓度的质控样品）。对于批内和批间准确度，各浓度质控样品的平均浓度应在标示值的 ±20%（定量下限和定量上限为 ±25%）范围内。批内和批间精密度均不应超过

20%（定量下限和定量上限为 25%）。此外，方法总误差（即 % 相对偏差绝对值与 % 变异系数之和）不应超过 30%（定量下限和定量上限为 40%）。

（5）稀释线性：在标准曲线定量范围不能覆盖预期样品浓度的情况下，应使用质控样品进行方法的稀释线性考察，即评价样品浓度超过分析方法的定量上限时，用空白基质将样品浓度稀释至定量范围内后，方法能否准确测定。进行稀释实验的另一目的是考察方法是否存在"前带"或"钩状"效应，即高浓度分析物引起的信号抑制。

稀释线性考察中，稀释至定量范围内的每个 QC 样品经稀释度校正后的回算浓度应在标示值的 ±20% 范围内，且所有 QC 样品回算终浓度的精密度不超过 20%。

（6）平行性：为发现可能存在的基质效应，或代谢物的亲和性差异，在可获得真实试验样品的情况下，应考虑对标准曲线和系列稀释的试验样品之间进行平行性考察。应选取高浓度试验样品（最好采用超出定量上限的样品），用空白基质将其稀释到至少 3 个不同浓度后进行测定，系列稀释样品间的精密度不应超过 30%。如果存在样品稀释非线性的情况（即非平行性），则应按事先的规定予以报告。如果在方法验证期间无法获取真实试验样品，则应在获得真实试验样品后尽快进行平行性考察。

（7）样品稳定性：应使用低、高浓度质控样品考察分析物的稳定性。稳定性考察应包括室温或样品处理温度下的短期稳定性，以及冻 - 融稳定性。此外，如果试验样品需要长期冻存，则应在可能冻存样品的每个温度下进行长期稳定性考察。每一浓度质控样品应有 67% 以上的样品浓度在标示值的 ±20% 范围内。

（8）商品化试剂盒：商品化试剂盒可以用来进行试验样品分析，但使用前必须按本指导原则的要求对其进行验证。

2. 部分验证和交叉验证

在二、（二）和二、（三）中叙述的关于验证的各项内容都适用于配体结合分析。

（三）试验样品分析

1. 分析批

配体结合分析中最常使用微孔板，一个微孔板通常为一个分析批。每个微孔板应包含一套独立的标准曲线和质控样品，以校准板间差异。在使用某些平台时，单个样品载体的通量可能有限，此时允许一个分析批包含多个载体。可在该分析批的首个与末个载体各设置一套标准曲线，同时在每一载体上设置质控样品。所有样品均应复孔测定。

2. 试验样品分析的接受标准

对于每个分析批，除锚定点外，标准曲线须有 75% 以上的校正标样（至少 6 个）回算浓度在标示值的 ±20%（定量下限和定量上限为 ±25%）范围内。

每块微孔板应含有至少 2 套 3 水平（低、中、高浓度）的复设质控样品。在试验样品测试过程的验证中，质控样品的复设数量应与试验样品分析一致。每块板至少 67% 的质控样品应符合准确度在 ±20% 范围以内，精密度不超过 20% 的标准，且每一浓度水平的质控样品中至少 50% 符合上述标准。

3. 实际样品再分析

在三、（六）"用于评价方法重现性的试验样品再分析"的论述同样适用于配体结合实际样品再分析。再分析样品的接受标准为初测浓度与复测浓度都在两者均值的 ±30% 范围内，再分析样品中至少 67% 以上应符合该接受标准。

五、试验报告

（一）方法验证报告

如果方法验证报告提供了足够详细的信息，则可以引用主要分析步骤的标准操作规程标题，否则应在报告后面附上这些标准操作规程的内容。

全部源数据应以其原始格式保存，并根据要求提供。

应记录任何对验证计划的偏离。

方法验证报告应包括至少下列信息。

（1）验证结果概要。

（2）所用分析方法的细节，如果参考了已有方法，给出分析方法的来源。

（3）摘要叙述分析步骤（分析物，内标，样品预处理、提取和分析）。

（4）对照标准品（来源，批号，分析证书，稳定性和储存条件）。

（5）校正标样和质控样品（基质，抗凝剂，预处理，制备日期和储存条件）。

（6）分析批的接受标准。

（7）分析批：所有分析批列表，包括校正范围、响应函数、回算浓度、准确度；所有接受分析批的质控样品结果列表；贮备液、工作溶液、质控在所用储存条件下的稳定性数据；选择性、定量下限、残留、基质效应和稀释考察数据。

（8）方法验证中得到的意外结果，充分说明采取措施的理由。

（9）对方法或对标准操作规程的偏离。

所有测定及每个计算浓度都必须出现在验证报告中。

（二）样品分析报告

样品分析报告应该引用该试验样品分析的方法验证报告，还应包括对试验样品的详细描述。

全部源数据应该以其原始格式保存，并根据要求提供。

应在分析报告中讨论任何对试验计划、分析步骤或标准操作规程的偏离。

分析报告应至少包括下列信息。

（1）对照标准品。

（2）校正标样和质控样品的储存条件。

（3）简要叙述分析批的接受标准，引用特定的试验计划或标准操作规程。

（4）样品踪迹（接收日期和内容，接收时样品状态，储存地点和条件）。

（5）试验样品分析：所有分析批和试验样品列表，包括分析日期和结果；所有接受的分析批的标准曲线结果列表；所有分析批的质控结果列表，落在接受标准之外的数值应该清楚标出。

（6）失败的分析批数目和日期。

（7）对方法或标准操作规程的偏离。

（8）重新分析结果。

试验样品再分析的结果可以在方法验证报告、样品分析报告或者在单独的报告中提供。

对于生物等效性试验等，应在样品分析报告之后按规定附上受试者分析批的全部色谱图，包括相应的质控样品和校正标样的色谱图。

第四节　应用实例

【例8-1】刘耀等建立了苗药黑骨藤中绿原酸在大鼠血浆中的 UPLC-MS/MS 测定方法

一、溶液的制备

精密称取绿原酸对照品适量，置于 25mL 容量瓶中，加入一定量甲醇超声溶解后定容至刻度，摇匀，即得浓度为 165.6μg/mL 的标准溶液，于 4℃下避光保存，临用时取出稀释至所需浓度。精密称取葛根素对照品适量，置于 25mL 容量瓶中，加入一定量甲醇超声溶解后定容至刻度，摇匀，得到浓度为 166.8μg/mL 的内标溶液，于 4℃下避光保存，临用时取出稀释至所需浓度。

二、血浆处理方法

取血浆样品 100μL，置于 1.5mL 的 EP 管中，精密加入内标溶液 10μL，涡旋振荡 1 分钟，加入 400μL 乙腈，涡旋振荡 3 分钟，于 14000 r/min 离心 10 分钟，取上清液，于 35℃下 N_2 吹干，用 100μL 的甲醇复溶，涡旋振荡 3 分钟，超声 1 分钟，于 14000 r/min 离心 10 分钟，取 2μL 采用 UPLC-MS/MS 进行检测分析。

三、色谱与质谱条件

色谱条件：色谱柱为 ACQUITY UPLC CSH C_{18}（3.0mm×150mm，1.7μm）色谱柱，流动相为乙腈 – 水（0.2% 甲酸）（20∶80）等度洗脱，流速为 0.3mL/min，柱温 25℃，进样体积为 2μL。质谱条件：采用电喷雾（ESI）离子源，毛细管电离电压 3kV；离子源温度 120℃；去溶剂气温度 550℃；扫描方式为正离子多反应离子检测模式，用于定量分析监测的离子反应为：绿原酸 m/z355.32 → 163.2，葛根素 m/z417.220 → 297.136；锥孔电压 8V，碰撞能量为 24。

四、方法学考察

（一）专属性试验

按上述色谱条件，比较空白血浆、空白血浆加绿原酸和葛根素和给予黑骨藤提取物后大鼠血浆样品色谱图，结果表明大鼠血浆中内源性物质对于绿原酸和内标物葛根素的测定没有干扰，绿原酸和内标物葛根素的保留时间分别为 3.94 分钟和 3.32 分钟，表明该方法具有良好的专属性，结果见图 8-1。

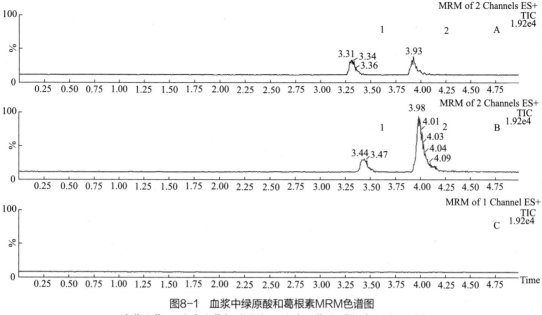

图8-1　血浆中绿原酸和葛根素MRM色谱图

A含药血浆；B空白血浆加对照品；C空白血浆（1葛根素；2绿原酸）

（二）线性范围与定量限

取大鼠空白血浆 100μL，加入不同浓度的绿原酸标准溶液 10μL 及 0.1668μg/mL 的葛根素内标溶液 10μL，其余按血浆处理方法配制相当于绿原酸血浆质量浓度分别为 0.018μg/mL、0.045μg/mL、0.090μg/mL，0.255μg/mL、0.450μg/mL、2.250μg/mL 的样品进行分析，以绿原酸浓度为横坐标（X），以绿原酸与内标物葛根素的峰面积比值为纵坐标（Y），得回归方程为：$Y=3.4221X-0.0116$（$r=0.9999$），结果表明绿原酸在 0.018 ～ 2.250μg/mL 范围内线性关系良好，绿原酸最低定量限（LOD）为 0.018μg/mL。

（三）精密度及准确度试验

精密吸取空白血浆 100μL，加入不同浓度的绿原酸标准品溶液，配制成定量下限及高、中、低 4 种浓度（18ng/mL、90ng/mL、450ng/mL、2250ng/mL）的质控样品，每种浓度各 5 份样本，按血浆处理方法进行操作，连续测定 3 天，将峰面积比值代入标准曲线进行计算。对比实测与已知样品浓度，计算绿原酸的日内、日间精密度（RSD 值）及准确度，结果表明，该方法的精密度和准确度符合生物样品定量分析方法要求，结果见表 8-1。

表8-1　UPLC-MS/MS法测定黑骨藤中绿原酸的精密度与准确度

质量浓度 (ng/mL)	日内精密度(%)(n=5)			日间精密度(%)(n=15)		
	测定值(ng/mL)	RSD(%)	准确度(%)	测定值(ng/mL)	RSD(%)	准确度(%)
18	20.08 ± 1.14	5.50	115.55	20.78 ± 0.75	3.62	115.43
450	452.20 ± 16.62	3.68	100.49	448.67 ± 18.33	4.08	99.70
2250	2176.45 ± 75.02	3.45	96.73	2187.68 ± 142.34	6.51	97.23

（四）稳定性试验

精密吸取空白血浆 100μL，加入不同浓度的绿原酸标准品溶液，制备成高、中、低 3 种浓度（90ng/mL、450ng/mL、2250ng/mL）的质控样品，每种浓度各 5 份样本，按血浆处理方法进行操作，分别考察 25℃放置 24 小时，–80℃反复冻–融 3 次的稳定性。结果表明样品放置于不同的温度下稳定性良好，结果见表 8–2。

表8-2　UPLC-MS/MS法测定黑骨藤中绿原酸稳定性考察结果

质量浓度(ng/mL)	25℃放置24h(n=5)		冻–融3次(n=5)	
	测定值(ng/mL)	RSD(%)	测定值(ng/mL)	RSD(%)
90	92.33 ± 5.34	5.79	95.84 ± 9.66	10.08
450	455.94 ± 25.12	5.51	452.40 ± 24.64	5.45
2250	2310.63 ± 181.19	7.84	2200.62 ± 129.67	5.89

（五）基质效应与回收率试验

精密吸取空白血浆 100μL，加入不同浓度的绿原酸标准品溶液，配制成高、中、低 3 种不同浓度（90ng/mL、450ng/mL、2250ng/mL）的质控样品，每种浓度各 6 份样本，按血浆处理方法进行操作，计算绿原酸与内标物葛根素峰面积的比值为 A；另取空白血浆 100μL，按血浆处理方法不加入内标溶液操作至乙腈沉淀蛋白，吸取上清液，向其中加入上述相应浓度的绿原酸与葛根素混合对照品溶液，计算其峰面积之比为 B；取上述相应浓度的绿原酸及葛根素混合对照品，计算其峰面积之比为 C。其中基质效应 =B/C×100%，回收率 =A/C×100%。结果表明，绿原酸的提取回收率 88.76% ～ 113.28%，RSD 值小于 4.68%；绿原酸基质效应范围为 88.01% ～ 99.83%，RSD 值小于 7.97%，符合生物样品定量分析方法要求，结果见表 8–3。

表8-3　大鼠血浆中绿原酸提取回收率及基质效应（n=6）

加入值(ng/mL)	基质效应(%)	RSD(%)	回收率(%)	RSD(%)
90	88.01 ± 2.98	3.39	113.28 ± 3.73	3.29
450	99.83 ± 5.34	5.35	97.98 ± 1.01	1.03
2250	90.55 ± 7.21	7.97	88.76 ± 4.15	4.68

（六）残留考察

在进样定量上限绿原酸对照品后进样空白血浆样品，结果空白血浆样品中未显示任何显著的峰（≥ 20% 的绿原酸对照品和 5% 的内标），且本研究采用等度洗脱结束后平衡 1 分钟，加上仪器自带的洗针系统，可以有效地避免样品残留问题。

第九章

苗药制剂质量标准的制定

第一节 概　　述

苗药质量标准是对药品质量规格及检验方法所做出的技术规定，是药品生产、供应、使用、检验和管理部门必须共同遵循的法定依据，以确保用药的安全有效。苗药制剂可分为成方制剂和医疗机构制剂，苗药成方制剂药品标准的管理、制定和修订由国家药品监督管理部门、国家药典委员会负责。苗药医疗机构制剂药品标准由省级药品监督管理部门负责组织制定、修订、审批和管理。

一、制定质量标准的目的、意义和原则

苗药制剂质量标准的制定应符合苗药的特点，在苗医药理论的指导下，充分体现"安全有效，技术先进，经济合理，不断完善"的指导思想。苗药成分复杂，影响苗药内在质量的因素众多，为了切实保障苗药质量和用药安全有效，维护人民健康，必须建立最严谨的药品质量标准。在制定苗药制剂质量标准时应遵循以下基本原则。

（一）安全、有效、质量可控的原则

由于苗药基原及所含化学成分的复杂性，基础研究较薄弱，制定质量标准时必须把"安全、有效、质量可控"原则放在首要位置，以确保公众用药安全作为药品标准研究的宗旨。

（二）科学、实用、规范的原则

制定和修订苗药质量标准时，应根据苗药的特点反映苗药的质量，设置科学的检测项目，建立具有专属性、可靠性和适用性的检测方法，规定合理的判断标准。在确保有效控制药品质量的前提下，应倡导简单实用。药品标准的体例格式、文字术语、计量单位及通用检测方法等应统一规范。

（三）继承、发展、创新的原则

苗药是在苗医药理论指导下应用的药品，其标准的建立必须坚持继承与发展相结合的原则，鼓励自主创新，使我国苗医药领域的自主创新技术通过标准快速转化为生产力，提

高我国苗药的国际竞争力。

（四）先进性、国际化的原则

积极采用国际药品标准的先进技术与方法，不断扩大成熟检测技术在苗药质量控制中的推广和应用，加快与国际接轨的步伐，使苗药标准制定更加严谨，标准形成机制更加科学，与国际标准更加协调，努力实现苗药标准的国际化。

二、质量标准研究程序

（一）依据法规制订方案

苗药制剂质量标准研究制定应按照现行的《药品注册管理办法》《中药新药研究的技术要求》《中药质量标准研究制定技术要求》《贵州省医疗机构制剂注册管理实施细则（试行）》《贵州省医疗机构制剂研究技术指导原则（中药、民族药）（试行）》等进行总体方案的设计，并参照现行版《中华人民共和国药典》拟定质量标准的各项内容。

（二）查阅有关文献资料

查阅所研究苗药（包括药材、饮片、苗药制剂中各药味等）的主要化学成分及其理化性质，以及与功能主治有关的药效学研究及质量控制方面的国内外文献资料，为质量标准的制定提供参考依据。

（三）实验研究

对质量标准中的各项内容进行实验研究，积累原始实验数据，为质量标准的制定提供依据。实验记录书写应真实、完整、清晰，保持原始性并具有可追溯性，应按要求建档永久保存。

（四）制定并起草质量标准草案及起草说明

根据大量的实验研究结果，参照现行版《中华人民共和国药典》或者局（部）颁标准中同类型药品质量标准的内容和格式，整理总结形成质量标准草案及起草说明。对检测方法的选择应根据"专属、准确、灵敏、简便"的原则，既要结合实际，又要与国际先进水平接轨。

第二节　苗药制剂质量标准的主要内容

苗药制剂质量标准的主要内容包括名称、处方、制法、性状、鉴别、指纹图谱或特征图谱、检查、含量测定、功能与主治、用法与用量、注意、规格、贮藏等项。苗药制剂必须在处方固定、原辅料质量标准确定、制备工艺稳定的前提下，方可进行质量标准的实验设计，通过实验研究，总结拟定质量标准草案。其内容和技术要求如下。

一、名称

苗药制剂名称包括中文名、汉语拼音。其命名参照《中成药通用名称命名技术指导原则》。

（一）单味制剂

一般应采用药材、饮片、有效成分、有效部位加剂型命名，如半枝莲片等；可采用苗药有效成分、有效部位与功能结合剂型命名；药材人工制成品的名称应与天然品的名称有所区别，一般不应以"人工××"加剂型命名。

（二）复方制剂

1. 采用处方主要苗药名称的缩写加剂型命名，但其缩写不能组合成违反其他命名要求的含义。如白砂糖浆。

2. 采用主要功能加剂型命名，如润燥止痒胶囊；也可采用比喻、双关、借代、对偶等各种修辞手法来表示方剂功能，如玉屏风口服液等。

3. 采用药物味数加剂型命名，如四物合剂、六味伤复宁酊等。

4. 采用剂量（入药剂量、方中药物剂量比例、单次剂量）加剂型命名，如七厘散等。

5. 以药物颜色加剂型命名，如红色正金软膏等。

6. 以服用时间加剂型命名，如鸡鸣散等。

7. 可采用主药名称加功能及剂型命名，如龙胆泻肝丸、银丹心脑通软胶囊等。

8. 采用药味数与主药名称，或者药味数与功能或用法加剂型命名，如五苓散等。

9. 采用处方来源（不包括朝代）与功能或药名加剂型命名，如指迷茯苓丸等。

10. 采用功能与药物作用的病位加剂型命名，如养阴清肺丸、小儿消食开胃颗粒、咽炎清片等。

11. 采用主要药味和药引结合并加剂型命名，如川芎茶调散等。

12. 儿科用药可加该药临床所用的科名，如小儿消食开胃颗粒等。

13. 在命名中加该药的用法，如外用紫金锭等。

14. 在遵照命名原则条件下，命名可体现阴阳五行、古代学术派别思想、古代物品的名称等，以突出中国传统文化特色，如左金丸等。

15. 不宜采用的命名法：一般不应采用人名、地名、企业名称或濒危受保护动、植物名称命名；不应采用代号、固有特定含义名词的谐音命名；不应采用现代医学药理学、解剖学、生理学、病理学或治疗学的相关用语命名；不应采用夸大、自诩、不切实际的用语命名，如强力、速效，以及灵、宝、精等。

二、处方

（一）成方制剂应列处方

单味制剂不列处方，而是在制法中说明药味及其分量；制剂中使用的药引、辅料及附加剂一般不列入处方中，在制法中加以说明。

（二）处方中的药味

凡国家标准已收载的药材或饮片，一律采用最新版规定的名称。地方标准收载的品种与国家药品标准名称相同而来源不同的，应另起名称。国家药品标准未收载的药味，应采用地方标准收载的名称，并加注明。处方中药味的排列应根据苗医理论组方原则，按主药、辅药顺序排列，书写从左到右，从上到下。处方中某些剧毒药味生用时，可冠以"生"字，以引起重视。处方的炮制品，一般用括号注明，炮制方法与现行版《中华人民共和国药典》或地方饮片标准方法不同的，应另加注明。

（三）处方量

处方中各药味的量一律用法定计量单位，重量以"g"为单位，容量以"mL"为单位，全处方量应以制成 1000 个制剂单位的成品量为准。

三、制法

制法项应按实际生产情况简要表述工艺流程的主要步骤，如提取溶剂的名称、提取方法、分离、浓缩、干燥等主要步骤并规定制成总量（除另有规定外，以 1000 为单位），不列详细技术参数。制法项内容应符合现行版《中华人民共和国药典》制剂通则各剂型有关规定。

成型工艺中仅用于调整制成量的淀粉、糊精等辅料可不固定用量。辅料及添加剂应使用标准规定的名称，现行版《中华人民共和国药典》通则未收载标准的需附相应的质量标准。

蜜丸中蜂蜜加入量可以规定为一定范围。大蜜丸、小蜜丸、水蜜丸、水丸等通常可作为同一丸剂的不同规格列入同一品种项下。

四、性状

外观性状是对药品的颜色和外表感官的描述。性状项下一般应写明品种的外观形状、色、嗅、味等。制剂的性状往往与投料的原料质量及工艺有关。原料质量保证，工艺恒定，则成品的性状应该基本一致，故质量标准中规定的制剂性状，能初步反映其质量情况。

除去包装后的直观情况，按颜色、外形、气味依次描述；片剂、丸剂如有包衣的还应描述除去包衣后片芯、丸芯的颜色及气味，硬胶囊剂应写明除去胶囊壳后内容物的色泽；丸剂如用朱砂、滑石粉或煎出液包衣，先描述包衣色，再描述除去包衣后丸芯的颜色及气味。

制剂色泽如以两种色调组合的，描写时以后者为主，如棕红色，以红色为主。也可根据样品的情况规定一定的颜色范围加以描述。

外用药及剧毒药不描述味。

五、鉴别

1. 鉴别项的内容：一般包括显微鉴别、一般理化鉴别、色谱鉴别等。

（1）显微鉴别：正文写"取本品，置显微镜下观察"，其后描述处方药味鉴别特征。首选现行版《中华人民共和国药典》中该药味的显微特征，如果确有干扰，可选用其他显微特征或改用其他鉴别方法。对复方中含有原粉入药的成方制剂，应选择被检药材特有的与其他药材区别大的特征。单一药材粉末的主要特征有时不一定能作为鉴别依据，而某些较为次要的特征有时却能起到重要的鉴别作用，因此在选取处方各药味显微特征时要考虑到其特征性。

（2）一般理化鉴别：理化鉴别应选择专属性强、反应明显的鉴别方法，必要时写明化学反应式。其一般用于制剂中的矿物药或某一化学成分的鉴别，尽量避免用于苗药复方制剂中共性成分的鉴别。

（3）色谱鉴别：最常用的是薄层色谱鉴别法。制剂中鉴别的药味为现行版《中华人民共和国药典》或地方标准收载品种时，应尽可能采用与《中华人民共和国药典》或地方标准相同的色谱条件进行鉴别，描述亦应统一，当有干扰时，也可选用其他条件；鉴别时宜使用对照药材为对照，并应保证药材的主斑点在样品中均有对应的斑点，供试品色谱中不能只有对照药材色谱中的 1 ～ 2 个次要斑点相对应，以反映制剂中其药味的真实性信息；尽可能采取一个供试液多项多维鉴别使用的薄层色谱方法，达到节约资源、保护环境、简便实用的目的。处方中药味含有挥发性成分时，也可选择 GC 法在同一色谱条件下进行鉴别。

2. 制剂中各药味的鉴别方法除前处理外，原则上应尽量与该药材和饮片的专属鉴别方法一致，如因其他成分干扰或制剂的提取方法不同，不能采用与该药材相同的鉴别方法时，可采用其他鉴别方法，并在起草说明中予以阐明。

3. 处方相同，剂型不同的制剂，其鉴别方法应尽量保持一致。

4. 处方中含多来源植物药味的，若使用对照药材进行鉴别时，应对对照药材的适用性进行考察。若对照药材与供试品图谱差异较大，则不适合采用该对照药材作鉴别对照，可考虑采用对照提取物及对照品进行鉴别。

六、指纹图谱或特征图谱

当显微特征或薄层色谱难以实现有效鉴别制剂中药味时，可考虑建立制剂的指纹图谱或特征图谱来鉴别。其测定方法首选色谱法，应进行色谱条件优化以保证信息最大化。样品的制备必须能够充分保留样本的基本特性，并尽量使制剂中的某些类特征成分较多地在特征或指纹图谱中反映出来。指纹图谱或特征图谱测定方法须经过方法学验证，确证其可行性。

指纹图谱或特征图谱的辨识应从整体的角度综合考虑，经对 10 批以上样品图谱的研究和比较，确定具有特征意义的峰作为特征或指纹峰，确定合理的参比峰，给以编号。在指纹或特征图谱中，要求至少指认其中 3 个以上的有效成分、特征成分或主成分，对其色谱峰个数、指认色谱峰的相对保留时间和相对峰面积，以及主要色谱峰之间的比例做出规定或用相似度评价软件规定其相似度。在建立成方制剂特征图谱或指纹图谱时还应同时建立药材和饮片、中间体的相应图谱，并须对三者间的相关性进行分析，应具相关性。

七、检查

1. 参照现行版《中华人民共和国药典》通则中有关制剂通则项下规定的检查项目和必要的其他检查项目进行检查，并制定相应的限度。《中华人民共和国药典》未收载的剂型可另行制定。对制剂中的重金属、砷盐等应予以考察，必要时列入规定项目。

2. 先描述制剂通则规定以外的检查项目，其他应符合该剂型下有关的各项规定。其描述次序为相对密度、pH、乙醇量、总固体、干燥失重、水不溶物、酸不溶物、重金属和有害元素、有机溶剂残留量、树脂降解产物检查、注射剂有关物质等。

3. 含有毒性药材的制剂，应制定有关毒性成分的检查项目，以确保用药安全。

八、浸出物测定

根据成方制剂中主要成分的理化性质，依照现行版《中华人民共和国药典》通则浸出物测定的有关规定，选择合适的溶剂和方法有针对性地对某一类成分进行浸出物测定，并规定限（幅）度指标。应注意避免辅料的干扰，含糖等辅料多的剂型一般不采用乙醇或甲醇作为浸出溶剂。

九、含量测定

成方制剂的含量测定是以临床功效为导向，对苗药制剂处方中的药效物质进行测定，以评价和控制制剂工艺的稳定性与成品质量。

（一）测定成分的选定

1. 首选制剂处方中的主药、起主要药效作用的活性成分、类别成分或组分、贵细药及毒性药材中的有效成分、有毒成分进行含量测定。如上述药味的有效成分不明确或无专属性方法进行测定时，可选择其他药味进行含量测定。若处方中含有化学药成分，必须进行含量测定并规定上下限。

2. 应尽可能分别测定两个以上单一有效成分的含量；或测定单一有效成分后再测其类别成分总量，如总黄酮等。同一类别的成分或可相互转化的成分可分别测定其单个成分的含量，合并计算总量，如银杏叶的黄酮醇苷类和萜类内酯等。测定成分应注意避免测定分解产物、不稳定成分、非专属性成分或微量成分。

（二）测定方法的选定

根据"专属、准确、灵敏、简便"的原则，结合处方工艺和剂型特点等综合考虑选择测定方法，还需考虑方法的先进性、适用性等方面，一般优先选择色谱法并按要求进行方法学验证。

（三）含量限度的确定

1. 含量限度应根据苗药制剂实测结果与原料药材的含量情况确定。至少应有 10 批以上中试样品数据为依据，检测方法与现行版《中华人民共和国药典》或地方药材（饮片）标准规定不同的，或标准药材中无相应含量测定项的应提供至少 3 批以上的原料药材含量数据，以便计算转移率。原粉入药的转移率一般要求在 70% 以上。

2. 有毒成分及中西药复方制剂中化学药品的含量应规定上下限，上下限幅度应根据测试方法、品种情况、转移率及标示量确定，一般应在 $\pm 10\% \sim \pm 20\%$。

十、功能与主治

功能分别用中医、苗医术语描述，力求简明扼要。要突出主要功能，使能指导主治，并应与主治衔接。先写功能，后写主治，中间以句号隔开，并以"用于"二字连接。根据临床结果，如有明确的西医病名，一般可写在中医病症之后。

十一、用法与用量

1.先写用法，后写一次量及一日使用次数；如用温开水送服的内服药，则写"口服"；如需用其他方法送服的应写明；除特殊需要明确者外，一般不写饭前或饭后服用；同时可供外用的，则列在服法之后，并用句号隔开。

2.用量，为成人有效剂量；儿童使用或以儿童使用为主的苗药制剂，应注明儿童剂量或不同年龄儿童剂量。剧毒药要注明极量。

十二、注意

包括各种禁忌，如孕妇及其他疾患和体质方面的禁忌、饮食的禁忌或注明该药为剧毒药等。

十三、规格

应根据剂型、品种的特点和临床用法与用量制定规范合理的规格。片剂（糖衣片规定片芯重量）、胶囊剂、栓剂、合剂、注射剂、喷雾剂、气雾剂等剂型应规定每个制剂单位的重（装）量；注射剂的装量以临床单次最低剂量为一个装量单位；单剂量包装的颗粒剂、散剂、丸剂等制剂应规定每个包装单位的装量；以丸数服用的丸剂、滴丸剂应规定每丸或每10丸的重量；单体成分或有效部位、组分制剂可规定每个制剂单位的标示含量。同一品种有多种规格时，量小的在前，依次排列。规格最后不列标点符号。

十四、贮藏

贮藏条件根据稳定性考察情况制定。根据制剂的特性，注明保存的条件和要求。除特殊要求外，一般品种可注明"密封"；需在干燥处保存，又怕热的品种，加注"置阴凉干燥处"；遇光易变质的品种要加"避光"等。

第三节　苗药制剂质量标准起草说明

制定或修订苗药制剂质量标准的同时，应编写起草说明。苗药制剂质量标准起草说明是说明标准起草过程中，制定各个项目的理由及规定各项指标和检测方法的依据，是对苗药制剂的处方来源、制法，以及它们的理化鉴别、质量控制、临床应用、贮藏等质量标准的制定过程中全部资料的汇总，充分反映质量标准的制定过程，有助于判断其合理性。

一、名称

说明命名的依据，曾用名及修改理由。

二、处方

说明该药处方来源与方解（主药、辅药）。处方中的药味如不是现行版《中华人民共和国药典》所收载的品种，应附标准，说明其标准收载情况，并注明其科、属、种、拉丁学名及药用部位，写法同《中华人民共和国药典》正文来源。对处方中分列品种、替换品种及地方习用药材明确来源。分列、替换药材还应列入依据。处方中如有《中华人民共和国药典》或地方饮片标准未收载的炮制品，应详细说明炮制方法和质量要求。如系保密品种，其处方需完整地列在起草说明中。

三、制法

应列出详细的工艺流程（保密品种亦同）。包括全部工艺参数和技术指标、关键半成品的质量标准及确定最终制备工艺及其技术条件的依据。如需粉碎的药材应说明药粉粒度；药材经提取后制成清膏的应说明出膏率（干膏率）并列出相应数据；写明制成品总量及允许的公差率等。说明主要辅料品种及用量，标准收载情况，《中华人民共和国药典》未收载的辅料应附执行标准。同一品种下收载不同规格应分别说明，如蜜丸，收载水蜜丸、小蜜丸、大蜜丸应分别说明；又如片剂，收载大片与小片、糖衣片、薄膜衣片，应分别说明；如颗粒剂有含糖颗粒、无蔗糖颗粒、含乳糖颗粒等应分别说明并说明制法过程中的注意事项。

四、性状

说明正文中性状内容拟定的依据，对性状进行修订的应说明理由。性状描述应以中试或大量生产的产品为依据，至少观察 3～5 批样品，有的苗药制剂在贮藏期间颜色会变深，因此可根据实际观察情况规定范围。丸剂的丸芯、片剂的片芯的外表与内部颜色常不相同，需分别描述说明。

五、鉴别

说明正文收载的各项鉴别试验所鉴别的药味，包括鉴别增订、修订的理由，操作中应注意事项。显微鉴别说明正文各鉴别特征所代表的药材；理化鉴别试验若非《中华人民共和国药典》通则收载的方法，应说明鉴别反应的原理，并说明所鉴别的药味；鉴别试验应提供前处理条件选择的依据和实验数据，说明阴性对照溶液的制备方法，详述专属性、重现性与耐用性考察结果，并附含阴性对照的彩色照片或色谱图；色谱法应说明色谱条件的选择（如薄层色谱法的吸附剂、展开剂、显色剂的选定等）；鉴别试验若使用《中华人民共和国药典》未收载的特殊试液应注明配制的方法及依据；起草过程中曾做过的试验，但未列入正文的鉴别方法，也应说明试验研究方法、试验结果和未列入标准的理由；鉴别的药味若是多来源品种，应对各品种试验结果进行比较，说明其可行性，必要时附彩色照片或色谱图；显微鉴别及色谱鉴别均应附图，薄层色谱（包括阴性对照试验）图谱应附彩色照片。所有附图要求清晰真实，标明图号及文字内容，附在起草说明的最后一项。

六、指纹图谱或特征图谱

应阐明建立指纹图谱或特征图谱的方法及参数确定的依据等。包括色谱条件的选择、供试品溶液的制备、指纹图谱或特征图谱的建立和辨识、方法学验证、数据处理等。特征图谱应满足专属性、重现性和可操作性的要求。同时要求对成方制剂与原药材、饮片及中间体之间指纹图谱或特征图谱的相关性进行分析。指纹图谱或特征图谱应附图，要求清晰真实，附在起草说明的最后一项中。

七、检查

说明所列检查项目的制定理由，对《中华人民共和国药典》制剂通则规定以外的检查项目除说明制定理由，还要说明其限度拟定的理由，所有检查项目均要列出实验数据。新收载入国家标准或地方医疗机构制剂标准的苗药制剂，应做重金属、砷盐等考察，结果列在起草说明中，以及说明该检查项列入或不列入质量标准的理由。

八、浸出物测定

根据剂型和品种的需要，选择适当的溶剂方法进行测定。要求同药材及饮片起草说明。

九、含量测定

说明含量测定所测药味和成分选定的理由及测定方法选定的依据并说明含量限（幅）度拟定的依据。阐明测定方法的原理并提供含量测定全部研究资料（包括各项实验条件选择的依据及方法验证的数据与图谱，如干扰成分的去除、阴性对照试验情况，以及方法的专属性与可行性，按《中华人民共和国药典》四部分析方法验证指导原则的要求，列出方法学考察的全部研究资料，包括准确度、精密度、专属性、线性、范围、耐用性等考察项目的试验方法、实验数据、结果结论等）。起草过程中所进行的含量测定研究，若未列入标准正文，也应详尽地记述于起草说明中。

十、功能与主治

说明药理试验、临床试验研究的结果；制定功能与主治项的理由。

十一、用法与用量

说明制定用法与用量项的理由。

十二、注意

说明制定注意项的理由。

十三、规格

说明规格拟定的依据，以及对不合理规格删除的理由，新增修订规格必须予以说明并附证明性文件。

十四、贮藏

说明规定贮存条件的理由；需特殊贮存条件的应有数据说明该特殊条件设定的必要性。

附：质量标准起草说明中附图要求

1. 性状

药材及饮片应尽可能附正品和伪品、类伪品的照片。

2. 显微特征图

应在图像外空白处标记各特征名称，标注坐标尺。

3. TLC 图谱

应有供试品（至少 3 个批号）、对照品或对照药材（多来源者应包括所有来源的对照药材）等。TLC 限量检查、含量测定图谱还应提供系统适用性试验图谱（包括检测灵敏度、分离度及重复性）。图谱中不加注文字或符号，编辑文本时在图像外空白处标记样品编号、溶剂前沿及展开时温度、湿度等。

4. HPLC、GC 等图谱

含量测定的方法学考察及验证须提供系统适用性试验数据。空白图谱、供试品及对照品图谱等应采用相同的标尺，被测成分峰的峰高应为色谱量程的 1/3 ~ 2/3，至少应记录至杂质峰完全出来或主峰保留时间 3 倍以上。如果阴性色谱峰与样品峰缺失过多，应解释原因。

第四节　配方颗粒质量标准简介

一、配方颗粒质量标准的意义和任务

中药配方颗粒是由单味中药饮片经水加热提取、分离、浓缩、干燥、制粒而成的颗粒，在中医药理论指导下，按照中医临床处方调配后，供患者冲服使用。中药配方颗粒的研究已历经 20 多年，在临床应用中，配方颗粒具有服用方便，便于携带，调剂快速，计量准确，便于储存管理等优势。中药配方颗粒的使用范围越来越广，制定科学规范的质量标准体系，对于控制中药配方颗粒的质量，推进中药配方颗粒的发展，更好地满足临床应用需求具有重要意义。

为加强中药配方颗粒的管理，规范中药配方颗粒的质量控制与标准研究，国家药品监督管理局组织制订了《中药配方颗粒质量控制与标准制定技术要求》。中药配方颗粒的质量标准体系的制定，可为临床科学合理地使用中药配方颗粒提供依据。

二、配方颗粒质量标准的基本要求及内容

中药配方颗粒应具备汤剂的基本属性，中药配方颗粒的制备，除成型工艺外，其余应与传统汤剂基本一致，即以水为溶媒加热提取，采用物理方法进行固液分离、浓缩、干燥、颗粒成型等工艺生产。除另有规定外，中药配方颗粒应符合现行版《中华人民共和国

药典》制剂通则颗粒剂项下的有关规定。根据各品种的性质，可使用颗粒成型必要的辅料，辅料用量以最少化为原则。除另有规定外，辅料与中间体（浸膏或干膏粉，以干燥品计）之比一般不超过 1:1。对于部分自然属性不适宜制成中药配方颗粒的品种，原则上不应制备成中药配方颗粒。

中药配方颗粒是以符合炮制规范的中药饮片为原料，采用现代制药工业的先进工艺和方法制备而成的中药颗粒。为了有效控制中药配方颗粒生产各环节的质量，应分别建立中药材、中药饮片、中间体和成品的标准，实现全过程质量控制。根据中药配方颗粒的特点，加强专属性鉴别和多成分、整体质量控制。应建立与药效相关的活性成分或指标成分的含量测定项，并采用特征图谱或指纹图谱等方法进行整体质量评价，必要时可建立生物活性测定方法。标准研究中，应进行原料、中间体、成品与"标准汤剂"的比对研究，以明确关键质量属性，并说明生产全过程量质传递和各项指标设定的合理性。

中药配方颗粒质量标准内容主要包括名称、来源、制法、性状、鉴别、检查、浸出物、特征图谱或指纹图谱、含量测定、规格、贮藏等。标准研究应符合《中药配方颗粒质量控制与标准制定技术要求》《中药质量标准研究制定技术要求》中的有关规定。其内容如下。

（一）名称

包括中文名和汉语拼音。命名以中药饮片名加"配方颗粒"构成，中药饮片名称按照《中华人民共和国药典》命名。对于不同基原品种，或临床习用需区分特定产地的品种，在×××配方颗粒名称中加括号标注其植物的中文名，如"黄芪（蒙古黄芪）配方颗粒"或"黄芪（膜荚黄芪）配方颗粒"。

（二）来源

为药材经炮制并按标准汤剂的主要质量指标加工制成的配方颗粒。来源如为多基原中药材，应固定一个基原，不同基原的中药材不可相互混用。

（三）制法

根据"生产工艺要求"项下记载的制备工艺进行简要描述，包括投料量、制备过程、主要参数、出膏率范围、辅料及其用量范围、制成量等。

（四）性状

包括颜色、形态、气味等特征。

（五）鉴别

根据中药配方颗粒各品种及其原料的性质可采用一般理化鉴别、色谱鉴别等方法，建立的方法应符合重现性、专属性和耐用性的验证要求。

（六）检查

中药配方颗粒应符合现行版《中华人民共和国药典》制剂通则颗粒剂项下的有关规定，

另应根据原料中可能存在的有毒有害物质、生产过程中可能造成的污染、剂型要求、贮藏条件等建立检查项目。检查项目应能真实反映中药配方颗粒质量，并保证安全与有效。所有中药配方颗粒都应进行有毒有害物质的检查研究。根据研究结果制定合理限度，列入标准正文。

（七）浸出物

应根据该品种所含主要成分类别，选择适宜的溶剂进行测定，根据测定结果制定合理限度。浸出物检查所用的溶剂一般选择乙醇或适宜的溶剂，并考察辅料的影响。

（八）特征图谱或指纹图谱

一般采用色谱法，建立以对照药材为随行对照的特征图谱或指纹图谱。特征图谱可采用色谱峰相对保留时间、峰面积比值等进行结果评价。指纹图谱可采用中药指纹图谱相似度评价软件对供试品图谱的整体信息（包括其色谱峰的峰数、峰位及峰高或峰面积的比值等）进行分析，得到相似度值进行结果评价。主要成分在特征或指纹图谱中应尽可能得到指认。中药材、中药饮片、中间体、中药配方颗粒特征图谱或指纹图谱应具相关性，并具有明确的量质传递规律。

（九）含量测定

中药配方颗粒含量测定应选择具有专属性的方法，选择与功能主治及活性相关的专属性成分作为含量测定的指标，并尽可能建立多成分含量测定方法。应选择样品中原型成分作为测定指标。对于被测成分含量低于 0.01% 者，可增加有效组分的含量测定，如总黄酮、总生物碱等。选用的分析方法按照现行版《中华人民共和国药典》分析方法验证指导原则的要求进行验证。应根据实验数据制定限度范围，一般规定上下限。

（十）规格

根据制法项下投料量和制成量计算规格，以每克配方颗粒相当于饮片的克数来表示。

第五节　苗药制剂的稳定性研究

苗药制剂的稳定性是指苗药的化学、物理及生物学特性发生变化的程度。稳定性试验的目的是考察原料药物或制剂在温度、湿度、光线的影响下随时间变化的规律，为药品生产、包装、贮存、运输条件提供科学依据，同时通过试验建立药品的有效期。

一、稳定性研究实验设计

根据研究目的和条件的不同，稳定性研究内容可分为影响因素试验、加速试验和长期试验等。稳定性研究的实验设计应根据不同阶段、不同目的结合原料药的理化性质、剂型的特点和具体的处方及工艺条件进行。

（一）样品的批次和规模

影响因素试验用 1 批制剂进行；如果试验结果不明确，则应加试 2 个批次样品。加速试验与长期试验要求用 3 批供试品进行。

（二）包装及放置条件

加速试验和长期试验所用包装材料和封装条件应与拟上市包装一致。

稳定性试验要求在一定的温度、湿度、光照等条件下进行，这些放置条件的设置应充分考虑到药品在贮存、运输及使用过程中可能遇到的环境因素。

（三）分析方法

稳定性试验研究应采用专属性强、准确、精密、灵敏的分析方法，并对方法进行验证，以保证稳定性检测结果的可靠性。

苗药制剂由于多数药物的大部分成分不清楚，对其稳定性研究存在相当的难度，试验设计应根据苗药研究的特点和稳定性研究的一般规律，遵循具体问题具体分析的原则。

二、苗药制剂稳定性考察内容

（一）考察项目

稳定性研究的考察项目（或指标）应根据所含成分和／或制剂特性、质量要求设置，应选择在药品保存期间易于变化，可能会影响药品的质量、安全性和有效性的项目，以便客观、全面地评价药品的稳定性。一般以质量标准及《中华人民共和国药典》制剂通则中与稳定性相关的指标为考察项目，必要时，应超出质量标准的范围选择稳定性考察指标。

有效成分及其制剂应考察有关物质的变化；有效部位及其制剂应关注其同类成分中各成分的变化；复方制剂应注意考察项目的选择，注意试验中信息量的采集和分析。为了确定药物的稳定性，对同批次不同取样时间点及不同批次样品所含成分的一致性进行比较研究，是有意义的。

（二）考察时间点

稳定性研究中需要设置多个时间点。考察时间点的设置应基于对药品理化性质的认识、稳定性变化趋势而设置。如长期试验中，总体考察时间应涵盖所预期的有效期，中间取样点的设置要考虑药品的稳定特性和剂型特点。对某些环境因素敏感的药品，应适当增加考察时间点。

三、稳定性研究实验方法

苗药制剂的稳定性研究实验方法按照现行版《中华人民共和国药典》"原料药物与制剂稳定性试验指导原则"的要求进行。这里着重介绍苗药制剂的稳定性研究实验方法。

（一）影响因素试验

此项试验是在比加速试验更激烈的条件下进行。一般包括高温、高湿、强光照射试验。

苗药制剂进行此项试验的目的是考察制剂处方的合理性与生产工艺及包装条件。将供试品如片剂、胶囊剂、注射剂（注射用无菌粉末如为西林瓶装，不能打开瓶盖，以保持严封的完整性），除去外包装，并根据试验目的和产品特性考虑是否除去内包装，置适宜的开口容器中，进行高温试验、高湿试验与强光照射试验。

1. 高温试验

供试品开口置适宜的恒温设备中，设置温度一般高于加速试验温度10℃以上，考察时间点应基于药物本身的稳定性及影响因素试验条件下稳定性的变化趋势设置。通常可设定为0天、5天、10天、30天等取样，按稳定性重点考察项目进行检测。若供试品质量有明显变化，则适当降低温度试验。

2. 高湿试验

供试品开口置恒湿密闭容器中，在25℃分别于相对湿度90%±5%条件下放置10天，于第5天和第10天取样，按稳定性重点考察项目要求检测，同时准确称量试验前后供试品的重量，以考察供试品的吸湿潮解性能。若吸湿增重5%以上，则在相对湿度75%±5%条件下，同法进行试验；若吸湿增重5%以下，其他考察项目符合要求，则不再进行此项试验。恒湿条件可在密闭容器，如干燥器下部放置饱和盐溶液，根据不同相对湿度的要求，可以选择NaCl饱和溶液（相对湿度75%±1%，15.5～60℃），KNO$_3$饱和溶液（相对湿度92.5%，25℃）。对水性的液体制剂，可不进行此项试验。

3. 强光照射试验

供试品开口放在光照箱或其他适宜的光照装置内，可选择输出相似于D65/ID65发射标准的光源，或同时暴露于冷白荧光灯和近紫外光灯下，在照度为4500lx±500lx的条件下，且光源总照度应不低于$1.2×10^6$lux·hr、近紫外光灯能量不低于200W·hr/m^2，于适宜时间取样，按稳定性重点考察项目进行检测，特别要注意供试品的外观变化。

此外，根据药物的性质必要时应设计其他试验，探讨pH、氧及其他条件（如冷冻等）对药物稳定性的影响。

（二）加速试验

加速试验是在加速条件下进行，其目的是通过加速苗药制剂的化学或物理变化，探讨药物制剂的稳定性，为制剂设计、工艺改进、质量研究、包装改进、运输、贮存提供必要的资料。供试品在温度40℃±2℃、相对湿度75%±5%的条件下放置6个月。所用设备应能控制温度±2℃、相对湿度±5%，并能对真实温度与湿度进行监测。在至少包括初始和末次等的3个时间点（如0个月、3个月、6个月）取样检测。如在25℃±2℃、相对湿度60%±5%条件下进行长期试验，当加速试验6个月中任何时间点的质量发生了显著变化，则应进行中间条件试验。中间条件为30℃±2℃、相对湿度65%±5%，建议的考察时间为12个月，应包括所有的稳定性重点考察项目，检测至少包括初始和末次等的4个时间点（如0个月、6个月、9个月、12个月）。溶液剂、混悬剂、乳剂、注射液等含有水性介质的制剂可不要求相对湿度。乳剂、混悬剂、软膏剂、乳膏剂、糊剂、凝胶剂、眼膏剂、栓剂、气雾剂、泡腾片及泡腾颗粒宜直接采用温度30℃±2℃、相对湿度65%±5%的条件进行试验，其他要求与上述相同。

（三）长期试验

长期试验是在接近药品的实际贮存条件下进行，其目的是为制定药品的有效期提供依据。供试品在温度 25℃ ±2℃，相对湿度 60%±5% 的条件下放置 12 个月，或在温度 30℃ ±2℃、相对湿度 65%±5% 的条件下放置 12 个月，上述两种条件选择哪一种由研究者确定。每 3 个月取样一次，分别于 0 个月、3 个月、6 个月、9 个月、12 个月取样检测，按稳定性重点考察项目进行检测。12 个月以后，仍需继续考察的，根据产品特性，分别于 18 个月、24 个月、36 个月等取样检测。

对于所有制剂，应充分考虑运输路线、交通工具、距离、时间、条件（温度、湿度、振动情况等）、产品包装（外包装、内包装等）、产品放置和温度监控情况（监控器的数量、位置等）等对产品质量的影响。

（四）药品上市后的稳定性考察

药品注册申请单位应在药品获准生产上市后，采用实际生产规模的药品进行留样观察，以考察上市药品的稳定性。根据考察结果，对包装、贮存条件进行进一步的确认或改进，并进一步确定有效期。

四、稳定性研究结果评价

药品稳定性评价是对有关试验（如影响因素试验、加速试验、长期试验）的结果进行系统分析和判断。其相关检测结果不应有明显变化。

（一）贮存条件的确定

新药应综合加速试验和长期试验的结果，同时结合药品在流通过程中可能遇到的情况进行综合分析。选定的贮存条件应按照规范术语描述。

（二）包装材料 / 容器的确定

一般先根据影响因素试验结果，初步确定包装材料或容器，结合稳定性研究结果，进一步验证采用的包装材料和容器的合理性。

（三）有效期的确定

药品的有效期应根据加速试验和长期试验的结果分析确定。一般情况下，以长期试验的结果为依据。由于实验数据的分散性，一般应按 95% 可信限进行统计分析，得出合理的有效期。如 3 批统计分析结果差别较小，则取其平均值为有效期，若差别较大则取其最短的为有效期。如果数据表明，测定结果变化很小，说明药物是很稳定的，则不做统计分析。

第六节　中药（苗药）制剂质量标准制定及起草说明示例

以柴芍肠宁颗粒为例，阐述中药（苗药）制剂质量标准需起草的文件。

一、药品的质量标准

柴芍肠宁颗粒

Chaishao Changning keli

【处方】柴胡333g，炒白芍333g，麸炒白术267g，防风200g，麸炒枳实200g，陈皮（麸炒）200g，乌梅200g，黄连133g，炙甘草133g。

【制法】以上九味，乌梅加10倍量水煎煮2次，每次1小时，煎液滤过，滤液合并，浓缩至相对密度为1.15～1.25（60℃）的浸膏，干燥，粉碎，备用；其余柴胡等八味加10倍量水煎煮3次，每次1小时，煎液滤过，滤液合并，浓缩至相对密度为1.15～1.25（60℃）的浸膏，干燥，粉碎，加入上述乌梅干膏粉及阿司帕坦2g、糊精适量，混匀，制成颗粒，干燥，制成1000g，即得。

【性状】本品为棕褐色的颗粒；气香，味酸苦。

【鉴别】（1）取本品5g，研细，加丙酮20mL，超声处理20分钟，滤过，挥干，残渣加甲醇1mL溶解，作为供试品溶液。另取防风对照药材1g，同法制得对照药材溶液。照薄层色谱法（《中华人民共和国药典》2020年版通则0502）试验，吸取上述两种溶液各10μL分别点于同一硅胶G薄层板上，以三氯甲烷－乙酸乙酯－甲醇（2∶1∶1）为展开剂，展开，取出，晾干，喷以10%硫酸乙醇溶液，105℃加热至斑点清晰，置于紫外光灯（365nm）下检视。供试品色谱中，在与对照药材色谱相应的位置上，显相同颜色的荧光斑点。

（2）取本品5g，研细，加甲醇20mL，加热回流20分钟，滤过，滤液蒸干，残渣加甲醇1mL溶解，作为供试品溶液。另取陈皮、枳实对照药材各1g，同法制成陈皮、枳实对照药材溶液。再取柚皮苷对照品适量，加甲醇制成饱和溶液，作为对照品溶液。照薄层色谱法（《中华人民共和国药典》2020年版通则0502）试验，吸取上述四种溶液各10μL分别点于同一硅胶G薄层板上，以乙酸乙酯－甲醇－水（100∶17∶13）为展开剂，展至约3cm，取出，晾干，再以甲苯－乙酸乙酯－甲酸－水（20∶10∶1∶1）的上层溶液为展开剂，展至约8cm，取出，晾干，喷以三氯化铝试液，105℃加热至斑点清晰，置于紫外光灯（365nm）下检视。供试品色谱中，在与对照药材色谱和对照品色谱相应的位置上显相同颜色的荧光斑点。

（3）取本品10g，研细，加甲醇30mL，超声处理30分钟，滤过，滤液蒸干，残渣加水20mL使溶解，加乙醚振摇提取两次，每次20mL，合并乙醚液，蒸干，残渣用石油醚（30～60℃）15mL浸泡两次，每次2分钟，弃去石油醚（30～60℃），残渣加无水乙醇1mL溶解，作为供试品溶液。另取乌梅对照药材2g，同法制成对照药材溶液。再取熊果酸对照品适量，加无水乙醇制成每1mL含0.6mg的对照品溶液。照薄层色谱法（《中华人民共和国药典》2020年版通则0502）试验，吸取上述三种溶液各10μL分别点于同一硅胶G薄层板上，以环己烷－三氯甲烷－乙酸乙酯－甲酸（20∶5∶8∶0.1）为展开剂，展开，取出，晾干，喷以10%硫酸乙醇溶液，105℃加热至斑点清晰。供试品色谱中，在与对照药材色谱和对照品色谱相应的位置上显相同颜色的斑点。

（4）取本品5g，研细，加乙醚40mL，加热回流1小时，过滤弃去乙醚液，药渣加甲醇30mL，加热回流1小时，滤过，滤液蒸干，残渣加水40mL使溶解，用正丁醇提取3次，每次20mL，合并正丁醇液，用水洗涤3次，弃去水液，正丁醇液蒸干，残渣加甲醇1mL

溶解，作为供试品溶液。另取甘草对照药材 1g，按提取工艺制得浸膏，再按照供试品溶液的制备方法同法制成对照药材溶液。照薄层色谱法（《中华人民共和国药典》2020 年版通则 0502）试验，吸取上述两种溶液各 10μL 分别点于同一硅胶 G 薄层板上，以苯 – 乙酸乙酯 – 冰醋酸（20∶7∶0.5）为展开剂，展开 2 次，每次 8cm，取出，晾干，喷以 10% 硫酸乙醇溶液，105℃加热至斑点显色清晰，分别置日光、紫外光灯（365nm）下检视。供试品色谱中，在与对照药材色谱相应的位置上显相同颜色斑点或荧光斑点。

【检查】应符合颗粒剂项下有关的各项规定（《中华人民共和国药典》2020 年版通则 0104）。

【含量测定】芍药苷：照高效液相色谱法（《中华人民共和国药典》2020 年版通则 0512）测定。

色谱条件与系统适用性试验：以十八烷基硅烷键合硅胶为填充剂；以甲醇 –0.1% 磷酸溶液（28∶72）为流动相，检测波长为 230nm。理论塔板数按芍药苷峰计算，应不低于 2000。

对照品溶液的制备：取芍药苷对照品适量，精密称定，加甲醇制成每 1mL 含 50μg 的溶液，即得。

供试品溶液的制备：取装量差异项下的本品，研细，取约 2g，精密称定，置具塞锥形瓶中，精密加入甲醇 20mL，密塞，称定重量，超声处理（功率 250W，频率 53kHz）15 分钟，放冷，再称定重量，用甲醇补足减失的重量，摇匀，滤过，取续滤液，即得。

测定法：分别精密吸取对照品溶液和供试品溶液各 10μL，注入高效液相色谱仪，测定，即得。

本品每袋含炒白芍以芍药苷（$C_{23}H_{28}O_{11}$）计，不得少于 5.5mg。

盐酸小檗碱：照高效液相色谱法（《中华人民共和国药典》2020 年版通则 0512）测定。

色谱条件与系统适用性试验：以十八烷基硅烷键合硅胶为填充剂；以乙腈 –0.1% 磷酸溶液（每 100mL 加十二烷基磺酸钠 0.1g）（50∶50）为流动相，检测波长为 345nm。理论塔板数按盐酸小檗碱峰计算，应不低于 5000。

对照品溶液的制备：取盐酸小檗碱对照品适量，精密称定，加甲醇制成每 1mL 含 24μg 的溶液，即得。

供试品溶液的制备：取装量差异项下的本品，研细，取本品约 1g，精密称定，置具塞锥形瓶中，精密加入 1% 盐酸甲醇溶液 20mL，称定重量，超声处理（功率 250W，频率 53kHz）15 分钟，取出，放冷，再称定重量，用 1% 盐酸甲醇溶液补足减失的重量，滤过，即得。

测定法：分别精密吸取对照品溶液和供试品溶液各 10μL，注入高效液相色谱仪，测定，即得。

本品每袋含黄连以盐酸小檗碱（$C_{20}H_{17}NO_4 \cdot HCl$）计，不得少于 2.5mg。

【功能与主治】补脾柔肝，止利止泻，消食化滞。用于肝郁气滞、肝脾不调、脾胃虚弱及脏腑燥热所致的泄泻、腹痛、腹胀、便秘、郁证。

【用法与用量】开水冲服，一次 5g，一日 3 次。

【规格】每袋装 5g（每 1g 相当于饮片 2g）

【贮藏】密封。

二、柴芍肠宁颗粒质量标准起草说明

1. 样品来源

质量标准研究所用样品有 10 批次，其批号分别为 20121001、20121002、20121003、20121006、20121011、20121018、20121101、20121105、20121106、20121107。

2. 名称

柴芍肠宁颗粒，采用主药名称加功效加剂型命名。

3. 处方

见正文。

4. 制法

按工艺资料概述。

5. 性状

根据三批中试和十批小试样品的性状拟定，样品均为棕褐色的颗粒；气香，味酸苦。

6. 鉴别

（1）柴胡的薄层鉴别：取本品 5g，研细，加甲醇 20mL，超声处理 10 分钟，过滤，挥干，加甲醇 1mL 溶解残渣，作为供试品溶液。取缺柴胡阴性样品 5g，同法制得缺柴胡阴性对照溶液，取柴胡对照药材 2g，同法制得对照药材溶液。照薄层色谱法试验，在优化确定的条件下，吸取上述 3 种溶液各 5μL 分别点于同一硅胶 G 薄层板上，以三氯甲烷 – 乙醇 – 水（6：4：1）为展开剂，展开，取出，晾干，喷以 2% 对二甲氨基苯甲醛的 40% 硫酸溶液，在 60℃ 加热至斑点显色清晰，至紫外光灯（365nm）下检视。供试品色谱中，在与对照药材色谱相应位置上，显相同颜色的斑点，但阴性对照干扰严重，故暂不列入标准正文，结果见图 9-1。

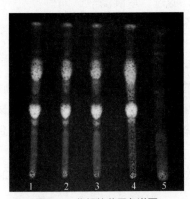

图9-1 柴胡的薄层色谱图

1、2、3为供试品溶液，批号分别为20121001、20121002、20121003；4为缺柴胡阴性对照溶液；5为柴胡对照药材溶液；T=25℃，RH=72%

（2）白芍的薄层鉴别：分别制备供试品溶液、白芍对照药材溶液、芍药苷对照品溶液和缺白芍阴性对照溶液，照薄层色谱法试验，在优化确定的条件下，吸取上述四种溶液各 20μL，分别点于同一硅胶 G 薄层板上，以三氯甲烷 – 乙酸乙酯 – 甲醇 – 甲酸（40：5：10：0.2）为展开剂，展开，取出，晾干，喷 5% 香草醛硫酸溶液，加热至斑点显色清晰，置日光下检视。供试品色谱中，在与对照药材色谱和芍药苷对照品色谱相应位置上，显相同的颜色斑点，斑点显色清晰，阴性对照溶液无干扰。由于已建立了芍药苷的含量测定项，故暂未列入标准正文，结果见图 9-2。

（3）白术的薄层鉴别：分别制备供试品溶液、白术对照药材溶液和缺白术阴性对照溶液，照薄层色谱法试验，在优化确定的条件下，吸取上述三种溶液 10μL 分别点于同一硅胶 G 薄层板上，以石油醚（30 ～ 60℃）– 丙酮（10：1）为展开剂，展开，取出，晾干，喷以 10% 硫酸乙醇，105℃ 加热至斑点清晰，置日光及紫外光灯（365nm）下检视。供试品色谱中，在与对照药材色谱相应的位置上，显相同颜色的荧光斑点，但阴性对照干扰严重，故暂不列入标准正文，结果见图 9-3。

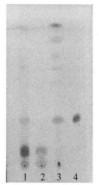

图9-2　白芍的薄层色谱图
1为供试品溶液，批号为20121001；
2为缺白芍阴性对照溶液；3为白芍对照药材溶液；
4为芍药苷对照品溶液；*T*=25℃，*RH*=72%

图9-3　白术的薄层色谱图
1为供试品溶液，批号为20121001；
2为缺白术阴性对照溶液；
3为白术对照药材溶液；*T*=25℃，*RH*=72%

（4）防风的薄层鉴别：分别制备供试品溶液、防风对照药材溶液和缺防风阴性对照溶液，照薄层色谱法试验，在优化确定的条件下，吸取上述3种溶液各10μL分别点于同一硅胶G薄层板上，以三氯甲烷－乙酸乙酯－甲醇（2∶1∶1）为展开剂，展开，取出，晾干，喷以10%硫酸乙醇溶液，105℃加热至斑点清晰，置紫外光灯（365nm）下检视。供试品色谱中，在与对照药材色谱相应的位置上，显相同颜色的荧光斑点，斑点显色清晰，阴性对照溶液无干扰。经耐用性试验（不同温度、不同湿度和不同薄层板比较），方法适用性好，故列入质量标准正文，结果见图9-4。

（5）陈皮、枳实的薄层鉴别：分别制备供试品溶液，陈皮、枳实对照药材溶液，柚皮苷对照品溶液和缺陈皮、枳实阴性对照溶液，照薄层色谱法试验，在优化确定的条件下，吸取上述5种溶液各10μL，分别点于同一硅胶G薄层板上，以乙酸乙酯－甲醇－水（100∶17∶13）为展开剂，展至约3cm，取出，晾干，再以甲苯－乙酸乙酯－甲酸－水（20∶10∶1∶1）的上层溶液为展开剂，展至约8cm，取出，晾干，喷以三氯化铝试液，105℃加热至斑点清晰，置于紫外光灯（365nm）下检视。供试品色谱中，在与对照品、对照药材色谱相应的位置上，显相同颜色的斑点，斑点显色清晰，阴性对照溶液无干扰。经耐用性试验（不同温度、不同湿度和不同薄层板比较），方法适用性好，故列入质量标准正文，结果见图9-5。

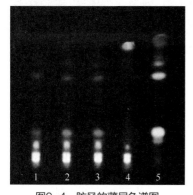

图9-4　防风的薄层色谱图
1、2、3为供试品溶液，批号分别为20121001、
20121002、20121003；4为缺防风阴性对照溶液；
5为防风对照药材溶液；*T*=25℃，*RH*=72%

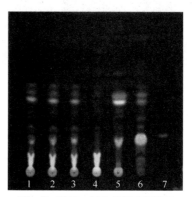

图9-5　陈皮、枳实的薄层色谱图
1、2、3为供试品溶液，批号为20121001、20121002、20121003；
4为缺陈皮、枳实阴性对照溶液；5为陈皮对照药材溶液；
6为枳实对照药材溶液；7为柚皮苷对照品溶液；*T*=25℃，*RH*=72%

耐用性考察方法简介如下：

1）不同温度的比较：取供试品溶液，陈皮、枳实对照药材溶液，柚皮苷对照品溶液和缺陈皮、枳实阴性对照溶液，按确定的色谱条件，分别在不同的温度（2℃、25℃、40℃），相对湿度72%进行展开。结果表明：不同温度条件下色谱斑点清晰，均能达到良好的分离效果，温度对色谱分离影响不大，结果见图9-6。

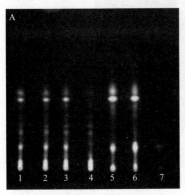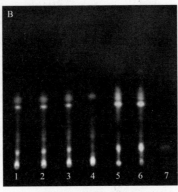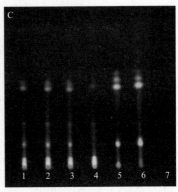

A图为*T*=2℃，*RH*=72%　　B图为*T*=25℃，*RH*=72%　　C图为*T*=40℃，*RH*=72%

图9-6　温度的耐用性试验薄层色谱图

1、2、3为供试品溶液，批号为20121001、20121002、20121003；4为缺陈皮、枳实阴性对照溶液；
5为陈皮对照药材溶液；6为枳实对照药材溶液；7为柚皮苷对照品溶液

2）不同相对湿度的比较：取供试品溶液，陈皮、枳实对照药材溶液，柚皮苷对照品溶液和缺陈皮、枳实阴性对照溶液，按确定的色谱条件，分别在不同的相对湿度（32%、47%、72%），温度25℃下进行展开。结果表明：不同相对湿度条件下色谱斑点清晰，均能达到良好的分离效果，相对湿度对色谱分离影响不大，结果见图9-7。

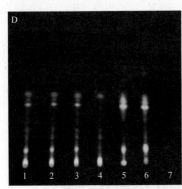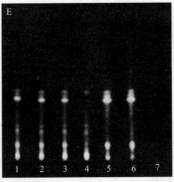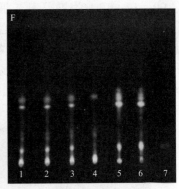

D图为*T*=25℃，*RH*=32%　　E图为*T*=25℃，*RH*=47%　　F图为*T*=25℃，*RH*=72%

图9-7　相对湿度的耐用性试验薄层色谱图

1、2、3为供试品溶液，批号为20121001、20121002、20121003；4为缺陈皮、枳实阴性对照溶液；
5为陈皮对照药材溶液；6为枳实对照药材溶液；7为柚皮苷对照品溶液

3）不同薄层板的比较：取供试品溶液，陈皮、枳实对照药材溶液，柚皮苷对照品溶液和缺陈皮、枳实阴性对照溶液，按确定的色谱条件，分别用不同的薄层板（硅胶G预制薄层板、自制板），在温度25℃、湿度72%的条件下进行展开。结果表明：不同薄层板条件下色谱斑点清晰，均能达到良好的分离效果，薄层板对色谱分离影响不大，结果见图9-8。

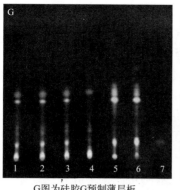

G图为硅胶G预制薄层板　　　　　　H图为自制板

图9-8　薄层板的耐用性试验薄层色谱图

1、2、3为供试品溶液，批号为20121001、20121002、20121003；4为缺陈皮、枳实阴性对照溶液；
5为陈皮对照药材溶液；6为枳实对照药材溶液；7为柚皮苷对照品溶液；T=25℃，RH=72%

（6）乌梅的薄层鉴别：分别制备供试品溶液、乌梅对照药材溶液、熊果酸对照溶液和缺乌梅阴性对照溶液，照薄层色谱法试验，在优化确定的条件下，吸取上述4种溶液各10μL分别点于同一硅胶G薄层板上，以环己烷–三氯甲烷–乙酸乙酯–甲酸（20：5：8：0.1）为展开剂，展开，取出，晾干，喷以10%硫酸乙醇溶液，105℃加热至斑点清晰。供试品色谱中，在与对照品、对照药材色谱相应的位置上，显相同颜色的斑点，斑点显色清晰，阴性对照溶液无干扰。经耐用性试验（不同温度、不同湿度和不同薄层板比较），方法适用性好，故列入质量标准正文，结果见图9-9。

（7）甘草的薄层鉴别：分别制备供试品溶液、甘草对照药材溶液和缺甘草阴性对照溶液，照薄层色谱法试验，在优化确定的条件下，吸取上述3种溶液各10μL，分别点于同一硅胶G薄层板上，以苯–乙酸乙酯–冰醋酸（20：7：0.5）为展开剂，展开2次，取出，晾干，喷以10%硫酸乙醇溶液，105℃加热至斑点清晰，置紫外光灯（365nm）下检视。供试品色谱中，在与对照药材色谱相应的位置上，显相同颜色的荧光斑点，斑点显色清晰，阴性对照溶液无干扰。经耐用性试验（不同温度、不同湿度和不同薄层板比较），方法适用性好，故列入质量标准正文，结果见图9-10。

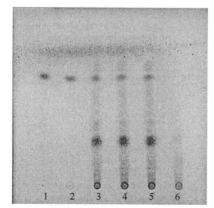

图9-9　乌梅的薄层色谱图

1为熊果酸对照品溶液；2为乌梅对照药材溶液；3、4、5为
供试品溶液，批号为20121001、20121002、20121003；
6为缺乌梅阴性对照溶液；T=25℃，RH=72%

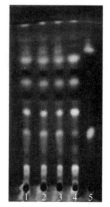

图9-10　甘草的薄层色谱图

1、2、3为供试品溶液，批号为20121001、
20121002、20121003；4为缺甘草阴性对照溶液；
5为甘草对照药材溶液；T=25℃，RH=72%

7. 检查

（1）按 2020 年版《中华人民共和国药典》通则颗粒剂项下的各项规定进行检查，10 批样品粒度、水分、溶化性及装量差异均符合规定。

（2）重金属：取本品 1g，按 2020 年版《中华人民共和国药典》通则 0821 重金属检查法（第二法），对 3 批中试产品进行检查，含重金属均低于 10ppm，故正文未列入重金属检查。

（3）砷盐：取本品 1g，按 2020 年版《中华人民共和国药典》通则 0822 砷盐检查法（第二法），对 3 批中试产品进行检查，含砷盐均低于 1ppm，故正文未列入砷盐检查。

8. 含量测定

处方中的炒白芍为君药，具有养血调经，敛阴止汗，柔肝止痛，平抑肝阳的功效，其主要有效成分为芍药苷。处方中含有黄连，其中盐酸小檗碱为有效成分，对胃肠道感染及菌痢有显著的抑制作用，故选择芍药苷、盐酸小檗碱为本品含量测定指标。参照 2020 年版《中华人民共和国药典》一部白芍和黄连项下含量测定方法，研究建立了高效液相法分别测定该颗粒剂中芍药苷、盐酸小檗碱的含量测定方法，并进行了方法学验证。

（1）仪器与试药：LC-2010C HT 高效液相色谱仪（日本岛津）。芍药苷对照品（中国食品药品检定研究院，批号：110736-201035，纯度：95.2%），盐酸小檗碱对照品（中国食品药品检定研究院，批号：110713-200208，纯度：86.8%）等。

（2）芍药苷的含量测定：

1）色谱条件与系统适用性试验：色谱柱 DIKMA ODS-C$_{18}$ 柱（4.6mm × 250mm，5μm），流动相甲醇 -0.1% 磷酸溶液（28∶72），流速 1.0mL/min，柱温 25℃，检测波长 230nm。理论塔板数按芍药苷计算不低于 2000。

2）对照品溶液的制备：精密称取芍药苷对照品适量，精密称定，加甲醇制成每 1mL 含 50μg 溶液，即得。

3）供试品溶液制备方法考察：

①提取方法考察：取本品适量，研细，取约 2g，精密称定，置于 50mL 具塞锥形瓶中，精密加甲醇 30mL，密塞，称定重量，分别超声提取（功率 250W，频率 53kHz）、回流提取 30 分钟，取出，放冷，再称定重量，用甲醇补足减失的重量，摇匀，滤过，取续滤液作为供试品溶液，依法测定，结果见表 9-1。根据考察结果，确定提取方法为超声处理。

表9-1　不同提取方法的考察结果（n=2）

	提取方法	
	超声	回流
芍药苷含量(%)	0.3958	0.4024

②提取溶剂考察：取本品适量，研细，取约 2g，精密称定，置于 50mL 具塞锥形瓶中，分别精密加甲醇与乙醇各 30mL，密塞，称定重量，超声提取（功率 250W，频率 53kHz）30 分钟，取出，放冷，再称定重量，分别用甲醇、乙醇补足减失重量，摇匀，滤过，取续滤液作为供试品溶液，依法测定，结果见表 9-2。根据考察结果，确定甲醇为最佳提取溶剂。

表9-2　不同提取溶剂的考察结果（n=2）

	提取溶剂	
	甲醇	乙醇
芍药苷含量(%)	0.3975	0.2085

③提取时间考察：取本品适量，研细，取约2g，精密称定，置于50mL具塞锥形瓶中，精密加甲醇30mL，密塞，称定重量，分别超声提取（功率250W，频率53kHz）15分钟、30分钟、45分钟，取出，放冷，再称定重量，用甲醇补足减失重量，摇匀，滤过，取续滤液作为供试品溶液，依法测定，测定结果见表9-3。根据考察结果，确定超声提取时间为15分钟。

表9-3　不同提取时间的考察结果（n=2）

提取时间(分钟)		
15	30	45

芍药苷含量(%)	0.3999	0.4018	0.3987

④溶剂用量考察：取本品适量，研细，取约2g，精密称定，置于50mL具塞锥形瓶中，分别精密加入甲醇10mL、20mL、30mL，超声提取（功率250W，频率53kHz）15分钟，取出，放冷，用甲醇补足减失重量，摇匀，滤过，取续滤液作为供试品溶液，测定结果见表9-4。根据考察结果，确定甲醇溶剂用量为20mL。

表9-4　不同溶剂用量的考察结果（n=2）

溶剂用量(mL)		
10	20	30

芍药苷含量(%)	0.3692	0.3787	0.3866

4）阴性对照溶液的制备：按处方比例称取除白芍（炒）以外的其他药材及辅料同法制成阴性样品，按照上述确定的供试品溶液制备方法制成阴性对照溶液。

5）专属性考察试验：精密吸取对照品溶液、供试品溶液及阴性对照溶液各10μL，注入高效液相色谱仪，按正文中芍药苷含量测定项下方法测定。结果表明，阴性对照溶液中在与芍药苷相应的保留时间无色谱峰，表明白芍（炒）以外的饮片及辅料对本品中芍药苷的含量测定无干扰，本方法具有专属性，结果见图9-11。

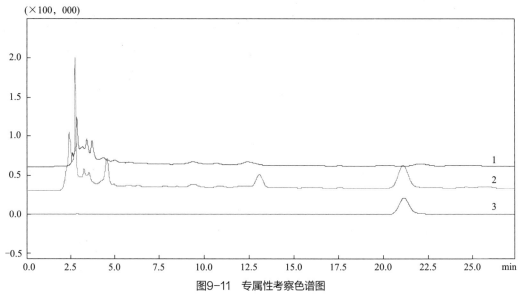

图9-11　专属性考察色谱图
1为阴性对照溶液，2为供试品溶液，3为芍药苷对照品溶液

6）线性关系考察：精密称取芍药苷对照品 9.10mg，置 10mL 容量瓶中，加甲醇使溶解并稀释至刻度，摇匀，作为芍药苷对照品贮备液。分别精密量取不同体积贮备液置 10mL 量瓶中，加甲醇稀释至刻度，摇匀，分别精密吸取 10μL 进样测定，以对照品浓度（c）为横坐标，峰面积（A）为纵坐标，绘制标准曲线，回归方程为 A=16932c−706.64，$r = 0.9999$，结果表明，芍药苷在 9.10 ～ 910μg/mL 范围线性关系良好。

7）精密度试验：精密吸取芍药苷对照品溶液（52.6μg/mL），按正文中芍药苷含量测定项下方法，连续进样 6 次，记录色谱图，结果表明仪器精密度良好，结果见表 9-5。

表9-5　精密度试验结果

编号	峰面积	平均值	RSD(%)
1	844179		
2	844994		
3	843536		
4	842381	843580	0.11
5	843085		
6	843305		

8）重复性试验：取本品，研细，按正文方法，制备 6 份供试品溶液，分别注入色谱仪 10μL，依法测定，记录色谱图，结果表明该方法测定结果的重复性良好，结果见表 9-6。

表9-6　重复性试验结果

编号	含量(%)	平均含量(%)	RSD(%)
1	0.3646		
2	0.3673		
3	0.3737		
4	0.3751	0.3684	1.4
5	0.3682		
6	0.3612		

9）回收率试验：采用加样回收试验，精密称取已知含量（0.3684%）的样品 6 份，每份约 1g，精密加入芍药苷对照品（734.4μg/mL）5mL，照正文中芍药苷含量测定项下方法制备供试品溶液，分别进样 10μL，记录色谱图，计算回收率，结果表明本法测定结果的准确度良好，结果见表 9-7。

表9-7　加样回收试验结果

编号	取样量(g)	含量(μg)	加入量(μg)	测得量(μg)	回收率(%)	平均回收率(%)	RSD(%)
1	1.010	3720.43	3672	7347.34	98.77		
2	1.000	3683.59	3672	7321.55	99.07		
3	1.000	3683.59	3672	7285.02	98.08	99.71	2.0
4	1.000	3683.59	3672	7489.72	103.65		
5	0.990	3646.76	3672	7279.79	98.94		
6	0.990	3646.76	3672	7309.67	99.74		

10）耐用性试验：

①检测波长的考察：精密吸取供试品溶液与对照品溶液，按照正文中芍药苷含量测定项下方法，于不同波长条件下分别进样测定，计算芍药苷含量，结果表明，检测波长 224～236nm 范围，对芍药苷含量测定结果无显著影响，分离度符合要求，结果见表 9-8。

表9-8　检测波长耐用性试验结果

波长(nm)	样品峰面积	对照品峰面积	分离度	拖尾因子	含量(%)	RSD(%)
224	2596684	693193	1.977	1.068	0.3746	
226	2929173	781735	2.35	1.115	0.3747	
228	3073821	835122	2.516	1.081	0.3681	
230	3030578	864175	3.32	1.100	0.3507	2.6
232	3147729	869487	3.884	1.082	0.3620	
234	3044614	850295	4.026	1.085	0.3581	
236	2862113	805147	4.265	1.081	0.3555	

②柱温的考察：精密吸取供试品溶液与对照品溶液，按照正文中芍药苷含量测定项下方法，于不同柱温条件下分别进样测定，计算芍药苷含量，结果表明，柱温在 15～35℃ 范围，对芍药苷含量测定结果无显著影响，分离度符合要求，结果见表 9-9。

表9-9　柱温耐用性试验结果

温度(℃)	样品峰面积	对照品峰面积	分离度	拖尾因子	含量(%)	RSD(%)
15	3162301	882693	1.797	1.128	0.3583	
20	3166423	896577	1.927	1.139	0.3532	
25	3118205	885582	3.178	1.071	0.3521	2.5
30	2965053	869915	1.049	1.143	0.3408	
35	3186502	874274	1.207	1.932	0.3645	

③流动相流速的考察：精密吸取供试品溶液与对照品溶液，按照正文中芍药苷含量测定项下方法，于不同流动相流速条件下分别进样测定，计算芍药苷含量，结果表明，流速在 0.8～1.2mL/min 范围，对芍药苷含量测定结果无显著影响，分离度符合要求，结果见表 9-10。

表9-10　流动相流速耐用性试验结果

流速(mL/min)	样品峰面积	对照品峰面积	分离度	拖尾因子	含量(%)	RSD(%)
0.8	3709069	1051892	1.220	1.333	0.3526	
0.9	3495211	968856	2.482	1.063	0.3608	
1.0	3158153	881863	2.397	1.056	0.3581	0.87
1.1	2892212	809473	2.431	1.061	0.3573	
1.2	2656338	747959	3.989	1.085	0.3551	

④流动相组成比例考察：精密吸取供试品溶液与对照品溶液，按照正文中芍药苷含量测定项下方法，于不同流动相组成比例条件下分别进样测定，计算芍药苷含量，结果表明，流动相比例变化不宜过大，其比例在（30∶70）～（24∶76）范围，对芍药苷含量测定结果无显著影响，分离度符合要求，结果见表9-11。

表9-11 流动相比例耐用性试验结果

流动相比例	样品峰面积	对照品峰面积	分离度	拖尾因子	含量(%)	*RSD*(%)
1	3128711	937018	2.515	1.031	0.3339	
2	3304944	913211	1.628	2.263	0.3619	
3	3171748	882352	2.439	1.053	0.3595	3.5
4	2896789	843611	1.928	1.037	0.3434	
5	2616942	766003	8.599	1.578	0.3416	

注：流动相（甲醇-0.1％磷酸溶液）比例：1为（32∶68）；2为（30∶70）；3为（28∶72）；4为（26∶74）；5为（24∶76）。

⑤色谱柱的考察：精密吸取供试品溶液与对照品溶液，按照正文中芍药苷含量测定项下方法，于不同厂牌的同类型色谱柱条件下分别进样测定，计算芍药苷含量，结果表明，不同厂牌同类型色谱柱除安捷伦的以外，其余对芍药苷含量测定结果没有显著影响，分离度符合要求，结果见表9-12。

表9-12 不同色谱柱耐用性试验结果

色谱柱类型	样品峰面积	对照品峰面积	分离度	拖尾因子	含量(%)	*RSD*(%)
1	2971154	851366	1.397	1.237	0.3490	
2	3331420	893132	1.737	1.503	0.3730	
3	3038613	878654	1.797	1.229	0.3458	3.4
4	3228399	902876	1.506	1.144	0.3576	

注：色谱柱：1为DIKMA Diamonsil C_{18}；2为Agilent ZORBAX SB-C_{18}；3为Welch Materials Welchrom C_{18}；4为GL Sciences WondaSil C_{18}。

⑥稳定性试验：取本品，研细，按正文方法，制备供试品溶液1份，分别在0小时、2小时、4小时、6小时、8小时、12小时进样，依法测定，结果表明供试品溶液在12小时内稳定性良好。

11）样品含量测定：分别取不同批次的柴芍肠宁颗粒，按正文中芍药苷含量测定项下方法试验，芍药苷含量测定结果见表9-13。

根据10批柴芍肠宁颗粒样品测定结果，各批次的制剂中芍药苷平均转移率为35.53%，以2020年版《中华人民共和国药典》一部收载白芍（炒）中芍药苷限度计算，每克制剂中芍药苷含量限度计算如下：芍药苷含量限度＝［制剂含炒白芍药材（g）×炒白芍含芍药苷限度 × 转移率/制备量（g）］＝（333×1.2%×35.53%/1000）＝1.4mg/g，考虑实际生产过程中的影响，产品含量限度下浮20%，本品每袋装量为5g，暂定本品每袋含炒白芍以芍药苷（$C_{23}H_{28}O_{11}$）计，不得少于5.5mg。

表9-13 10批次柴芍肠宁颗粒剂中芍药苷含量测定结果（n=3）

批号	芍药苷(mg/g)	转移率(%)	平均转移率(%)
20121001	3.48	32.45	
20121002	3.41	31.80	
20121003	3.75	34.97	
20121006	3.82	35.63	
20121011	3.54	33.01	35.53
20121018	4.31	40.20	
20121101	3.81	35.53	
20121105	3.83	35.72	
20121106	3.82	35.63	
20121107	4.33	40.38	

（3）盐酸小檗碱的含量测定：

1）色谱条件及系统适用性试验：色谱柱 DIKMA ODS-C$_{18}$ 柱（4.6mm×250mm，5μm），流动相乙腈–0.1%磷酸溶液（每100mL加十二烷基磺酸钠0.1g）（50：50），流速1.0mL/min，柱温25℃，检测波长345nm。理论塔板数按盐酸小檗碱计算不低于5000。

2）对照品溶液、供试品溶液、阴性对照溶液的制备（略）。

3）方法学验证试验（略）。

4）样品含量测定：分别取不同批次的柴芍肠宁颗粒，按正文中盐酸小檗碱含量测定项下方法试验，盐酸小檗碱含量测定结果见表9-14。

表9-14 10批次柴芍肠宁颗粒剂中盐酸小檗碱含量测定结果（n=3）

批号	盐酸小檗碱(mg/g)	转移率(%)	平均转移率(%)
20121001	0.76	8.53	
20121002	0.79	8.87	
20121003	0.78	8.75	
20121006	0.82	9.24	
20121011	0.80	9.00	9.63
20121018	0.81	9.10	
20121101	0.95	10.61	
20121105	0.94	10.57	
20121106	0.95	10.69	
20121107	0.98	10.95	

根据10批柴芍肠宁颗粒样品测定结果可知，各批次的制剂中盐酸小檗碱转移率为9.63，以2020年版《中华人民共和国药典》一部收载黄连饮片中盐酸小檗碱限度计算，每克制剂中盐酸小檗碱含量限度计算如下：每克盐酸小檗碱含量限度＝［制剂含盐酸小檗碱药材（g）×黄连药材含盐酸小檗碱限度 × 转移率/制备量（g）］＝（133×5.5%×9.63%/1000）＝0.70mg/g，考虑实际生产等一系列过程中产生的影响，产品含量限度下浮20%，本品每袋5g，因此暂

定本品每袋含黄连以盐酸小檗碱（$C_{20}H_{17}NO_4 \cdot HCl$）计，不得少于 2.5mg。

9. 功能与主治

见正文。

10. 用法与用量

见正文。

11. 规格

见正文。

12. 贮藏

见正文。

第十章

中药（苗药）分析方法研究进展

第一节　中药生物活性测定

中药（苗药）药材来源广泛、多变，成方制剂制备工艺复杂，质量控制相对困难，且仅控制少数成分不能完全控制其质量，难以全面评价临床合理用药和临床疗效。生物效应评价因具有药效相关、整体可控等技术优势，已成为中药（苗药）质量标准化的重要发展方向。

生物活性测定法（bioactivity assay）是以药物的生物效应为基础，以生物统计为工具，运用特定的实验设计，测定药物有效性的一种方法。生物活性测定法常用于生物制剂的质量评价与控制，如由微生物发酵产生的含有多种抑菌成分的抗生素，以动物为原料提取的生化药品，如肝素、胰岛素、玻璃酸酶、细胞色素 C 等，一些源自天然植物的药物如洋地黄制剂，以及动物药水蛭等，在国内外《药典》中均主要采用生物活性测定的方法控制质量。

生物测定法是继性状鉴别法、化学成分定性定量测定法之后，推动建立符合中医药特点的中药质量标准的有效途径和手段。2010 年版《中华人民共和国药典》一部正式收录了《中药生物活性测定指导原则》，2020 年国家药品监督管理局药品审评中心发布了《中药生物效应检测研究技术指导原则（试行）》。这些法规和指导原则的发布，标志着中药质量生物评价的理念、模式和方法已成为中药质量评控发展的共识。值得一提的是，美国 FDA 于2016 年发布《植物药研发指导原则》，明确指出将生物评价（biological assay）作为植物药在美国新药注册评审的重要内容，包括质量控制（quality control）、临床药理学（clinical pharmacology）、确保疗效一致性的证据（evidence to ensure therapeutic consistency）和上市后考虑要点（postmarketing consideration）等多个方面，贯穿植物药新药上市申请的始终，对促进中草药和植物药质量评控模式的转变起到重要推动作用。现对 2020 年国家药品监督管理局药品审评中心发布的《中药生物效应检测研究技术指导原则（试行）》的内容介绍如下。

一、基本原则

中药（苗药）生物活性测定是测定生物活性进行质量控制的方法，可以说明生物活性的鉴别方法、控制毒性的限量检查，更可通过试验设计进行确切的效价测定。生物活性测定必须要有规范、确定的试验方法系统，符合药理学的基本原则，不违反中医药理论，并体现中医药的特点。

1. 符合药理学研究基本原则

建立的生物活性测定方法应符合药理学研究的随机、对照、重复的基本原则；具备简单、精确的特点；应有明确的判断标准。

2. 体现中医药（苗医药）特点

鼓励应用生物活性测定方法探索中药（苗药）质量控制，拟建立的方法的测定指标应与该中药（苗药）的"功能与主治"相关。

3. 品种选择合理

拟开展生物活性测定研究的中药（苗药）材、饮片、提取物或中成药应功能主治明确，其中，优先考虑适应证明确的品种，对中药（苗药）注射剂、急重症用药等应重点进行研究。

4. 方法科学可靠

优先选用生物效价测定法，不能建立生物效价测定的品种可考虑采用生物活性限值测定法，待条件成熟后可进一步研究采用生物效价测定法。

二、基本内容

考虑到生物活性测定方法建立的难度、研究对象的复杂性及应用的局限性，可优先考虑将生物活性测定用于常规理化检测方法难以充分评价的中药进行探索研究，包括但不限于以下情形：①药理作用清楚、活性明显、量效关系明确，但有效成分不清楚；②涉及毒性药味和 / 或现代研究表明对人体具有较强的毒性反应，但产生毒性反应的成分尚不明确的；③检测的化学成分与临床疗效和安全性关联不强的。

（一）生物活性测定方法

根据研究对象、测定方法及评价指标的不同，中药（苗药）质量生物测定可分为生物效价测定法（量反应法）和生物活性限值测定法（半定量法或质反应法）。前者在一定剂量范围内，作用趋势一致，量效关系明显，更易于量化评价；后者多用于达到某一特定值（给药量）的条件下，才出现某效应评价（如出现凝集、死亡、惊厥等），属于半定量或定性范畴。一般优先选用生物效价测定法，不能建立生物效价测定的品种可考虑采用生物活性限值测定法，待条件成熟后进一步研究生物效价测定法。除生物效价值外，生物效应谱也是重要的生物测定指标，并有从生物响应谱（bio-responseprofile）向生物活性指纹谱（bio-activefingerprint）发展的趋势。如采用生物热活性测量技术（微量量热法）可表征含小檗碱类中药（黄连、三颗针、黄柏、关黄柏）的抑菌活性特征指纹谱，为识别含小檗碱类中药生物活性提供技术参考。

中药（苗药）质量生物测定方法不等同于一般的药理学实验方法，须具备定量药理学与药检分析的双重属性和要求。一般来说，药理学实验方法主要是重现其趋势和规律，重在证实试验结果与对照组比较是否具有统计学意义；而药检分析则要求重现试验数据的绝对值，但允许有一定的误差范围。

（二）生物活性测定用参照物的选择和标定

中药（苗药）生物活性测定所用参照物，一般应与供试品在化学组成和 / 或生物效应方面具有同质性，选择与验证性临床试验用样品质量一致的样品。在一定剂量范围内，参照物可视为供试品不同程度的浓缩物或稀释物，以最大限度地消除测定系统误差，即参照物和供试品的量反应曲线平行，才能进行生物效价的对比和换算。

对于成分复杂的中药（苗药），化学同质性好的参照物一般难以获得，基于中药（苗药）生物效应检测的目的和需要，也可根据以下条件选择药材/饮片、提取物、中成药或化学药品作为参照物：①在选定的生物试验系上，与供试品具有相同或相近的生物效应；②生物效价/毒价可标定，稳定性好；③质量均一稳定，可溯源。

中药（苗药）参照物的标定方法一般选择与该供试品质量控制相同或相近的方法，包括生物效应测定和理化测定。应对参照物制备方法、质量鉴定、标定方法、贮存条件、稳定性和生物效应测定等进行研究。列入中药（苗药）新药注册标准的参照物应经过生物效应的标定。

（三）生物活性测定方法设计的基本内容

1. 实验条件

（1）实验原理和观察指标：应有明确的实验原理，此原理能够体现和说明药物的"功能主治"，体现药物的主要生物效应。实验原理和观察指标的选择，应从中医药（苗医药）理论出发，结合现代研究分析作用机制和途径，选择最敏感、最能体现药物功能主治的方法体系。所选择的检测指标应客观、专属性强，能够体现供试品的功能与主治或药理作用。

由于中药（苗药）药理作用具有多效性，生物活性测定的指标选择不要求完全反映功能主治，但原理和观察指标必须与药物的功能主治密切相关。测定指标应客观，可以是量反应指标，也可以是质反应指标。应对指标测定的方法进行详细说明，包括仪器、试剂配制、测定过程描述等。

（2）试验系：在能够保证评价结果与临床疗效和安全性相关的前提下，优先选择相对简便、经济、可操作性强的试验系。生物活性测定所用的试验系，包括整体动物、离体器官和组织、细胞、亚细胞器、离子通道和酶等。试验系的选择与实验原理和制定指标密切相关，应选择遗传背景资料清楚、影响因素少、检测指标灵敏和成本低廉的试验系统。应尽可能研究各种因素对试验系的影响，采取必要的措施对影响因素进行控制。

整体动物试验结果一般与临床效应更接近，体外试验适用于效应明显且具有良好量效关系的情况。当体外试验与体内试验的生物效应相关性较好时，从动物伦理学、经济学及操作简便性方面考虑，可优先选择体外试验。

如采用实验动物，尽可能使用小鼠和大鼠等来源多、成本低的实验动物，并说明其种属、品系、性别和年龄。实验动物的使用，应遵循"优化、减少、替代"的"3R"原则。

应对试验系进行标准化研究。实验动物、离体器官或细胞等试验系的选择应与实验原理及测定指标密切相关，并有良好的可重复性。

（3）受试药品：应选择疗效确切，作用途径和机制研究比较充分和清楚的中药（苗药），如中药注射剂或危重病症用药品。如果是饮片，应尽量来源（包括产地、分类等）清楚；如果是成方制剂，则应有确定且稳定的生产工艺，中试批以上的样品，理化分析符合质量标准要求。应至少使用3批以上供试品。

用于制备供试品的样品应具有代表性。综合考虑中药（苗药）整体作用、临床用药特点、生产工艺及选择的试验系等研究制备供试品。如采用体外试验系时，应充分关注供试品中鞣质等物质对测定结果的干扰。必要时，可采用人工胃液、人工肠液等仿生提取制备供试品，或采用含药血清等作为供试品。

（4）标准品或对照品的选择：生物活性测定是采用受试物与标准对照品进行比较，通过生物统计计算后控制受试药品质量的方法。如采用生物效价测定法，应有基本同质的标准品以测定供试品的相对效价，标准品的选择应首选中药（苗药）标准品，也可以考虑化学药作为标准品。如采用生物活性限值测定法，可采用中药（苗药）成分或化学药品作为方法可靠性验证用对照品。采用标准品或对照品均应有理论依据和（或）实验依据。国家标准中采用的标准品或对照品的使用应符合国家有关规定要求。

2. 实验设计

（1）设计类型：如采用生物效价测定法，应按生物检定统计法（2020 年版《中华人民共和国药典》通则 1431）的要求进行实验设计研究；如采用生物活性限值测定法，试验设计可考虑设供试品组、阴性对照组或阳性对照组，测定方法使用动物模型时，应考虑设置模型对照组。重现性好的试验也可不设或仅在复试时设阳性对照组。

（2）剂量设计：如采用生物效价测定法，供试品和标准品均采用多剂量组试验，并按生物检定的要求进行合理的剂量设计，使不同剂量之间的生物效应有显著差异。根据具体情况进行二倍剂量、三倍剂量的等剂量设计，设计合理的剂量比关系，以符合生物检定的统计学研究，并尽量使试验简单易行。如采用生物活性限值测定法，建议只设一个限值剂量，限值剂量应以产生生物效应为宜；但在方法学研究时，应采用多剂量试验，充分说明标准中设定限值剂量的依据。

（3）给药途径：一般应与临床用药途径一致。如采用不同的给药途径，应说明理由。

（4）给药次数：根据药效学研究合理设计给药次数，可采用多次或单次给药。

（5）指标选择：应客观、明确、专属，与功能主治相关。应充分说明指标选择的合理性、适用性和代表性。

生物活性测定指标应反映或关联中药（苗药）的药效和 / 或毒性，选取已知或预期药理作用的评价指标，也可考虑采用替代的生物效应检测指标。生物效应指标的选择原则上应具有专属性、准确性、可重复性和一定的量效关系。

中药（苗药）的某一功效一般与多种药理作用相关，采用单一指标通常难以反映其临床主要疗效或毒性情况，可在同一试验系中观察多个生物效应指标，也可通过多项试验考察相同或不同的生物效应指标，综合考察其疗效或毒性。鼓励探索采用生物标志物、生物效应表达谱等作为生物活性测定的指标。

3. 结果与统计

试验结果评价应符合生物统计要求。生物效价测定法应符合生物检定统计法（2020 年版《中华人民共和国药典》通则 1431）的要求，根据样品测定结果的变异性决定效价范围和可信限率（FL%）限值；生物活性限值测定法，应对误差控制进行说明，明确试验成立的判定依据，对结果进行统计学分析，并说明具体的统计方法和选择依据。

4. 判断标准

生物效价测定，应按品种的效价范围和可信限率（FL%）限值进行结果判断。生物活性限值测定，应在规定的限值剂量下判定结果，初试结果有统计学意义者，可判定为符合规定。初试结果没有统计学意义者，可增加样本数进行一次复试，复试时应增设阳性对照组，复试结果有统计学意义，判定为符合规定，否则为不符合规定。

5. 方法学验证

由于中药（苗药）生物活性测定刚刚起步，生物活性测定的内容广泛，形式多样，本着具体问题具体分析的原则，2020 年版《中华人民共和国药典》通则 9105《中药生物活性测定指导原则》中仅要求进行方法学考察，不规定具体内容，也不对准确性和精密度等提出具体要求。方法学验证的过程和结果均应在质量标准的起草说明或修订说明中进行说明。

（1）测定方法影响因素考察：应考察测定方法的各种影响因素，通过考察确定最佳的试验条件，以保证试验方法的专属性和准确性。根据影响因素考察结果，对规定方法的误差控制限值或统计有效性进行说明。离体试验，应适当进行体内外试验结果的相关性验证。

（2）精密度考察：应进行重复性、中间精密度、重现性考察。

①重复性：按确定的测定方法，至少用 3 批供试品、每批 3 次或同批供试品进行 6 次测定试验后对结果进行评价。生物活性测定试验结果判断应基本一致。

②中间精密度：考察实验室内部条件改变（如不同人员、不同仪器、不同工作日和实验时间）对测定结果的影响，至少应对同实验室改变人员进行考察。

③重现性：生物活性测定试验结果必须在 3 家以上实验室能够重现。

（3）方法适用性考察：按拟采用的生物活性测定方法和剂量对 10 批以上该产品进行测定，以积累数据，考察质量标准中该测定项目的适用性。

三、应用实例

【例 10-1】基于凝血酶滴定法的水蛭抗凝血酶活性限值测定

1. 原理

水蛭为水蛭科动物蚂蟥 *Whitmania pigra* Whitman、水蛭 *Hirudo nipponica* Whitman 或柳叶蚂蟥 *Whitmania acranulata* Whitman 的干燥全体。水蛭所含水蛭素是凝血酶的直接抑制剂。水蛭素能与凝血酶直接结合，使凝血酶失活，其结合比例为 1：1，即中和 1 个单位的凝血酶的量，为一个抗凝血酶活性单位。

2. 三羟甲基氨基甲烷盐酸缓冲液的配制

取 0.2mol/L 三羟甲基氨基甲烷溶液 25mL 与 0.1mol/L 盐酸溶液约 40mL，加水至 100mL，调节 pH 至 7.4。

3. 凝血酶溶液的配制

取凝血酶试剂适量，加生理盐水配制成每 1mL 含凝血酶 40 个单位或 10 个单位的溶液（临用配制）。

4. 测定

取本品粉末（过三号筛）约 1g，精密称定，精密加入 0.9% 氯化钠溶液 5mL，充分搅拌，浸提 30 分钟，并时时振摇，离心，精密量取上清液 100μL，置试管（8mm×38mm）中，加入含 0.5%（牛）纤维蛋白原（以凝固物计）的三羟甲基氨基甲烷盐酸缓冲液（临用配制）200μL，摇匀，置水浴中（37℃ ±0.5℃）温浸 5 分钟，滴加 1mL 中含 40 单位的凝血酶溶液（每 1 分钟滴加 1 次，每次 5μL，边滴加边轻轻摇匀）至凝固（水蛭），或滴加 1mL 中含 10 单位的凝血酶溶液（每 4 分钟滴加 1 次，每次 2μL，边滴加边轻轻摇匀）至凝固（蚂蟥、柳叶蚂蟥），记录消耗凝血酶溶液的体积，按下式计算。

$$U = c_1 V_1 / c_2 V_2$$

式中，U 为每 1g 含凝血酶活性单位（U/g）；c_1 为凝血酶溶液的浓度（U/mL）；c_2 为供试品溶液的浓度（g/mL）；V_1 为消耗凝血酶溶液的体积（μL）；V_2 为供试品溶液的加入量（μL）。

中和一个单位的凝血酶的量，为一个抗凝血酶活性单位。本品每 1g 含抗凝血酶活性，水蛭应不低于 16.0U；蚂蟥和柳叶蚂蟥应不低于 3.0U。

第二节　中药（苗药）质量标志物

一、中药质量标志物的简介

（一）中药质量标志物的提出

中药质量是保障中药产业可持续发展的生命线，中药质量标准和质量控制方法的研究与应用与中医药科学和产业发展密切相关，为国家战略所需。

为提升我国中药产品质量和质量控制水平，刘昌孝院士针对中药生物属性、制造过程及配伍理论等医药体系自身的特点，于 2016 年提出中药质量标志物（quality marker，Q-marker）的新概念、新理论，以基于有效、特有、传递与溯源、可测和处方配伍的"五要素"为核心内容。中药含有多类化学成分，它们与中药的有效性和安全性有关，当具备了一定条件，中药成分就能成为反映中药质量的标志物。中药 Q-marker 是存在于中药材和中药产品（如中药饮片、中药煎剂、中药提取物、中成药制剂）中固有的或加工制备过程中形成的、与中药的功能属性密切相关的化学物质，作为反映中药安全性和有效性的标示性物质进行质量控制，而不是它们经过生物体内过程被吸收的化学物质和所产生的化学物质（如人体内代谢物、消化道酶或微生物转化的化学物质），需要经过结构分析确定其化学结构，并可进行定性定量的特有的化学成分。中药 Q-marker 的提出密切了中药有效性—物质基础—质量控制标志性成分的关联度，有利于建立中药全程质量控制及质量溯源体系，对促进中药行业健康发展具有重大的现实意义。

（二）中药（苗药）质量标志物的五个条件

自质量标志物的新概念提出后，质量标志物的定义逐渐完善。中药（苗药）质量标志物应具备以下 5 个条件。

1. 特有性

存在于中（苗）药材、饮片细胞结构和基原特征的化学物质，或中（苗）药产品中存在的特有化学物质，或加工制备过程中形成的特有化学物质。"特有性"是中（苗）药鉴别、质量评价和质量控制的重要条件，"专属性"是中（苗）药质量控制的基本要求，而成分的"特有性"是质量控制方法"专属性"的基本条件，其重要价值在于可对不同药材进行有效鉴别、评价。

2. 可测性

特有物质可以用现代分析技术进行定性鉴别和定量测定。"可测性"是建立质量评价方法和质量标准的必要条件，同时它需要满足三个条件，即具有一定的含量和体内暴露量、具有定量测定的方法，以及含量测定方法符合专属性要求。

3. 有效性

存在的物质具有明确性与有效性和安全性等生物活性。质量控制的根本目的是对中（苗）药有效性的控制，因此，"有效"是质量标志物的核心要素。"药性"与"药效"均是中（苗）医药理论的核心概念，是中（苗）药特有的功效属性，是从不同侧面、不同角度对中（苗）药治疗疾病性能的客观描述，反映中（苗）药有效性的本质特征。

4. 传递性

在产品全生产过程中物质具有追溯和传递性。中（苗）药不同于化学药物，其形成的产业链长，药物成分经历了采收加工—炮制—提取精制及制剂工艺—药物传输和体内代谢等多环节的传递与变化。同时，需要满足两个基本要求，即阐明最终效应成分及建立全程质量控制体系。

5. 中（苗）医药理论关联性

复方是中（苗）药临床运用的主要形式，配伍理论是中（苗）医药理论的核心内容。同一药材在不同处方中可以发挥不同的作用，因此，针对性的质量标志物也不同。基于配伍环境的中药（苗药）质量标志物研究多以拆方的形式，基于组方配伍原理，以功效药对、减除药味及谱 – 效分析和成分配伍等形式，从整体动物、离体细胞、分子和网络分析等不同层次进行系统研究。

以上 5 个条件即构成中（苗）药质量标志物的"五要素"，见图 10-1。

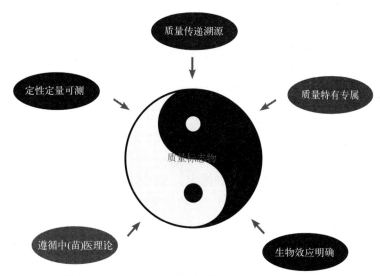

图10-1　确定复方中（苗）药制剂质量标志物"五要素"

二、质量标志物的研究方法

按照中药（苗药）质量标志物的"五要素"要求，基于中医药（苗医药）理论和临床用药方式，以及中药材的生物学属性，可采用现代研究方法从物质与有效、特有、传递与溯源及配伍等方面全面解析、表征和界定中（苗）药质量标志物，建立基于质量属性完整表达的中（苗）药质量标志物研究模式。在此基础上发展了基于药效表达、药性表达、体内过程、代谢组学、毒性靶标、近红外技术、生物标志物、数据挖掘及溯源体系的中（苗）药质量标志物研究方法。

1. 化学物质组解析及中（苗）药形成全过程的质量属性传递变化规律研究

应用多学科知识系统解析中（苗）药有效物质在植物体内的"合成成分"、药材中的"原有成分"、饮片中的"转化成分"、制剂中获取的"原型成分"、吸收入血机体内代谢的"移行成分"直至发挥功效"效应成分"，厘清中药药效物质的传递、变化过程。

2. 基于成分"特有性"的质量标志物研究

在明确中（苗）药的化学物质组的前提下，采用多学科技术分析各原料药材的植物学分类地位、系统位置和起源演化规律；提炼各药材的特有性成分和特征性成分，对各成分进行次生代谢产物生源途径分析，明确成分特有性的生源学依据，结合化学成分的入药部位及显微组织特有性、采收期和生物生长时期的特有性及生态环境及化学性状环境饰变特点，分析不同基原、不同入药部位、不同炮制方法及不同采收时间的化学成分差异性，进一步明确成分的特有性及其生源学依据。

3. 基于成分与"有效性"相关的质量标志物研究

从成分与药效、药性及体内过程三方面的关联关系确定中（苗）药质量标志物。采用系统生物学方法和谱-效相关分析方法，从"系统-系统"的角度关联化学物质组与生物学效应，分析提炼成分-靶点-通路功效的关联关系，亦可采用离体器官、细胞、受体分子及荧光分子探针、靶点垂钓捕获等化学生物学方法，直接关联药物成分与靶点的对应关系。筛选药效物质基础，确定质量标志物。

4. 基于"配伍环境"的质量标志物研究

基于组方配伍原理，将拆方以功效药对、减除药味及谱-效分析和成分配伍等形式，从整体动物、离体细胞、分子和网络分析等不同层次进行系统研究。

5. 成分的"可测性"研究及多元质量控制方法的建立

采用"多指标含量测定"的方法进行"指标成分"的测定；采用"一测多评法"进行中（苗）药中含量较大、能代表同类结构、功效类似物质的代表性成分的"指示性成分"的含量测定；采用专属、特异的方法进行中（苗）药中结构相似的一类成分，如总黄酮、总皂苷、总生物碱等"类成分"的总量的测定；采用指纹图谱技术建立基于全息成分的模式识别方法，建立化学轮廓，并与相应的"生物学模式"进行关联研究。

三、应用实例

【例 10-2】延胡索的质量标志物研究

延胡索收载于 2020 年版《中华人民共和国药典》一部中，其质量标准包括性状、显微鉴别、薄层色谱鉴别、检查以及延胡索乙素的含量测定，尚存在着质控指标单一、与药效关联性不强的问题。本研究基于质量标志物研究方法明确延胡索中 7 个生物碱为质量标志物。

1. 延胡索化学物质组辨识

采用 HPLC-Q/TOF-MS 方法对醋延胡索药材标准提取物所含化学成分进行化学物质组表征和指纹成分辨识。从醋延胡索指纹图谱（图 10-2）中表征分析出 31 个化学成分，鉴定出黄连碱、巴马汀、小檗碱、去氢延胡索甲素、延胡索乙素、四氢小檗碱、延胡索甲素等 28 个成分，均为生物碱类化合物，结构见图 10-3。

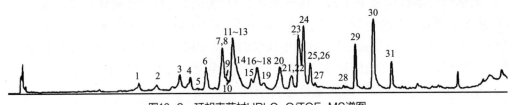

图10-2　延胡索药材HPLC-Q/TOF-MS谱图

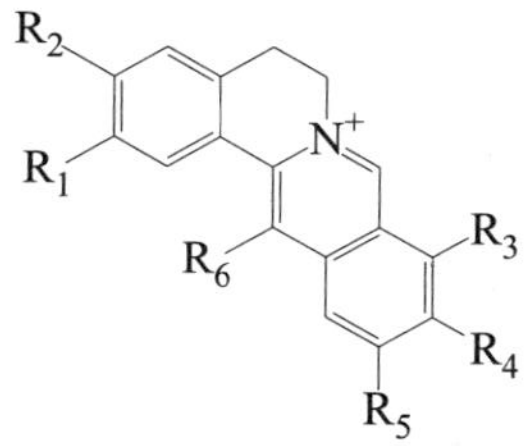

17

16

26

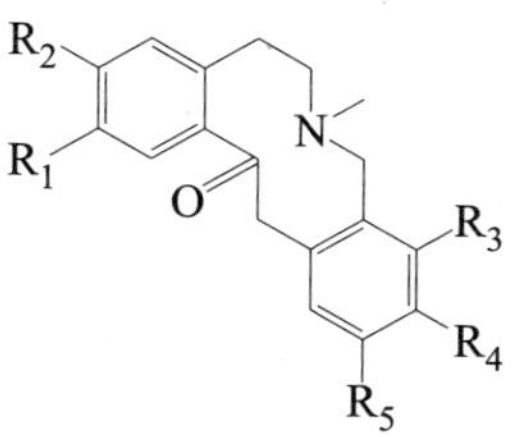

	R₁	R₂	R₃	R₄	R₅
6	O—CH₂—O		O—CH₂—O		H
7	O—CH₂—O		OCH₃	OCH₃	H
10	OCH₃	OCH₃	O—CH₂—O		H

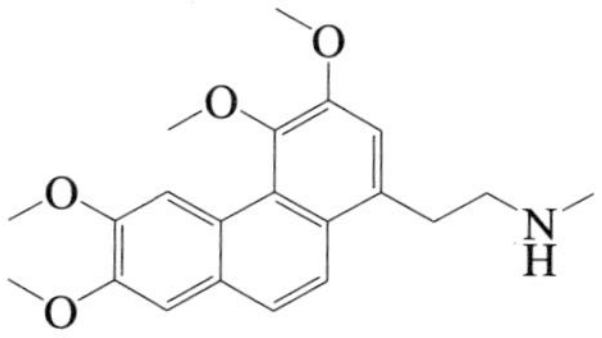

	R₁	R₂	R₃	R₄	R₅	R₆
9	OCH₃	OH	OCH₃	OCH₃	H	H
14	O—CH₂—O		OCH₃	OCH₃	H	H
15	OCH₃	OH	OCH₃	OH	H	CH₃
18	OCH₃	OCH₃	OCH₃	OCH₃	H	CH₃
20	OCH₃	OCH₃	OCH₃	OCH₃	H	H
21	O—CH₂—O		OCH₃	OCH₃	H	H
23	OCH₃	OCH₃	OCH₃	OCH₃	H	CH₃

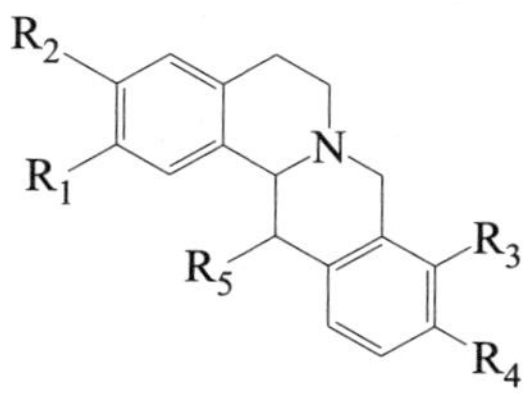

	R₁	R₂	R₃	R₄	R₅
2	OH	OCH₃	OH	OCH₃	H
3	OCH₃	OH	OCH₃	OCH₃	CH₃
4	OH	OCH₃	OCH₃	OCH₃	CH₃
8	OCH₃	OH	OCH₃	OCH₃	H
12	OH	OCH₃	OCH₃	OCH₃	CH₃
19	OCH₃	OCH₃	OCH₃	OCH₃	H
24	OCH₃	OCH₃	OCH₃	OH	CH₃
29	O—CH₂—O		OCH₃	OCH₃	H
30	OCH₃	OCH₃	OCH₃	OCH₃	CH₃
31	O—CH₂—O		O—CH₂—O		H

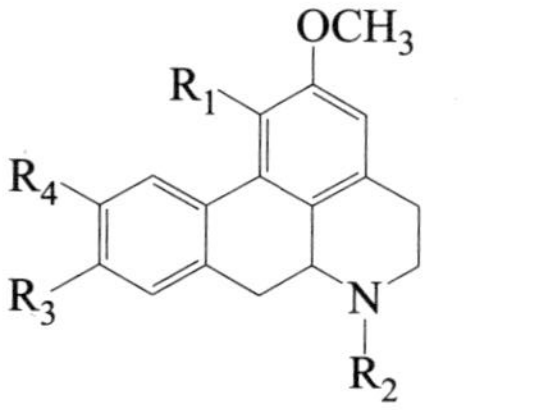

	R₁	R₂	R₃	R₄
5	OH	CH₃	OH	OH
11	OH	CH₃	OH	OCH₃
13	OCH₃	CH₃	OCH₃	OCH₃
28	O—CH₂—O		O—CH₂—O	

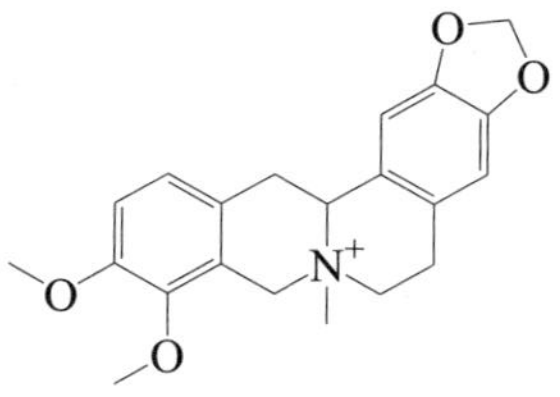

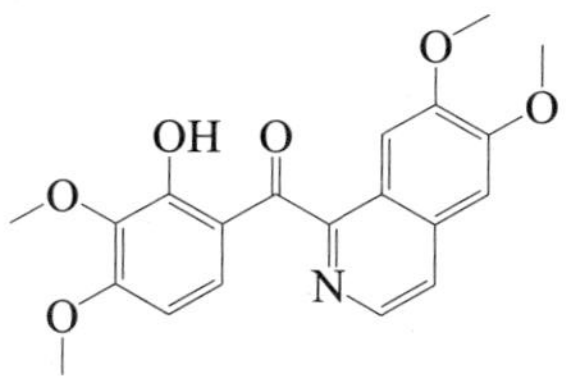

图10-3　延胡索中化学物质组结构

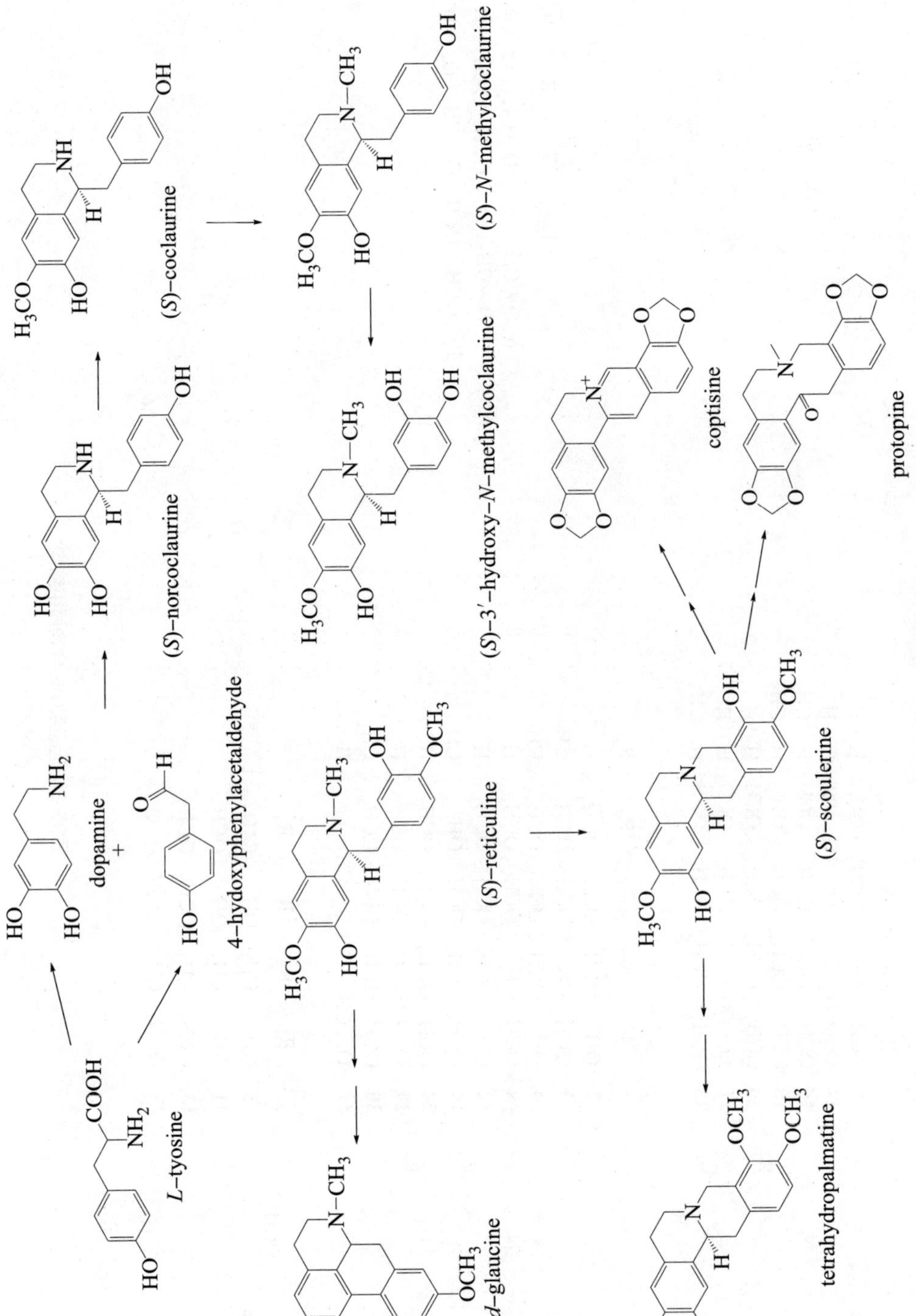

图10-4 延胡索生物碱生源关系

2. 延胡索次生代谢产物生源途径及成分特异性分析

延胡索中的生物碱类化合物主要为 3 类，分别是原小檗碱型生物碱、原托品碱型生物碱和阿朴菲型生物碱，其中原托品碱型生物碱和阿朴菲型生物碱的植物特异性较强。综合生源途径及成分的特异性分析（生源关系见图 10-4），认为延胡索乙素、延胡索甲素、黄连碱、巴马汀、去氢延胡索甲素、D- 四氢药根碱及原阿片碱可考虑作为延胡索的质量标志物。

3. 延胡索药效相关的质量标志物的发现及确定

整合整体动物、器官水平、细胞、受体和网络药理等多角度的实验结果（图 10-5），发现延胡索中的生物碱类成分可通过作用于中枢镇痛相关蛋白、平滑肌相关受体蛋白及血栓素、血管紧张素等靶点蛋白来调节下游生物信号传导通路，从而发挥止痛、理气、活血等功效。其中，延胡索乙素、巴马汀、D- 海罂粟碱、原阿片碱为主要药效物质基础，可作为质量标志物。

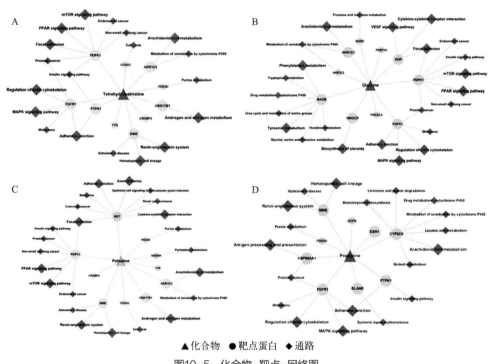

▲化合物　●靶点蛋白　◆通路

图10-5　化合物-靶点-网络图

A延胡索乙素；B巴马汀；C D-海罂粟碱；D原阿片碱

4. 基于与药性相关的质量标志物的发现及确定

通过电子鼻等仿生技术手段结合计算机虚拟筛选方法确定延胡索提取物中原阿片碱、巴马汀及延胡索乙素对 6 个 G 蛋白偶联受体（GPCRs）具有激动和拮抗作用，从药性物质基础角度为质量标志物的确定提供实验依据，GPCRs 结合实验结果见图 10-6。

5. 基于药动力学及体内过程的质量标志物发现及确定

经 UPLC-Q/TOF-MS 分析，从延胡索提取物大鼠血浆中鉴定出 11 个生物碱类原型成分和 6 个代谢产物，并建立 UPLC-Q/TOF-MS 定量分析方法开展大鼠血浆中延胡索甲素、延胡索乙素、原阿片碱药动学和脑组织分布研究。

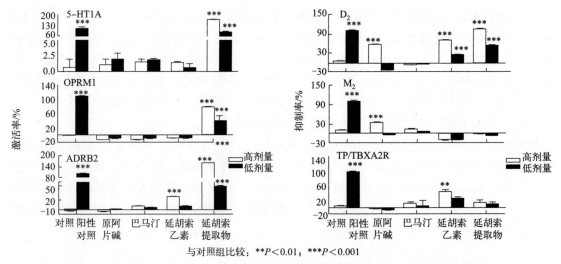

与对照组比较：**$P<0.01$；***$P<0.001$

图10-6　延胡索提取物、原阿片碱、巴马汀及延胡索乙素对6个GPCRs受体的激动和拮抗作用

综上对延胡索的化学成分生源途径及成分特异性分析、物质基础、药效、药性及药动学研究结果，确定延胡索甲素、延胡索乙素、黄连碱、原阿片碱、巴马汀、去氢延胡索甲素、D-四氢药根碱为延胡索的质量标志物。

第三节　代谢组学分析方法

一、代谢组学的简介

（一）代谢组学的提出

代谢组学（metabolomics/metabonomics）是20世纪90年代末期迅速发展起来的一门新兴学科，是系统生物学（systembiology）研究的重要组成部分，是继基因组学、转录组学和蛋白质组学之后的一门新兴组学技术。代谢组学利用现代分析技术同时定性、定量测定生物体液中低分子量的内源性代谢产物（相对分子质量$< 1 \times 10^6$Da）的集合，考察生物体在不同状态下代谢产物的变化，通过对代谢物图谱的整体分析直接认识生理、病理状态，结合化学信息学分析方法确定内源性小分子代谢物成分的变化模式，获得相应的生物标志物群，表征或揭示生物体在特定时间和环境下的整体功能状态。

（二）代谢组学的研究内容

代谢组学研究最早主要进行代谢轮廓分析，经过不断发展，目前，代谢组学研究主要开展4个层次研究：第1个层次为代谢物靶标分析（metabolite target analysis），目标是定量分析一个靶蛋白的底物和/或产物；第2个层次为代谢轮廓分析（metabolic profiling analysis），采用针对性的分析技术，对特定代谢过程中的结构或性质相关的预设代谢物系列进行定量测定；第3个层次为代谢指纹分析（metabolic fingerprinting analysis），不分离鉴定具体单一组成，定性并半定量分析细胞外、细胞内全部代谢物；第 4 个层次为代谢组学，定性和定量分析一个生物系统全部代谢物，这 4 个层次的发展体现了代谢组学技术的发展及研究理念的提升。

（三）代谢组学的特点与应用

代谢组学研究强调把人或动物作为一个整体来研究，具有整体性、系统性的特点，与中药（苗药）多靶点、整体协调机制相吻合，对于揭示复杂性疾病的机制和药物的代谢模式具有独特的优势；同时在方法学上具有无创伤、动态、接近生理条件下研究等特点，与中药（苗药）治病整体性、动态性原则极其相似，为传统中医药（苗医药）研究提供了崭新的和强有力的技术手段。

二、代谢组学的研究流程与方法

代谢组学研究流程主要包括样品采集和制备、数据的采集、数据预处理、多变量数据分析、标志物识别和代谢途径分析。

1. 样品采集与制备

样品在制备前首先应采集生物样品，生物样品可以是植物提取物、血液、尿液、组织、细胞和培养液等。样品制备包括样品来源管理、样品储存与样品提取，目的是保证代谢信息不因为样品处理发生改变。样品来源是指受试对象的采样环境，如饮食、光照、温度等。样品储存是指样品获得后迅速灭活代谢酶，防止小分子化合物在酶作用下发生改变，最佳保存方式是液氮或 –80℃低温冰箱。基于质谱技术的代谢组学对样品处理的要求较高，需除去大分子类物质，并且尽可能完全回收小分子化合物进行分析。样品通常用水或有机溶剂甲醇、乙腈等提取。例如，对于血清样品的处理，需要先用乙腈沉淀蛋白，再进行超声和离心操作，在保证血清澄明度的同时最大限度地提取到小分子物质。

2. 样品分析与检测

采集的生物样品经样品预处理后，运用核磁共振、色谱、质谱及其联用技术检测其中代谢物的种类、含量、状态及其变化，得到代谢轮廓或代谢指纹。核磁共振（NMR）、色谱 – 质谱联用等是较常用的分析与检测方法。随着电喷雾等软电离技术的出现，质谱联用亦越来越多地应用于代谢组学研究，如气 – 质联用（GC-MS、GC-Q/TOF-MS/MS）、液 – 质联用（LC-MS、UPLC-MS、UPLC-Q/TOF-MS）和电泳 – 质谱联用（CE-MS）等联用技术。

NMR 技术对样本无破坏，是现有分析技术中唯一能用于活体研究的，且无须进行样品前处理；此外，NMR 技术分析可同时测定一个样品中所有代谢物，且其信号强度与摩尔浓度成正比，便于定量分析。然而，NMR 技术要求待测物分子含有具核磁矩的核素，还要求待测药物给药剂量高、给药后代谢时间短、代谢物浓度高。

GC-MS 是一种经典成熟的分析技术，在分离时对毛细管柱梯度加热，根据挥发性高低，在毛细管中保留时间不同而达到分离的目的；GC-MS 特长是分析挥发性物质，且可以检索多个大型化合物库进行代谢物的结构鉴定，使化合物鉴定简单、容易操作。但 GC-MS 的样品必须气化，因此不能分析大分子、难挥发性物质及热不稳定性物质。

LC-MS 以其灵敏度高、无须高温、分析速度快、样品无须衍生化等优点，受到众多研究者的关注；尤其是 UPLC-Q/TOF-MS 能够更好地用于代谢物和同分异构体的特征鉴定。但是 LC-MS 的缺点在于样品重现性较差，化合物鉴定困难，而且鉴定化合物的数据库还不完备，二级质谱只能部分提供结构信息。

毛细管电泳质谱（CE-MS）也被用于代谢组学研究，相对其他分离技术，CE-MS 具有明显的优势：高效分离率、微量进样量（平均注射体积 1～20μL）及快速分析；此外 CE-MS 的最大优点是其可在单次分析实验中分离阴离子、阳离子和中性分子，因此可以同时获得不同类代谢物的谱图，使其成为高通量非目标分析代谢组学研究中一个很有吸引力和发展前景的分析技术。

3. 数据处理与分析

代谢组学研究的关键问题在于对数据信息的充分解读，然而代谢组学原始谱图复杂、数据量大，不能用常规数据处理方法，需要进行数据降维和信息挖掘。数据处理分为三大步骤：一是数据的提取即图谱的可视化；二是数据的预处理，包括滤噪、重叠峰解析、峰对齐、峰匹配、标准化和归一化等；三是模式识别，包括非监督（unsupervised）模式和有监督（supervised）模式，前者有主成分分析（PCA）、聚类分析（HCA）和非线性映射（NLM）等，后者包括人工神经网络（ANN）、偏最小二乘 – 判别分析（PLS-DA）、正交偏最小二乘 – 判别分析（OPLS-DA）等。随后经多变量数据分析识别有显著变化的代谢标志物，并采用 ROC 曲线、支持向量机等方法对标志物进行优化与验证，最后应用 MetPA 等数据库分析标志物所涉及的代谢途径或网络，以阐述生物体对相应刺激的响应分子机制。

三、代谢组学在中药（苗药）质量控制中的应用研究

1. 中药（苗药）化学成分（外在质量）研究

中药（苗药）的质量与其品种、产地、采收期、药用部位等密切相关，目前，由于药材来源较为混乱，质量参差不齐，如何评价中药（苗药）品质成为一个关键问题。应用代谢组学技术监测中药（苗药）的整体代谢物组是评价中药（苗药）质量的一种综合模式。代谢组学推动中药（苗药）指纹图谱朝着综合、整体方向发展，通过建立"代谢物指纹图谱"，对中药（苗药）整体代谢物组信息进行深入分析，为全面评价中药（苗药）质量提供可靠的方法和依据。借助代谢组学方法分析药用植物在生长过程中次生代谢产物（活性成分）的代谢变化规律，阐明生长时期、生长环境、采收时间、加工炮制等对有效成分代谢的影响，有效区分不同中药（苗药）的品质差异，对提高中药（苗药）有效成分含量、保障药材质量具有重要意义。

2. 中药（苗药）药效及作用机制（内在质量）研究

中药（苗药）所含化学成分复杂，各个成分分别结合到自己的作用靶点发挥作用，而且作用过程中干扰因素众多，这就决定了中药（苗药）的药效和作用机制具有多成分、多层次、多靶点、多代谢途径的特点。如何阐明中药（苗药）作用的物质基础及其作用机制，是目前中药（苗药）研究的一个关键问题。中药（苗药）进入生物系统后，起效的是中药（苗药）中的原型成分或代谢产物，或与机体作用形成的新成分，三者构成体内中药或苗药复方成分的代谢物组，进而通过多靶点、多系统综合干预人体内源性代谢物组来治疗疾病。

因此，通过对机体生物样品的代谢组学分析，经模式识别处理，可以监测代谢网络在药物干预下的变化过程，从而为中药（苗药）的作用机制研究及效应物质基础研究提供技术支持。代谢组学通过比较机体内源性代谢物的差异，探寻不同生理、病理状态下代谢网络的变化，可揭示疾病的本质和药物的作用机制。已经广泛应用于中药单体成分、单味中药及中药复方的药效及作用机制的研究，苗药及其成方制剂的药效和作用机制研究也逐渐发展起来。

四、应用实例

【例 10-3】苗药了哥王"汗渍法"炮制减毒作用的代谢组学研究

苗药了哥王来源为瑞香科植物南岭荛花 *Wikstroemia indica*（L.）C. A. Mey 的干燥根茎。具有清热解毒、消肿散结、止痛之功效，临床用于治疗肺炎、支气管炎、肝炎、肝硬化、肾炎、肿瘤、跌打损伤等疾病，为苗族地区常用的一种苗药，该苗药疗效确切，但毒性大，临床应用受到限制。经"汗渍法"炮制具有"存效减毒"作用，能提高临床的安全性。本研究采用代谢组学技术，分析了哥王"汗渍法"炮制前后物质基础的变化，并探讨其炮制"存效减毒"的机制，结果显示炮制品具有反向调节或减小对体内氨基酸类、有机酸、能量物质及其肝肾毒性代谢标记物水平的影响，从而减小对肝脏线粒体和肾小管损伤，减小对三羧酸循环、胆碱代谢、氨基酸类物质的代谢和生物合成等代谢通路的影响，达到降低毒性作用的目的，提高了哥王临床用药的安全性。

1. 了哥王生品及炮制品 ^{1}H NMR 图谱测定结果

采用 NMR 技术，取大鼠空白组尿液，了哥王生品组、炮制品组给药后分别于第 1 天、3 天、5 天、7 天收集到尿液，分别进行 ^{1}H NMR 图谱测定。结果显示：了哥王生品组给药后 ^{1}H NMR 图谱与空白组图谱相比，有很多峰在强度上减弱，特别是随着给药时间的延长，峰强度减弱越明显，也有部分峰在强度上增强（图 10-7）。了哥王炮制品给药后 ^{1}H NMR 图谱与空白组图谱相比，有很多峰在强度上减弱，也有少部分峰在强度上增强，但其改变强度没有生品大，说明生品毒性对其代谢物的影响程度大（图 10-8）。

2. 生品及炮制品尿液差异代谢物的鉴定及变化趋势分析

通过 PCA、PLS-DA 和 OPLS-DA 分析及聚类分析得出，空白尿液和生品给药后不同时间的尿液 ^{1}H NMR 图谱能完全分开，将差异代谢物通过 Q1 数据进行搜库和鉴定，得到差异较大的 34 个代谢生物标记物（表 10-1），对 34 个差异代谢物在给药后不同时间点与空白尿液中的水平进行变化趋势分析（图 10-9）。结果为：了哥王影响尿液中差异代谢物的类型主要有：①氨基酸类：水平上升的氨基酸有赖氨酸、脯氨酸、左旋丙氨酸、酪氨酸、苯丙氨酸、色氨酸；水平下降的氨基酸有丙氨酸、β- 丙氨酸、天冬酰胺、甘氨酸、鸟氨酸、左旋脯氨酸、缬氨酸、左旋丝氨酸。②有机酸类：丙酮酸、琥珀酸、枸橼酸、乳酸、柠檬酸、左旋乳酸。③能量代谢物质：果糖、蔗糖、麦芽糖、葡萄糖、右旋葡萄糖。④其他：甜菜碱、2- 羟基异丁酸、醋酸盐、左旋谷氨酰胺、肌酐、胆碱、鸟苷。研究结果表明，与空白组相比，生品给药后尿液中内源性代谢产物的种类、浓度和相对比例产生了显著变化。从这些变化差异大的代谢物可以推测机体的多个代谢途径对组织器官受损做出了相应应答。

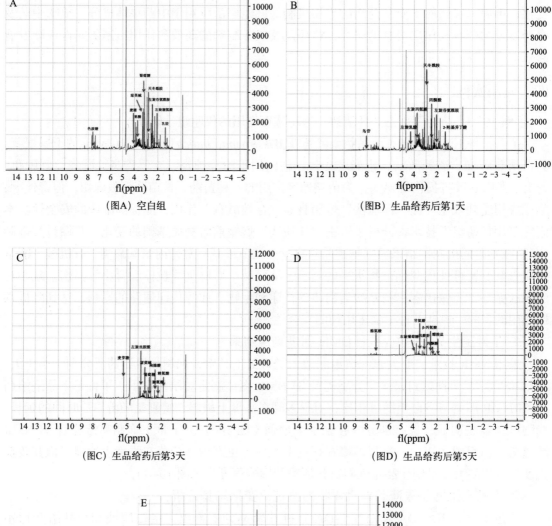

图10-7　了哥王生品给药后尿液¹H　NMR图谱

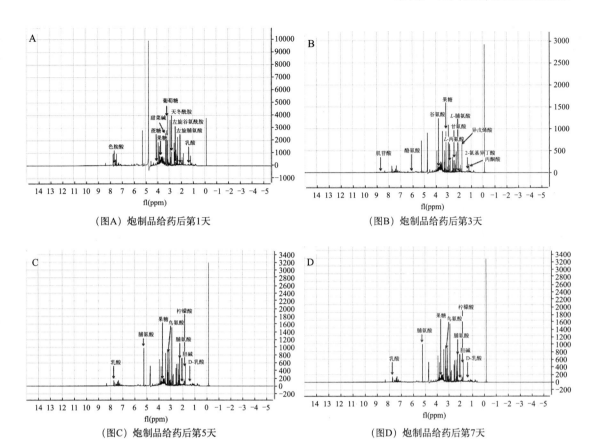

图10-8 了哥王炮制品给药后尿液¹H NMR图谱

表10-1 了哥王生品给药后尿液中差异化合物的鉴定结果

序号	化学位移(ppm)	f.value	p.value	$-LOG_{10}(p)$	Identify compounds	指认化合物
1	1.33	3.7897	0.0398	1.4000	Lactate	乳酸
2	1.34	4.5927	0.0231	1.6372	2-Hydroxyisobutyrate	2-羟基异丁酸
3	1.73	3.8113	0.0392	1.4067	Lysine	赖氨酸
4	1.91	3.5528	0.0473	1.3251	Acetate	醋酸盐
5	1.98	4.5496	0.0237	1.6251	Ornithine	鸟氨酸
6	2.02	6.2679	0.0086	2.0644	L-proline	左旋脯氨酸
7	2.33	3.8748	0.0375	1.4263	Proline	脯氨酸
8	2.41	4.1354	0.0313	1.5051	Succinic acid	琥珀酸
9	2.44	5.2052	0.0157	1.8030	L-glutamine	左旋谷氨酰胺
10	2.46	4.6101	0.0228	1.6421	Pyruvic acid	丙酮酸
11	2.53	4.3524	0.0270	1.5688	Citric acid	枸橼酸
12	2.54	4.2634	0.0287	1.5429	Beta-Alanine	β-丙氨酸
13	2.76	4.2561	0.0288	1.5408	citate	柠檬酸
14	2.84	3.8594	0.0379	1.4216	Asparagine	天冬酰胺

序号	化学位移(ppm)	f.value	p.value	$-LOG_{10}(p)$	Identify compounds	指认化合物
15	2.94	4.7835	0.0204	1.6902	Asparagine	天冬酰胺
16	3.02	6.1216	0.0093	2.0302	Glucose	葡萄糖
17	3.10	8.9168	0.0025	2.6074	creatinine	肌酸酐
18	3.19	3.5353	0.0479	1.3195	Choline	胆碱
19	3.20	4.4520	0.0253	1.5974	Glucose	葡萄糖
20	3.25	3.5767	0.0465	1.3328	Betaine	甜菜碱
21	3.56	3.6898	0.0428	1.3688	Glycine	甘氨酸
22	3.60	3.5101	0.0488	1.3114	L–Valine	左旋缬氨酸
23	3.68	5.9241	0.0104	1.9831	Fructose	果糖
24	3.76	3.7921	0.0397	1.4008	L–Alanine	左旋丙氨酸
25	3.84	3.9119	0.0365	1.4377	L–Serine	左旋丝胺酸
26	3.91	5.5599	0.0128	1.8937	D–glucose	右旋葡萄糖
27	4.01	4.3134	0.0277	1.5575	Fructose	果糖
28	4.05	3.6775	0.0432	1.3649	Sucrose	蔗糖
29	4.29	6.9312	0.0061	2.2134	L–lactic acid	左旋乳酸
30	5.25	5.1374	0.0164	1.7852	Maltose	麦芽糖
31	7.20	6.2130	0.0089	2.0517	Tyrosine	酪氨酸
32	7.34	3.5071	0.0489	1.3104	Phenylalanine	苯丙氨酸
33	7.55	3.8559	0.0380	1.4205	Tryptophan	色氨酸
34	8.02	3.6479	0.0441	1.3555	Guanosine	鸟苷

炮制品给药后不同时间的尿液 ^{1}H NMR 图谱能完全分开，其差异代谢物通过 Q1 数据进行搜库和鉴定，得到差异较大的 32 个代谢生物标记物（表 10-2），对 32 个差异代谢物在给药后不同时间点的水平变化趋势进行对比分析（图 10-10）。结果为：炮制品给药后对尿液中代谢物影响的类型主要有：①氨基酸类：水平上升的氨基酸有 L- 丝氨酸、谷氨酸、天冬氨酸、L- 缬氨酸、L- 脯氨酸、β- 丙氨酸、L- 丙氨酸、天冬酰胺、苏氨酸、亮氨酸、苯丙氨酸；水平下降的氨基酸有谷氨酸、酪氨酸、脯氨酸、色氨酸；②有机酸类：醋酸、柠檬酸、丙酮酸、乳酸、L- 乳酸、异戊烯酸、2- 氨基异丁酸、D- 乳酸；③能量代谢物质：蔗糖、D- 葡萄糖、果糖；④其他：胆碱、嘌呤、肌酐、异戊烯酸、环戊烷。研究结果表明，与生品组相比，炮制品给药后尿液中内源性代谢产物的种类、浓度和相对比例产生了显著变化。在生品给药大鼠尿液中原来水平上升的代谢物，在炮制品给药大鼠尿液中下调了，如肌酐、D- 葡萄糖、果糖、苯丙氨酸、L- 丙氨酸、天冬酰胺等氨基酸类；原来下降的代谢物有的水平上调了如醋酸、柠檬酸、丙酮酸、乳酸、L- 乳酸。另外，有新的差异代谢物出现，如氨基酸类的 L- 丝氨酸、谷氨酸、L- 缬氨酸、L- 脯氨酸、谷氨酸、苏氨酸、亮氨酸，嘌呤、异戊烯酸、环戊烷。从这些变化差异大的代谢物可以推测"汗渍法"炮制了哥王的减毒机制。

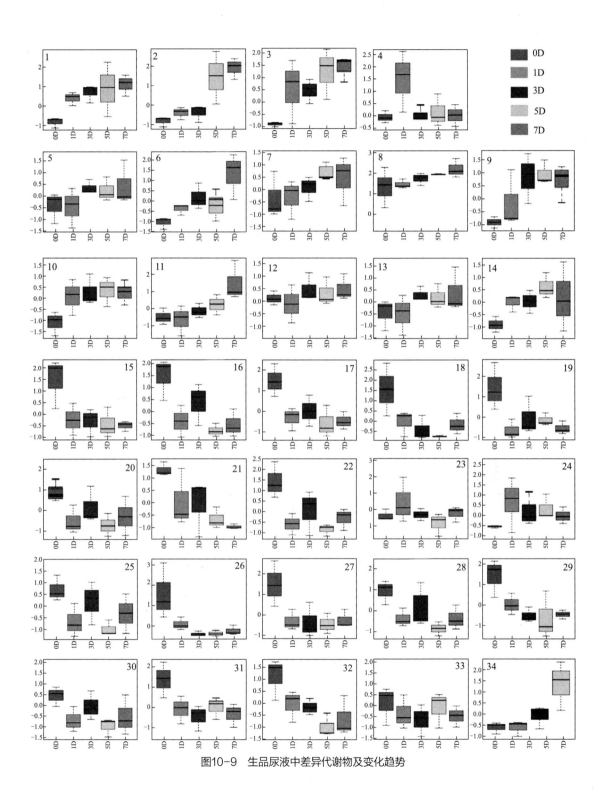

图10-9　生品尿液中差异代谢物及变化趋势

表10-2　炮制品尿液差异代谢物的鉴定结果

序号	化学位移(ppm)	f.value	p.value	−LOG₁₀(p)	FDR	Identify compounds	指认化合物
1	0.94	14.79	0.0013	2.9012	0.0587	Leucine	亮氨酸
2	1.16	4.1944	0.0466	1.3319	0.2122	Proline	脯氨酸
3	1.21	6.0518	0.0187	1.7279	0.1581	pyruvic acid	丙酮酸
4	1.32	5.2584	0.027	1.5694	0.1759	Threonine	苏氨酸
5	1.4	7.4677	0.0105	1.9797	0.1302	D–Lactic acid	D–乳酸
6	1.48	11.867	0.0026	2.589	0.0842	2-Aminoisobutyric acid	2-氨基异丁酸
7	1.51	7.9331	0.0088	2.0552	0.1302	Cyclopentane	环戊烷
8	1.52	4.2532	0.0451	1.3459	0.2086	Beta–Alanine	β–丙氨酸
9	1.7	4.6149	0.0372	1.4296	0.1963	citate	柠檬酸
10	1.77	14.718	0.0013	2.8942	0.0587	Senecioic acid	异戊烯酸
11	1.86	8.4776	0.0073	2.1395	0.124	Asparagine	天冬酰胺
12	1.9	6.0531	0.0187	1.7282	0.1581	creatinine	肌酐
13	2.07	5.9621	0.0195	1.7107	0.1589	Choline	胆碱
14	2.08	8.4082	0.0074	2.129	0.124	L–proline	L–脯氨酸
15	2.22	11.663	0.0027	2.5651	0.0864	Acetate	醋酸
16	2.28	9.4745	0.0052	2.2841	0.1147	4-Aminbutyrate	4–氨基丁酸盐
17	2.52	5.1081	0.029	1.5377	0.1792	L–Valine	L–缬氨酸
18	2.54	6.7094	0.0141	1.8494	0.1457	beta–Alanine	β–丙氨酸
19	2.61	5.2581	0.027	1.5694	0.1759	Fructose	果糖
20	2.69	10.686	0.0036	2.4452	0.1008	L–Alanine	L–丙氨酸
21	2.79	4.5526	0.0384	1.4154	0.199	Aspartate	天冬氨酸
22	2.89	4.9909	0.0307	1.5126	0.1818	D–glucose	D–葡萄糖
23	3.05	5.4644	0.0244	1.612	0.1714	ornithine	鸟氨酸
24	3.2	6.4374	0.0158	1.8001	0.15	Sucrose	蔗糖
25	3.76	17.902	0.0007	3.1817	0.0528	glutamic acid	谷氨酸
26	3.98	9.8598	0.0046	2.337	0.1077	L–serine	L–丝氨酸
27	4.27	7.0147	0.0125	1.903	0.1405	L–lactic acid	L–乳酸
28	6.07	13.313	0.0018	2.7504	0.0667	Tyrosine	酪氨酸
29	6.67	4.9699	0.031	1.5081	0.1822	Phenylalanine	苯丙氨酸
30	7.28	9.0751	0.0059	2.2276	0.1192	Tryptophan	色氨酸
31	7.81	8.36	0.0076	2.1216	0.1246	Lactate	乳酸
32	8.86	11.241	0.0031	2.5143	0.0888	Purine	嘌呤

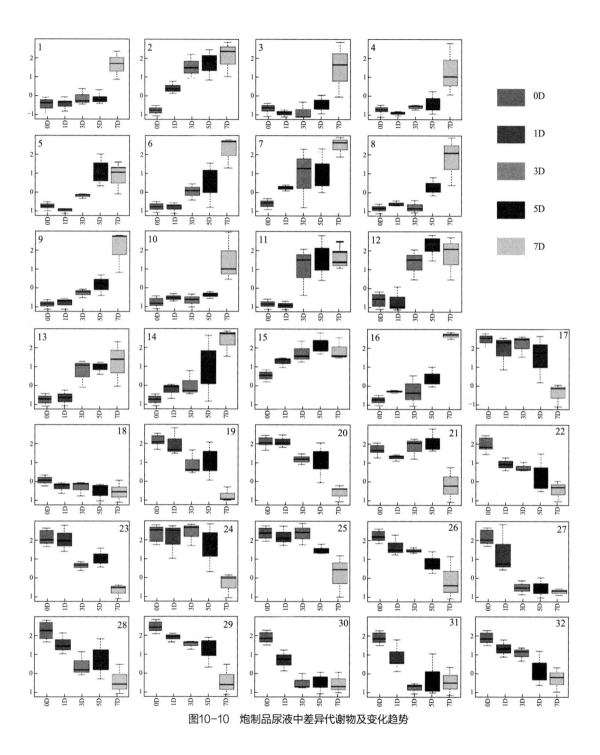

图10-10　炮制品尿液中差异代谢物及变化趋势

第四节　蛋白质组学分析方法

一、概述

蛋白质组学（proteomics）是指应用各种技术手段研究蛋白质组的一门新型科学，其目的是从整体的角度分析细胞或生物体内蛋白质的组成成分、表达水平、修饰状态、相互作用及动态变化，并在此基础上揭示蛋白质功能与细胞生命活动规律的关系，进而获得在蛋白质水平上关于疾病发生、细胞代谢等过程的整体而全面的认识。

二、蛋白质组学的分类与技术

将蛋白质组学技术应用于中药研究领域，一方面通过比较对照细胞、动物体液或组织的蛋白质表达谱和中药干预后蛋白质表达谱的变化情况，发现中药调控的靶点蛋白质；另一方面根据来源于动物、植物或微生物的中药材及苗药材蛋白质组成的差异，用以评价中药材及苗药材种属、生长过程等对蛋白质组成的影响。根据目前蛋白质组学研究技术方法的原理，可将其分为化学蛋白质组学、差异蛋白质组学和定量蛋白质组学。

1. 化学蛋白质组学

化学蛋白质组学是利用化学小分子作为媒介来研究一个细胞或组织基因组所表达的全部蛋白质，能无偏重地发现与药物相互作用的靶点蛋白。化学蛋白质组学一般是指先将小分子化合物（如生物素、亲和凝胶等）通过与蛋白质提取液的相互反应，使化学探针或小分子化合物与固相联接，得到被修饰的固相微球，然后利用分离方法将这些蛋白质纯化，再通过高灵敏度的质谱仪器分析，根据已有的生物信息学数据库归属相应靶点蛋白质的名称和属性等信息。包括基于活性的化学蛋白质组学技术、以化合物为中心的化学蛋白质组学技术和蛋白质芯片技术。

2. 差异蛋白质组学

差异蛋白质组学是从整体角度比较在不同状态下体内蛋白质表达前后的动态变化，通过比较不同药物干预、不同组方药物干预、不同剂量药物干预前后生物体的效应相关差异表达蛋白质，进行生物效应与差异表达蛋白质的相关性分析，探索差异蛋白质标志物及相关机制。主要用于明确疾病病理变化过程和药物治疗疾病的有效成分、靶点蛋白等信息。其核心在于筛选、鉴定并验证差异表达蛋白质，随后通过生物信息学、系统生物学方法分析差异表达蛋白。常用的技术包括双向凝胶电泳（two dimensionalgel electrophoresis，2-DE）和双向荧光差异凝胶电泳（two dimensional differential in-gel electrophoresis，2D-DIGE）。

3. 定量蛋白质组学

针对不同时期、不同条件下生物体复杂组织或体液内蛋白质表达水平的变化和差异，鉴定出不同状态下蛋白质的表达量，并对蛋白质的量及量的变化进行准确测定。包括同位素编码亲和标签技术（isotope coded affinity tag，ICAT），细胞培养条件下稳定同位素标记技术（stable isotope labeling with aminoacids in cell culture，SILAC），同位素标记相对和绝对定量技术（isobaric tags for relative and absolute quantification，iTRAQ），以及无标签半定量化学蛋白质组学方法（label-free semi-quantitative chemical proteomics approach）。

4. 质谱技术在蛋白质组学中的应用

质谱是目前蛋白质鉴定最常用的技术之一，主要有 2 种策略：一种是基于凝胶电泳系统的自上而下（top-down）的策略，对凝胶电泳分离后的蛋白质胶内酶解，然后进行质谱鉴定；另一种是自下而上（bottom-up）的鸟枪法，即蛋白质复杂混合物不经历电泳分离，而是先将其酶解为肽段混合物，然后经色谱分离，再进入串联质谱进行肽段分析，最后根据质谱图检索蛋白质。

基于数据库检索的蛋白质鉴定：一种是肽质量指纹谱法（peptide mass fingerprint，PMF），即蛋白质被特异性的酶解或化学水解的方法切成多肽片段混合物，通过质谱检测混合物中各多肽的分子量，得到具有特征性的多肽分子量实际图谱，然后在一定的误差允许范围内与数据库内的蛋白质的理论酶切结果比对，将对比得到的结果实行打分排序，实现待测蛋白质的鉴定。虽然每种蛋白质的肽质量指纹图谱（PMF）都具有很好的特征性，但样品前处理中残留的杂质、蛋白质翻译后可变修饰会引起多肽离子质量迁移、多肽的可离子化程度不一致，导致图谱复杂难以解析，严重影响检索比对结果，应用受到一定限制。

另一种方式是肽段碎片离子鉴定法（peptide fragments identification，PFF），是将特定的多肽片段打碎，通过分析相邻的同类型峰质量差确定肽段的相应氨基酸残基。分析这种鉴定法产生的图谱时，需要结合母离子峰来解析。理想上肽段断裂时能产生各种带一个电荷的离子，可以比较简单地推出目标肽段上的氨基酸序列；但实际上肽段断裂不充分、中性丢失、肽段类型不单一、杂质等因素会让实际的质谱图更加复杂，给多肽序列的确定带来不利。

三、蛋白质组学技术在中药（苗药）质量研究中的应用实例

阿胶 Colla corii asini 为马科动物驴 Equus asinnus L. 的干皮或者新鲜皮经过去毛熬制而成，最早记录于《神农本草经》，被列为上品。阿胶味甘，性平，具有滋阴润肺、补血及止血等功效。阿胶的主要成分是驴皮胶原蛋白高温不完全水解的肽段。

依据不同动物的同类型胶原蛋白的氨基酸序列必然存在差异的原理，采用蛋白质酶切技术和基于高效液相色谱 – 串联质谱法的多肽识别技术，以胰蛋白酶对阿胶、龟甲胶、鹿角胶、黄明胶和新阿胶成分进行酶解，利用超高效液相色谱 – 四极杆飞行时间质谱（UPLC-Q/TOF-MS）进行测定，采用 Markerlynx 软件对 5 种胶类的液质数据进行主成分分析，找出鉴别各种胶类成分的专属性特征肽段，通过对各胶类特征离子的二级图谱的分析结合 MASCOT 检索。

【例 10-4】阿胶药材的真伪鉴别和含量测定

1. 样品处理

取不同胶类药材粉末 0.1g，置于 50mL 量瓶中，加入 1%NH$_4$HCO$_3$ 溶液 40mL，超声处理 30 分钟，使样品完全溶解并加 1% NH$_4$HCO$_3$ 溶液定容至刻度，摇匀，过 0.22μm 的滤膜，取 100μL 续滤液至 200μL 微量进样瓶中，加 10μL 胰蛋白酶溶液（取胰蛋白酶适量，加 1% NH$_4$HCO$_3$ 溶液溶解，制成每 1μL 中含 1μg 的溶液，临用前现配），摇匀，37℃恒温酶解 12 小时，作为供试品溶液。

2. 检测条件

（1）色谱分析条件：色谱柱为 ACQUITY UPLC C$_{18}$（2.1mm×100mm，1.7μm），流速

0.3mL/min，流动相 A 为 0.1% 甲酸水溶液，B 为乙腈，进行梯度洗脱。

（2）质谱条件：Waters Xevo™ Q-TOF 质谱系统，离子化模式为 ESI⁺。毛细管电压为 3kV，锥孔电压为 40V，吹扫气温度 450℃，吹扫气流量 600L/h，离子源温度 120℃。采用 MS^E 采集方式，采集时间 45 分钟，扫描范围 100～1500amu，扫描时间为 0.2 秒；碰撞能量：低能量为 4V，梯度高能量 20～30V，碰撞气为氩气。

3. 数据分析

采用 Markerlynx 软件对质谱数据进行分析。分析参数设定为：保留时间 1～45 分钟，质量范围 50～2000Da，质量数允许偏差 0.05Da，噪声消除水平为 6.00，强度阈值设为 100，质量数窗口 0.05Da，保留时间窗 0.2 分钟。所有离子采用 EZinfo 分析软件进行 PCA 分析。

4. 特征肽段的鉴定

根据各胶类特征肽的二级质谱，并采用 MASCOT 网络软件在 SWISS-PROT 数据库（是具有高准确性的蛋白质序列数据库，由欧洲生物信息学研究所维护）中进行检索。Enzyme：trypsin；可变修饰方式：羟脯氨酸氧化；分子离子峰质量偏差：1.2Da；碎片离子偏差：0.6Da；多肽电荷数：2⁺；数据格式：mascotgeneric。

鉴定出了 1 个鹿角胶特征离子的序列，3 个龟甲胶特征离子的序列，4 个阿胶特征离子的序列，4 个黄明胶特征离子的序列和 3 个新阿胶特征离子的序列。确定了阿胶的特征离子为 m/z 539.8，并提取出了阿胶专属性检测离子对 m/z 539.8（双电荷）→ 612.4 和 m/z 539.8（双电荷）→ 923.8。此方法和数据已收录至 2020 年版《中华人民共和国药典》。见表 10-3。

表10-3　胶类药材肽段特征离子序列

序号	来源	肽段序列	m/z	电荷	离子对
1	鹿角胶	SGETGASGPP(OH)GFAGEK	732.828	2	765.4 → 554.0，765.4 → 733.0
2	龟甲胶	GDGGPP(OH)GITGFPGASGR	758.353	2	
3	龟甲胶	GETGPAGPAGPAGPAGAR	745.865	2	
4	龟甲胶	GLNGAPSFSPDGK	631.328	2	631.3 → 546.4，631.3 → 921.4
5	阿胶	GEAGPAGPAGPIGPVGAR	765.867	2	
6	阿胶	GEAGAAGPAGPAGPR	618.795	2	
7	阿胶	GPAGPTGPVGK	469.244	2	
8	阿胶	GPPGAAGPPGPR	539.774	2	539.8 → 612.4，539.8 → 923.8
9	黄明胶	SGETGASGPPGFVGEK	747.348	2	
10	黄明胶	GEAGPSGPAGPTGAR	641.307	2	641.3 → 783.3，641.3 → 726.2
11	黄明胶	GPPGESGAAGPTGPIGSR	790.877	2	
12	黄明胶	IGQPGAVGPAGIR	604.828	2	
13	新阿胶	GEPGTGVQGPPGPAGEEGK	925.433	2	
14	新阿胶	GETGPAGPAGPVGPVGAR	774.300	2	774.3 → 977.8，774.3 → 752.5
15	新阿胶	TGETGASGPPGFAGEK	739.839	2	

【鉴别】选择质荷比 *m/z* 539.8（双电荷）→ 612.4 和 *m/z* 539.8（双电荷）→ 923.8 作为检测离子对。取阿胶对照药材溶液，进样 5μL，按上述检测离子对测定的 MRM 色谱峰的信噪比均应大于 3∶1。

【含量测定】特征多肽

（1）色谱、质谱条件与系统适用性试验：以十八烷基硅烷键合硅胶为填充剂（色谱柱内径 2.1mm）；以乙腈为流动相 A，以 0.1% 甲酸溶液为流动相 B，进行梯度洗脱。流速 0.3mL/min。

采用三重四极杆质谱检测器，电喷雾离子化（ESI）正离子模式下多反应监测（MRM），监测离子对见表 10-4。

表10-4　监测离子对

	定量离子对 *m/z*	定性离子对 *m/z*
驴源多肽 A$_1$	469.25（双电荷）→ 712.30	469.25（双电荷）→ 783.40
驴源多肽 A$_2$	618.35（双电荷）→ 779.40	618.35（双电荷）→ 850.40

理论塔板数按驴源多肽 A$_1$ 峰计算应不低于 4000。

（2）对照品溶液的制备：取驴源多肽 A$_1$ 对照品、驴源多肽 A$_2$ 对照品适量，精密称定，加 1% 碳酸氢铵溶液分别制成每 1mL 含 2.5mg 的混合溶液，即得。

（3）供试品溶液的制备：取本品粉末 0.1g，精密称定，置 50mL 量瓶中，加 1% 碳酸氢铵溶液 40mL，超声处理（功率 250W，频率 40kHz）30 分钟，加 1% 碳酸氢铵溶液稀释至刻度，摇匀，精密量取 1mL 至 5mL 量瓶中，加胰蛋白酶溶液（取序列分析级胰蛋白酶，加 1% 碳酸氢铵溶液制成每 1mL 中含 1mg 的溶液，临用前新制）1mL，加 1% 碳酸氢铵溶液稀释至刻度，摇匀，37℃恒温酶解 12 小时，滤过，取续滤液，即得。

（4）测定法：精密量取对照品溶液 1mL、2mL、5mL、10mL、20mL 和 25mL，分别置于 50mL 量瓶中，加 1% 碳酸氢铵溶液稀释至刻度，制成标准曲线溶液。分别精密吸取不同浓度的标准曲线溶液与供试品溶液各 5μL，注入高效液相色谱 – 质谱联用仪，以对照品峰面积为纵坐标，对照品浓度为横坐标绘制标准曲线。从标准曲线读出供试品溶液中相当于驴源多肽 A$_1$ 和驴源多肽 A$_2$ 的量，计算，即得。

本品按干燥品计算，含特征多肽以驴源多肽 A$_1$（C$_{41}$H$_{68}$N$_{12}$O$_{13}$）和驴源多肽 A$_2$（C$_{51}$H$_{82}$N$_{18}$O$_{18}$）的总量计应不得少于 0.15%。

主要参考文献

［1］ 徐文芬, 潘国吉, 孙庆文, 等. 小花清风藤的HPLC指纹图谱研究［J］. 中国中药杂志, 2019, 44 (21):4670-4676.

［2］ 徐文芬, 孙庆文, 潘国吉, 等. 一种小花清风藤的HPLC指纹图谱建立方法［P］. 中国专利: 201910044474.9, 2021-7-13.

［3］ 刘静, 明惠仪, 麻秀萍, 等. 地稔中6种成分含量测定及其与抗氧化活性的相关性分析［J］. 中国药房, 2022, 33(16): 1962-1967.

［4］ 徐晓卫, 陈心舒. 艾迪注射液高效液相色谱指纹图谱研究［J］. 医药导报, 2012, 31(5): 666-668.

［5］ 刘耀, 胡蝶, 程纯, 等. 苗药黑骨藤中绿原酸在大鼠体内药动学研究［J］. 吉林中医药, 2021, 41(2): 220-224.

［6］ 刘昌孝, 张铁军. 中药质量标志物理论与实践［M］. 北京: 科学出版社, 2019.

［7］ 张铁军, 许浚, 韩彦琪, 等. 中药质量标志物(Q-marker)研究: 延胡索质量评价及质量标准研究［J］. 中草药, 2016, 47(9): 1458-1467.

［8］ Zhou ZR, Feng G, Li LL, et al. ^{1}H-NMR-based metabolic profiling of rat urine to assess the toxicity-attenuating effect of the sweat-soaking method on Radix Wikstroemia indica［J］. Exp Ther Med, 2022, 24(1): 465.

［9］ 程显隆. 胶类药材质量控制关键技术研究［D］. 北京: 北京中医药大学, 2014.

［10］ 程显隆, 陈佳, 李明华, 等. 特征肽段检测技术用于胶类药材专属性鉴别方法研究［J］. 中国药学杂志, 2015, 50(2): 104-108.

［11］ 国家药典委员会. 中国药典一部和四部［S］. 北京: 中国医药科技出版社, 2020.

［12］ 梁生旺, 张彤. 中药分析学［M］. 北京: 中国中医药出版社, 2021.

［13］ 于治国. 体内药物分析［M］. 北京: 中国医药科技出版社, 2017.

［14］ 国家药典委员会. 国家药品标准工作手册［M］. 4版. 北京: 中国医药科技出版社, 2013.